战"疫"先锋

全国卫生健康系统
新冠肺炎疫情防控工作
先进个人风采录

本书编委会　组织编写

人民卫生出版社
·北 京·

图书在版编目（CIP）数据

战"疫"先锋：全国卫生健康系统新冠肺炎疫情防
控工作先进个人风采录 /《战"疫"先锋：全国卫生健
康系统新冠肺炎疫情防控工作先进个人风采录》编委会组
织编写 .—北京：人民卫生出版社，2021.4
　　ISBN 978-7-117-31391-9

　　Ⅰ.①战… Ⅱ.①战… Ⅲ.①医药卫生组织机构 – 疫
情管理 – 先进工作者 – 先进事迹 – 中国 Ⅳ.①K826.2

　　中国版本图书馆 CIP 数据核字（2021）第 050734 号

人卫智网　www.ipmph.com	医学教育、学术、考试、健康，购书智慧智能综合服务平台	
人卫官网　www.pmph.com	人卫官方资讯发布平台	

战"疫"先锋
——全国卫生健康系统新冠肺炎疫情防控工作
先进个人风采录
Zhan "Yi" Xianfeng
——Quanguo Weisheng Jiankang Xitong Xinguan Feiyan
Yiqing Fangkong Gongzuo Xianjin Geren Fengcailu

组织编写： 本书编委会
出版发行： 人民卫生出版社（中继线 010-59780011）
地　　址： 北京市朝阳区潘家园南里 19 号
邮　　编： 100021
E - mail： pmph @ pmph.com
购书热线： 010-59787592　010-59787584　010-65264830
印　　刷： 三河市宏达印刷有限公司（胜利）
经　　销： 新华书店
开　　本： 787 × 1092　1/16　　印张：33.5
字　　数： 635 千字
版　　次： 2021 年 4 月第 1 版
印　　次： 2021 年 4 月第 1 次印刷
标准书号： ISBN 978-7-117-31391-9
定　　价： 185.00 元

打击盗版举报电话：010-59787491　E-mail：WQ @ pmph.com
质量问题联系电话：010-59787234　E-mail：zhiliang @ pmph.com

编委会

（由中国医学论坛报社人员构成）

主　编　侯晓梅

副主编　郑桂香　龙　华

编　委　（按姓氏拼音排序）

李　妍　刘　芊　张利环

编　写　（按姓氏拼音排序）

冯紫琪　郝　冉　扈　妍　刘　金

刘　静　潘慧敏　孙晓庆　佟艳华

王　淳　张丽丽　张艳玲　赵静薇

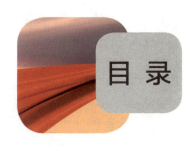

目 录

先 进 事 迹

北京市

天津市

河北省

山西省

内蒙古自治区

辽宁省

吉林省

黑龙江省

浙江省

安徽省

福建省

江西省

山东省

河南省

湖北省

湖南省

广东省

广西壮族自治区

贵州省

云南省

陕西省

甘肃省

青海省

关于表彰全国卫生健康系统新冠肺炎疫情防控工作先进集体和先进个人的决定

国卫人发〔2020〕4号

各省、自治区、直辖市及新疆生产建设兵团卫生健康委、人力资源社会保障厅（局）、中医药管理局：

新冠肺炎疫情发生以来，全国卫生健康系统广大干部职工坚决贯彻习近平总书记重要指示批示精神和党中央决策部署，以维护人民群众生命安全和身体健康为最高使命，发扬越是艰险越向前的大无畏精神，临危不惧，义无反顾冲在疫情防控第一线，争分夺秒抢救患者，与病魔进行殊死较量，展开了一场气壮山河的生命大救援，创造了一个个医学奇迹，涌现出一大批感人肺腑、催人奋进的先进集体和个人。他们当中有的不顾自身病痛，克服家庭困难，放下一切奔赴湖北；有的深入社区，扎实开展流行病学调查和卫生防疫，做好源头管理；有的奋不顾身，夜以继日抢救病患，始终坚守临床第一线；有的勤于思考，不断改进诊疗规范与标准，科学施治提高治愈率；有的技艺精湛，巡回开展感染危险性高的气管插管等操作；有的视患者如亲人，细致入微照护患者和疑似感染者，给予心理疏导；有的刻苦钻研，加快研究药物、疫苗和创新疗法等。广大医务人员以实际行动为人民群众构筑起生命防线，生动诠释了"敬佑生命、救死扶伤、甘于奉献、大爱无疆"的崇高精神，充分展现了新时代卫生健康工作者的精神风貌、职业操守、意志品质和应急能力。

经各方面艰苦努力，疫情防控形势出现积极变化，向好态势不断拓展。为鼓舞士气，表彰先进，弘扬正气，激励广大卫生健康工作者投入这场严峻的斗争，国家卫生健康委、人力资源社会保障部、国家中医药管理局决定授予北京大学第一医院重症救治医疗队等113个集体"全国卫生健康系统新冠肺炎疫情防控工作先进集体"称号，授予丁新民等472位同志"全国卫生健康系统新冠肺炎疫情防控工作先进个人"称号，追授徐辉等34位同志"全国卫生健康系统新冠肺炎疫情防控工作先进个人"称号，获奖个人享受省部级表彰奖励获得者待遇。希望受表彰的集体和个人珍惜荣誉，再接再厉，再立新功。

当前，疫情防控正处于关键时期。各级卫生健康部门和广大卫生健康工作者要进一步牢固树立"四个意识"、坚定"四个自信"、做到"两个维护"，坚决服从党中央统一指挥、统一部署，以受表彰的集体和个人为榜样，见贤思齐，勇挑重任，不忘初心，牢记使命，紧紧扭住城乡社区防控和患者救治两个关键，继续做好守护人民健康的忠诚卫士，扎实细致开展工作。

各地要切实落实中央应对新冠肺炎疫情工作领导小组《关于全面落实进一步保护关心爱护医务人员若干措施的通知》精神，把党中央的关怀和温暖传递给每一位奋战在一线的卫生健康工作者，激励他们始终保持强大的战斗力、昂扬的斗志和旺盛的精力，坚决打赢疫情防控的人民战争、总体战、阻击战！

国家卫生健康委
人力资源社会保障部
国家中医药管理局
2020 年 3 月 4 日

先进事迹

北京市

丁新民
冲锋陷阵战疫情，"有事找我"敢担当

丁新民，首都医科大学附属北京世纪坛医院呼吸与危重症医学科副主任，中国共产党党员，主任医师、副教授。

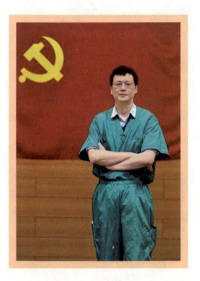

2020年初，新冠肺炎疫情暴发，丁新民是第一批请命支援武汉的医护人员之一。到达武汉后，他请求排第一个班进入隔离病区，这样既能让其他医院的队友有休整适应的时间，也能为北京市援鄂医疗队的队友们梳理出接诊流程。穿上防护服、戴上口罩和护目镜以后，大家互相之间难以辨识。有队友就问："有事儿找谁？"丁新民脱口而出："有事找我！"话音刚落，身边有战友便拿起笔说："找你，那我给你写上吧！"于是，头上顶着"有事找我"4个大字的丁新民，成为首批接触确诊患者的医护人员的"定海神针"，更为隔离病房内的患者增添了勇气和信心。

作为从医30年的医疗专家，丁新民不但有丰富的临床经验，还有严谨务实的职业习惯。每次进入隔离病房，他要不吃不喝连续工作5~6个小时，完成50名患者的查房工作，其中还包括帮助危重症患者气管插管与机械通气等。对于患者，他更保持着十二分的耐心，不仅悉心治疗、呵护，还要做心理抚慰。他创建了"医患沟通微信群"，让医疗队的医生护士全部进群，大家轮流利用休息时间为病患解疑释惑、疏导心理，甚至还要解决生活问题。

在武汉的65天里，丁新民处处以责任为名、以担当为举，冲锋在前，护病患安危、展医者仁爱，受到患者的拥戴和队友的称赞。

（首都医科大学附属北京世纪坛医院　供稿）

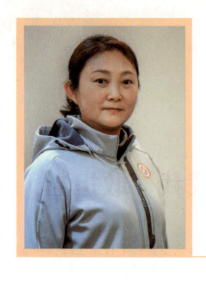

马　靖

身先士卒的书记，
夙夜在公的队长

　　马靖，北京大学第一医院呼吸和危重症医学科副主任、党支部书记，中国共产党党员，主任医师、副教授。

　　当新冠肺炎疫情在鼠年春节肆虐之时，马靖主动请缨、身先士卒、夙夜在公，把初心和使命牢牢地写在战"疫"一线。

　　她是无惧无畏的逆行者。2020年1月25日（大年初一）傍晚接到紧急通知组建国家援鄂医疗队时，马靖第一个报名，主动请战！出征前她铿锵表态：绝不辜负国家和人民的期望，全力以赴战胜疫情，带领兄弟姐妹平安归来。

　　她是战"疫"一线的急先锋。进入战场，即刻迎战，完善诊疗流程。物资匮乏，条件艰苦，马靖组织队员创造条件迎难而上，与国家队战友通力合作，48小时内在华中科技大学医学院附属同济医院开辟第一个收治新冠肺炎患者的病房，第一批进入隔离病房开展救治。

　　她是抗疫战场的女战士。"疫情不散，我们不退，誓与武汉人民并肩作战，共克时艰。"病区最危重、最年长、最无助的患者，都是她来照顾；每一次病例讨论、每一次重症会诊、每一次危急病例抢救，都是她身先士卒。17年前的"非典"，她在一线奋战；17年后的新冠肺炎，她依旧全力以赴。

　　她是前线队员的大家长。作为首批医疗队20名队员的队长，她带领"先遣部队"熟悉阵地，打好前站；作为医疗队临时党支部书记，她不仅要以专家角色指导、参与治疗，更是队员心中的顶梁柱。所有队员精神饱满、勇于奋战，离不开她榜样力量的指引，更离不开她对团队的凝聚。

（北京大学第一医院　供稿）

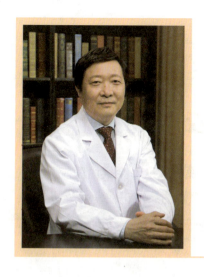

王广发

始终奔跑在救治患者的第一线

　　王广发，北京大学第一医院呼吸和危重症医学科主任，中国共产党党员、中国民主促进会会员，主任医师、教授。

　　新冠肺炎疫情暴发后，王广发作为专家组成员，先后随国家卫生健康委专家组、中国 - 世界卫生组织考察组前往疫区开展调研，搜集有关资料，考察医院、社区、病毒检测、疾控等机构，梳理人群流行病特征信息，评估病毒溯源及变异，指导疫情防控工作，亲自参加医疗救治，提出专业性意见。他多次随国家卫生健康委专家组第一时间赶赴现场，紧锣密鼓了解疫情蔓延形势，积极与当地专家交换意见，制定科学的防控和救治方案，将疫情形势控制在可控范围内。

　　病毒没有国界，疫情不分种族，新冠肺炎疫情是全人类面临的共同挑战。王广发作为中方专家，通过视频会议线上交流的形式，多次向印度尼西亚、塞尔维亚、巴西、日本、西班牙等国传达中国抗疫的成功经验，助力遏制新冠肺炎在世界范围内的蔓延，拉近世界各国同中国的距离，提升中国国际地位。

　　新冠肺炎疫情发生以来，王广发始终秉持强烈的政治责任感和使命感，发扬"敬佑生命、救死扶伤、甘于奉献、大爱无疆"的精神，在抗击疫情、保卫人民健康的艰苦战斗中，白衣执甲，逆行出征，与病毒抗争，和死神赛跑，为生命接力，为打赢疫情防控的人民战争做出重要贡献，是新时代最可爱的人！

（北京大学第一医院　供稿）

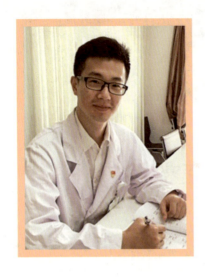

王业明，中日友好医院博士后（呼吸与危重症医学专业），中国共产党党员，住院医师。

王业明

科研攻关，为精准救治提供重要依据

2020年1月1日晚，武汉市金银潭医院异常忙碌，一部分新冠肺炎患者的病情正在发生急速变化，一批新的感染者即将送来。医务人员十分迫切地想知道这种新的病毒到底会对人体造成怎样的危害，患者感染后的临床特征是怎样的。王业明和武汉的同事们拿着问卷，到第一线对患者的病情进行调查。王业明等人调查后总结发现，新型冠状病毒（简称新冠病毒）感染可导致严重呼吸系统疾病的聚集性发病，类似于"非典"，可导致严重的疾病，甚至死亡。这些调查结果为有关部门做出疫情防控决策提供了重要参考。

除夕前夜，受科技部委派，王业明参与的科研小组再次来到武汉，承担了重症救治应急科研攻关任务，配合国家临床救治专家组，发现和验证有效的治疗方法并证明其安全性，实现科学救治，提高治疗成功率、降低病死率。

此后3个多月，王业明参与了最具潜力的两种药物的疗效和安全性探索，并为药物的规范使用取得了最直接的证据。此项工作开创了在突发疫情中进行科学、规范临床研究的先例，改变了在疫情中难以进行规范临床研究的观念。

除了在一线照护患者的医生和护士，还有一群科研攻关人员，同样不畏艰险，勇挑重担，深入重症病区采样，通宵达旦整理第一手资料，为新冠肺炎的认识、预防、诊断和治疗提供了重要的科学依据。

（中日友好医院　供稿）

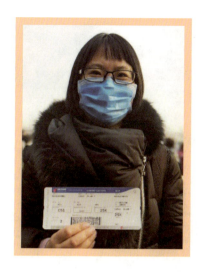

王军红，北京大学第三医院急诊科医生，中国共产党党员，主治医师。

王军红

到祖国最需要的地方去

新冠肺炎疫情暴发之时，王军红正在医院坚守岗位。在得知可能需要援鄂时，她第一时间报名。"我是一名党员，在祖国需要的时候，我责无旁贷。"当收到信息确定要去武汉时，她4岁的女儿还在河南老家生病发烧，援鄂的消息她只告诉了爱人，爱人说："我和闺女爱你，等你平安归来。"临行前，她剪掉了留了15年的长发。到达武汉3天后，年过七旬的妈妈从电视上看到了她，她对妈妈说："妈妈，我挺好，不用挂念我，你管好自己。"

到达武汉后，她积极投入感染隔离病房建设，积极牵头制定了新冠肺炎病历模板、交班模板以及临床路径，极大地提高了工作效率。工作紧张时，1个班(6小时)收治了24位患者，她和同伴打趣说，"这是抢救室 Plus 版"。由于患者病情危重、情绪紧张焦虑，王军红的工作时间经常昼夜颠倒，上班时需要高度集中精力，还有感染风险，但这些并没有吓到她："这是我熟悉的工作，我已调整到最佳状态，我见过北京的十二时辰，这次也要欣赏武汉的十二时辰！"在第三批队员到达武汉后，她担任了医疗组长的职务，主动学习新技术、新知识，并分享自己的学习心得。对待患者，她耐心、热心，经常安慰患者，鼓励他们战胜疾病。她是全组工作的核心，组员都说："有军红姐在，我们很放心。"

"到祖国最需要的地方去"不仅是她的口号，更是她用行动践行的诺言，这就是一名共产党员真实的内心写照。

（北京大学第三医院　供稿）

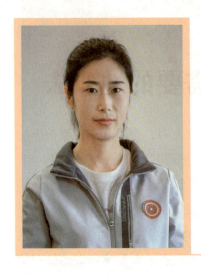

王 芳

冲锋在前，
真情奉献

王芳，北京大学第一医院重症医学科护士，中国共产党预备党员，主管护师。

王芳从事重症护理工作11年，责任心强，经验丰富。在收到组建第一批国家援鄂医疗队的通知后，王芳立即报名，火速驰援武汉。面对未知的病毒和陌生的工作环境，王芳身先士卒，毫不退缩，第一批次进入隔离病房工作，冒着被感染的风险为重症患者进行护理。

仅用2天，王芳迅速熟悉了新病房工作，并主动协助护士长更新工作流程，便于援鄂医疗队队员与当地同事密切配合。在医疗队独立开设病房收治患者的当晚，王芳作为第一班次护理小组组长，提前做好准备工作，并穿上防护服第一个进入病房收治患者。

王芳严谨认真，业务娴熟，视患者为亲人，帮助重症患者治疗、康复之余，还为他们打水、喂饭、拍背等。同时，带领护理同事们强化工作流程，帮助新队员学习使用各种呼吸机、监护仪等重症监护室（ICU）常用仪器，讲解示范各项护理工作。她心怀集体，根据组员的专业和年资进行分组，合理划分职责，保障了护理工作的有序开展。

王芳心系患者，她除了在专业上给予患者支持，还与患者进行沟通，开解患者、鼓励患者，点燃他们战胜病魔的勇气和信心。在这个以生命守护生命的特殊战场上，王芳传达着坚持到底、必赢必胜的信念和勇气。

（北京大学第一医院　供稿）

王　泠

给生命以最强劲的守护

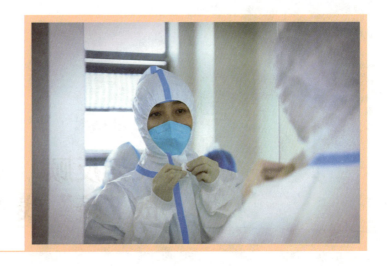

王泠，北京大学人民医院护理部主任，中国共产党党员、中国民主同盟盟员，主任护师。

2020年2月7日，北京大学人民医院第三批国家援鄂医疗队百人团在院长的带领下抵达武汉，三批医疗队汇合，整建制接管华中科技大学同济医学院附属同济医院中法新城院区重症病房。当商讨进入隔离病房首发阵容时，王泠坚决表态："我必须去！"

中法新城院区新冠肺炎重症病房由外科病房改造而成，病房成立之初，物资缺乏、环境陌生，甚至护理工作中常用的微量泵都和平时的型号及操作方法不一样，再加上对传染病病房工作流程不熟、危重患者较多、治疗量大等因素，队员们心里的"弦"都绷得紧紧的。王泠曾经参加过玉树的抗震救灾，是护理队伍的"领头羊"，作为护理"老兵"，她觉得自己必须做出表率，一定要跟队员们在一起，她说："我在，他们就都觉得踏实了。"

李爷爷是一位新冠肺炎重症患者，不仅患有高血压、糖尿病、冠心病、慢性肾功能衰竭，而且还是位截瘫、膀胱造瘘的患者。老人家中多人感染，无人照顾，入院时他瘦骨嶙峋、憔悴虚弱，纸尿裤内外全是大便，会阴骶尾有严重的失禁性皮炎并发压疮，损伤程度已达Ⅳ期，一旦继发感染，将引起多器官功能衰竭，后果不堪设想。得知此情况，王泠毫不犹豫地带着队员开始为李爷爷清创换药。由于护目镜起雾，视线不清，她弓着腰凑近创面，一点点地将坏死组织去除，厚重的防护服和层层手套让她的感觉变得迟钝、动作变得缓慢，操作持续了很长时间。当贴好伤口敷料、换上干净纸尿裤时，李爷爷早已感动得泪流满面。

（北京大学人民医院　供稿）

11

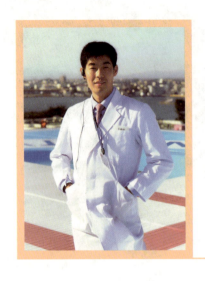

王燕森

义无反顾
战"疫"线

王燕森，中日友好医院党委办公室副主任、院办公室副主任、院办党支部书记，中国共产党党员，副研究员。

王燕森于 2020 年 2 月 1 日驰援武汉。作为中日友好医院国家紧急医学救援队领队，他在两个多月时间里先后转战东西湖方舱医院和光谷方舱医院，率队筹备开舱，并首批进舱接诊患者，休舱后又转战至华中科技大学同济医学院附属同济医院中法新城院区重症团队。

"亲爱的小毛豆，见信如面，请妈妈将信念给你听。今天你出生已经 100 天了，向男子汉又迈进了一步，你都已经会爬行，并且会找爸爸了，但爸爸却在另一个城市开始了新的工作，这个城市叫武汉，一个被新冠肺炎疫情笼罩、却遍地英雄的城市。爸爸和中日友好医院的 160 多位同事一起来到这里，目的只有一个：打赢疫情阻击战——为了胜利，武汉的胜利、湖北的胜利、中华民族的胜利……"这是王燕森在儿子 100 天时写给他的家书。

王燕森想告诉儿子："为什么爸爸不在家，那是因为爱！"武汉疫情肆虐，患者每天都在增加，作为一名共产党员和医务工作者，他无法视而不见。他发扬特别能吃苦、特别能战斗的精神，不仅切实用心、用力、用情做好医疗设备、防护物资和各项要求的保障落实，还千方百计照顾好队员的生活。

哪有什么岁月静好，只是有人替你负重前行。王燕森只能用忙碌抵御思念。他要让"毛豆"知道："爸爸之所以会义无反顾地奔赴武汉，就是想和同事们一起，尽自己的一份力，保护像你一样的孩子，保护所有的人。"

（中日友好医院　供稿）

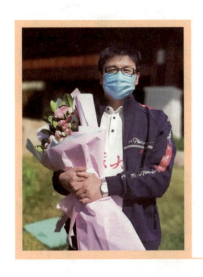

石 川

希望"潮水"退去后
不要留下"礁石"

石川，北京大学第六医院临床心理测评中心主任、医技科主任，中国共产党党员，副主任医师、副教授。

面对肆虐横行的新冠肺炎疫情，石川义无反顾地冲在心理救援一线，成为国家卫生健康委最早派到武汉的 6 名精神科专家之一。抵鄂后，他马不停蹄地走访调研了发热门诊、重症病房、方舱医院、隔离点及社区等数十处地方，有针对性地制定了一系列心理危机干预方案，与 430 名援鄂精神心理专业人员对接，整个团队前后完成了近 4 万人次心理干预。其中，方舱方案是亮点。方舱方案采用线上线下相结合的方式，线下对护士进行心理干预技巧培训，与"湖北之声"联合录制方舱广播；线上协助湖北省精神卫生中心丰富完善了"强肺心理支持系统"，提高了新冠肺炎患者和公众获取心理服务的可及性。

和大多数医生所面临的与病毒的较量不同，精神科医生救治的是患者的心灵，他们唤起的是个体生之希望，是人与人之间温暖而深沉的大爱。在抗疫战场上奋战的 63 天里，从组建队伍、现场调研，到形成多个重点人群的干预方案，石川督导巡查，亲力亲为，恪尽职守，兢兢业业。他说，"当所有潮水退去后，会露出礁石，这些'礁石'可能是我们后期要常去干预的患者，我们前端的参与就是为了尽量减少'礁石'的产生"。怀着这样的希望，石川全程分阶段提供心理干预服务，是坚守在战"疫"心理防线上的最美守护者。

（北京大学第六医院　供稿）

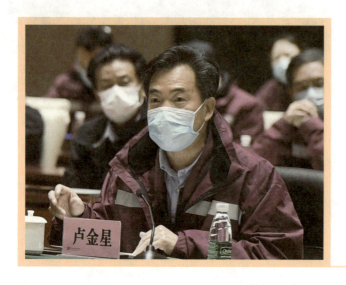

卢金星

书写公卫人的记"疫"

卢金星，中国疾病预防控制中心传染病预防控制所党委书记，中国共产党党员、九三学社社员，研究员。

每当重大自然灾害和突发公共卫生事件发生，卢金星总是冲在第一线。"非典"防控、汶川和玉树抗震救灾、舟曲特大泥石流灾后防疫……，他在这些工作中彰显了"疾控人"的担当和作为。

新冠肺炎疫情暴发后，作为党委书记，他率先垂范，带领团队日夜兼程，驰援武汉，转战三地，为5家方舱医院提供直接核酸检测服务，做到所有样本应检尽检，严控质量，及时高效，为患者确诊、达标出院发挥了"一锤定音"的作用，赢得"国字号"品牌的赞誉。作为方舱医院管理者，他指导医护人员科学防护、规范采样、协同配合，使工作高效有序。作为体育中心、沌口和汉阳3家方舱医院的协调员，他每日巡回指导，随时协调解决问题，促进医院间管理经验交流，有效提升管理水平。作为医院感染控制（简称感控）核心专家组组长，他对14家方舱医院进行现场评估指导，组织采集环境样本进行核酸检测，制定科学防控措施，为"零感染、打胜仗"提供了安全保障。作为中国疾病预防控制中心传染病预防控制所抗疫总指挥，他运筹帷幄，提前布局，全方位参与疫情防控，带领传染病所在疫苗研发、重症合并感染检测、社区防控、流行病学调查、现场督导指导等方面，做了大量扎实细致、卓有成效的工作。

他擎抗疫大旗，着一身英气，扛使命担当，书写了一段公卫人的记"疫"。

（中国疾病预防控制中心　供稿）

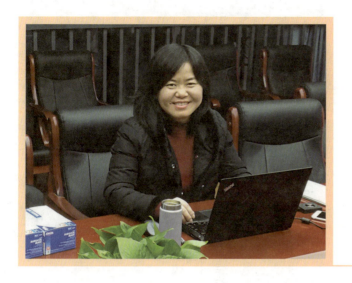

向妮娟

朝乾夕惕，
只愿天下无疫

向妮娟，中国疾病预防控制中心卫生应急中心监测预警与风险评估室主任，中国共产党党员，研究员。

2020年1月11日，向妮娟紧急赶赴武汉前线，成为国家卫生健康委前线指挥部防控组的一员，当天就积极投入到新冠肺炎疫情的防控工作中。在武汉期间，她和团队小伙伴一起，朝乾夕惕，通过各种"角色"的工作，为武汉疫情阻击战的胜利贡献了力量。

他们是政府的"参谋员"，通过实时疫情数据分析，了解疾病特点，研判疫情形势，开展风险评估，为政府决策提供依据。1月20日新冠肺炎被纳入法定传染病；1月24日，报告的病例数急剧上升，他们马上撰写了武汉市疫情形势分析和下一步工作建议，为领导及时决策提供了依据。整个疫情期间，他们持续进行疫情趋势研判和风险评估，并对当时的防控措施提出针对性调整建议。

他们是现场的"侦查员"，通过对特殊病例个案和聚集性疫情的调查，以及开展各种现场专题调查，为追溯病例感染来源、控制疫情暴发、及时了解和揭示疾病特点，提供了数据支持。

他们是防控的"策略员"，疫情早期就参与了国家防控方案、密切接触者判定和管理、流行病学调查方案制定、诊疗方案和实验室检测指南修改，以及武汉当地社区防控方案等的讨论。向妮娟还被聘为湖北省新冠肺炎疫情防控综合专家组成员，作为其中疾病预防控制专家组组长，参与了湖北省政府关于解除管控措施、打开离鄂离汉通道和复工复学等重大决策的讨论，为湖北省防控工作献计献策。

（中国疾病预防控制中心　供稿）

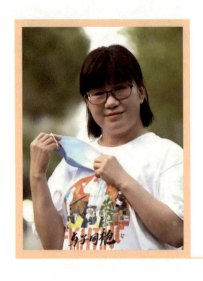

刘小娟

抗击疫情
不分年龄大小

刘小娟，首都医科大学附属北京朝阳医院内科护士长，中国共产党党员，主任护师。

2003年"非典"疫情时，刘小娟作为护士长带队参加北京朝阳医院驻外医疗队，救治了大量的危重症患者。17年后，新冠肺炎又肆虐全国，她怀着强烈的担当精神和责任意识，第一个向医院报名参加援鄂医疗队，医院考虑她年龄偏大，她却表示："年龄不是问题，钟南山院士84岁了都能去前线，我53岁为什么不能去？在抗击疫情面前不分年龄大小，只要国家需要，我们都应守土有责！"最终，2020年1月27日，她作为北京朝阳医院援鄂医疗队临时党支部书记，带队随北京市援鄂医疗队一道驰援武汉。

在抗疫一线，她带头进入隔离病房照护患者，向队员们说"我来""我去""我能行"是她的口头禅。危难险重她先上，做好年轻护士"传帮带"。许多危重患者生活不能自理，她就帮助清理，擦洗臀部，更换干净被单。遇到紧张焦虑的患者，她经常给予陪伴、开导和安慰，让患者紧张的心情放松下来，建立战胜病魔的信心。

同时，刘小娟身为临时党支部书记，团结队员，凝心聚力，经常关心队员们的思想动态、饮食起居，化解队员们在工作和生活中遇到的问题和困难，缓解大家的紧张情绪，被队员们亲切地称为"妈妈书记"。她说："虽然是临时党支部，但要让党心不临时，党的作用不临时！一个党支部就是一座堡垒，一名党员就是一面旗帜！"在她和其他党员的影响下，有8名医疗队员郑重向党组织递交了入党申请书。

（首都医科大学附属北京朝阳医院　供稿）

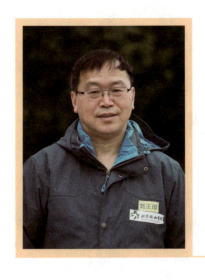

刘正印

感控先锋，与烈性病毒再交手

刘正印，北京协和医院感染内科党支部书记，中国共产党党员，主任医师。

除了第一批北京协和医院国家援鄂医疗队队长的身份，刘正印还肩负着感控的职责。"更重要的过程不在于穿，而在于脱。如果你防护得很好，但下班的时候没有'脱'规范，被感染的概率更大。"刘正印跟队员们强调。

在一次会议上，讨论患者死亡原因时，刘正印忍不住痛哭，不停反思为什么治疗手段没能有效挽救患者的生命。通过总结一段时间的危重症治疗经验，刘正印提出不能简单地将新冠肺炎看作"肺炎"，否则可能会低估疾病的严重程度。因为新冠病毒对患者其他器官的伤害，常常成为患者死亡的主要原因。"所以它是一个病，不应该单纯叫它肺炎。"刘正印对新冠病毒特性的这一认识对临床治疗非常重要，因为将新冠肺炎看做"病"之后，治疗时就需要作综合的判断，需要比治疗肺炎想得更全面、更深入。

曾经有一位 40 多岁的患者，身体状况较好，但有一个最大的问题——恐惧。这位患者一旦身边没有医生护士陪伴就会非常恐慌，导致心率加快，血氧饱和度下降，甚至出现明显的心律失常。刘正印和队友们实施了所有的抢救措施也没能挽救他的生命，这令刘正印十分痛惜，同时他认识到，对于意识清醒的患者，树立他们战胜疾病的信心非常重要。

作为一名参加过抗击"非典"的老兵，他说："你不干谁干？没有什么豪言壮语，这就是你本专业的事。"正是这种"分内之事"的觉悟，使他一次又一次全力以赴。

（北京协和医院　供稿）

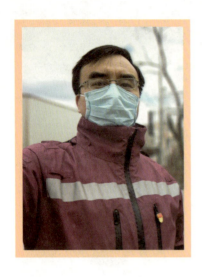

刘军，中国疾病预防控制中心病毒病预防控制所所长助理、国家流感中心副主任，中国共产党党员，研究员，博士生导师。

刘 军
从逆行非洲到逆行武汉

新冠肺炎疫情发生后，刘军主动请缨，于2019年12月31日抵达武汉，深入华南海鲜市场开展流调和溯源工作，为疫情早期控制提供了大量的科学数据。作为中国疾病预防控制中心前线工作组副组长，他同时负责和参与检测方案制定、样本管理和转运、试剂评价、实验室检测等多项任务。在武汉期间他没有休息一天，经常每天只睡两三个小时。他还担任"疾控机构对口支援湖北实验室检测队"副总队长，负责统筹协调前方数十支检测队伍的工作，累计完成检测样本20万份，成为疫情防控中的中流砥柱之一。

其实，早在2013年西非暴发埃博拉疫情时，刘军就曾作为援助非洲埃博拉检测队队长奔赴西非塞拉利昂、刚果金等国家抗击埃博拉疫情。面对迄今最危险的烈性病毒，刘军曾5次奔赴疫区，勇作"降魔"逆行者，累计在疫区工作310天。

自此次新冠肺炎疫情发生后，刘军在武汉度过了2020年的元旦和春节，妻子作为北京的医务工作者同样奋战在抗击疫情的一线，只能将4岁的女儿留在老家，一家三口分居三地。

刘军在全所党员集体抒发抗疫决心时说："作为一名战士，就是要闻号角而冲锋陷阵；作为一名疾控人，疫情就是号角，疫区和实验室就是前线；作为一名共产党员，人民的需要就是号角，服务人民的地方就是前线！"

（中国疾病预防控制中心　供稿）

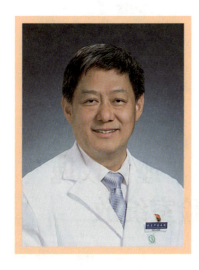

刘清泉

战"疫"中坚，岐黄亮剑

刘清泉，首都医科大学附属北京中医医院党委副书记、院长，中国共产党党员，主任医师、教授、研究员。

2020年1月21日，刘清泉作为第一位奔赴抗疫一线的三甲中医医院院长，赴武汉开展新冠肺炎中医救治工作，后又随国家卫生健康委专家组赴安徽督查。随着对新冠肺炎认识逐步清晰，他与专家组成员共同研讨拟定了《新型冠状病毒感染的肺炎中医诊治方案》，为中医药广泛参与救治新冠肺炎病患作出贡献。1月27日，作为中央指导组专家组成员、国家中医医疗救治专家组副组长，刘清泉二次赴鄂督导中医药在治疗新冠肺炎中的应用工作。在疫情救治专家座谈会上，刘清泉首次提出对感染新冠肺炎的患者应按照病情轻重，分为社区、轻度、中度和重度等不同类型，分级分类管理，并强调中医药要作为主力军早期全程介入。

2月14日，武汉江夏方舱医院开舱。这是首个由国家中医医疗队接管的方舱医院。刘清泉担任临时党委副书记、院长。作为党委副书记，他与党委委员共同研究，专门组建了一支特殊的党建队伍——由患者党员组成"大花山方舱社区"5个党小组，让患者找到了依靠，树立了战胜疫情的信心。截至3月10日休舱，江夏方舱医院共治愈患者395人。

在武汉抗疫一线连续奋战81天，四处辗转，几件衬衫、一件外套、一条西裤、一双皮鞋，几乎是刘清泉的全部行李。每当北京后方的同事询问时，他总是一句："守好医院，我这里都好，什么也不缺。"

（首都医科大学附属北京中医医院　供稿）

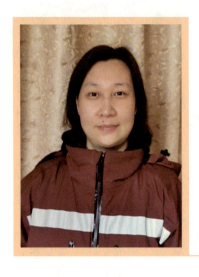

刘　颖

千里驰援，"铿锵玫瑰"在病毒实验室绽放

刘颖，中国疾病预防控制中心性病艾滋病预防控制中心病毒免疫室副主任，研究员。

2020年1月30日深夜，刘颖带领中国疾病预防控制中心唯一的"娘子军"核酸检测工作组来到湖北孝感，对口支援当地疾病预防控制中心的核酸检测工作。

工作组到达前，孝感市疾病预防控制中心的工作人员精神和体力已经完全透支。但由于技术力量、软硬件等方面的限制，日检测量仅有120份，难以满足剧增的检测需求。刘颖和队友们迅速投入到紧张的战"疫"中，现场交流后，工作组很快发现：核酸提取、实验流程交叉是实验的限速步骤；核酸提取区和PCR加样区重叠，存在交叉污染风险；样本操作过程也存在安全隐患。工作组因地制宜，协助孝感市疾病预防控制中心新开辟了一间负压实验室进行核酸提取，优化原有工作流程，对实验室进行合理分区。经过调整和优化，将样本日检测量由120份提高到600份以上。她们在孝感工作60天，与当地工作人员并肩作战，检测样本17 000余份，优化实验方案，开展系列生物安全培训和技术培训，不仅助力当地的临床收治和疫情防控，也为当地留下一支带不走的疾控队伍。

中国疾病预防控制中心驰援孝感市的"娘子军"检测队日夜奋战在疫情防控的第一线。她们一次次挑战身体极限，一次次超越任务指标；她们每次走出实验室都精疲力尽，但每个清晨，又会坚定而沉着地再次走进实验室。因为，从穿上防护服的那一刻起，她们就化身为守护人民健康的疾控战士。

（中国疾病预防控制中心　供稿）

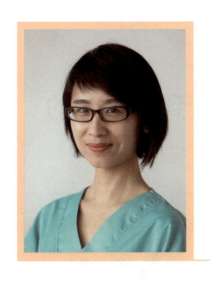

刘聚源
感控人筑起切断感染的坚实堡垒

刘聚源，北京医院医院感染管理处疾病预防控制科科长，中国共产党党员，助理研究员。

作为第一批国家援鄂医疗队中唯一负责感染控制工作的人员，刘聚源责任重大，任务艰巨。她克服了人员地域、语言交流、现场情况及医疗资源短缺等困难，全面保障了国家医疗队全体医护人员的安全。她指导重症病房改建，将华中科技大学同济医学院附属同济医院中法新城院区普通病房改造为符合疫情感染控制要求的传染病病房，严格洁污分区，严控交叉感染。她创新设计了一套符合防护要求的防护用品穿脱流程，保障医疗队员职业安全，确保零感染。她全面负责感控培训工作，现场集中培训，并一对一督促、指导、协助医疗队队员穿脱和使用防护用品，全程跟随医疗队白班和夜班工作，为全体医务人员的安全保驾护航，助力临床医护人员信心十足地抗击疫情，开展相关工作。

作为国家援鄂医疗队北京医院临时党总支第一党支部宣传委员，刘聚源撰写多份报道，及时有效地传递正能量。刘聚源在抗疫工作中表现出了敢于负责的政治素质，出众的业务能力。在为内蒙古援助武汉护理"尖刀队"队员进行防护用品使用培训中，刘聚源指导队员规范使用防护用品，展现了国家队感控专职人员专业的职业素养、良好的沟通能力，谦虚谨慎、不骄不躁的作风，得到内蒙古医疗队有关领导和同事的一致认可，为北京医院国家医疗队争得荣誉的同时，也收获了友谊和彼此间的信任！

（北京医院　供稿）

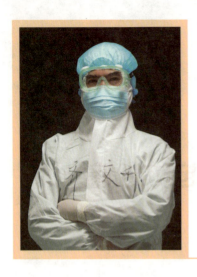

齐文升
将中医药带到金银潭的
中医人

齐文升，中国中医科学院广安门医院急诊科主任，中国共产党党员，主任医师。

2020年1月15日，国家卫生健康委召开新冠肺炎医疗救治工作视频培训会，齐文升参与本次会议，认真学习新冠肺炎患者病例特点。1月21日，受国家中医药管理局、国家卫生健康委联合指派，齐文升作为第一批国家高级别中医专家组成员之一紧急飞赴武汉前线进行调研，与武汉多家医院的中医专家进行探讨，形成了《新型冠状病毒感染的肺炎诊疗方案（试行第三版）》中医治疗方案初稿。

1月23日，齐文升由武汉返京，不顾疲惫连夜梳理意见，提出"专家下沉、组建医疗队"等建议，并于1月25日再次请愿出征，以国家中医医疗队组长的身份驰援武汉，带领团队接管武汉市金银潭医院南一区病房。

齐文升带领团队接管病房后，根据不同患者的病情，辨证用药，效果显著；为了更好地发挥中医药作用，他还前往其他病区为百余名患者进行中医巡诊。2月3日，金银潭医院首批以中医药或中西医结合治疗为主的8名确诊患者顺利出院。之后，越来越多的患者病情减轻，并顺利出院。最终，南一区以低于其他病区的病死率，向人们展示了中医药的重要作用。

奉命于病难之间，受任于疫虐之际，齐文升以朴素而伟大的理念践行着中医人的使命。临证30余年，历经"非典"、鼠疫等重大疫情，齐文升始终深入一线、不忘初心，担当践行大医精诚的职业精神。

（中国中医科学院广安门医院　供稿）

杜　斌
不负生命的重托

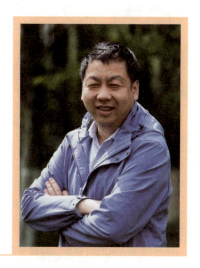

　　杜斌，北京协和医院内科重症监护室（ICU）主任，九三学社社员，主任医师。

　　杜斌是国家高级别专家组中唯一的重症医学专家，当北京协和医院国家援鄂医疗队整建制接管华中科技大学同济医学院附属同济医院中法新城院区重症病房后，杜斌被任命为临时科主任。2020年2月4日夜间，刚刚启用的重症病房就收治了18名危重患者，第一位转入的患者呼吸极度困难，氧饱和度仅50%，杜斌在没有配齐三级防护装备的情况下实施气管插管，维持了患者的生命体征。

　　杜斌每天巡视多家医院，推广早期气管插管的理念，为后期降低病死率打下了坚实的基础。他的早期气管插管、俯卧位通气等重症治疗经验被国家卫生健康委写入新冠肺炎救治方案。

　　由于白天忙碌于临床工作，杜斌与各地专家乃至世界学者的沟通探讨多半在晚上进行。他每天都要研读国际最新文献，保持与国外同行交流，共同探讨新冠肺炎的治疗，找出应对国际疫情的办法。他两次出席国务院新闻办公室举行的疫情防控英文记者见面会，向中外记者分享中国的抗疫经验："最重要的是预防和控制，其次才是治疗，不预则废。"

　　在武汉战"疫"的100多天里，在每天接触患者时，会与他们建立一种更深层次的联系，他不但牵挂患者的病情，还在考虑患者出院以后怎么办，患者的家人会怎样。他以实际行动获得患者及其家属"医者仁心"的赞叹。

（北京协和医院　供稿）

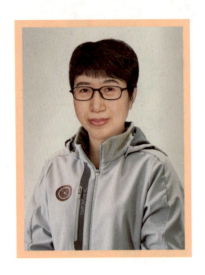

李六亿

奔走前线，
保抗疫医护平安

李六亿，北京大学第一医院感染管理 - 疾病预防控制处处长，中国共产党党员，研究员。

新冠肺炎疫情发生以来，李六亿身为国家专家组成员，自2020年1月21日奔赴湖北，6月4日返京，在抗疫前线连续奋战136天，足迹遍布湖北、黑龙江、吉林。新疆疫情发生后，7月18日李六亿再次第一时间奔赴疫情前线，参与指导疫情防控和院感管理工作。

在疫情防控最吃紧的时候，李六亿第一时间奔赴前线，以极大的热忱投入到高强度的防控工作，与专家组第一时间起草了系列防控指南，为全国感染防控工作打下坚实基础；对来自全国的援鄂医疗队开展培训70余场次，面训人员万余人；并对湖北雷神山医院、7所方舱医院、30余所定点医院的改建与新建中医院感染防控进行系统评估与指导，提出科学有效的建议。

湖北疫情防控阻击战取得阶段胜利后，李六亿随中央指导组赴黑龙江绥芬河、吉林舒兰继续开展疫情防控，与当地政府和人民一起，高效有力地完成了患者清零，顶住了境外输入和境内反弹的压力。在疫情防控常态化之时，新疆再次发生聚集性疫情，为遏制疫情迅速扩散，李六亿第一时间赶赴疫区，参与完成病例溯源工作，指导院内感染控制，同时为医务人员筑起生命的保护伞。

李六亿以高度的责任感交出了一份合格的党员答卷，以实际行动书写了对党和人民的忠诚。

（北京大学第一医院　供稿）

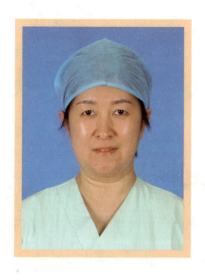

李奇，北京协和医院重症医学科护士长，主管护师。

李 奇

国家和人民有需要，我们义无反顾

2020年1月26日，在北京协和医院首批援鄂医疗队队员的出征仪式上，重症医学科护士长李奇作为队员代表发言："保护人民生命健康是我们每一个协和人义不容辞的责任！国家有需要，人民有需要，我们定当义无反顾！"

到达武汉后，李奇和同事们马不停蹄地开始考察病房、划定区域、理顺流程。在大家的齐心努力下，病房仅耗时36小时建成，并于1月28日正式开放收治患者。随着疫情进展，北京协和医疗队整建制接管华中科技大学同济医学院附属同济医院中法新城院区重症监护室（ICU），李奇和同事们又投身于新病房的筹开工作。

北京协和医疗队救治的都是危重症和极危重症患者。李奇和同事们持续总结与改进，护理团队作为主要负责团队制定了《集中生活驻地卫生防护管理办法》《新冠肺炎患者转入及转出重症监护病房时护理标准操作流程（SOP）》等，在援鄂医疗队中被广泛应用。2月29日，以协和护理团队总结的重症患者护理经验为蓝本的《新型冠状病毒肺炎重型、危重型患者护理规范》由国家卫生健康委正式发布。

救治新冠肺炎重症患者，让经历过"非典"的李奇颇为感慨，而各医院护理人员"不分你我、无论早晚"的工作状态让她感动。她总是再三强调："工作是大家一起做的，我们的心很齐。因为所有人的目标只有一个：拼尽全力救治每一位患者！"

（北京协和医院 供稿）

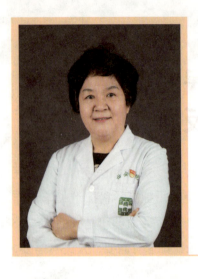

李素英
用责任撑起院感保护伞

李素英，首都医科大学附属北京佑安医院原感染管理科主任，中国共产党党员，主任医师。

作为国家突发事件卫生应急专家咨询委员会和国家医院感染管理质控中心专家，李素英 2003 年在北京医疗救治指挥中心抗击过"非典"，2008 年参与过汶川地震灾区救援，2009 年和 2010 年先后赴青海和西藏现场处理肺鼠疫疫情。面对突如其来的新冠肺炎疫情，67 岁的她，又义无反顾地冲向武汉抗击疫情第一线。

到达武汉后，李素英负责武汉市汉口医院的感染防控工作。当时医院有 300 多位住院患者，全院医护人员是第一次接诊传染病患者，缺乏经验，心存恐惧，防护物品紧缺。面对严峻疫情，她不顾个人安危，立即深入临床实地考察，及时发现感染防控中存在的问题，逐一进行风险研判；她马不停蹄亲自设计，加快开辟新病区以增加患者收容床位；她夜以继日亲自指挥，改造不合格的布局流程，为医务人员提供安全的工作环境；她使尽浑身解数，通过各种方式及时开展培训，并亲自录制正压全面呼吸防护器的穿脱、洗消流程培训视频，不断提升医护人员的防护技能；她仔细梳理，不断完善各种感染防控制度并严格督导落实；她不辞辛劳，千方百计为医院募集防护物资。

"我不能倒下，倒下就要被隔离，隔离就意味着不能工作。""人肯定都要死的，要真是死在一线，也是值得的。"这是支持她不畏生死、勇往直前的强大动力。她以自己的实际行动，践行了共产党员的初心和使命。

（首都医科大学附属北京佑安医院　供稿）

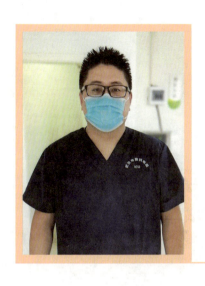

李绪言
战斗在危重症患者
抢救第一线

李绪言，首都医科大学附属北京朝阳医院呼吸与危重症医学科医师，中国共产党党员，副主任医师。

李绪言作为国家卫生健康委中央指导组专家成员，于2020年春节（1月25日）当天前往武汉支援。他在武汉市肺科医院重症监护室（ICU）参与抗疫工作，主要任务是协助开展新冠肺炎危重症患者救治。

武汉市肺科医院作为新冠肺炎的定点救治医院，ICU收治的均为极危重呼吸衰竭患者，需要气管插管有创机械通气。每天ICU内都有气管镜及俯卧位操作，有3~6台体外膜肺氧合（ECMO）和7~8台血液净化治疗。在对这些危重症患者进行临床管理的同时，李绪言还对肺科医院住院医师和来自内蒙古的支援医疗人员进行ICU内相关操作技术的培训，包括机械通气参数设置、床边呼吸力学监测、血流动力学监测和血液净化技术等；通过查房过程中的系统讲解，使危重症新冠肺炎患者得到更妥善的救治。他与武汉市肺科医院ICU主任胡明、江苏省苏北人民医院副院长郑瑞强合作完成了25例患者的ECMO救治。期间参与3名不幸罹患新冠肺炎的医务同道的救治，均成功建立ECMO支持，为其中2名患者转诊至华中科技大学同济医学院附属同济医院中法新城院区接受救治和疾病康复奠定了基础。

李绪言充分发挥了共产党员的先进模范带头作用，不忘初心、牢记使命，克服耗材短缺等困难，同时间赛跑，与病魔较量，用积极行动践行了白衣天使"敬佑生命、救死扶伤、甘于奉献、大爱无疆"的崇高精神，筑起护佑人民健康的坚强防线。

（首都医科大学附属北京朝阳医院　供稿）

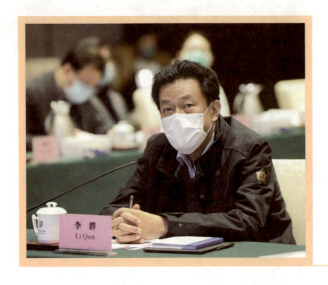

李 群
"疫"线战士

李群，中国疾病预防控制中心卫生应急中心主任，中国共产党党员，研究员。

2019年12月31日，李群随中国疾病预防控制中心工作组赴武汉，同时，作为国家卫生健康委专家组成员参与工作。他提出立即关闭华南海鲜市场的建议；迅速组织国家、省、市力量成立流行病学联合调查组；组织制定了《武汉不明原因的病毒性肺炎密切接触者管理方案》和《应急监测方案》，首次提出对密切接触者进行14天医学观察，现已成为国内外密切接触者管理的通用做法；首次提出监测病例定义，对调查工作进行规范，为后续全国监测、调查工作打下基础；组织和参加早期3篇重要论文的撰写和发表，描述早期疫情特征和重要流行病学参数。

2020年1月27日，作为"中央赴湖北等疫情严重地区指导组专家组"成员，李群再次赴武汉工作，深入疫情严重区县，走访医院和社区，开展现场调研，研判疫情形势，对检测能力建设、方舱医院管理、离鄂离汉通道开放、复工复产、无症状感染者管理等关键问题，提出建议。4月20日，是中国疾病预防控制中心最后一批援鄂应急队凯旋的日子，李群又随中央指导组赴西南工作组，从武汉转战西南三省陆路口岸执行边境输入疫情防控任务，而那天，也刚好是他援鄂工作的第102天。

李群第一时间参加新冠肺炎疫情防控工作，连续在现场工作132天，两次赴武汉工作100余天，发挥了重要的专家作用和一线组织作用。

（中国疾病预防控制中心　供稿）

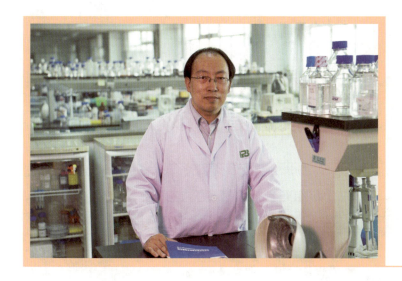

杨帆，中国医学科学院病原生物学研究所所长助理，研究员。

杨 帆

传染病应急科技支撑中的超级尖兵

　　为全力支援湖北省疫情防控工作，遵照国家卫生健康委统一调配，中国医学科学院迅速派出援鄂抗疫医疗检测队。2020 年 2 月 4 日，杨帆研究员按照院校指示，克服身体不适等困难，作为首批技术专家随院校领导赴武汉，开展实验室踩点、人员住宿、物资转运储藏、设备调配等先期工作。在院校援鄂抗疫医疗检测队到达武汉后，他再次对检测队员的移动 P3 实验室操作流程、荧光定量 PCR 操作、其他现场检测工作技能和特殊情况处置能力进行了科学、严谨、认真、细致的培训，为实现院校援鄂抗疫医疗检测队"零感染、打胜仗"和"保障生物安全"的要求，打下了坚实基础。在此之前，1 月 5 日至 1 月 12 日，杨帆受国家卫生健康委派遣，还赴武汉疫情现场完成了为期 1 周的新冠病毒检测任务。

　　作为中国医学科学院病原生物学研究所新发突发传染病疫情应急和重大医疗任务的中坚力量，杨帆曾带领团队承担阜阳手足口病疫情、甲型 H1N1 流感疫情、超级耐药菌检测、新型 H7N9 流感疫情等应急任务，发挥了重要的支撑保障作用。

（中国医学科学院病原生物学研究所　供稿）

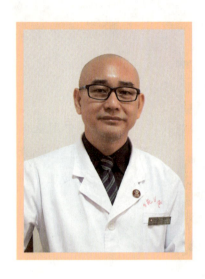

杨志旭，中国中医科学院西苑医院急诊党支部书记、急诊重症监护室（ICU）主任，中国共产党党员，主任医师。

杨志旭
低调平和的医生，坚毅执着的战士

杨志旭作为一名有多年党龄的老党员，在接到上级组建首批国家援鄂抗疫中医医疗队的通知后，第一时间请战，投入到武汉新冠肺炎患者救治当中。

杨志旭有着丰富的急危重症抢救经验。2003 年，"非典"肆虐，他也是第一批前往一线开展抗击"非典"工作，为战胜"非典"疫情做出了积极贡献。面对此次新冠肺炎疫情，他说："这些年我一直在进行中西医结合治疗感染性疾病的研究，尤其是使用中医药治疗病毒感染性疾病，有很多心得体会，若国家有需要，我时刻准备到抗击新冠肺炎的临床第一线工作。"

抵达武汉后，医疗队确定接管武汉市金银潭医院南一区病房，杨志旭主动承担了病区管理工作。面对一线医护人员不足、患者病情较危重等复杂情况，他凭借多年担任 ICU 主任的经验，一一化解。在查房时，为了减少患者活动带来的不利影响，他曾亲自为患者接小便，用行动诠释着"德不近佛者不可为医，术不近仙者不可为医"的真谛。

由于当时条件所限，颗粒剂的药量不充足，一些重症患者疗效不太理想。杨志旭根据临床情况，建议根据患者病情增加用药频次和用药量，医疗队专家经商议后同意了他的建议。调整药量后，治疗的临床效果得到明显提升。"个性化诊疗是中医救治重症患者的一大特色，虽然有固定方，但不能拘泥于固定方。"杨志旭说。

（中国中医科学院西苑医院　供稿）

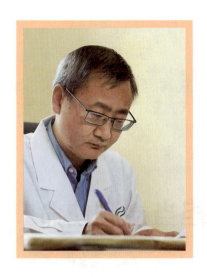

吴浩，北京市丰台区方庄社区卫生服务中心主任，中国共产党党员，主任医师。

吴 浩

做好社区防控"排雷兵"

吴浩，扎根基层23年，带领团队构建"智慧家医"模式，由北京市卫生健康委发文推广并被写入2019年北京市政府工作报告。他致力于全科医学的发展，实现方庄70%签约居民首诊在社区卫生服务中心，带领团队使辖区慢性病防控达到世界先进水平。

参加过"非典"救治的吴浩，在新冠肺炎疫情初期，和相关专家一起提出了"以县域为单元，确定不同县域风险等级，分区分级制定差异化防控策略"建议，并被采纳；武汉抗疫关键时刻，他勇挑重任，作为中央指导组防控组社区专家组组长驰援武汉，牢牢筑起社区防控基石。援鄂51天，他提出立即封闭小区、涉疫生活垃圾处理、党员下沉等关键策略；他和团队深入377个街道、500余个小区和161家社区中心、养老院及隔离点，提出1 275条问题建议，指导转运2万余名确诊患者，完成全面排查快速评估，制作课件培训社区工作者；他参与起草多项国家指导意见，主审编《新型冠状病毒感染防治社区手册》，编写《新型冠状病毒感染基层防控指导意见》并翻译成英文分享给世界卫生组织，他还提出武汉社区防控策略，参加世界卫生组织亚太会议，向国际传递中国抗疫经验。

吴浩用实际行动诠释了一名共产党员、一名医务工作者对理想信念的执着，坚守岗位、坚守医德、坚守本心、不负誓言。

（北京市丰台区方庄社区卫生服务中心　供稿）

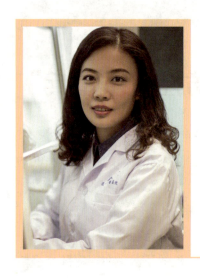

吴 晨
雷霆速度担当检测使命

吴晨，中国医学科学院肿瘤医院研究员、北京协和医学院长聘教授 、博士生导师，北京协和医学院研究生院常务副院长，中国共产党党员。

吴晨长期在科研一线从事肿瘤遗传学与基因组学研究，是我国遗传学和基因组学领域杰出的青年科技工作者。新冠肺炎暴发后，吴晨以多年一线临床和科研工作经验主动请战，作为中国医学科学院援鄂抗疫医疗检测队队长，带领移动 P3 检测队驰援武汉第一线，承担武汉最大的方舱医院东西湖方舱医院患者的核酸检测工作。

检测队员抵达武汉后，72 小时内克服现场环境恶劣、人员少、生活和安全保障物资紧缺等异地作战的实际困难，迅速形成战斗合力，完成了方舱医院第一个移动 P3 实验室搭建。当东西湖方舱医院开舱收治第一名患者时,检测队已可以顺利开展核酸检测，率先做到当日取样、日清日结，体现了"中国速度"。

虽然带着"最高级别"的移动 P3 检测车，但是对病毒的"不熟悉"、检测试剂不稳定以及移动检测的现场困难，新冠病毒核酸检测仍是一场艰巨考验。吴晨带领团队刻苦攻关，形成了一系列在应急公共卫生条件下新冠病毒核酸检测制度规范和操作流程，使移动 P3 检测队的核酸检出率一直稳定在 99% 以上，彰显了"国家队品质"。检测队成为了方舱医院住院患者能否出院的最后一道可靠关卡，为全力保障感染患者诊治、阻断疫情扩散源头做出突出贡献，圆满完成了国家交给检测队"零感染、打胜仗、凯旋归"的工作任务。

（中国医学科学院　北京协和医学院　供稿）

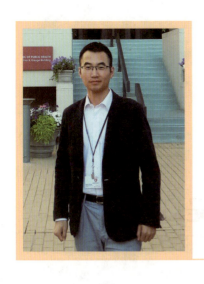

张灿有

用脚步丈量武汉

张灿有，中国疾病预防控制中心科研人员，中国共产党党员，助理研究员。

张灿有，长期从事传染性疾病防治和空气传播疾病的感染控制，特别是在预防和控制呼吸道传染病，如何通风、规划建筑布局、负压病房设计管理、实验室安全防护和个人防护方面有丰富的经验，已累计为全国一线医务人员培训达两千余人次。

面对突如其来的新冠肺炎疫情，他考虑到自己父母年纪较大，女儿尚小，害怕老人担心，与妻子商量后，以去单位加班为由瞒着年迈的父母，义无反顾地奔向前线。张灿有深入到武汉的街道、小区、社区卫生服务中心、疑似患者和密切接触者隔离点、养老院、福利院等一线，帮助当地梳理和规范流程，严把疫情防控的第一道关口。他和同事们提出了诸多切实可行的工作建议，包括立即执行小区封闭管理、组织牵头协调干部下沉社区参与网格化管理、超市限时限流、疑似患者转运流程优化、污染垃圾处理、减少数据多头管控、基层医务人员和社区工作者培训等，这些建议均得到了当地党委和政府的高度重视，相关建议在反馈当日就得到批准落实，对武汉的疫情防控起到了至关重要的作用，从源头上减少了社区传播。

张灿有用行动践行了一名共产党员、一名新时代中国青年的责任与担当，时刻谨记总书记的殷殷嘱托，努力在为人民服务中茁壮成长、在艰苦奋斗中砥砺意志品质、在实践中增长工作本领，让青春在党和人民最需要的地方绽放绚丽之花！

（中国疾病预防控制中心　供稿）

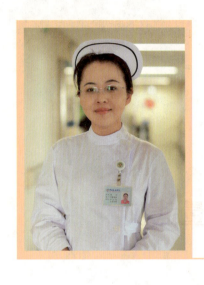

张 洋

你的样子，像极了"提灯"女神

张洋，中日友好医院耳鼻喉科护士长，中国共产党预备党员，主管护师。

从华中科技大学同济医学院附属同济医院重症病区到东西湖方舱医院，再到光谷方舱医院，中日友好医院国家紧急医学救援队护理负责人张洋护士长战斗过的地方是最多的。她经验丰富，工作认真负责。无论谁有困难了，第一反应都是找张洋护士长！她就是年轻队员心中的"定海神针"。

一位护士清点防护物资到凌晨2点，她给张洋护士长发了条微信，没想到张洋居然秒回复。"据我所知，她每晚也就能有四五个小时的睡眠时间，但又有多长时间能真正入睡？"护士说。

这支年轻的队伍在临时搭建的方舱内从"开荒"干起，建设病区。张洋不放心年轻的护士们，每一天、每个班她都坚持跟大家一起战斗。穿脱防护服时，她会毫不留情地指出年轻护士的错误，再仔细用胶带封住她们防护服上的每一处可能暴露在危险中的地方，让大家感到格外踏实。

由中日友好医院国家紧急医学救援队牵头发起的新冠病毒核酸检测项目即将开展时，张洋没有跟大家商量，自己找到领队说："我是护士长，经验丰富，防护做得到位，请将咽拭子采集工作交给我，保证圆满完成任务！"这无疑是最危险的岗位，采集时刺激患者咽喉，口鼻分泌物很可能喷溅到采集者身上。

作为护士长，张洋在大家面前从不以经验丰富自居，却在最危险的时候以经验丰富为由，把危险留给了自己！这是一位令大家敬佩的，温暖、尽责、有担当的护士长！

（中日友好医院　供稿）

张晓光

全民抗疫，
大家都是英雄

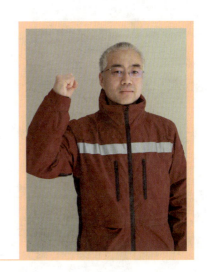

张晓光，中国疾病预防控制中心病毒病预防控制所曾毅院士实验室副主任，研究员。

2020年大年初二（1月26日）早上8点，张晓光接到电话，老父亲因突发脑梗紧急入院抢救。父亲发病之前，张晓光已经主动报名参加一线抗击疫情工作。去一线抗疫，还是在父亲床旁尽孝，年长张晓光11岁的姐姐替他作出了抉择："家里有我和你哥，你放心去！记住！去了就别给咱家丢脸！"。

1月30日晚，张晓光乘坐火车千里驰援湖北黄冈，紧急开展新型冠状病毒防控工作。疫情暴发以来，检测标本量快速攀升，远超黄冈市疾病预防控制中心检测能力，待测标本积压成为疫情防控的瓶颈。检测队抵达黄冈后，迅速开展工作，通过48小时的连续奋战，不仅完成了所有积压标本的清零，还实现了当日送检标本当日报结果。初战告捷后，张晓光带领队员通过优化实验流程、合理使用实验室、加强人员培训等措施，不断提升检测能力，日最大检测能力从最初的180例提升到3月底的3 000例。

黄冈市的实验室，是张晓光与新冠病毒斗争的战场；远在千里之外的北京病房，是全家努力与父亲的病魔斗争的战场。3月底，黄冈疫情趋于稳定，3月26日，因为父亲病危，张晓光提前结束任务，赶回北京见父亲最后一面。刚上四年级的小侄子拿出早就写好的作文念到："二叔，你肩扛正义、救黎民于水火、解百姓于倒悬，是真正的英雄！"。张晓光回答："替我尽孝，你爸爸和姑姑是英雄！照顾家人，你妈妈是英雄！安心学习，你和妹妹也是英雄！全民抗疫，大家都是英雄！"

（中国疾病预防控制中心　供稿）

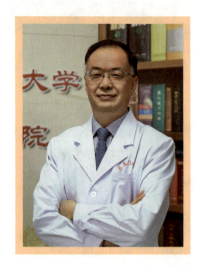

张耀圣，北京中医药大学东直门医院党委委员、副院长，中国共产党党员，主任医师。

张耀圣
中医药助力抗疫大考

2020年1月27日，张耀圣主动请缨，带领国家中医第二批医疗队驰援湖北省中西医结合医院。为了更好地发挥党员作用，张耀圣带领医疗队党员成立临时"党支部"，并启动"一对一（党员和非党员）结对子"，以党组织的战斗堡垒作用稳定人心、凝聚力量。

接收病房后，张耀圣首先强化消毒隔离制度，指导分区管理等相关事宜。接收入住患者后，他率先带领团队进入隔离病区，示范查房会诊，讨论处方用药，梳理医护流程，建立、完善交班制度。在前期危重症患者多、经验缺失的情况下，他提出针对疫病开展"三级查房、三剂更方、危重会诊、疑难讨论"的诊疗方式，同时结合实际工作，会同后方北京中医药大学和医院的专家，主持医疗队并参与远程会诊，成功救治百余名危重患者。

在武汉抗疫工作之余，张耀圣远程指导湖北黄石市中医医院诊治新冠肺炎患者，先后开具100多张远程会诊处方，取得了实实在在的成绩。他密切注意每一位队员的心理变化，及时疏导情绪，全体队员无一例感染，医疗、护理无任何差错，无业务意外发生。

张耀圣善联巧借，以中医药为君，中西医结合为臣，四诊合参，辨证论治，将中医药用于临床并考量实践，发挥中医在防疫抗疫中的优势。在他的身上，我们看到了中医人"悬壶济世"的大医精神。

（北京中医药大学东直门医院　供稿）

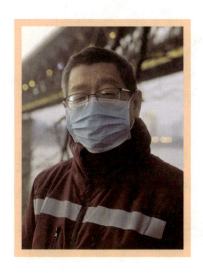

罗会明，中国疾病预防控制中心教育处处长、研究生院副院长，主任医师。

罗会明

奔赴现场，再次出征

罗会明曾多次奔赴汶川地震、玉树地震等前线。他被称为"现场专家"，敢于、善于解决现场复杂问题。每次到疫情、灾情现场，他说并没有"逆行"的感觉，而是职责与使命所在，顺应人民健康和生命安全之需要，是"顺行"。

面对突如其来的新冠肺炎疫情，中国疾病预防控制中心于2020年1月15日启动一级响应，罗会明作为培训督导组组长、防控技术组组长，积极组织开展培训和防控技术方案编制工作。1月25日（正月初一），武汉关闭离汉通道后两天，正在单位讨论春节假期和学校寒假延长等建议的罗会明，接到国家卫生健康委指令，3小时后，他和同事一行5人就登上了奔赴武汉的火车，26日凌晨4点多抵达武昌，启动现场工作。罗会明组建疫情分析组，与上海、江苏、浙江、湖北、武汉疾病预防控制中心的多专业专家组成"联合"工作团队，成为疫情防控的智囊团。

他在武汉现场坚守了87个日夜，和同事一起深入社区、重点场所、病房和患者住所，开展现场流行病学调查，以数据、证据为基础，研判疫情走向并评估风险，提出建议，完善技术方案。共撰写专题调查分析报告77期，《疫情早报》88期。

作为疾控人，罗会明积极发挥侦察员、情报员、参谋员、战斗员、宣传员的作用，尽心尽力发挥公共卫生专业所长。作为中国现场流行病学培训项目首期毕业生，每个充满挑战的现场，都是他充分发扬"敬业、团队、探索、求实"精神的场所。

（中国疾病预防控制中心　供稿）

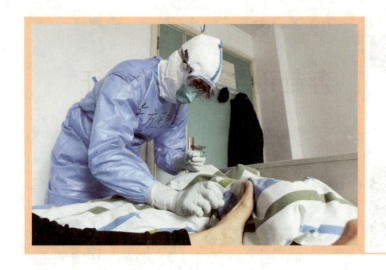

孟捷，北京中医药大学东方医院脾胃肝胆科医生，中国共产党党员，主任医师。

孟 捷

誓愿普救含灵之苦

"急性传染病病机变化快，每两天就要根据情况调整治疗方案。随证治之，不拘泥于一方一证。各种变化的症状在中医辨证治疗后得到缓解。"孟捷在湖北省中西医结合医院救治患者过程中，边治疗边总结，发挥中医药独特作用救治病患。

最早在党支部群里报名去武汉时，孟捷的右膝关节韧带撕裂还没恢复，站立时间稍长就会疼，但她说："疫情当前，作为医护人员，又是党员，应该第一时间去疫情灾区救人。"

"我在英国的导师得知国内疫情严峻，天天关注武汉的情况，叮嘱我保护自己的同时努力救治患者。"孟捷说："我告诉导师和国外的朋友们，目前全国一共4.2万余名医护人员驰援湖北，我只是四万分之一。""我们开始收治的患者除了普通型，还有一部分重症。一些老年患者还合并肿瘤、糖尿病、高血压病等基础病，中药能更快退热，通过辨证论治解决患者的干咳、呼吸困难等呼吸道症状。还有一部分患者以腹泻、恶心呕吐等消化道症状为主要表现，都在中医药的对症治疗后得到缓解。"

孟捷表示，患者早日康复是医护人员最大的心愿："我们就像战场上冲锋陷阵的战士，战斗到了关键时刻，要一鼓作气，打赢这场疫情阻击战。在发挥中医药学特色抗击疫情的道路上，我将会继续传承探索，为更好地发扬祖国医学作出贡献。"

（北京中医药大学东方医院　供稿）

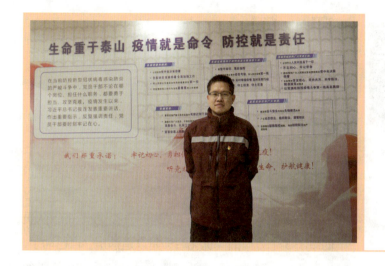

段弘扬，中国疾病预防控制中心环境与健康相关产品安全所科研人员，中国共产党党员，助理研究员。

段弘扬

我学的消毒专业，我第一个上

作为第一批国家新冠肺炎防控工作组成员、中国疾病预防控制中心的第一批支援专家，段弘扬于1月25日（大年初一）赴武汉支援防疫工作。

刚到武汉的头一个星期，他奔波于聚集性病例现场和特殊个案的现场进行流行病学调查，有时夜里就睡两三个小时，力争在最短时间内摸清情况，并针对医务人员进行现场调查，为疫情防控政策的正确走向提供准确的研究报告。

段弘扬第一次深入医院现场调研时，看到防护物资紧张的状况，他第一时间将情况如实报告给有关部门。他每次去医院都会把自己的防护物资带着，在评估风险不大的情况下，就会把自己的装备节省下来，"防护服我就不拿回去了，留给您们用吧。"

段弘扬先后参与对不同场所、不同人群消毒方案的设计，并对居家隔离等人员进行科普宣教。他协同防控组驻武汉市环境卫生与消毒专家工作队，针对方舱医院前期建设的布局、设施设置进行了现场指导，并深入华南海鲜市场，为后续制定处理方案进行现场调查。消毒专业出身的他，注重防控在"细"处，关注环境卫生中的生活垃圾和医疗垃圾处理、粪便处理等细节工作。

作为援鄂战"疫"前线临时党支部的一名党员，段弘扬深感自豪和骄傲。他说："作为一名年轻的专业人员，我真实感受到了面对严峻疫情时，党和全国人民的巨大力量！"

（中国疾病预防控制中心　供稿）

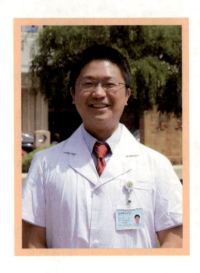

段军，中日友好医院外科重症医学科副主任，中国致公党党员，副主任医师。

段军
生死线上，
多救一个是一个

武汉告急，段军主动请缨，作为中日友好医院第一批国家援鄂医疗队队长驰援武汉，承担危重症新冠肺炎患者的救治任务。进入抗疫一线，段军带领队员们做了3个方面的"优化"：一是改造病房，自己动手，安装改造，建成能基本满足呼吸道传染病防控要求的"三区两通道"；二是优化人员，以重症医学科、呼吸与危重症医学科医师为主进行病情诊治；三是规范流程，建立上岗培训制、主诊医师负责制、疑难病例讨论制、出院随访制等，减少医疗风险，保障患者安全。

段军除了承担全队队员的管理、医疗队日常生活协调保障、院感防控工作外，还主动承担了危重症患者的临床救治工作。每日进入病区查房，全面负责病区患者的临床诊治工作；负责床旁超声筛查和检查工作；积极救治患者，最早带头实施经皮气管切开术、体外膜肺氧合（ECMO）置管术、中心静脉置管术等具有高危风险的临床操作，并优化这些高风险操作流程，减少操作者被感染的可能性。

"我们没有退路，必须想方设法抢救重症患者的生命，多救一个是一个。"2020年2月18日中央电视台播出的新闻联播中，段军代表全体援鄂医务人员发表感言，"疫情不退，我们不走。"

作为一名青年医生，段军在中日友好医院"国家队"的平台上，一直以"昌明进取，正道力行"的院训激励自己，把脚站在地上，把根扎在土里，脚踏实地，奋勇向前。

（中日友好医院　供稿）

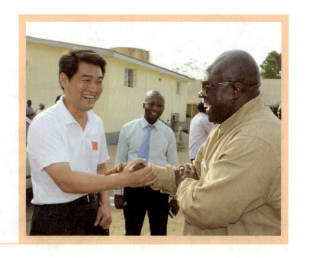

施国庆，中国疾病预防控制中心卫生应急中心副主任，中国共产党党员，研究员。

施国庆

拨开疫情迷雾的流行病学"侦探"

施国庆具备深厚的流行病学理论知识与丰富的防疫实践经验。他多次"侦破"各类突发公共卫生事件"元凶"。

2020年1月2日至2月5日、2月17日至3月17日，施国庆两次赴武汉市现场，参加新冠肺炎疫情溯源调查工作。期间，在早期原因不明的情况下，他带领湖北省和武汉市疾病预防控制中心专业人员组成的调查小组，冒着极大风险，不顾个人安危，连续多日每天深入疫情聚集发生地武汉市华南海鲜市场，从上午到夜幕降临，在凛冽的寒风中，细致地开展早期疫情溯源调查与探索。对病例涉及的每个摊位的人员情况、经营产品种类及来源、病例发病及相关暴露史等，他都逐项进行调查，连续通宵工作，指导完成了流行病学溯源调查工作的第一份报告，提出了疫情及病毒溯源的重要方向，为进一步溯源奠定了重要基础。

同时，在深入分析疫情分布特点的基础上，施国庆对华南海鲜市场相关疫情传播特点及传播风险提出了关键认识与重要判断。在此后国家组织的相关工作中，通过不断深入重点医疗机构调查、病例电话访谈及现场访问、面对面调查等多种方式，进一步完善了重要病例个案信息，并为相关调查的方案制定、工作实施及信息解读不断提供咨询与技术指导建议。此外，1月至3月期间，作为中国疾病预防控制中心新冠肺炎疫情态势分析及风险评估组组长，他带领团队完善疫情风险评估工作，为加强风险管理提供了重要依据。

（中国疾病预防控制中心　供稿）

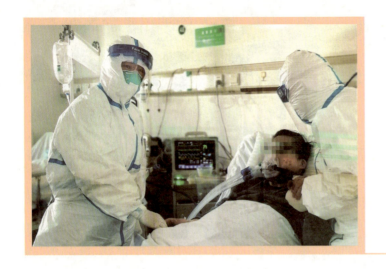

姜利，首都医科大学宣武医院重症医学科主任，主任医师、教授。

姜 利

武汉"重症八仙"中唯一的女性

2020年农历正月初一，姜利作为全国新冠肺炎医疗救治专家组成员连夜赶赴武汉市金银潭医院，次日她便投入抗疫，在武汉连续奋战93天。

金银潭医院是武汉市首批新冠肺炎救治定点医院，早期患者数量多，重症、危重症患者比例大，救治力量严重不足。姜利在由普通病房改造的重症监护室（ICU）中，带领来自不同医院的多批次医护人员，在极艰苦的条件下，积极探索病程演变规律，建立适合病区环境的工作流程，寻找改善患者预后的手段。她坚持进舱查房，亲自完成气管插管、气管切开术等高风险操作，和同事一起实施连续性肾脏替代治疗、俯卧位通气、液体复苏循环支持、血流动力学监测等多种脏器支持与监测技术。在她和同事的努力下，病区重症患者病死率降低37%，一些曾在死亡边缘挣扎的患者成功出院。

姜利多次参加国家卫生健康委组织的医院巡查，常一天走十几个病区，撰写报告，汇总危重患者情况及存在的问题。她利用晚上时间，参与撰写《重症新型冠状病毒肺炎管理专家推荐意见》《重症新型冠状病毒肺炎呼吸治疗流程专家建议》等。她在学术期刊上发表《新型冠状病毒：正确而非过度防护》，积极与其他地区及境外医生交流，分享救治经验。

姜利说："治疗最危重的患者，去啃最硬的骨头，是重症医护者的责任。"她是"重症八仙"中唯一的女性、在武汉坚守最久的援鄂医生之一。

（首都医科大学宣武医院　供稿）

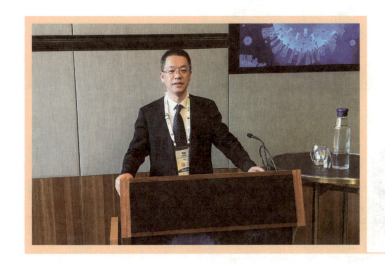

姜海，中国疾病预防控制中心传染病预防控制所布鲁氏菌病控制室副主任，中国共产党党员，研究员。

姜　海

抓好源头防控的社区排查兵

　　2020 年 2 月 6 日，正值武汉新冠肺炎疫情暴发流行的关键时期，姜海作为社区防控小分队疾控队长，带领 27 名疾控专业技术人员和基层全科医生迅速驰援武汉。70 天来，姜海作为驻武汉市黄陂区工作组组长，深入社区一线，实地走访黄陂区 20 个街（乡），做到所有街（乡）全覆盖；走访社区 68 个，小区 121 个，村湾 256 个，隔离点 60 个，社区卫生服务中心 16 个。他充分发挥了疾控人员现场实战优势，提出督办建议 122 条，包括在前期解除隔离人群中开展核酸检测，为社区内无症状感染者的发现和管理提供科学依据；因地制宜制定基于信息驱动的社区防控工作流程，促进了早期发现、精细化管理及闭环管理，缩短了信息 - 决策 - 行动链条时间……这些都得到了黄陂区指挥部的高度重视和积极落实，在武汉保卫战中发挥了重要作用。

　　2 月 12 日，工作组实地走访了盘龙街道刘家店村，这里居住人员情况相对复杂。令人钦佩的是，当地社区战时第一书记详细介绍了该村摸排工作，其中所有精准的数据都印刻在他的大脑里，就像刻录机一样呈现出一张张立体和平面作战图，使得防控工作真正做到"应检尽检、应诊尽诊、应收尽收、应隔尽隔"。

　　在疫区，没有轰轰烈烈的故事，只有普普通通的工作缩影。墙上悬挂的作战图和每天更新的数据，让人深感震撼。只有社区防控有了底，武汉才有底，湖北才有底，全国才有底！

（中国疾病预防控制中心　供稿）

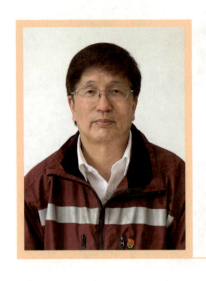

姚孝元
冲在最前面的应急队长

　　姚孝元，中国疾病预防控制中心环境与健康相关产品安全所副所长，中国共产党党员，研究员。

　　面对新冠肺炎疫情，姚孝元毅然战斗在抗击疫情最前线，担任中央指导组防控组驻武汉市环境卫生与消毒专家工作队队长。他不顾自己常年痛风，组织工作队深入86个街道、走访72家社区卫生服务中心、察看和指导445个小区开展环境卫生和消毒工作，实地考察华南海鲜市场、武汉体育馆方舱医院和武汉女子监狱等重点场所，收集第一手资料。结合现场工作实际，姚孝元带领他的团队在疫情初期就编写了《方舱医院清洁与消毒技术方案》《疑似病例收治点清洁与消毒技术方案》和《密切接触者接收场所的清洁与消毒技术方案》，被广泛用于指导疫区场所清洁与消毒工作。

　　作为专家组组长，姚孝元组织有关专家提出的华南海鲜市场消毒及环境卫生学处置7条建议全部被有关部门采纳，被作为华南海鲜市场清理消毒的主要技术措施实施。他组织起草的《武汉女子监狱新冠肺炎防控工作技术方案》和《消毒处置技术方案》对指导特殊场所的疫情防控发挥了重要作用。

　　为及时普及消毒和健康防护知识，姚孝元在2020年2月18日湖北电视台"众志成城抗疫情"现场直播中，权威解读《健康防护指导手册》。受中央赴湖北省指导组防控组委托，姚孝元牵头组建由中国疾病预防控制中心、华中科技大学同济医学院和武汉市疾病预防控制中心专家组成的科普团队，在湖北省电视台完成13期针对不同人群、不同场所、不同交通方式的健康防护和消毒知识宣教栏目"抗疫科普权威发布"。

（中国疾病预防控制中心　供稿）

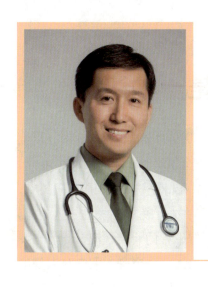

秦宇红
我们就是来打恶仗的

秦宇红，北京大学国际医院急诊科主任，中国共产党党员，副主任医师。

秦宇红作为北京大学国际医院援鄂医疗队队长，在接到任务通知后没有丝毫的迟疑和犹豫，在仅仅 3 小时的准备后，甚至来不及告别家人，他就带领 20 人的医疗队匆匆出发了！医疗队援助的是鄂州市中心医院——鄂州市唯一的三甲医院。鄂州与武汉紧临，疫情重、危重患者多，医疗资源严重匮乏。秦宇红带领医疗队到达鄂州后，一边加紧组织队员进行感控培训，一边与医院密切沟通，对鄂州市中心医院进行了感控环境与流程梳理，并进行整改。"我们就是来打恶仗的！"他对队员们说。

秦宇红带领医疗队克服人员严重不足、设备老化、环境恶劣等各种不利状况，义无反顾地接管重症监护室（ICU），接诊最危重的患者。他带领队员打扫卫生、自己整理设备；初期治疗效果不好，就始终坚持在临床一线，不断摸索调整诊疗方案、不断改善诊疗流程。在三重防护服下，他和队员克服缺氧和呼吸困难，每天不吃不喝持续工作 7 个小时，50 多天基本无休息。汗水浸湿了衣衫、模糊了护目镜，精疲力竭，他从没有怨言！在防护条件有限的情况下，秦宇红带头做各种最危险操作：气管插管、纤维支气管镜检查、各种有创操作……忘记了个人防护的不足，忘记了自己的安危。只要患者需要，他都奋不顾身地去做，把患难中的同胞当作亲人照顾。最终，医疗队所收治的 23 例危重患者中，有 11 例成功转危为安。

（北京大学国际医院　供稿）

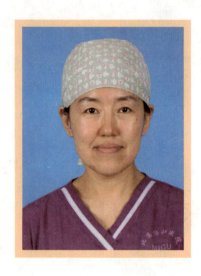

夏莹，北京协和医院内科重症监护室（ICU）护士长，中国共产党党员，主管护师。

夏 莹

敬业忘我是一种习惯

2020年1月29日晚9时至次日凌晨3时，夏莹迎来了抵达武汉后的首个值班时段。晚上8时30分，夏莹和同事们两人一组互相穿戴好防护服和隔离衣，确保没有一寸肌肤暴露在外。晚9时，夏莹进入病房。她的主要任务是对所有患者的病情状况、治疗方案及护理要点做好记录，为下一个班次的交接做好准备，保证护理工作持续高效开展。夏莹回忆说："不能说一点不紧张，但是因为有前期的细致准备，加上曾经参与过"非典"危重患者救治，我对自己很有信心。"

从普通病房到传染病房，再到重症病房，夏莹和同事们曾在短短8天内，先后承担两次病房改建任务。特别是重症病房的改建，她们将协和护理管理的精髓融入新病房建制与管理中，迅速明确护理岗位职责和流程，制定护理核查表，落实病室规范管理。仅仅用48小时，夏莹和同事们就在完全陌生的环境中创造了新建重症病房的奇迹。

随着病患病情复杂度的增加，治疗方案也随之升级，为了进一步协助医疗操作，夏莹用专业、全面的护理技术，在病区完成了首例连续性肾脏替代治疗，并为其他护理人员提供技术指导及培训，提升了重症病区的整体护理质量。

在重症病房内，总能看到夏莹的身影。推着满满一车的护理用品为刚刚转来的患者进行压疮换药，每次都是跪在地上，一干就是几个小时。她的低调、务实、忘我工作，赢得了医疗队员的赞誉，被大家亲切地称为"大管家"和"永动机"。

（北京协和医院　供稿）

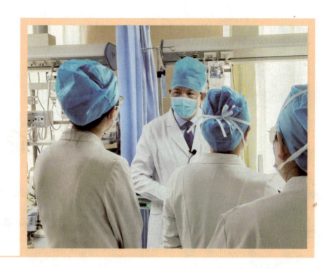

曹照龙
返乡不为归家

曹照龙，北京大学人民医院通州院区综合办公室主任，中国农工民主党党员，主任医师。

曹照龙是土生土长的湖北人，2020年除夕（1月24日），曹照龙突然得到消息，大年初一就要组建援鄂医疗队，他当即报了名。他说："救死扶伤是医生的天职，我又是呼吸危重症科的医生，在这种时候，我当然义不容辞。在这场'家乡保卫战'中，我一定尽自己所能！"

2月8日，曹照龙随第三批医疗队独立接管了华中科技大学同济医学院附属同济医院中法新城院区重症病区，他作为专家组成员，担任战时医务处处长，与来自全国各地的18支医疗队夜以继日地协同奋战。

他每天早早就坐在会诊系统前查阅每一位患者的病历资料，为每一位患者制定全面而细致的治疗方案。患者症状变化很快，进入病房与患者进行直观交流很重要。会诊患者时，他会穿上闷热不透气的防护服进入隔离病房逐个为患者查体，仔细观察患者的呼吸形态、呼吸机波形，对呼吸机参数进行精细调节，检查治疗方案是否落实到位。在他和团队的努力下，患者陆续康复出院。

"人这一生或重于泰山，或轻于鸿毛。作为一名医生，救死扶伤是我们的天职，排忧解难是我们义不容辞的责任。我的工作普普通通，但却维系着千家万户的幸福和安康，我的工作简简单单，可会拂去患者心头的寒冷，带给他们爱的温暖。"曹照龙教授在武汉抗疫前线郑重地写下了入党申请书，他用自身所学，守卫着家乡人民健康，守卫着祖国人民健康！

（北京大学人民医院　供稿）

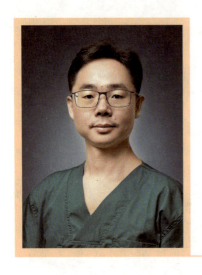

常志刚

不辱使命，负重前行

常志刚，北京医院外科重症监护室（ICU）副主任，中国共产党党员，副主任医师。

常志刚作为北京医院第一批国家援鄂医疗队领队，于 2020 年 1 月 26 日赴鄂支援，担任国家援鄂医疗队北京医院临时党总支副书记、第四医疗组组长。

到达武汉后，常志刚顾不上休息，连夜整理医疗队带去的 147 箱救援物资，第二天又积极筹备，迅速与其他援鄂国家医疗队混编接管华中科技大学同济医学院附属同济医院中法新城院区 C12 区西病房，连夜收满 50 位患者；之后又与兄弟单位共同改建并接管联合 ICU 病房，主动带领团队加班，与时间赛跑，迅速收满 32 位危重患者。

在北京医院第二批医疗队到达后，他又迅速融入大部队，整建制接管 B11 区东重症病房。在病区启用中，积极参与新病房的规划、改造；启用后，亲自连夜值守，帮助新队员熟悉情况，直至顺利运行收治患者。作为老队员，他积极结合自己的前期工作经验，对新队员进行治疗指南、工作流程等培训。

在工作中，常志刚带头进入病房并实施各种有创操作，起到积极正面引导作用；全心奋斗于抗疫临床一线，一直坚守在危重症患者身边，仔细查看患者、答疑解惑，鼓励患者增强抗病信心；诊治重症患者 100 余例，为提高危重患者的抢救成功率起到了重要作用。同时为规范新冠肺炎的治疗，提高救治成功率，降低病死率，常志刚带领团队建立标准化问诊清单、诊疗流程，参加国家医疗队专家组诊治共识的讨论。他以高标准开展新冠肺炎救治工作，取得了较好的效果。

（北京医院　供稿）

梁 超

使命在肩，勇往直前

梁超，北京大学第三医院感染疾病科护士长，中国共产党预备党员，护师。

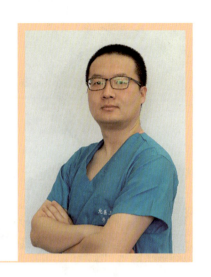

梁超是北京大学第三医院国家援鄂医疗队第一批队员，面对突如其来的新冠肺炎疫情，他第一时间主动请缨，投身到疫情防控阻击战中，冲锋在抗疫的最前线。在华中科技大学同济医学院附属同济医院中法新城院区，面对艰苦的工作环境，他不怕苦不怕累，积极参与开辟新隔离病区，第一批进入隔离病房，主动带头护理危重症患者，严格把控护理质量，监督队员防护情况，为顺利开展护理工作、提高护理质量作出突出贡献，发挥了青年先锋模范带头作用。在思想上，梁超积极进步，时刻以党员的标准严格要求自己，在武汉第一批火线入党。

在武汉坚守的 72 个日日夜夜，梁超深知自己肩负的责任和使命，在隔离病房总能看到他忙碌的身影。由于穿着厚厚的防护服，每次结束隔离病区的工作后，他全身的衣服都已湿透，眼镜上也挂满了水珠，来不及休息，他又迅速参与到临床护理工作讨论中。期间，梁超发现患者的雾化治疗受到极大制约，他积极开展科研工作，与同事合作设计的"新型雾化吸入保护头罩"实用新型专利已经获批。

新冠肺炎疫情发生以来，梁超对家里年幼的孩子疏于照顾，对此他心存愧疚。在家里他是孩子的父亲，妻子的依靠；而在疫情来临时，他就是一名抗疫一线的先锋战士。舍小家，为大家，作为新时代的青年人，他将责任扛在肩上践行了"健康所系，性命相托"的医学誓言。

（北京大学第三医院　供稿）

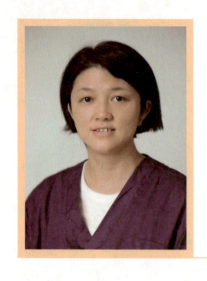

董 凡
"董"其韬略，凡而不凡

董凡，北京医院 D02 病房护士长，中国共产党党员，主管护师。

2020 年 1 月 25 日，当大家还沉浸在春节阖家团圆的节日中时，北京医院接到国家卫生健康委组派医疗队援助湖北应对新冠肺炎疫情的工作指示。董凡接到护理部主任的询问微信后没有犹豫，干脆地回答："能去，没问题！"

1 月 26 日跟随国家医疗队抵达武汉后，董凡第一时间投入到病房改造、物品布置、防护培训、护理工作流程制度建立、护理人力调配、危重症护理技术标准培训等抗疫临床工作中。作为护理组长，她始终事无巨细、亲力亲为，不放松每一环节，用专业的护理技术救治患者，用强大的责任心担当起护士的守护者。做最难的事，啃最硬的骨头，危险操作时挡在队员前面，履行职责和承诺。她及时总结重症监护室（ICU）工作方法，第一时间进行护理组内培训和经验分享，制定了新冠肺炎 ICU 交接班流程、隔离区感控防护方法及风险识别与应对方法，科学合理规避风险，落实精细化护理管理。

董凡牢记院领导的嘱托和自己的承诺，"尽心尽力做好医疗队员的后勤保障，一定把大家平安带回家"。她用严谨的工作态度、积极优良的作风，激励着身边的每一个人。工作中，她严肃认真，引领大家；生活中，她贴心嘱咐，督促大家休息，让队员劳逸结合，积极乐观，树立坚定的必胜之心，打赢这场防疫阻击战。

（北京医院　供稿）

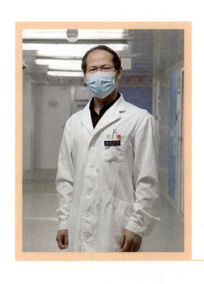

蒋荣猛
"追疫"特种兵

蒋荣猛，首都医科大学附属北京地坛医院感染中心主任、国家感染性疾病质量控制中心办公室主任，中国共产党党员，主任医师。

从事感染性疾病诊治工作25年来，蒋荣猛曾多次参与北京市和国家重大突发传染病疫情现场处理、传染病会诊、危重病救治等工作。据统计，他的"追疫"足迹已遍布210多个疫情发生地。

2020年1月9日，蒋荣猛受国家卫生健康委委派，前往湖北武汉指导新冠肺炎疫情防控工作，他负责各定点医院防控指导、会诊，并培训来自全国各地支援武汉的医疗队。他的工作节奏以分钟计算，每天六七场面授课，跑六七个培训地点，累计培训3 600多人。嗓子说不出话了，他也继续坚持。面对接受培训人员的焦虑，他每次开场都会说："我1月9日来武汉的，不是好好地站在你们面前吗？"同事和家人都十分牵挂他，他回应："不用担心，我们是最专业的。在这个特殊时期，在武汉过年，不能陪伴你们，非常遗憾，但意义非凡。我也想继续留在武汉，尽自己最大努力遏制疫情蔓延。"

期间，蒋荣猛的"也云论坛"微信公众号不断更新防疫文章，一经发布立即得到朋友圈广泛传播，有的文章当日点击量就达到8万多。此外，他还为多家媒体平台审核关于新冠肺炎的科普文章、词条、防护措施小视频等。

20多年的执着努力，成就了他的无畏与自信，他说："奔赴疫区，直面烈性传染病，是传染病医生的责任，而能够平安归来是一种能力"。

（首都医科大学附属北京地坛医院　供稿）

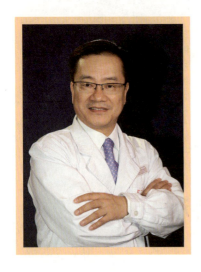

童朝晖，首都医科大学附属北京朝阳医院党委委员、副院长，北京市呼吸疾病研究所副所长，中国共产党党员，主任医师。

童朝晖

老兵新传

童朝晖作为中央指导组专家、国家卫生健康委医疗救治专家组成员，于2020年1月18日奔赴武汉，参与和指导湖北省新冠肺炎危重症患者救治工作。他结合新冠肺炎患者的临床特点、临床经验以及国内外循证医学证据，与专家组成员一起制定出一系列新冠肺炎诊疗规范与流程，制定新冠肺炎重症和危重型患者诊疗方案、新冠肺炎患者气管插管规范、新冠肺炎药物治疗建议等。

在临床工作之外，童朝晖坚持科学务实的精神，在临床中发现问题，通过科学研究，再把科研成果运用于临床实践中，积极探索激素治疗、免疫治疗，包括体外膜肺氧合（ECMO）在内的呼吸支持治疗方案在新冠肺炎中的作用，并根据研究成果，不断优化临床诊疗方案，提出"关口前移、积极救治"理念，相关方案被写入国家卫生健康委第五、第六、第七版新冠肺炎诊疗方案。他的工作给湖北省各级医院、支援的医疗队及全国医务人员诊治新冠肺炎提供了理论与实践指导，挽救了大量新冠肺炎重症患者的生命。

"我是一个老兵，有丰富的作战经验，一定会圆满完成任务！""医生的工作性质决定了我们的职业道德，见到患者就要救。呼吸专业的特点就是这样，面对呼吸系统传染病，我们无形中就有一种责任感和使命感，应该挑起重担。"在新冠肺炎疫情阻击战中，童朝晖谱写了一篇"老兵新传"。

（首都医科大学附属北京朝阳医院 供稿）

王一颖

白衣执戈至，萧萧号角鸣

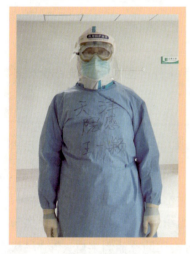

王一颖，天津市人民医院预防保健处处长、急诊急救中心副主任，主治医师。

2020年2月，王一颖带队驰援武汉抗击疫情。出发前，院党委书记、院长朱思伟特意叮嘱他："这一次你的任务是做好整支队伍的感染防控工作，要把大家平平安安地带回来，不能有一个人感染。"从那时起，王一颖把这句话化作"同去同归"四个字刻在了心里。

救援队到达武汉的当天，夜色深沉，大雨倾盆，经过几个小时的简单休整，救援队就接到进入方舱医院开展工作的命令，队员们不但要适应阴冷潮湿的天气，更要克服心中的紧张。这时，王一颖提前来到方舱医院，第一个进入红区，熟悉里面的工作环境，回到驻地后立即开始给队员进行一对一培训。"第一次进红区，大家都很紧张，这时候我必须和他们一起进去，用实际行动告诉他们，这样防护是安全的，院感防控人员一定不能离红区太远。"

从筹建方舱医院时对感控布局的反复修改，到休舱时对每一个消毒环节的严格把控；从刚进入方舱医院的不安和生疏，到熟练接诊治疗患者，再到最后一名患者痊愈出院，王一颖经历了一个完美的闭环。

在武汉期间，他也会想念远在天津的父母。老人从山东来天津过年，只在大年三十见了儿子一面。父母年纪大了，身体也不好，他怕老人担心，一直没告诉他们自己来武汉的事。休舱以后，王一颖没有时间休息，他说："明天我就要去武汉协和医院西院了，那里都是感染新冠肺炎的危重症患者，这是一次难得的学习机会，新的挑战来了。"

（天津市人民医院　供稿）

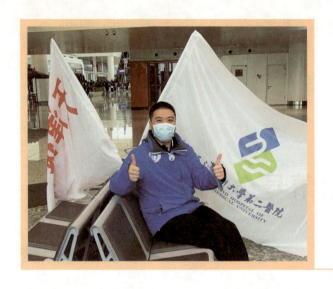

王仲言

来自天津的
"大白"医生

王仲言，天津医科大学第二医院保健医疗部／老年病科医生，中国共产党预备党员，主治医师。

2020年2月9日，王仲言在生日当天，作为天津市第五批支援湖北医疗队队员启程前往武汉。在驻地江岸方舱医院，不论是安置队员住宿、行李搬运，还是物资清点、发放，总能看到他忙碌的身影。为了缓解舱内患者的紧张情绪，他还利用业余时间与同事为2月份过生日的患者策划了一场特殊的生日会，组织患者在"二月二"民俗节日开展祈福折纸活动，拉近了医患距离。由于个子高，患者亲切地称他为来自天津的"大白"医生。

为了保证检测的准确度，医疗队决定抽调医生专门负责采集咽拭子。作为内科医生的王仲言，丝毫没有顾忌取样操作的高风险，主动承担这项工作，至方舱医院闭舱前，他成功完成1 100余人次采样任务。

江岸方舱医院闭舱前一天，医疗队接到通知，要求紧急抽调队内来自相关专业的医护人员驰援华中科技大学同济医学院附属协和医院西院危重症病房。此时，王仲言再次挺身而出，未作任何休整，在与来自辽宁、黑龙江、广西、安徽以及武汉协和医院本院的医生协同救治危重症患者的过程中，他将方舱医院的工作经验融入到危重症患者管理当中，对于有冠心病、糖尿病、高血压等基础疾病的患者，统筹安排相应专业医生管理。同时，针对患者们的焦虑情绪，他建立完善心理干预机制，显著提升了患者的依从性，圆满完成了危重症患者的救治工作。

（天津医科大学第二医院　供稿）

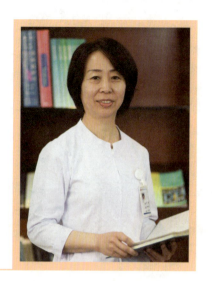

王　莹
用"担当"诠释对党和人民的忠诚

王莹，天津市第一中心医院预防保健处处长、护理部副主任，中国共产党党员，主任护师。

2020年1月26日（大年初二），王莹同天津第一批支援湖北医疗队的138名队员一起奔赴武汉，整建制接管了武汉武钢二医院专科住院部。她担任天津市支援湖北医疗队（第一批）临时党总支委员、医疗队护理兼感染控制负责人。

王莹通过对接管医院的实地勘察，对全体参战人员的情况梳理，对工作任务及工作环境的评估，快速建立相应制度、流程和规范。她在领队及党总支书记的带领下，与党总支成员一起制定"六集中、三分管、两规范"工作原则，为工作的顺利开展、良好的患者救治成效、物资的合理利用、医务人员的规范防护起到保障作用，也被作为"天津模式"推广。

王莹关心、关爱队员，协助领队做好医疗队员健康管理、心理疏导，及时解决队员的各种需求。她制定的"驻地管理六原则"保障了感染防控无缝管理。在武汉抗疫一线的52天，医疗队共救治患者277人，其中危重症37人，重症48人，圆满完成了医疗任务，全体医护人员"零感染"。

在抗疫工作结束后，王莹写下了这样的心得：严峻疫情呼唤迎头而进、坚定无畏、拼搏向前的战斗精神，在这场抗击疫情阻击战中，作为党员、医务工作者，我有责任与义务召之即来、来之能战、战之能胜，用担当、奉献、奋斗与牺牲的精神诠释对党和人民的忠诚，诠释医者为人民健康服务的初心与使命。

（天津市第一中心医院　供稿）

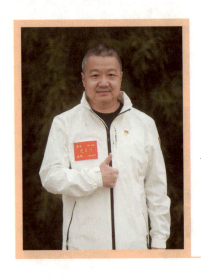

史东升

两进"红区"的
白衣战士

史东升，天津市胸科医院呼吸与危重症医学科医师，中国共产党党员，主任医师。

2020年春节前夜，史东升跟随天津医疗队驰援武汉。作为第一批援鄂医疗队专家组组长，虽然参加过2003年抗击"非典"的战役，史东升还是深感任务的艰巨。

在救治设备尚不完善、药品暂时短缺的情况下，史东升带领团队与"疫"魔抗争，同生死竞速，克服疫情不明、经验不足等种种困难，迅速形成战斗力，集思广益，将国家第三版诊疗方案与十几年的临床经验相结合，将患者按照不同临床表现分为轻、中、重组，以抗病毒、抗菌、中药为治疗原则，配以不同的药物，差异化、个性化地给予治疗。

史东升经常连续战斗十几个小时，为的就是与时间赛跑，同病毒战斗。因为是隔离病房，患者家属不能及时了解重症患者的病情，他通过电话耐心地向家属交待病情，家属的理解与信任也更加坚定了他战胜疫情的决心。为了有序高效地开展救治，史东升带领团队成员及时学习国家新版诊疗方案，更新治疗方法和用药，及时总结经验，巩固成果，制定工作流程，尽量使工作制度化、有序化。同时，他还对支援的武钢二医院本院的医生进行岗前培训，传授新冠肺炎诊治体会，使他们顺利进入到临床工作中。

接管病房10天后，首批8位患者痊愈出院了，这既鼓舞了大家的士气，又增加了住院患者的信心。最终，在大家的共同努力下，医疗队实现了医护"零感染"，圆满完成任务。

（天津市胸科医院　供稿）

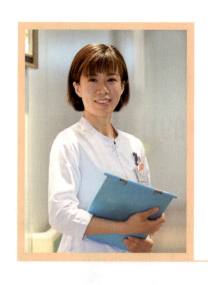

边　颖

攻城拔寨的
先锋力量

边颖，天津市第一中心医院血管外科护士，中国共产党党员，主管护师。

2020 年 2 月 11 日，边颖受命担任塔子湖江岸方舱医院护理第一组护士长，12 日带队进舱收治首批患者，当日收治 80 例患者，转出重症 1 例。在江岸方舱医院期间，她带领护理人员尽心尽力为患者做好医疗护理服务。通过组织患者进行"不放弃"的手语操等活动，丰富了患者们的文化生活。她还积极鼓励组内成员沟通交流，休息时间鼓励组员做手工，推送积极向上的歌曲，将《不放弃》定为组歌，缓解了组员们的紧张情绪。

在圆满完成江岸方舱医院任务后，3 月 7 日凌晨，边颖接到继续支援的命令，毫不犹豫地到华中科技大学同济医学院附属协和医院西院重症病房继续战斗。期间，她遇到一位 80 多岁病情危重的奶奶，生活不能自理，但性格很倔强，不配合治疗，几次要拔除留置针。边颖没有退缩，耐心地安抚她，让奶奶抱着她喜欢的小花棉袄，舔两口她喜欢的棒棒糖……几天后病情好转的老奶奶不再拒绝她，开始主动和边颖聊天。老人无意间用手抓后背的动作，引起了边颖的注意。原来，老人十几天没洗澡了。边颖说："我给您擦洗擦洗吧。"她打来一盆热水，拿上毛巾帮奶奶擦洗。开始奶奶还不好意思，跟她抢毛巾，非要自己来，边颖说："没事，我来吧。"奶奶感动地说："这是家里人才干的事情，怎么好意思让你来。"边颖回答："我们就是您的亲人！"奶奶眼角的泪水瞬间就流了下来。在边颖和队友的精心照顾下，老奶奶顺利出院了。

（天津市第一中心医院　供稿）

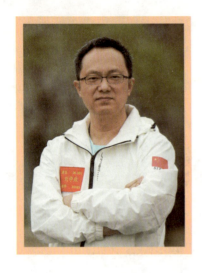

刘学政，天津中医药大学第一附属医院南院急症部党支部书记、急症部副主任，中国共产党党员，副主任医师。

刘学政

抗击疫情中的中医力量

2020年2月10日，刘学政带领天津中医医疗队前往武汉承担江夏方舱医院"天一病区"的诊疗工作。抵达后，他就着手对所有队员进行培训，制定严格的制度，协调解决各种医疗问题。在2月14日接管方舱医院的第一天就开始收治患者。医疗队在病区里开展中药、温灸等特色治疗，带领患者开展"八段锦"等体育锻炼。刘学政多次进入方舱查看患者情况，梳理诊疗流程与临床路径，参与制定"江夏方舱方"。他带领医疗队队员做到"治疗有力度、护理有温度、防护有制度"。截至3月10日休舱时，"天一病区"共收治患者103位，痊愈出院90位，因疗程不足转入定点医院治疗13位，创造了"零感染、零死亡、零转重、零复阳、零投诉、零差错"的六个"零"好成绩。作为方舱医院的副院长，他负责方舱医院的医疗工作与科研工作，整体把关医疗质量。他积极探索中医治疗疫病的有效方法，开展国家级科研项目两项，为后续治疗提供宝贵的证据支撑。

作为临时党支部书记，刘学政带领支部党员在驻地积极开展党建工作。在他的带领下，队员们表现出了昂扬的斗志和饱满的工作热情，天津中医医疗队33名同志递交了入党申请书并加入党组织。在休整期间，他多次为各高校进行抗疫主题宣讲，鼓舞广大青年学子为国学习、为国奉献。

（天津中医药大学第一附属医院　供稿）

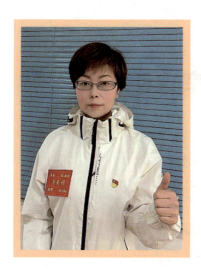

李美娟，天津市职业病防治院综合内科党支部书记、护士长，中国共产党党员，主管护师。

李美娟

守初心，担使命，做一名合格的白衣战士

新冠肺炎疫情阻击战打响，李美娟第一时间主动请缨参战。2020年1月28日（正月初四），李美娟作为医院第二批援鄂医疗队临时党支部书记带队出征，同时担任天津市援鄂医疗队二队临时党支部委员，并担任护理及感控工作的负责人。

为了实现"打胜仗，零感染"这一最终目标，李美娟迅速投入到武汉武钢二医院的医疗救治工作中。从进入"红区"前人员的分组和培训、制定各岗人员的工作职责和工作流程，到病区风险评估、病区感控工作把控、驻地感控管理、加强病区环境安全及消防安全管理、病区静脉治疗管理等工作，她都严格遵守操作流程，环环相扣，力争万无一失。她每天昼夜奋战，超负荷工作，与疫情争分夺秒，尽最大努力帮助每个人。在李美娟和队员们出色的救治工作下，武钢二医院收治患者一个个康复出院。3月11日，她所在的医疗队再次主动请战，与武钢二医院当地医护人员共同接管四楼病区，再入"红区"。

李美娟与137名战友在武汉共同奋战了50个日夜，以昂扬的斗志克服困难，与时间赛跑，与病毒战斗，累计收治患者137人，实现"零感染"。她用实际行动践行了共产党员的初心使命，也践行了医务工作者"敬佑生命、救死扶伤、无私奉献、大爱无疆"的崇高精神。

（天津市职业病防治院　供稿）

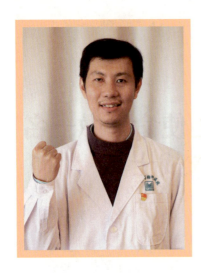

李毅，天津市胸科医院呼吸与危重症医学科医师，中国共产党党员，副主任医师。

李 毅
做义不容辞的逆行者

2020年1月28日（正月初四），李毅随天津市第二批支援湖北医疗队奔赴武汉。作为医疗队组长，他马不停蹄地赴一线实地考察、熟悉工作环境，快速制定、协调医疗人员分组及管理排班，科学安排工作时间，合理分配技术力量。准备妥当后，李毅和战友们迅速开展救治。他们根据现有的药物和诊疗指导方案，对症下药，对于不同分型患者采取不同的治疗措施，很快取得了成效。

李毅作为二队专家组组长带领医疗专家组成员，根据《新型冠状病毒肺炎诊疗方案（试行第四版）》快速制定了武钢二医院感染二病区的新冠肺炎诊治方案，因地制宜地救治患者，并根据指南更新，随时随地组织全体队员学习。他还组织全体队员开展防护知识的学习，完善、明确并落实各级岗位职责，有序开展医疗工作。同时，李毅带领小组以患者诉求为核心，解决关键问题，顺利解决了核酸检测及胸部CT复查这两个难题，极大缓解了患者入院时的焦躁情绪，满足了患者的主要医疗诉求，提高了治疗依从性，也为后续合理有序安排出院工作打开了局面、奠定了基础。

面对初到武汉时各种纷繁复杂的事务，李毅迎难而上，克服一个又一个困难，使整体工作秩序在72小时内逐渐步入正轨，各岗位按照职责要求顺利落实工作。从最初进驻武钢二医院的"一无所有"，到一个月后的"患者清零"，李毅及团队成员的努力取得了非常显著的成效。

（天津市胸科医院　供稿）

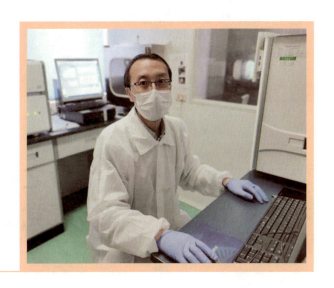

杨东靖，天津市疾病预防控制中心病原生物检测室卫生微生物研究室主任，中国共产党党员，副主任技师。

杨东靖

守牢疫情防控阵地，做好病毒检测尖兵

　　杨东靖，长期在天津市疾病预防控制中心病原生物检测室检测一线工作，曾多次参加过禽流感和手足口病等重要疫情的实验室检测工作。新冠肺炎疫情暴发后，他主动请缨，担任天津市第三批援鄂医疗队领队，出征湖北恩施，支援当地新冠病毒检测工作。

　　恩施州疾病预防控制中心的病毒检测实验室就是他和队员们与新冠病毒正面交锋的战场。每天面对成百上千的检测样本，杨东靖身先士卒，不惧生死，带领队员身穿厚重的三级防护装备深入"红区"提取病毒核酸样本，一干就是四五个小时。在结束"红区"高度紧张、危险的工作后，他和队友们继续分工协作，配制检测体系，上机检测分析，及时准确上报检测结果，平均每天工作十几个小时。全队与恩施州疾控战友共同奋战53天，共检测样本2.35万份，检出阳性样本214份，单日最高完成1 898份样本的检测，单日最高检测量和总检测量位居湖北省前列，且检测结果全部准确，无一错检漏检。

　　杨东靖带领全体队员凭借过硬的专业技术能力、坚韧的意志品质和忘我的奉献精神，始终奋战在湖北抗疫一线，为当地实验室解决了新冠病毒检测技术难题，强化了实验室生物安全技术操作，极大地提升了实验室的新冠病毒检测能力，保障了实验室始终安全、高速、高效、高质运转，为恩施州新冠肺炎疫情防控争取了宝贵时间！

（天津市疾病预防控制中心　供稿）

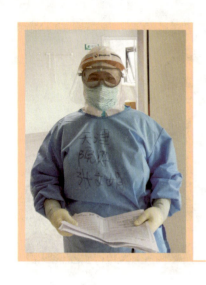

张文娟

生命之托重于泰山，共产党员冲锋在前

张文娟，天津市第二医院护理部主任，中国共产党党员，副主任护师。

2020年2月9日，张文娟作为天津第五批支援湖北医疗队队员驰援武汉，在江岸方舱医院主动请缨，承担300人的院感防控培训和管理工作，做同志们的"大家长"。张文娟对救援轨迹进行分类总结和流程梳理，组织医疗组和护理组的质控员进行院感防控专项培训，两次时长近3个小时的培训，让50岁的张文娟精疲力竭。但她时刻牢记，自己是一名老党员，越是在危难时刻，越要冲锋在前。

2月的武汉正值疫情最严重的时刻，患者们产生了焦虑、恐惧等不良情绪。张文娟利用注视点头、抚拍背部、伸大拇指等多种沟通方式，用专业的护理和人性化的沟通方式帮助患者重燃信心。

武汉的疫情基本得到控制后，3月7日，国家卫生健康委督导组通知挑选具有丰富重症医学经验的共产党员技术骨干组成"党员突击队"，前往危重症救治医院华中科技大学同济医学院附属协和医院西院开展救护工作。当得知自己成为"党员突击队"的一员时，她没有进行休整，立刻投入新的战斗。

在协和医院西院区支援工作中，作为护理组党支部书记，张文娟与队员并肩战斗，起到主心骨的作用。她积极参加医生查房，了解病房患者情况，严格落实护理核心制度和护理交接班制度。作为协和医院西院区3个病区和1个清洁区的感控负责人，张文娟还承担3个病区感控督导工作，通过感控互查大大提高了手卫生依从性。她严格落实"两两撤退，互相监督"原则，确保"两个安全"。张文娟以实际行动，践行了一名共产党员的责任与担当。

（天津市第二医院　供稿）

河北省

于红莲
有爱就会赢，春暖花会开

于红莲，河北省保定市第二医院泌尿外科副护士长，中国共产党预备党员，副主任护师。

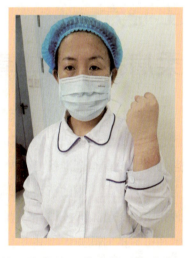

生命重于泰山，疫情就是命令，防控就是责任，面对河北省委省政府组建援鄂医疗队的号召，于红莲说道："现在正是党和国家需要的时候，我是护士，我得去！"

作为一名医院临床护理骨干，面对突如其来的新冠肺炎疫情，于红莲没有丝毫犹豫，第一时间主动请缨奔赴"战场"，被分配到武汉市金银潭医院隔离病房工作。在病房，于红莲负责监测患者的生命体征、输液、吸氧、采集血标本、咽拭子、协助完成辅助检查等工作，帮助生活不能自理的患者完成生活护理，同时还关注患者的心理变化，给他们以安慰和鼓励。于红莲以饱满的工作热情、谦虚的工作态度、温暖人心的言语，悉心照顾每一位患者。

不善言谈的她，内心阳光善良，她在日志中写道："作为一名医护人员，只要选择了，就无怨无悔，义无反顾！我坚信，众志成城抗击疫情，有爱就会赢，万众一心齐努力，春暖花会开！"

（河北省保定市第二医院　供稿）

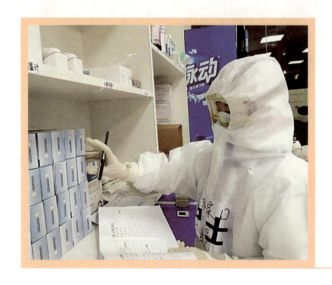

王晓芳，张家口市第一医院内科重症医学科护士长，中国共产党党员，副主任护师。

王晓芳

柔肩担道义，青春显芳华

　　王晓芳长期工作在重症医学科，为人朴实，工作中踏实肯干，对待患者细心、热心、耐心，悉心照料每一位重症患者。2020年2月9日，工作中的王晓芳接到驰援武汉的通知后，没有丝毫准备便匆匆出发奔赴武汉。她舍小家、顾大局，在危急之时逆行而上。作为抗疫一线的新兵，她临危受命，担任护理带队组长，在武汉江岸方舱医院带领张家口护理队伍，分3个组开展患者护理工作。从最初的人员部署安置到物资的调配，她在最短的时间里做得井井有条、科学合理。王晓芳不怕苦，不怕累，面对每天繁重的工作，她毫无怨言，默默付出，得到全队人员的认可。在她的带动下，队员们团结协作，以白衣天使医者仁心的大爱精神，赢得了患者的爱戴和尊重。

　　2020年3月4日，王晓芳主动要求到最累、最危险的重症监护室工作，转战武汉第七医院重症医学科，参加危重患者的救治工作。面对病情重、有创操作多、感染风险更大等困难，她顶着压力，积极投身到工作中。为了使工作更加顺畅，她总是与接班护士长交接后最后一个离开病区。下夜班后，不管多晚也都要将发现的问题及时分析整改上报。

　　就这样，身体瘦弱的王晓芳处处以身作则，身先士卒，圆满完成了各项工作任务，得到了队员及领导的肯定与好评。

（张家口市第一医院　供稿）

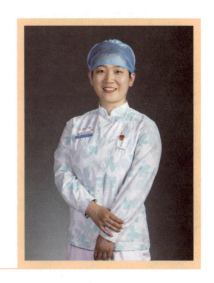

肖思孟，河北省中医院呼吸二科，中国共产党预备党员，护师。

肖思孟

"90 后"白衣天使的生死守护

　　肖思孟是河北省第一批援鄂医疗队队员。她说："2003 年'非典'袭来时，国家和人民都在保护我们'90 后'，现在换我们'90 后'保护国家和人民。"

　　驰援武汉近两个月，肖思孟和同事负责 16 个床位 30 多名患者的日常治疗、生活照料和医务护理，每天要强忍着口罩勒痕、压疮带来的疼痛，穿着防护服、纸尿裤带来的行动不便，穿梭病房护理患者。"全副武装"让人们看起来显得臃肿，护目镜上的气雾和汗水、双层手套的阻隔让日常操作变得异常困难。她们全力适应，常常一连几个小时不停地输液、换药、喂饭、翻身、拍背，一天下来，浑身湿透，像蒸桑拿。护理之外她们还要观察和抚慰患者的情绪，想尽一切办法减轻患者痛苦，平和患者心态。肖思梦认为无论是静脉穿刺、服用药物、搬氧气筒等治疗护理，还是喂水喂饭、更换衣物、端屎端尿等生活护理，一句暖心的话都能给患者带来极大的慰藉。她是这样想的，也是这样做的，最终用真心和汗水收获了真情与感动，她与武汉的许多患者都成为了"生死之交"。

　　没有生而英勇，只是选择无畏。作为一名"90 后"护士，总有一种担当不负青春。这场突如其来的新冠肺炎疫情，对肖思梦来讲注定是一生中最难忘的精神洗礼。她表示，在今后的日子里，还将学着前辈的样子治病救人，和死神抢人，无愧党的培养，无愧白衣天使这份荣光。

（河北省中医院　供稿）

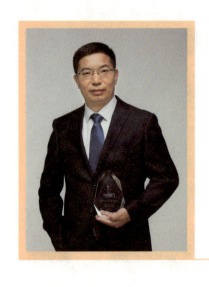

张国民
责任与担当，
是我们战斗的力量

张国民，承德医学院附属医院感染性疾病科副主任，中国共产党党员，副主任医师，副教授。

张国民长期从事临床一线工作，曾在抗击"非典"、手足口病、甲型流感等传染病防治工作中积累了丰富经验。面对突如其来的新冠肺炎疫情，他主动请缨参加抗击疫情一线工作。作为河北省援鄂医疗队承德队的队长，张国民于 2020 年 2 月 9 日奔赴武汉江岸方舱医院开展工作。

为了保障每一位队员的安全，张国民反复进行防护服穿脱培训，细心做好队员的物资保障工作，与队员们共同进舱进行流程梳理，带组进行上级医师查房。他主动承担梳理工作流程、咽拭子采集、院内感染防控等培训工作。为了保证患者按时出院，他还承担舱内近 500 名患者的核酸及 CT 结果统计工作，筛查出符合出院标准的患者。由于白天需要进舱和阅片，所有的数据统计基本上都要在晚间进行，张国民每天都要工作到凌晨。同时，他还随时为医生提供患者数据信息，协助他们做出准确诊断。

他说："全国的医护人员和我们工作的方舱医院不仅仅是为患者、为武汉市民建立信心，也为我们医护人员建立起了信心。我们医生不管多忙多累，也愿意和患者多说几句话。一方面通过沟通，可以极大地缓解患者的恐慌心理和巨大压力，另一方面，听患者讲讲他们的故事，能够感受到武汉人那种特有的坚韧乐观。交心才能将心比心，守望相助，我们医生，也从患者身上得到了坚持下去的信心。"

（承德医学院附属医院　供稿）

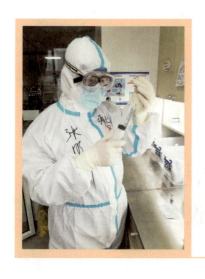

张明轩
绽放在战"疫"一线的青春

张明轩，河北医科大学第一医院院前急救中心护士长，中国共产党党员，护师。

在阻击新冠肺炎的战"疫"中，张明轩顾不得刚生产的妻子和襁褓中的儿子，主动请缨，成为河北省首批援鄂医疗队队员，英勇逆行。

抵达武汉后，张明轩被分配到武汉市第七医院重症监护室。笨重的防护用具加大了各项护理操作的难度，他严谨操作，杜绝任何差错。每次脱下防护眼罩、口罩，他的脸上都会出现一道道勒痕，他用"最美笑脸"的说法鼓励着自己和同事。除了完成日常护理工作以外，张明轩还以主人翁的姿态积极参与到第七医院重症护理建设中，多次提出合理化建议，有效优化了护理流程，提升了护理质量。针对新冠肺炎患者使用密闭式吸痰管，在不密闭式环境下留取痰标本的情况，他积极寻找到解决办法，提高了工作效率，避免了气溶胶溢出。此外，他还认真学习当地方言，仔细聆听患者诉求，为他们做心理辅导，加油打气。他用技术和品德赢得河北援鄂医疗队领导和队员的认可，得到了武汉市第七医院同仁和患者的称赞，并作为护士代表接受河北省省委书记王东峰同志视频连线慰问。

作为共产党员，张明轩主动发扬党员的先锋作用，加强自身学习，带头参加各项抗疫工作，工作之余还挤出时间积极参加河北省援鄂医疗队物资的搬运工作，经常去机场、火车站搬运物资，体现出一名"90后"共产党人的责任与担当。

（河北医科大学第一医院　供稿）

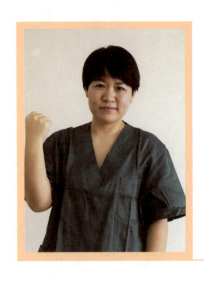

张晓静

不忘初心担使命，
逆行第二故乡战疫情

张晓静，唐山市遵化市中医医院护理部副主任，中国共产党党员，副主任护师。

面对新冠肺炎疫情，张晓静主动请缨，第一时间交上了"请战书"。2020年2月9日凌晨，张晓静加入到河北省第五批援鄂医疗队。抵达武汉后，张晓静接到支援江岸方舱医院的任务，临危受命，担任唐山护理队护士长。

方舱医院初建，工作纷繁复杂，张晓静以高度负责的态度，提前了解方舱医院的管理模式和工作流程，迅速理清工作思路，参与制定和完善工作制度、应急预案等，并带领队员严格执行。她根据队员特点合理分组、明确分工，认真开展防护培训，及时组织队员上岗。每次入舱上岗前都坚持逐一检查，确保人人防护到位。

方舱医院患者多、任务重、协调难度大，张晓静每天都是左手拿对讲机右手拿手机，一边指导护士开展工作、做好各种统计工作，一边照顾每个人的生活起居，如教会患者正确洗手、佩戴口罩、发放一日三餐及各种生活物资等，同时还要做好患者思想工作，帮助患者树立信心，缓解心理压力，早日战胜病魔。

张晓静还经常带领大家加班加点工作，2月22日凌晨下班前，她在巡视中发现医护安全出口处医疗废物已溢出垃圾桶并散落在脱防护服的通道里，此时保洁人员已经下班，她不顾疲惫立刻组织队员将所有的医疗废物清理完毕，她自己的防护服也因为动作幅度过大而被撕裂开，她顾不上暴露的风险，全力保障医护人员脱防护服通道不被污染。

（唐山市遵化市中医医院　供稿）

袁雅冬
逆向前行，托举生命

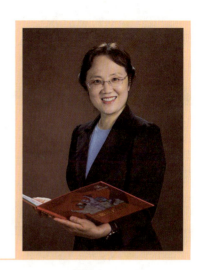

袁雅冬，河北医科大学第二医院大内科主任，内科教研室主任，呼吸与危重症医学二科主任，中国共产党党员，主任医师。

2020年1月25日（大年初一）晚上，面对来势汹汹的新冠肺炎疫情，年近花甲的袁雅冬第一个报名参加援鄂医疗队，怀揣"召之即来、来之能战、战之能胜"的坚定信念，义无反顾奔向主战场。

到达武汉后，袁雅冬带领医疗队不顾旅途劳顿，立即开展工作，与当地工作人员接洽、进驻病房、协助诊疗、核对患者情况，克服了物资短缺、语言不通、工作流程不同等困难，以最快速度投入到抗疫最前沿。在援鄂的48天期间，袁雅冬所带领的团队累计收治患者429人，其中重症119人，危重症78人，治愈出院338人，核酸检测8 144例，所在医院率先实现"床等人"的局面，并且交出了所辖病区医护"零感染"、出院"零回头"的骄人答卷。

作为国家卫生健康委专家组成员和国家重症巡查组专家，袁雅冬多次赴江苏等地指导疫情防控工作。同时，她积极参与新冠肺炎诊疗方案的修订和完善，根据积累的临床救治经验和最新科研成果，为国家卫生健康委修订新冠诊疗指南提供了重要参考。

"生命相托，你要托得住！"在抗击新冠肺炎疫情斗争中，袁雅冬舍小家、顾大家，冲锋在前，为人民群众生命健康筑起了坚强屏障，用行动诠释了党员的初心和使命，用担当捍卫了医者的誓言和承诺，用"最美逆行"谱写了时代的新篇章。

（河北医科大学第二医院　供稿）

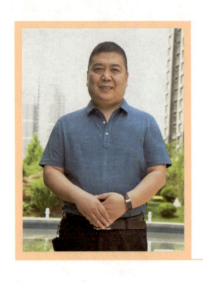

梁晓昌

勇担使命，做新时代逆行者

梁晓昌，邯郸市永年区第一医院手术室护士长，中国共产党党员，主管护师。

2020年2月4日凌晨2点，梁晓昌接到紧急通知：带领邯郸市永年区第一医院9名骨干护理人员马上驰援武汉武昌方舱医院。

2月5日深夜，梁晓昌组织参加首批首班上岗。仅仅两个小时，就完成了200余名患者的入院收治工作。在A舱区各项工作步入正轨之时，梁晓昌又主动在2月11日带队对B舱进行了开诊前的准备工作。

2月13日8时，梁晓昌带领医疗队独立承担B舱护理工作，患者最多达281人。梁晓昌和医疗队经验丰富的护理人员召开"诸葛亮会"，明确"勤走动、勤沟通、多学习、多倾听"和"看到心里、聊到心里、做到心里"的"两勤两多三贴心"工作法，在最短时间内拉近了医护人员和患者之间的距离。

梁晓昌还主动请缨，担负起医疗队的培训工作。通过培训，所有队员在首次上岗前均实现了穿脱防护装备、医疗废物收集、进出病区等流程的规范化。此外，梁晓昌还对河北下一批进驻方舱工作的护理团队进行了培训。

作为河北省第三、四批援鄂医疗队临时党支部的宣传委员，梁晓昌通过多种方式将疫情防护和护理规范及时推送给大家。在临时党支部倡议的"我是党员我带头"活动中，积极带头在防护服上标识共产党员字样，并倡议患者也亮明身份；配合党支部积极引导非党员向党组织靠拢，党旗引领，党员带头，先进青年迅速跟进，成为武昌方舱医院一道靓丽的风景线。

"我是一名党员，党员就要在祖国和人民需要的时候，冲在最前面。"梁晓昌说。

（邯郸市永年区第一医院　供稿）

谭振钊

国有战、召必回、战必胜

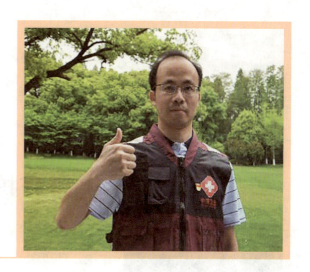

谭振钊，廊坊市卫生健康信息中心科员，中国共产党党员。

谭振钊，2017年转业到廊坊市卫生健康信息中心，2019年借调至国家卫生健康委基层卫生健康司工作。2020年2月6日他主动请缨，跟随中央指导组防控组社区防控小分队出征武汉，担任社区防控小分队联络员、武汉市江岸区社区防控工作小组成员。

作为社区防控小分队联络员，谭振钊负责搜集武汉市"四类人员"（确诊患者、疑似患者、无法排除感染可能的发热患者、确诊患者的密切接触者）排查情况、隔离点建设收治情况及中医药使用情况，协调部门、搜集数据、撰写报告，将第一手数据提供给中央指导组防控组，为防控组精准施策提供了可靠保障。

作为江岸区社区防控小组成员，谭振钊以街道、社区居委会、小区、社区卫生服务中心、隔离点和养老院等为主战场，深入走访，发现薄弱环节，提出了一系列改进措施，包括立即封闭小区，加强网格化管理；地方组织部门靠前指挥，下沉干部到社区；加强地毯式排查力度；加大社区宣传力度，提高居民主动防疫意识等，得到了区指挥部的高度重视和积极落实，在疫情防控最艰难的时刻，守住了社区联防联控第一道防线。

作为一名军转干部，谭振钊不忘初心、牢记使命，在国家危难、武汉告急的关键时刻，挺身而出，逆行出征。在武汉82个日夜里，他以军人特有的素质诠释了共产党人忠于党、忠于人民的坚强党性，弘扬了军队转业干部勇于作为、敢于担当的牺牲精神，践行了"国有战、召必回、战必胜"的铮铮誓言。

（廊坊市卫生健康信息中心　供稿）

弓清梅
勇于担当，以生命守护生命

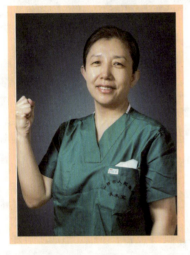

弓清梅，山西省人民医院重症医学科副主任，中国共产党预备党员，主任医师。

弓清梅，25年来一直从事临床一线工作。新冠肺炎疫情暴发以来，她积极向院方请战。2020年2月2日，弓清梅带领团队131人出发支援华中科技大学同济医学院附属同济医院中法新城院区重症病区。2月24日，她火线入党，光荣地成为一名中国共产党预备党员。

接管重症病区50张床位后，弓清梅和团队一起制定了多项防护流程并逐渐完善，为每一位重症新冠肺炎患者制定了个体化精准治疗措施。为提高治愈率，降低病死率，她将多项评分系统引入病区，提高大家对危重症患者的识别能力；指出如果不具备转运患者的条件，坚决不转运，就地插管，就地抢救；强调病情的变化一定不是瞬间发生，加强对患者的监测很重要；她调整医生管床模式，责任到组，责任到人；采取三级医疗质控模式，每天开展视频会议，进行病例讨论，并和后方建立远程会诊制度。

为确保全员平安地打赢这次战"疫"，从医护工作、团队建设，到院感防控措施、身心健康指导，再到后勤保障、信息宣传，每一环她都事必躬亲把好关，使整个团队健康、有序地运转。

在武汉工作的56个日日夜夜，弓清梅和队员们奋战在一线，实现了病区所有患者"零死亡、零感染"，践行了出发前的誓言："我将勇于担当，不负重托，以生命守护生命，坚决完成任务。"

（山西省人民医院　供稿）

王俊平

从山西到湖北，只是换个地方看病

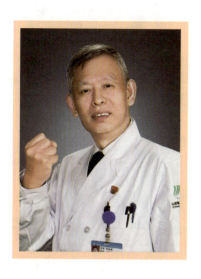

作为山西省紧急医学救援队组长，无论是"非典"、H7N9禽流感，还是山西王家岭煤矿重大透水事故，在突发事件中，王俊平始终冲锋在前。2020年春节，面对新冠肺炎疫情，年近花甲的他再次主动请缨，成为山西省首批援鄂医疗队中年龄最大的医务人员。与病魔抗争的58个日夜里，他率领队友，每天穿着厚重的防护服，坚守抗击疫情的最前沿。

2月3日，王俊平带领8名医生和13名护士整建制接管湖北仙桃的一个病区，为疫情防控和救治做出了重要贡献。

他不仅承担并完成了《新型冠状病毒肺炎消化系统诊疗专家共识》，还与当地专家建立中西医结合特色病房，共同有效、快速地推广山西中医防治新冠肺炎方剂，使疫情迅速得到有效控制。中西医结合诊疗方案，也随即在荆楚大地推广，山西方案又一次彰显坚实力量。

3月2日，湖北省委书记应勇检查督导疫情防控工作，对山西省援鄂医疗队工作给予充分肯定。3月23日，医疗队抗疫工作圆满结束，实现"三零"佳绩。王俊平援鄂两个月后返回山西常说的一句话是："援鄂期间虽有惊有险，却无怨无悔。回顾人生，考学士，攻硕士，读博士，悬壶济世，从未负国。为国献身，为党努力，为民付出，永无止境。"

（山西省人民医院　供稿）

王俊平，山西省人民医院消化科主任，中国共产党党员，主任医师。

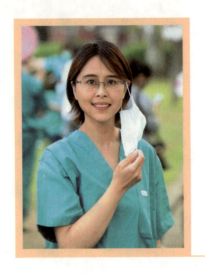

王晓凝

吾辈自强，
山河重光

王晓凝，山西白求恩医院外科系统总护士长兼胸外科护士长，中国共产党党员，副主任护师。

2020年2月1日，王晓凝在生日当天得到医院要支援武汉的消息，她主动请缨："疫情面前，我们不是分散的个体，而是有着割不断牵连的中国人。"2月2日，作为山西省第二批援鄂医疗队的一员，她义无反顾奔赴武汉。

作为援鄂医疗队护理组副组长、联络员，为保证各项信息及时准确、有序衔接，从登机启程到降落对接，从接收国家通知到安排医疗培训，从每日上报工作报表到做好各项后勤保障，王晓凝每天平均接打电话300余个，步行2万多步，每天睡眠不足4个小时，只为保障战友无后顾之忧。

医疗队接管华中科技大学同济医院中法新城院区重症病房后，王晓凝积极协助护理组组长制定各项工作制度、流程及分工，做好医疗质控，分析研判形势，密切协作配合，有力确保护理工作安全有序进行。救治期间，身穿隔离衣加防护服，戴着口罩、护目镜、面屏和三层手套，稍微活动汗水就会浸湿全身，护目镜就被雾气模糊，而且时刻面临感染风险。脱去防护服，脸上布满压痕，她却笑称这是"天使印记"。

从进驻抗疫核心区那一刻起，王晓凝用初心和行动践行了一名共产党员的使命与担当。她的奉献，正如鲁迅先生所说：我们自古以来，就有埋头苦干的人，有为民请命的人，有舍身求法的人……这就是中国的脊梁。吾辈自强，就能驱赶"病毒大军"，让山河重光！

（山西白求恩医院　供稿）

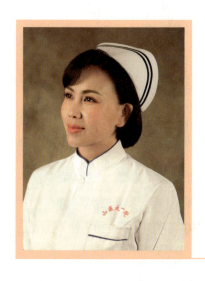

尹翻平

白衣逆行者的
安全守护人

尹翻平，山西医科大学第一医院感染管理科消毒供应中心科护士长，中国共产党党员，主管护师。

庚子新春，新冠病毒肆虐武汉，身为党员，尹翻平主动请缨，接到紧急驰援湖北的指令后，她毅然褪下红装，剪去长发，瞒着年迈的母亲，辞别爱子，随山西省首批援鄂医疗队奔赴疫情严重的湖北天门市。

面对当时防护物资不全、感控人员不足的情况，她立即建议：建立防护物资台账管理制度，保证最前沿医护安全；成立联合感控小组，增加感控人员，晋鄂人员同质化管理，全员培训。她对隔离病区"三区两通道"的布局等难题进行梳理规划，优化电梯轿厢消毒、医用织物消毒等流程，因地制宜制定可复用防护用品的处置流程等；完善防疫布控，全方位守护医务人员安全，最大限度减低感染风险。她不顾消毒剂过敏导致全身麻疹和水肿的双眼，屡次深入床旁指导危重患者伤口换药等操作，同时研究病室内空气流向，准确找出医务人员查房、采血、采集咽拭子等操作的最安全位置。每天晨会交班，她都会强调：人人参与感控，科学防护，不过度、不缺如；防微杜渐，思想重视，不麻痹。

尹翻平是山西医科大学第一医院派出的唯一感控人员，坚守在抗疫一线长达58天。在她的不懈努力下，院感防控为人民筑起了牢不可破的安全屏障。参与抗击疫情的晋鄂两地126名医务人员全部"零感染"，她真正成为了白衣逆行者的安全守护人！

（山西医科大学第一医院　供稿）

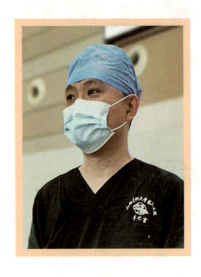

田小荣，山西医科大学第二医院手术室党支部书记、手术室护士长，中国共产党党员，主管护师。

田小荣

救死扶伤，使命光荣

面对突如其来的新冠肺炎疫情，田小荣多次请战，终于如愿成为山西医科大学第二医院第六批援鄂医疗队队长，带领30名战友在2020年2月15日背起行囊出征湖北。

初到方舱医院，防护设备缺乏，生活物资匮乏，规章制度不完善，方舱模式经验欠缺……为了能顺利开展工作，他奔走在医院的每一个角落。在各方协调与联络下，防护和生活物资源源不断地送到队员手中，给大家提供了强有力的生活和安全保障。

为了消除大家进舱的恐惧，田小荣第一个穿着防护服进舱。憋气头晕、汗水浸透、脸部压痛，他将这些感受及穿脱防护服的注意要点，都一一罗列来，把经验告知队员。

每天同样的工作，不一样的人间真情，一句句叮咛，一声声呼唤，上演着感动。休舱那一天，武汉的天是蓝的，花是开的，他的笑容是真挚而欣慰的！

"这次难忘的经历早已深深镌刻在我的心头，在我有生之年，很荣幸能够为国而战，如果还有机会，我想我还会坚定地冲锋在前！努力做一名优秀的'南丁格尔'是我一生的追求。"田小荣这样说道。

在这场战"疫"中，田小荣身先士卒、舍己为人，显示出身为护理人的使命担当，也体现着他勇敢不屈的坚定信念，勇往直前，不惧艰难，更彰显了他作为一名共产党员的崇高觉悟。

（山西医科大学第二医院　供稿）

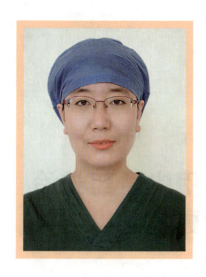

史小娟，山西省肿瘤医院呼吸一科护士，中国共产党预备党员，主管护师。

史小娟

视患者如亲人，尽力减少患者痛苦

作为山西省第四批援鄂医疗队队员，史小娟担任武汉江汉方舱医院山西队的护理组长及袁家台医院护理部副主任。

到达武汉后，史小娟和队员们经过两天紧张的岗前培训，迅速投身到抗疫工作中。她主要负责护理团队的管理、排班以及队内事务的协调工作。在排班过程中，她注重新老搭配及职称分布，将队员分为 7 个小组，每组 14 人，每组设有组长 1 名、副组长 1 名，负责组内协调工作，以保证工作顺利进行。每天晚上 9 点，所有组长开视频会议，对每班工作进行流程汇总，对遇到的问题及时讨论解决。会议结束后，史小娟针对大家提出的问题进行整理归纳，对流程进行完善，再通过微信通知队员知晓。

史小娟经常不定期进舱，与舱内的每一位当班队员进行沟通，询问大家的工作量及工作流程是否顺畅，工作中是否存在问题，据此调整排班或帮助解决问题。经过不断调整，大家克服重重困难，有条不紊地完成工作任务。

作为一名护士，史小娟理解患者及家属的心情，视患者如亲人，用最美丽的笑容和最真诚的服务去照护患者，竭尽所能让他们痛苦少一点，笑容多一点，用实际行动践行南丁格尔的誓言。

（山西省肿瘤医院　供稿）

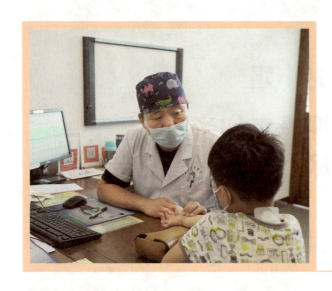

关 炜
用中医药救治
更多病患

关炜，山西省中医院肺病科副主任，中国共产党党员，副主任医师。

新冠肺炎疫情暴发后，关炜积极响应医院倡议，第一时间主动请缨，随山西省第一批援鄂医疗队奔赴湖北。2020年1月27日凌晨，关炜和其他队员抵达湖北潜江，经过严格的防护培训后，关炜主动要求第一个进入隔离病区。

在潜江期间，关炜积极向当地医院负责人介绍中医药对治疗新冠肺炎的重要作用，他将山西中医药救治方案应用于当地患者，在改善患者发热、干咳、乏力等症状，保护患者脏器、缩短病程、促进痊愈以及减轻激素副作用等方面效果明显。在潜江应急医院，关炜先后接诊118例患者。他不惧感染风险，进入病区治病救人，先后参与采集咽拭子、接诊、制定医嘱制度等多项工作。

一位产妇感染了新冠肺炎，为避免孩子被感染，当地医院将母子隔离，产妇倍感焦虑，整日以泪洗面。关炜运用逍遥散加减临床经验为她疏肝理气，产妇症状虽有缓解，但心情依然抑郁。医病还需医心，经过关炜多方沟通协调，当地医院做出人性化安排，最终在确保母子安全的前提下，让她们"见"了一面。加之关炜的悉心治疗，产妇病情很快好转。

关炜将中医药科研与临床治疗相结合，积极采集患者的四诊（望、闻、问、切四种诊察疾病的方法）症状，将一手资料提供给山西省中医院专家参考辨证，参与了山西省中医院防治新冠肺炎的5个制剂的研发。

作为一名中医医生，关炜在抗疫一线坚定信念，不畏生死，无愧为新时代最可爱的人。

（山西省中医院 供稿）

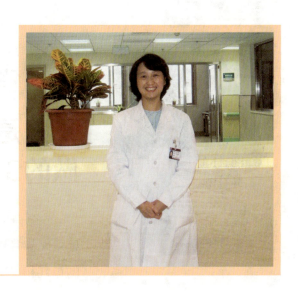

李 萍

为了三个"确保"，
与时间赛跑

李萍，山西白求恩医院呼吸与危重症医学科副主任，中国共产党党员，主任医师。

2020年2月11日，李萍与山西省国家紧急医学救援队整建制被派到武汉市硚口武体方舱医院，与山西省第四批援鄂医疗队共同承担医疗任务，她被任命为医务处主任及医疗专家组组长。

硚口区的方舱医院只有200多个床位，远远不能满足需要。因此，方舱医院彭院长要求做到"三个确保"，以优化流程、提高床位周转率——确保患者复查胸部CT当天出结果；确保患者上午做核酸检测下午出结果；确保以最快速度收集患者入舱前后的病历资料，尽快完成专家组评估，明确出院名单，以减轻医院床位的压力。这三个"确保"环环相扣，每一个"确保"背后都是大量的沟通与磨合。

2月15日，为了摸索出一套高效的流程，加快病床周转，李萍决定亲自进舱整理患者资料。上午9点进舱，一直到下午5点半，整整8个多小时不吃不喝满负荷工作，终于将方舱内200余名患者资料统计整理完毕。出舱后她匆匆赶往指挥部，已经忘了这一天只吃了一小块牛肉，心里只想着赶紧组织专家讨论，不知道有多少患者在眼巴巴地等着床位。当天晚上9点多，硚口武体方舱医院的第一批6位治愈患者顺利出院！

付出总有回报，李萍和队友们的坚守和努力迎来了曙光。截至3月1日，硚口武体方舱医院累计收治患者330例，累计治愈出院232例。治愈率等多项医疗指标在武汉市16家方舱医院中名列前茅，成为武汉市首个"休舱"的方舱医院。

（山西白求恩医院　供稿）

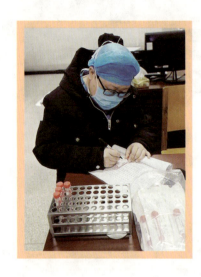

季华，山西省肿瘤医院重症监护室（ICU）副护士长，中国共产党预备党员，主管护师。

季 华

我只是做了自己应该做的工作

季华自 1998 年参加工作以来，一直在 ICU 工作。她从来都是排头兵，骨子里最不缺的便是迎难而上的勇气和"啃硬骨头"的魄力。庚子新春伊始，新冠肺炎疫情成了举国关注的焦点，作为 ICU 的一名老兵，她第一时间请战报名。

季华随队奔赴武汉硚口武体方舱医院，在指挥部负责协调工作。她清晨从驻地出发，到达指挥部后，需要立即准备有患者信息的咽拭子管、打印 CT 检查的患者名单，以方便进舱同事带入；标本采集完毕后，她又负责联系取箱、运输；此外，她还要通知出院、联系转诊、核对并安排做 CT 检查的患者分批乘车和返回、安排消杀、补充物资等等。脖子上挂着的对讲机是她最有力的武器，她手机还设定了多个闹钟提醒自己：报数据的时间到了、该盘点药品了、舱内接班人员快来了、还有半小时战友出舱需联系班车了……"我必须保障工作的每个环节都能无缝对接。"季华说。

季华虽大多工作在舱外，但她像战场上的指挥员是大家的主心骨，虽不在一线但责任重大。季华说："在武汉工作的 47 个日夜，是我这辈子最引以为傲的经历，我只是做了自己应该做的工作！"

（山西省肿瘤医院 供稿）

内蒙古自治区

云利虹
母爱无疆，抗疫战场洒柔情

云利虹，呼和浩特市蒙医中医医院外科护士长，中国共产党预备党员，主管护师。

告别缠在自己身上不肯松手的女儿那天，正是 2020 年 1 月 27 日（大年初三），回头看见万家灯火里女儿站在窗前孤单的背影，云利虹再也控制不住自己的泪水。虽然不是儿女情长的时候，但舍弃一切逆行从未踏足过的远方，让这个历来刚强且有些雷厉风行的"女强人"也表现出了难舍的柔情。

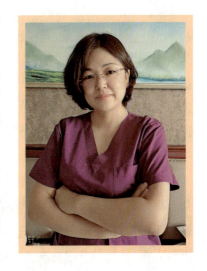

作为第一个报名参加内蒙古援鄂医疗队的护士长，云利虹的家国情怀让人动容。在抗疫一线，她承担起了更多责任，为了节约防护设备，她每天进入隔离病区就需要工作一整个班次，在艰苦的环境下，以坚强的意志践行了一名护士的神圣职责。

对感染新冠肺炎的患者而言，承受着身体和心理的双重打击，此时更需要医护人员的守护与关爱。云利虹护理过的一个小女孩，比自己的女儿大三岁，她和父亲先后感染新冠肺炎，让这个原本就内向的孩子到了精神崩溃的边缘。为了让这个女孩感觉到家的温暖，云利虹像照顾自己女儿一样照顾她，给她洗澡、梳头、喂饭，陪她说话，给她讲故事，还让她和远在千里之外的女儿视频，让她俩交上了朋友。细心的照顾和母亲一般的关爱，终于让笑容重新回到了小女孩的脸上。看着女孩出院时活蹦乱跳地走出病房，一种职业的幸福感油然而生。

云利虹说："我无悔当初的选择，如果国家有需要，人民有需要，我依然愿意做那个最有爱心的逆行者。"

（呼和浩特市蒙医中医医院　供稿）

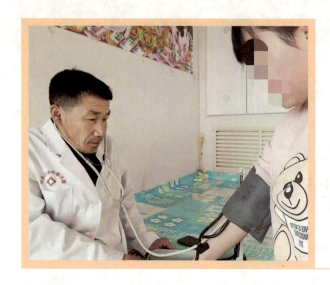

包长命

身残志坚，勇担重任

包长命，生前系内蒙古自治区兴安盟科尔沁右翼前旗察尔森镇沙力根嘎查卫生室村医。

沙力根嘎查（村）辖 4 个自然屯，5 个小队，共有 518 户、1 739 口人。从 1997 年担任沙力根嘎查（村）卫生室医生以来，包长命拖着残疾的身体，风雨无阻，踏遍全嘎查的每一个角落，每天行程多达 20 公里。

新冠肺炎疫情发生后，包长命冲在防控一线。他每天早上 7 点出发，戴上口罩、穿上白大褂、背上医疗箱，走街串巷、挨家挨户开展摸排工作，除了做好村民体温测量、填表上报等日常工作外，他还积极宣传疫情防控知识，消除村民的恐慌情绪。对外地返乡人员，他逐一上门交流，讲解防控疫情注意事项，检查身体状况，收集研判检测数据。他经常一忙就是一整天，饿了泡一盒方便面充饥，有时连饭都顾不上吃。晚上回到卫生室还要整理当天收集的数据，上报镇卫生院。

尽管身体残疾，但包长命勇挑重担，2003 年就参加了抗击"非典"疫情的战斗。他还积极参与嘎查"十个全覆盖"工程和"精准扶贫"工程等一系列跟农牧民医疗健康服务息息相关的事项。

2020 年 1 月 27 日，包长命在结束对返乡人员的排查，返回卫生室的途中突发脑出血，不幸离世，将生命永远定格在疫情防控路上，终年 49 岁。

（兴安盟科右前旗索伦镇政府　供稿）

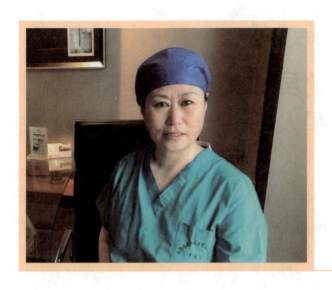

刘翠芬

职责所在，使命必达

刘翠芬，内蒙古医科大学第二附属医院创伤Ⅱ科护士长，副主任护师，中国共产党党员。

刘翠芬于1993年进入医院，一直从事临床一线护理工作，工作扎实、经验丰富。2020年2月4日，内蒙古第二批援鄂医疗队紧急集合。她作为内蒙古护理队A组组长，接到命令后，一行5人当日乘机，前往武汉市江汉方舱医院。

当时，方舱医院刚刚建成，刘翠芬和团队是第一批进入的医务人员，患者非常多。她带领20名护士，负责医院中区340多名新冠肺炎患者的护理工作。每天隔离服一穿就是10个小时，口罩、护目镜在每个医护人员的脸上都留下了深深的印痕。护士们每天查对信息、督导发药、采血、测量生命体征、测量血氧饱和度、采集咽拭子……由于患者没有家属陪伴，医务人员还要承担为患者发放餐食甚至喂饭等工作。作为组长的刘翠芬，还负责院感防控的监督质控、生活物资的请领发放、工作量统计等工作。由于日夜奋战，她的双膝关节疼痛得厉害，甚至不能回弯，队友劝她休息，她每次都说"没事儿，轻伤不下火线！"然后悄悄喝了止痛药忍着疼坚持，尽量带着最灿烂的微笑和大家说话。她深知自己责任的重大，她是护士们的"老大姐"，更是300多名患者的主心骨。

在这个没有硝烟的战场上，刘翠芬积极主动、乐观向上，激发了大家的工作热情，继而带给340名患者满满的信心。她用实际行动诠释了"敬佑生命、救死扶伤、甘于奉献、大爱无疆"的职业精神，是新时代最可爱的人。

（内蒙古医科大学第二附属医院　供稿）

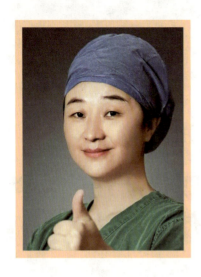

杨慧冬，包头市第八医院心内科护士长，中国共产党党员，副主任护师。

杨慧冬

党员的先锋作用不能减，军人的战斗本色不会褪

杨慧冬是一名党员，一名护士，也曾经是一名军人。2003年，"非典"疫情期间，她告别年幼的孩子，积极投身于发热病房的救治工作中。2020年初，她又第一时间递交请战书。

2月4日，杨慧冬带领包头市9名护理人员并入内蒙古第二援鄂医疗队驰援武汉。在江汉区方舱医院，她主动承担起采集咽拭子和血标本等操作，工作量大时，她一个班就采集了151人次咽拭子和72份血标本。她克服了穿着防护服带来的工作困难，结合自己日常工作经验，在保证标本质量合格的同时尽量减少患者痛苦，受到患者及队友的一致好评。

在承担日常工作的同时，杨慧冬还配合领队承担整个医疗队的物资管理，包括接收物资记录、清点、整理、发放，按照院感要求划分布置驻地区域等工作。当各类用品到达驻地时，作为保障组组长，她总是第一个冲上前进行搬运。援鄂期间，共接收各类物资36批次，发放33批次。

在驻地日常生活中，杨慧冬像关心自己的孩子一样关心队里每一位队员，积极协调调配各队的生活物资，确保每位队员都能吃好、穿暖、休息好，大家都亲切地叫她"杨妈"。她一腔热血，尽她的一切力量最大限度去完成好每一项工作。

杨慧冬说："党员的先锋作用不能减，军人的战斗本色不会褪"。在圆满完成援鄂工作返回原工作岗位后，杨慧冬继续落实医院各项疫情防控措施，努力工作。

（包头市第八医院　供稿）

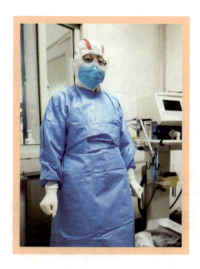

张卿，内蒙古医科大学附属医院呼吸与危重症医学科副主任，中国共产党党员，主任医师。

张 卿

为生命绝不懈怠

三十四年如一日，张卿在内蒙古医科大学附属医院临床、科研、教学一线始终坚守。2020年1月28日（大年初四），她主动请缨奔赴一线，被任命为首批内蒙古医科大学附属医院援鄂医疗队领队、湖北荆门市重症与危重症新冠肺炎救治指挥部成员及荆门市第一医院救治组组长。

在疫情防控中，年资最长的张卿充分发挥专业优势，以"一人一方案"的精准救治理念，救治着婴儿、老人、孕妇及患尿毒症、精神障碍等特殊的新冠肺炎患者。其中，一名33岁的危重患者情况危急，张卿果断施策，应用体外膜肺（ECMO）技术挽救其生命，创造了生命奇迹，同时也成为内蒙古医疗队暨荆门地区首例ECMO救治新冠肺炎的成功病例！8个月后，这名患者专程从湖北来到内蒙古医科大学附属医院，用萨克斯吹奏了一首"爱的故事"，用以感谢救命恩人张卿！他说："是张卿给了我第二次生命，从此，我的名字改为贺新生！"

在疫情一线，张卿勇于担当、任劳任怨，同时间赛跑，与病魔较量，不分白天和黑夜，用忠诚、担当和使命在平凡的岗位上谱写了一曲动人的战歌。经过53天的苦苦坚守，最终，其带领的医疗队以队员"零感染"、患者"零死亡"、工作"零责任"、救治"零事故"的成绩凯旋！

荆门当地部门给予张卿及其医疗队极高评价："你们坚韧不拔、顽强拼搏、无私奉献，展现了医者仁心的崇高精神！"

（内蒙古医科大学附属医院呼吸与危重症学科　供稿）

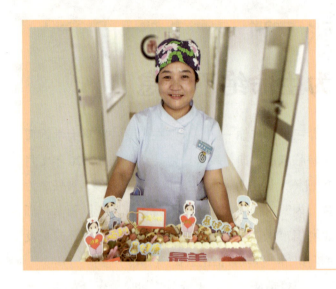

项雪莲

经历"非典"，
再战"新冠"

项雪莲，内蒙古自治区人民医院重症医学科护士长，中国共产党党员，副主任护师。

项雪莲，从事护理工作17年，2003年在"非典"战场，她义无反顾冲锋在前。2020年初，新冠肺炎疫情一直牵动着14亿国人的心，内蒙古自治区第一时间响应国家号召，组织医护人员紧急驰援湖北。项雪莲主动请缨，成为内蒙古自治区首批援鄂医疗队中的一员。

项雪莲所在队伍援助的是湖北省京山市临时征用的一家民营医院。最初，定点医院达不到收治重症患者的要求，她凭借丰富的经验，指导医院改造重症隔离病区，对护理人员进行重症医学知识培训。

在临床护理救治中，每个班次下来，项雪莲几乎浑身湿透，精疲力竭，但她顶着被感染的风险，从不叫苦叫累，精心护理每一位重症患者，把他们当成亲人对待，给予更多的精神、心理等人文关怀，受到患者和援助单位好评。

援鄂期间，项雪莲不仅是医院派出队伍的临时支部书记，还兼任医疗队党总支副书记，她始终立足政治站位，服从疫情防控大局。利用轮休时间协助抓好基层党组织建设，有力有序推进火线发展党员工作。项雪莲还时刻关心关爱身边队员，送出特殊时期的爱心。她带领队员和当地医护人员团结协作，甘于奉献，充分展示了一名白衣战士的亮丽风采和过硬作风。

面对未知风险，项雪莲投身抗疫一线，用行动践行初心使命，体现责任担当，在大疫面前经受住了考验。

（内蒙古自治区人民医院　供稿）

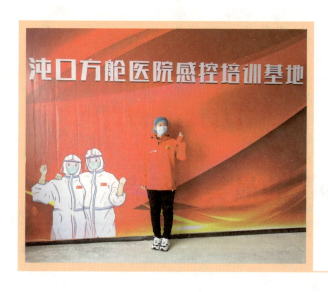

道 龙

一心一意，
护你周全

道龙，内蒙古自治区肿瘤医院预防保健部医生，公卫医师。

新冠肺炎疫情暴发，无数医务工作者未能欢度佳节，转而投身到抗击疫情的工作中。道龙以专职感控人员的身份，与满腔热血、英勇无畏的医务人员一起加入内蒙古第三批援鄂医疗队，踏上了支援武汉的征途。

当医护工作者扛起守护患者生命的重任时，感控人竭尽全力保护他们的健康安全。加入方舱医院院感科后，道龙认真履行方舱医院的感控工作职责，定期检查防护用品，检查护目镜的消毒工作。按时参加感控例会，及时汇报工作进展。定期进行环境卫生学监测，检测存在于方舱医院环境中以及患者使用物品中的病毒量。

知己知彼，方能百战不殆。道龙在方舱医院开舱前为医疗队进行了多次新冠病毒防控相关培训，确保每个队员熟练掌握新冠病毒的消杀方法和个人防护措施。帮助每一位队员进行全流程穿脱防护用品练习，并下发纸质版新冠肺炎诊疗方案和清洁消毒规范，发布视频教程和文字版教程，供队员随时观看学习。加入内蒙古医疗队感控小组，现场指导队员正确穿戴防护用品，前往污染区指导队员正确脱摘防护用品。同时还要兼顾医疗队的日常感控工作，参与制定医疗队内的感控考核表，监督队员的日常清洁消毒，关注队员的身心健康。

作为感控人，道龙从点滴细节履行出征前郑重许下的"你守护患者，我来守护你"的誓言。

（内蒙古自治区肿瘤医院　供稿）

丁仁彧

传承"红医精神"的最美逆行者

丁仁彧，中国医科大学附属第一医院重症医学科党支部书记、副主任，中国共产党党员，主任医师，教授。

新冠肺炎疫情发生后，丁仁彧主动请缨，担任辽宁省援鄂重症医疗队队长，带领150名来自全省的重症医学专业医护人员，奔赴武汉抗疫前线，接管武汉大学人民医院东院区的三、四病区，总床位80张，集中救治重症患者。

进驻病房初期面临诸多困难，他带领医疗队员改造病房、救治患者，制定重症医学相关流程和规章制度。创造性地实行患者的分级管理，并根据疾病和患病人群的特点，提出"辽宁方案"：识别高危患者，早发现，早治疗，阻止其由重症转变为危重症；集中救治极危重症，尽最大努力挽救患者生命，降低病死率。

丁仁彧积极协调医务部门，筹集重症救治相关的耗材、设备，并帮助当地医院完善重症患者管理流程。积极响应卫健委"关口前移，一切为了降低重症患者病死率"

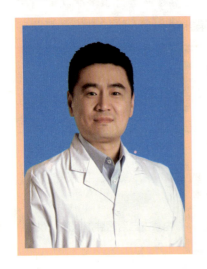

的号召，丁仁彧带领的辽宁重症医疗队是援助医院多支医疗队中最早使用气管插管、有创机械通气、血液净化、体外膜肺氧合（ECMO）等生命支持技术的医疗队，带动了整个院区救治技术的提升。建立"迷你重症监护室（ICU）"，成立危重病人专护小组，创造了三病区40天零死亡的记录。应用ECMO共25天，成功救治35岁极危重新冠肺炎患者。因其突出的工作表现，丁仁彧获评全国先进工作者，中国五四青年奖章、全国卫生健康系统新冠肺炎疫情防控工作先进个人等荣誉称号。

（中国医科大学附属第一医院　供稿）

于　娜

24 小时在线，保障队员"有准备入舱"

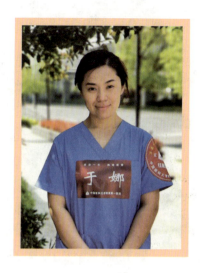

自沈阳确诊第一例新冠肺炎病例起，于娜即接手了中国医科大学附属第一医院发热门诊的预检初筛工作，从人员召集排岗、流程制度制订、表格化病志设计到发热门诊出诊培训……凡事亲力亲为，她永远 24 小时在线。负责发热门诊期间，筛查有流行病学史及疑似发热患者 356 人，无一人漏排误诊，无一名医护人员感染。她站在疫情防控最前方，践行了"严守第一道关口，把好初筛鉴别关"的承诺。

武汉告急，近一个月没见过孩子的于娜又主动请缨连夜写下请战书。于 2020 年 2 月 9 日奔赴武汉抗疫一线，作为医疗组长，她配合领队全面负责重症、危重症新冠肺炎患者的医疗救治工作，每个危重患者病情、每天的医疗数据、每个班次的医生轮岗、每个流程，她都熟记于心。凌晨抵达武汉后，于娜仅休整 4 个小时便第一时间深入病房了解舱内情况及患者病情，迅速学习各项医疗流程和规则，并进行队内培训，保障全体队员"有准备入舱"。

为保障医疗安全及质量，于娜制定了"床位责任制联合值班医生负责制"的管理制度；充分利用远程信息平台召开队员视频会议、线上培训、远程多学科会诊……支援武汉 52 天，于娜所在医疗队累计救治重症危重症新冠肺炎患者 174 例，获"全国卫生健康系统新冠肺炎疫情防控工作先进集体"，于娜本人获得"全国卫生健康系统新冠肺炎疫情防控工作先进个人"称号。

（中国医科大学附属第一医院　供稿）

于娜，中国医科大学附属第一医院医务部副主任，中国共产党预备党员，副主任医师，副教授。

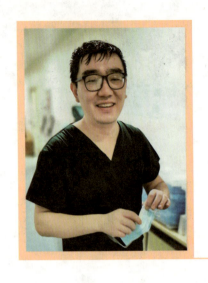

尹　超

奋勇战"疫"，不辱使命

尹超，中国医科大学附属第一医院重症医学科护士长，中国共产党党员，主管护师。

尹超是中国医科大学附属第一医院第一批援鄂医疗队的队员，随队抵达武汉开展新冠肺炎医疗救治工作。医疗队接管的病房是武汉大学人民医院东院区三病区、四病区，作为护理组负责人，他牵头组建感控护士小组，对接管病区进行详细调研，依据相关标准和文件，通过队内集中讨论制定感控方案。联合医疗队内骨干队员通过小讲课、网络学习、现场示教等多种形式对队员培训，以巩固院感知识，增强院感意识，提高队员科学防护能力。根据病区现有设施进行优化改造，带领队员将医务人员清洁区环境进行整体消毒、坚持 6S 管理（整理、整顿、清扫、清洁、素养、安全）、醒目提示防护穿脱流程等，确保医务人员"零感染"。

面对高职业暴露风险，本着"没有条件，创造条件也要上"的拼搏精神，尹超以身作则，配合医生完成东院区第一例气管插管有创机械通气和第一例体外膜肺氧合（ECMO）治疗……

重症患者数量多，治疗护理难度大，高强度的工作使每一位医务人员面临着生理和心理的双重考验。作为护理领队的尹超，一方面督导提高护理质量和救治成功率，另一方面切实保证临床人员的健康。根据疫情防控要求，在细节处着手制定流程，监督和及时纠正护理人员违反规定行为。通过一系列举措，增强了护理团队的战斗力，提升了护理队伍的凝聚力，为打赢这场战"疫"提供了切实保障。

（中国医科大学附属第一医院　供稿）

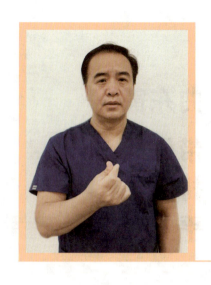

冯 伟
没有一个春天不会到来

冯伟，沈阳市第四人民医院重症医学科、综合急诊科、发热门诊主任，中国共产党党员，主任医师。

新冠肺炎发生后，冯伟第一时间请战，迅速成为辽宁省第一批援鄂医疗队重症组组长。为打好这场没有硝烟的战争，接管当地医院ICU之初，他果断地做出了规范化的培训及改造，大胆尝试，采取了早期插管、肺复苏、俯卧位通气等治疗方案。取得了国家专家组的高度肯定。为了挽救更多的患者，他坚持每天查房，为了节省防护服，常常8小时不吃不喝，只为更多的危重症病人转危为安。

记得一名66岁的女病人，转入时发热10天，呼吸困难4天，高流量吸氧症状无改善，重症组立即采用气管插管并实施肺复张和俯卧通气，几天后，患者的氧合指数由来时的90mmHg升至300mmHg，脱机、拔管，2月17日，这名患者转到普通病房了，老人平时住在养老院，她非常激动地说："谢谢你们像家人一样对我，辽宁医疗队给了我第二次生命。"

身为共产党员，冯伟说过：在大疫面前必须要有人担当，这就是医护人员的战场。病房里都是他忙碌的身影，医生忙了，他就是医生，护士忙了，他就是护士，就这样默默地感染着重症组的每一个人，在这样的集体中工作，大家的心更齐也更团结了。

在此次抗击新冠肺炎过程中，在父亲身患肺癌需要放化疗的情况下，他毅然奋战在抗击疫情第一线，用无私奉献的精神彰显了一名党员的模范带头作用。

（沈阳市第四人民医院　供稿）

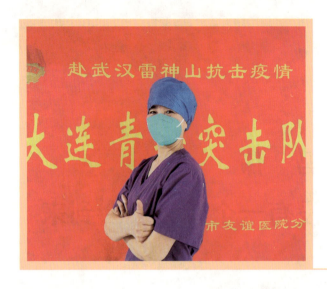

曲东霞

带好队，
打胜仗，
平安归

曲东霞，大连市友谊医院血液内科主任，中国共产党预备党员，九三学社社员，主任医师。

面对紧急援鄂任务，曲东霞没有半点迟疑，毅然决然报名请战，凭借着丰富的临床和管理经验，她被任命为大连市友谊医院第三批援鄂医疗队队长。接到任务的当天，她带领队员星夜驰援武汉，出发前她曾立誓：带好队，一个都不能少。

抵达武汉后，曲东霞迅速进入工作状态，凡事亲力亲为，为进入病区做好万全准备。入驻雷神山医院后，她被任命为感染一科12病区（A2病区）主任，时间紧任务重，她亲自带领队员搬运设备，布置病房，做好开诊前的准备工作……收治第一批患者当天，她给自己安排第一个上夜班，连续工作16个小时……她带领团队开展人性化服务，科学施治，成功治愈65例新冠肺炎患者，治愈率达97%。在她的倡议下建立了名为"一个都不能少"的医患微信群，她还自掏腰包为患者买药、带动队员为患者捐助食品等。

曲东霞原本是一名民主党派人士，在抗疫一线，共产党员舍身忘死、冲锋在前的党性风骨，使她深受震撼，更淬炼了她加入中国共产党的信念，她坚定地向党组织递交了入党申请书，援鄂期间实现了"火线入党"。

在新冠肺炎疫情阻击战中，曲东霞强忍失去双亲的悲痛，不计生死共赴国难，将悲痛化为救死扶伤、与病魔抗争的力量。她带领全体医疗队队员勇闯"红区"、科学施救，用人格魅力感召着团队中的每一个队员，彰显了当代医生"敬佑生命、救死扶伤、甘于奉献、大爱无疆"的精神风采。

（大连市友谊医院　供稿）

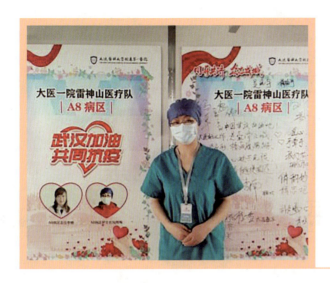

刘秀梅
抗疫逆行，
职责所在

　　刘秀梅，大连医科大学附属第一医院急诊重症医学科护士长，中国共产党党员，副主任护师。

　　武汉新冠肺炎疫情暴发后，刘秀梅主动请战，与大连第三批援鄂医疗队500余名队员驰援武汉。面对困难和挑战，作为病区护士长，从每一天的班次编排、到每一项制度的制定、再到每一个流程的建立，她都要亲自参与、亲自落实。她认真严谨细致的工作，为大连医疗队所负责的雷神山医院四个病区同质化管理打下了坚实的基础，更打造了一个高质量、高标准的标杆式病区。每天她都会进入隔离区看望患者，及时查找病区存在的护理安全隐患并提出改进措施，总结经验传授给其他病区。在收治患者过程中，细心的她在住院信息中发现，有一名79岁的老人，恰好在入院三天后过生日，尽管病区内的日常工作已经非常紧张和劳碌，但她还是特别为老人定购了鲜花和蛋糕，医护人员一起陪老人度过了一个难忘的生日。老人感动地流下眼泪："这是我过的最有意义的一次生日。"刘秀梅就是通过这种亲情护理、共情护理的方式去温暖患者，她要做的不只是对疾病的治愈，更是对患者心灵的安慰与陪伴。

　　刘秀梅一丝不苟的工作态度与严谨扎实的专业水平，影响、带动着护理团队中的每一个人，他们将医院"服务、创意，做什么都要好"的优良院风传递到了雷神山医院，以最专业的护理技能与最优质的护理服务，为打赢这场疫情阻击战提供了坚实的保障！

（大连医科大学附属第一医院　供稿）

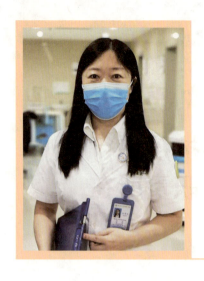

刘学文
让患者回家的脚步
再快些

刘学文，锦州医科大学附属第一医院神经病学教研室副主任，神经内科副主任，神经内科四病区主任，主任医师，教授。

刘学文，一名奋斗了28年的神经内科医生，2003年"非典"期间，即参加了发热门诊的患者筛查工作。此次新冠肺炎疫情发生后，作为辽宁省援鄂医疗队队员的刘学文，于2020年2月9日支援武汉雷神山医院，接管感染一科12病区（A12病区），承担病区主任的重任。家国情怀是逆行的驱动力，青山一道同云雨，明月何曾是两乡，她决心和英雄的城市、英雄的人民同舟共济、守望相助，共迎春暖花开！

在边建设、边验收、边收治、人等床的情况下，刘学文和队员迅速筹建病区，建立远程会诊及医患交流群，形成强大的精准施治能力。她时刻牢记使命，尊重每位患者，以真诚的话语减轻患者的思想顾虑，以亲切的问候拉近与患者的距离，不仅注意解决患者身体的痛苦，同时关注患者的心理需求。在医疗诊治过程中，刘学文带领全体医疗队员努力舒缓患者的焦虑和恐惧，她常挂在嘴边的一句话：我们全力以赴，让患者回家的脚步再快一些！她倡导大家做一名有温度的医生，使患者感到温暖和安全，当一颗夜空中的明星，给至暗时刻的患者送去希望之光！

通过所有人的共同努力，雷神山A12病区实现患者"零死亡"，医务人员"零感染"，高标准、高质量完成了支援武汉的光荣任务。她说："一旦国家和人民需要，我，一定还是挺身而出的勇者！"

（锦州医科大学附属第一医院　供稿）

李艳霞
辽鄂同心担使命

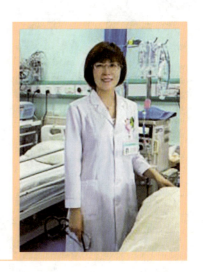

李艳霞，大连医科大学附属第一医院内科教研室副主任、呼吸与危重症二科副主任，中国共产党党员，主任医师，教授。

新冠肺炎疫情发生后，李艳霞即主动请缨，于 2020 年 2 月 8 日受命赴武汉承担救治任务。在武汉工作期间，李艳霞勇于担当，积极投身到雷神山医院医疗救治、病区管理、专业培训等工作中。

雷神山医院具有边建设、边验收、边启用的特点。辽宁省医疗队负责感染一科 13 病区（A13 病区）的救治任务，李艳霞作为病区主任，既是病区的管理者、使用者，也是病区的搬运工、清洁工、安装工和调试员。在团队的共同努力下，10 个小时便把空空如也的病区布置成可以收治患者的标准病房，为之后开诊的 16 个病区做出了表率。

李艳霞作为辽宁省援鄂医疗队专家组组长，牵头制定了辽宁医疗队新冠肺炎诊疗方案。方案创新性地引入了共情医学、叙事医学理念，强调与患者进行交流，主动以电话或视频等多种方式帮助患者与外界亲人联系，改善了患者的身心状况。辽宁医疗队作为雷神山最大的医疗队，医务人员众多、擅长专业不同，李艳霞在医务人员调配上，强调医疗队员间的互补，使各病区业务能力全面、专业水平突出，有效提高了医疗质量。

李艳霞在新冠肺炎疫情防控工作中，直面困难，主动接受挑战，展现了共产党员的先进性和纯洁性，体现了医务人员忠诚、执着、朴实的鲜明品格，为疫情防控做出了突出贡献，是新时期广大医务工作者的代表和榜样。

（大连医科大学附属第一医院　供稿）

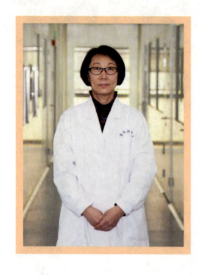

张眉眉，辽宁省疾病预防控制中心检验检测所支部书记、副所长，中国共产党党员，主任技师。

张眉眉
大疫面前，彰显本色

2020年1月30日，按照国务院新冠肺炎联防联控机制的安排部署，需要有分子生物学检测经验的技术人员支援湖北，张眉眉第一时间向组织请战，要到湖北这块战斗最严峻、暴露风险最高的地方援助检测！作为疾控系统第一批援助人员，从单位接到通知到确定赴鄂人选不到1个小时，犹如箭在弦上蓄势待发，她来不及安顿家中老母和正在上初三的儿子，没有时间考虑个人的安危，只有一个念头：国有难，召必应！到达对口援助单位——咸宁市疾病预防控制中心后，她立即带领队员投入到检测中，快速熟悉当地检测工作环境、了解工作现况、检测流程，发挥专业技术优势，对关键环节逐一进行研判，给出合理化建议。作为临时党支部书记，她主动担当作为，定期召开党支部会议，统一思想、提高认识、鼓足干劲、振奋精神。

援鄂的61天里，张眉眉带领队员不断优化流程，提高效率，检测能力从刚开始的每日100余份，提高到单日最高检测900余份，援鄂期间累计检测新冠样本近万份，大大减轻了当地实验室的工作压力。咸宁市疾控中心对辽宁疾控队的千里驰援、对张眉眉高度负责的工作态度和高效的工作能力给予充分的肯定。

疫情就是命令，防控就是责任，20年间张眉眉一直用自己的实际行动践行着！

（辽宁省疾病预防控制中心　供稿）

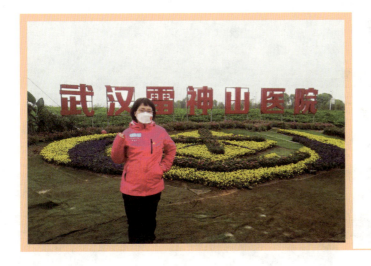

张素文，锦州医科大学附属第三医院呼吸内科护士长，中国共产党预备党员，副主任护师。

张素文

护目镜后有她驱散阴霾的明亮眼眸

2020 年初，武汉暴发新冠肺炎疫情，让有着 29 年临床护理工作经验的张素文心中充满了对武汉人民的牵挂，她接连写了 2 份请战书，于 2 月 9 日"逆行出征"。

抵达雷神山时，医院还在建设中。被任命为感染二科二病区（B2 病区）护士长的张素文，带领战友立即进入工作状态，安装、调试机器……病房验收合格，马上接诊患者，她带领 7 名护士首先走进隔离舱，正式开始前线工作。穿着厚重的三级防护服，不到 1 个小时，即完成了对 43 例患者的生命体征测量和信息的再核对，战"疫"第一枪正式打响！

对重症患者及时进行护理查房，制定周密的护理措施，像亲人一样守护在床旁观察患者的病情。有一位患者，她的爱人刚被查出肿瘤在进行化疗，孩子还小，每天以泪洗面，不能安心配合治疗，张素文了解情况后，马上安排专门护士对她进行全方位照护，自己每次进舱都要对她进行心理疏导，帮助患者树立战胜疾病的信心，患者慢慢心情好转，积极配合治疗，不久痊愈出院。

援鄂 52 天，张素文和团队共收治患者 88 例，其中重症患者 51 例，治愈出院 75 例，病区做到患者"零死亡"，医护人员"零感染"。可谁又知道，张素文 52 天里都没有闭过灯，就是害怕自己睡熟，不能及时查看医院和病区医患群里患者的相关信息。

张素文，一个无私奉献，勇于担当的白衣战士！一个敬佑生命，胸怀大爱白衣天使的楷模！

（锦州医科大学附属第三医院　供稿）

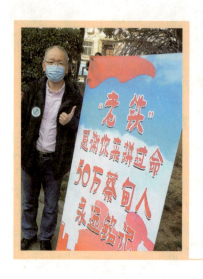

赵克明

防治新冠肺炎见证
辽宁中医力量

赵克明，辽宁中医药大学附属医院呼吸科医生，中国共产党党员，主任医师。

面对突如其来的新冠肺炎疫情，赵克明参加了辽宁省第一批援鄂医疗队。2020年1月26日（大年初二）出征武汉，进驻华中科技大学协和江北医院。到达武汉后，赵克明被任命为第一批援鄂医疗队第一组组长，实践中他逐渐总结摸索出了中西医结合治疗方法，在减轻患者发热症状、控制病情进展、减少激素用量、减轻并发症等方面均取得了很好的疗效。赵克明中西医结合积极参与救治新冠肺炎的工作得到了当地医院的认可和支持，让中医药全程参与到抗击新冠肺炎的过程中，积极发挥了中医药优势。患者出院后需要康复治疗，赵克明主动跟患者互留微信和电话，为他们耐心做好院外指导，得到了众多患者的认可和点赞。他给予患者的不仅是症状的改善、病情的好转，更是让武汉人民感受到了医者仁心，人民至上！

作为共产党员，赵克明在武汉抗疫轮休期间，了解到当地医院还需要医疗专家，他率先报名，主动请战，他在日记中写道："尽管再次进入病区会增加感染新冠肺炎的风险，但是只要武汉需要，我就上！他们信任我，我比别人多付出一些，都是值得的"。"只要武汉需要，我就上！"这既体现了一名医务人员"治病救人、救死扶伤"的责任和义务，更彰显了一名共产党员"不忘初心、牢记使命"的责任和担当。

（辽宁中医药大学附属医院　供稿）

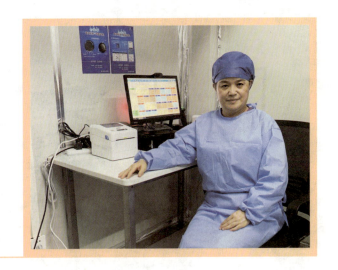

赵洪露，辽阳市中心医院党委办公室主任兼护理部荣誉主任，机关第一党支部书记，中国共产党党员，主任护师。

赵洪露

逆行武汉，只为不负此生、不负所学

赵洪露，辽阳市第三批援鄂医疗队队长、临时党支部书记，在雷神山奋战的 52 个日日夜夜，她身兼数职、一日无休，总是舍身忘我地工作、不知疲倦地忙碌、博爱温暖地抚慰。她用干练、担当和奉献书写了一名优秀专家和一名优秀共产党员的无尚荣光，被誉为雷神山上"铁太太"。

初到雷神山医院，作为感染一科 9 病区（A9 病区）的护士长，赵洪露带领队员抢时间赶速度，仅用 24 小时就把三卡车医用设备和物资有序安装到病区，第一时间达到启用标准。接收患者当天，她连续工作 40 个小时，妥善安置 32 名患者，赢得了雷神山医院和省医疗队领导的高度肯定。

作为重症护理组、康复护理组副组长，赵洪露加班加点对护理人员进行培训，对重症患者进行查房，指导患者康复。对老年患者，她奉献出儿女般的关爱，把新买的运动鞋送给即将出院想走回家的 80 岁老人，用"共情疗法"帮助患者走出阴霾，用东北人特有的幽默帮助患者放松心情……一对同时住院的老夫妻，在巴掌大撕破的薄纸盒上，写了一封感谢信给她，这封信被雷神山医院永久收藏。

作为援鄂医疗队队长、临时党支部书记，赵洪露以实际行动诠释了共产党员"日常工作看得出来，关键时刻站得出来，危机关头豁得出来"的优良作风。在她的模范引领下，4 名积极分子火线入党，雷神山医院党建专刊专题报道了临时党支部工作经验。

（辽阳市中心医院　供稿）

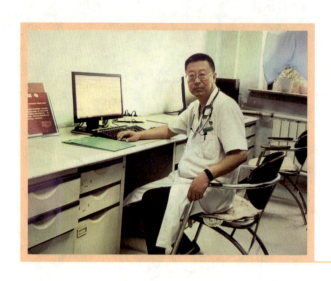

赵 勇

战斗在抗疫救灾的"老一线"

赵勇，中国医科大学附属第一医院鞍山医院内科教研室副主任，呼吸与危重症医学科主任，中国共产党党员，主任医师。

赵勇，从医30年，2003年即战斗在抗击"非典"第一线；2008年奔赴四川抗震救灾，被评为"鞍山市抗震救灾先进个人"；2013年H1N1疫情暴发仍战斗在一线。

此次新冠肺炎疫情暴发后，赵勇第一时间投入到鞍山市疫区防控工作中，组建医院发热门诊，会诊排查疑似病例。正值2020年春节，作为鞍山市疫情防控专家组副组长，他没有休息一天，不分白天夜晚参加全市各家医院疑似患者的会诊排查，第一时间确诊鞍山市岫岩满族自治县第一例新冠肺炎患者……

当需要驰援武汉时，赵勇又第一时间报名参战。接到通知后，他作为鞍山市医疗队领队带领鞍山13家医院选派的35名医疗队员奔赴武汉。到达武汉后，他首先带领大家进行严格的院感及个人防护培训，一丝不苟，不厌其烦地指导每名队员一一过关。培训结束后入住雷神山医院，马不停蹄地开展病区组建工作。经过连续两天每天超过17小时的奋战，医疗队既当搬运工又当安装工，用最短时间完成了病区组建，验收合格后立即进入更紧张的新冠肺炎患者收治工作中。

赵勇奋战在雷神山医院50余天，负责病区患者的查房、诊断、抢救治疗方案调整、患者出院审核及其他病区疑难及危重症会诊。他所负责的病区共收治新冠肺炎患者88例，均治愈出院，做到了患者"零死亡"、医务人员"零感染"，圆满完成了驰援武汉工作任务。

（中国医科大学附属第一医院鞍山医院　供稿）

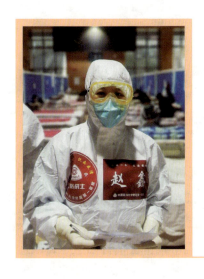

赵 鑫
以守护患者健康
为己任

赵鑫，中国医科大学附属第一医院手术室科护士长，中国共产党党员，副主任护师。

作为辽宁国家紧急医学救援队的一员，赵鑫临危受命，在武汉新冠肺炎疫情防控紧急之际，告别刚刚做完心脏支架手术的母亲、即将中考的孩子……义无反顾成为了一名最美逆行者。

2020年2月4日，赵鑫抵达武汉后立即投入到武昌方舱医院的建设工作中。从每张病床的安置到抢救单元的设立……医疗队在29小时内迅速完成了300张床位的准备工作，病区进入全面运营状态。环境拥挤、闷热，舱内温度较高，护士穿着全套防护服装工作1小时以上全身即被汗水浸湿，完成近300人的日常护理工作非常困难，但是赵鑫带领的护理团队继承了中国医科大学的"红医精神"，攻坚克难，迅速将病区护理工作推向正轨。

在完成日常护理工作的同时，赵鑫还非常关注患者的心理状态，秉承"一切以患者为中心，各类问题不交班，第一时间必须解决"的工作宗旨，赵鑫为患者排忧解难，迅速获得了患者的信任，她与众多病友成为了好朋友，病友们纷纷加入志愿者服务队伍，积极主动协助护士工作，形成了护患相互扶持、相亲相爱的友好氛围。患者的充分肯定是对赵鑫及其带领护理团队最好的褒奖。

作为一名共产党员，赵鑫用实际行动践行了自己的诺言，不忘从事护理事业的初心，不忘国家紧急医学救援队的使命，以守护患者健康为己任，风雨无阻，永远向前。

（中国医科大学附属第一医院　供稿）

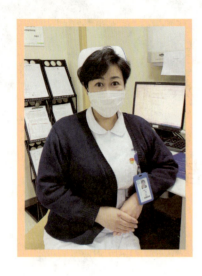

秦 维

无畏逆行，在"大战"中践行初心使命

秦维，大连医科大学附属第二医院神经外一科护士长，中国共产党党员，副主任护师。

秦维，作为大连医科大学附属第二医院在雷神山医院率先接收患者的感染一科 10 病区（A10 病区）护士长，她从物资请领、科室布置到患者收治，仅用了不到 36 个小时。她带领护士们打扫卫生，搬运物资，按照"7S 管理（整理、整顿、清扫、清洁、素养、安全、节约）"迅速将病区安置妥当，以率先行动诠释信念！

病区接收首批患者时，秦维连续在病区（舱）内工作 8 小时，出病区（舱）时，护目镜已完全被雾气遮挡，隔离衣也完全湿透。从病区成立开始，她每天早晨搭乘首班车前往医院，没有休息过一天。从科室行政管理到病区护理管理，她都身体力行、亲力亲为。科室管理中，她成立质控、责护、宣传等管理小组，以"零感染"为原则，严格重视防护和消毒隔离工作；病区管理中，她创新护理服务模式，坚持以患者为中心，实施全程优质护理。

秦维每日深入病区（舱）进行医护一体化查房，为患者进行健康宣教及心理疏导。她为雷神山 98 岁最高龄患者胡奶奶翻身叩背，为患有轻微抑郁的孙女士打开心结，为头发打结的患者修剪发型，带领患者一起进行功能锻炼。她用心打通护患"沟通墙"，成为雷神山一道靓丽风景线。

在疫情面前，秦维用最朴实的行动毅然坚守，夜以继日地践行医者初心和使命，用实际行动诠释了一名护士长的爱岗敬业和无私奉献。

（大连医科大学附属第二医院　供稿）

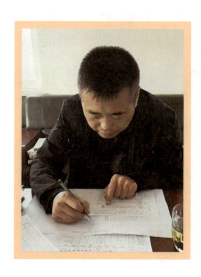

崔志刚

战"疫"路上的实干英雄

崔志刚，生前系朝阳市卫生监督局学校卫生监督科副科长，第三党支部书记，中国共产党党员。

新冠肺炎疫情暴发后，崔志刚被分到辽宁省朝阳市朝阳县疫情防控工作组，面对着28个乡镇40多个自然村的巨大工作量，崔志刚与战友们不仅要克服地处偏僻、道路崎岖的困难，更要面对疫情防控常识匮乏的基层群众。崔志刚总是耐心地、用群众听得懂的语言一遍遍地解释，直到群众听懂了，他才离开。

2020年2月4日，朝阳县工作组已连续奋战11个昼夜，走遍22个乡镇38个村，剩余的乡村都是县里最偏僻的地方。但工作组的每位成员都清楚，虽然乡村已经走了大半，但距离"全覆盖、无死角"，还有很大差距。不巧的是，前一日朝阳县刚刚大面积降雪，被车辆轧得镜面似的积雪覆盖了路面，此时再驾车进村入户，显然更危险。但面对依然严峻的疫情防控形势，工作组组员心急如焚，不立即把每个乡镇走遍，全市的疫情防控就存在死角，打赢疫情防控攻坚战的目标就难以实现。4日上午，崔志刚与其他战友如约踏上奔赴黑牛营乡的征程，就在他们驾车行驶到黑牛营乡与六家子镇之间的道路时，乘坐的面包车因路滑失控……当崔志刚被从侧翻的车里抢救出来时，已经失去了意识，下午2时许，抢救无效，因公殉职。

山川含悲，树木抽噎！始终牵挂着一线群众的"踏实老崔"，带着他未竟的梦想，离开了他钟情的战场和留恋的世界，但他生前无私情怀和感人故事，始终在人们中间传颂。

（朝阳市卫生监督局　供稿）

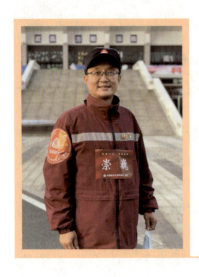

崇 巍

敬畏生命，千里驰援

崇巍，中国医科大学附属第一医院急诊党支部书记、科副主任，中国共产党党员，主任医师，教授。

2020年初，湖北武汉暴发新冠肺炎疫情，疫情就是命令，救援就是天职！崇巍作为辽宁国家紧急医学救援队援鄂医疗队队长，带领医疗队队员援助武汉武昌（洪山体育馆）方舱医院。辽宁队负责的B区，通风差、病患密集，增加了医护人员感染的风险。在这样艰苦的情况下，崇巍身先士卒，带领团队通宵达旦地工作，与死神赛跑，为生命护航。他每天穿戴3级防护装备，到病区内逐床查看，及时发现和解决问题。他以科学专业的知识、温情激励的话语，缓解患者身体与心理的双重病痛，确保高强度、高效率地完成了三百名患者的查房工作。身着厚厚的防护服，4~6个小时不停歇地工作，患者看不清他的面容，只看到他护目镜上的水汽凝结成水滴流淌下来……

作为武昌方舱医院党委委员、武昌方舱医院医疗组专家，在方舱医院的工作中，崇巍发扬"政治过硬、技术精良"的"红医精神"，以严谨的专业化精神和高效的组织领导力，探索出一整套由"预检分检-床旁救治-辅助检测-心理疏导-搭建康复平台"五个模块构成的"辽宁方舱诊疗模式"，提供了方舱医院的"辽宁方案"。

"功崇惟志，业广惟勤"，崇巍将持续坚定信念，矢志不移，不忘初心，继续奋斗在保障人民身体健康和生命安全的战场中。

（中国医科大学附属第一医院　供稿）

葛 壮

扛起抗疫大旗的"90后"护理战士

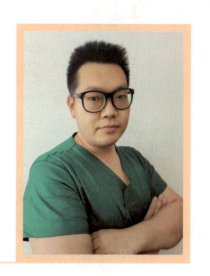

葛壮，大连医科大学附属第二医院急诊重症医学科主管护师，中国共产党党员。

葛壮，2013年参加工作，曾获大连医科大学附属第二医院优秀员工、优秀共产党员，被大连市团委确定为大连市青年突击队队员。他始终把敬佑生命、救死扶伤的责任扛在肩上、放在心里，他深知选择了护理事业就意味着奉献。2020年1月25日（大年初一）刚下夜班的他，在接到医院组建医疗队驰援武汉的消息后，主动请缨成为辽宁省首批援鄂医疗队队员，他来不及和父母吃团圆饭、和同样下夜班的妻子道别，即刻背起行囊义无反顾奔赴战"疫"前线。

葛壮被选为重症组护理组长，派驻武汉市协和江北医院开展新冠肺炎医疗救治工作。1月26日抵达武汉后，他立即投入工作，完成符合一级防控标准的病区改造，组织护理组进行穿脱隔离衣培训；将"7S管理（整理、整顿、清扫、清洁、素养、安全、节约）"理念融入武汉市协和江北医院的管理流程，保障医护人员的安全。

多年兢兢业业的护理工作练就了葛壮超强的责任感，他发挥作为男护士的体力优势，当有队员出现身体不适时，代替队员进舱，主动承担生活区的消毒清扫和通风换气工作以及科室的垃圾处理和卫生清扫等工作……

葛壮就是这样一个人，领导愿意放心地把工作交给他，患者家属愿意放心地把亲人交给他，同事愿意放心地把合作交给他。有爱心、有责任、有担当，他是值得信任和托付的生命"摆渡人"。他，已经从一名普通的护士蜕变成扛起抗疫大旗的"90后"护理战士！

（大连医科大学附属第二医院　供稿）

吉林省

马新利
无畏艰难，逆风前行

马新利，吉林大学第二医院重症医学科护士长，中国共产党党员，副主任护师。

面对突如其来的新冠肺炎疫情，有着 15 年重症护理和管理经验的马新利，多次向院里递交请战书。得到院领导的批准和支持后，马新利如愿以偿投入到武汉的抗疫救援工作中。作为护理组组长，她在最短时间内完善隔离病房护理工作制度与流程，从团队各项工作管理、隔离病房建设、临时党支部党委工作，到各种仪器设备维护、疫情数据收集、队员生活起居，每项工作，她事必躬亲。

为保证重症患者护理工作的有效性，马新利带领护理队仔细研究护理工作中的每个细节，分析每个环节的护理风险及防治措施的落实情况，尤其对于体外膜肺氧合（ECMO）联合连续性肾脏替代治疗（CRRT）的患者。在应用 ECMO 时，她要求护士

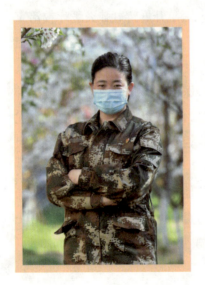

准确观察并记录相关数据，明确影响患者生命和治疗效果的危险因素，为 ECMO 应用的效果评价提供可靠信息。她和队员密切观察患者生命体征的变化、血气指标的变化、凝血功能的变化等，关注管路维护，警惕感染风险，定时对患者进行俯卧位通气，这些工作对护理人员的专业性要求极高。在精心治疗和护理下，马新利和队员成功救治了全国 ECMO 治疗的年龄最大的新冠肺炎患者。

在此次疫情阻击战中，马新利始终牢记党员使命，保持医者初心，认真对待每一位患者，发挥了先锋模范作用。

（吉林大学第二医院　供稿）

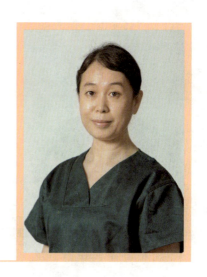

王　珂

我能，我行，我全力以赴

王珂，吉林大学第二医院呼吸与危重症医学科副主任，中国共产党党员，主任医师、教授。

王珂，长期从事一线医疗及科研教学工作，处于典型的"双医家庭"。作为医疗队队长的丈夫2019年底刚刚援疆归来，80多岁的父母重病缠身。而面对突如其来的新冠肺炎疫情，她没有多想，主动请缨，作为吉林省第二批援鄂医疗队医疗组长，带领吉林二队131名勇士支援武汉。在所有队员的共同努力下，医疗队累计收治患者68人，其中危重症16人，重症患者49人，轻症3人。医疗队的工作态度及成果得到了同行和患者的充分认可。在援鄂的2个月时间里，由于繁重的工作任务及压力，她的血压升高，为了不耽误工作，她一直用3种药物维持，充分体现了共产党员的恪尽职守和医者的仁心大爱。

王珂说："作为一名医生，一名党员，我从医近30年，现在国家有难，我们必须冲在前面。面对疫情，我能，我行，我全力以赴。"疫情无情人有情，有党的指引，有同事的信任，有家人的支持，王珂率领的医疗队不畏生死，不计报酬，冲锋在前，任劳任怨，恪尽职守，圆满完成了党和人民交给的任务，用实际行动诠释了白衣使者的职业操守与素养，充分体现了医者舍身忘我、无私无畏的大义情怀。

（吉林大学第二医院　供稿）

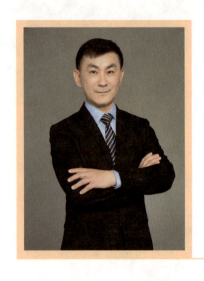

王 檀

用实力让情怀落地，
让中医药普济苍生

王檀，长春中医药大学附属医院肺病科主任，中国农工民主党党员，主任医师。

王檀，长春中医药大学附属医院肺病科主任，长期从事临床一线工作。2003 年他带领中医药人抗击"非典"。17 年后，新冠肺炎疫情肆虐，他始终带领团队走在疫情防控救治最前沿。他作为吉林省新冠肺炎中医救治专家组组长，为吉林省内确诊病例会诊、制定中医方案；对湖北返长春农安地区发热人员进行中医药干预治疗，干预人群无一人感染，有效控制了本土疫情。

2020 年 2 月 15 日，王檀带领第四批国家中医医疗队驰援武汉雷神山医院，整建制接管感染三科 8 病区（C8 病区）。他被任命为医院中医救治组副组长、C8 病区主任。在贯彻国家《新型冠状病毒肺炎诊疗方案》基础上，他带领医疗队坚持同质化诊疗、个体化用药，救治全过程运用《长春中医药大学新冠病毒感染的肺炎防治方案》修订版，奋战 45 天，救治 75 名患者。实现了救治患者"零死亡"、医护人员"零感染"、安全生产"零事故"、进驻人员"零投诉"、治愈人员"零复发"五个"零"的骄人战绩，将中医药优势作用切实贯穿于新冠肺炎的早期干预治疗、全程深度治疗、后期康复治疗的全链条中。

援鄂期间，王檀不辞辛苦、不畏艰难，将白山松水间中医人的"望闻问切、辨证施治"技术精华播撒在雷神山荆楚大地，以精湛的医疗技术和高尚的医德彰显了新时代中医人的勇气与作为。

从医 30 多年来，王檀用实际行动诠释着使命至上的忠诚本色，倾注着人民至上的深厚情怀，他英勇无畏，为打赢这场疫情阻击战奉献了全部力量。

（长春中医药大学附属医院　供稿）

牛延军

逆行战"疫"一线，筑牢管控最强防线

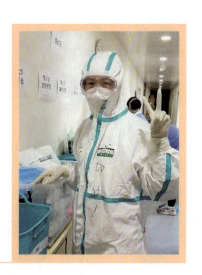

牛延军，延边大学附属医院（延边医院）原感染管理处处长，中国共产党党员，主任医师。

2020年1月24日，牛延军以国家疫情防控专家组成员的身份，奔赴武汉抗击疫情。她没有片刻迟疑，以最快的速度踏上征程，直奔对口支援医院——武汉大学人民医院。

在武汉，牛延军只有一个心愿，尽己所能，千方百计保护医护人员免遭感染。她白天深入隔离区，现场查看，倾听临床一线的反映，反复推敲每一个环节；夜晚加班学习研究各项规范，修改原有的结构布局和穿脱防护服流程，制定更合理的进出隔离区、通过缓冲间的规范流程等。经过前期医院结构布局设计、硬件改造、流程完善，医院在感控方面成功转型。随着医疗队的进驻，人员的磨合、患者的接治，各项救治工作稳步推进。但牛延军没有半点松懈，开始着手进行查漏补缺。她在每日巡视过程中总会面临新的问题，如：新冠肺炎患者手术的腔镜的处理及转运；给新冠肺炎患者做内镜时的危险性、可行性评估；新冠肺炎重症患者大量吸氧所需氧气瓶的转运等等。她在做好质控的同时，总是第一时间拿出有效解决方案，并规范医务人员的行为，完善各项流程，并予以落实。

牛延军和武汉大学人民医院的同事们，连续超负荷工作，精神高度紧张，为遏制感染、阻击疫情筑起一道道屏障。作为"感控人"，在疫情面前，牛延军始终坚守在岗位上，用实际行动书写着对党和人民的忠诚和对初心使命的坚守，成为最美"逆行人"。

[延边大学附属医院（延边医院）供稿]

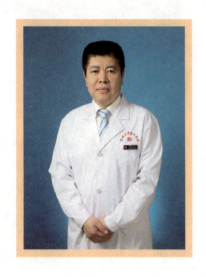

尹永杰，吉林大学第二医院急诊与重症医学科主任，中国国民党革命委员会党员，主任医师，教授。

尹永杰
最美的"跛行"逆行者

尹永杰被任命为吉林大学第二医院援鄂医疗队的医疗总组长，大家称他是"最美的跛行逆行者"。之所以"跛行"，是因为就在出发前10天，他刚刚做完腰椎间盘突出手术，身体还没有恢复好，走起路来还有些跛脚，但这些都无法阻挡他的逆行。

来到武汉后，尹永杰带领团队奋战在华中科技大学附属医学院同济医院中法新城院区B9东病区。2020年2月9日，该病区接收了50名重症和危重症患者，尹永杰率先进入病房，真正成为了队员们的主心骨。他耐心向患者解释病情、疏导患者情绪，每位患者都记住了一句话："吉林医疗队陪您一起回家"。

在这个特殊的战场上，尹永杰身上充满了战士的胆魄。"我们与死神较量，要有亮剑精神，挽救患者生命永远要放在第一位"。为有效开展救治工作，他及时与领队和后方党政领导沟通，两辆满载呼吸机、体外膜肺氧合（ECMO）等医疗设备的物资车从长春跨越2 600公里"火线驰援"。

尹永杰带领ECMO小组，创造了当时ECMO治愈出院全湖北年龄最大患者的纪录。他不分昼夜，每天工作10几个小时，他随叫随到，直至患者病情平稳，就这样他和他的队友们在"B9东"整整坚守了60个日夜。

谈起"最美的跛行逆行者"，尹永杰有自己的理解："我们来到疫区体现的'美'，不是因为跛行，而是为了挽救更多人的生命，把患者救活了，才能体现出我们来这里的真正意义和价值！"

（吉林大学第二医院　供稿）

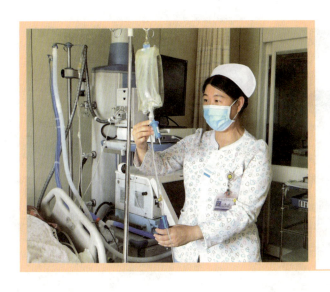

朱 媛

临危受命
勇担当

朱媛，吉林大学第一医院感染病科护士长，中国共产党党员，主管护师。

朱媛，长期从事临床一线护理工作。2020 年初，面对突如其来的疫情，她勇挑重担，带领感染科全体护理人员在 24 小时内完成了吉林大学第一医院新冠发热门诊和隔离病房的改造并立即投入使用，成为吉林省首批新冠肺炎定点收治医院。

作为一名共产党员，朱媛"舍小家、顾大家"，主动请缨参加首批援鄂医疗队，1 月 26 日（大年初二）就启程飞赴疫情最严重的武汉。面对时间紧张、物资准备不足、救治环境不熟等诸多困难，她坚毅果敢、勇于担当，在吉林省首批援鄂医疗队中担任护理组组长，带领来自 6 家医院的 93 名护理骨干一直奋战在抗击新冠疫情一线。她视抗疫如命令，视病房如战场，恪尽职守、忘我工作，率先进入隔离病房、认真检查工作环境、详细制定工作流程、积极做好沟通协调、合理调配人力资源、周密开展临床护理、科学做好安全防护，耐心做好心理疏导，圆满完成了救治任务。

朱媛始终发扬共产党员的无私奉献精神和白衣天使的救死扶伤精神，在华中科技大学医学院附属同济医院中法新城院区累计开展工作 63 天，累计参与救治 109 名新冠肺炎患者，治愈出院患者 100 人，实现了医疗队整建制支援和接管疗区"两个速度第一"，完成了收治患者和治愈出院"两个数量最多"，受到院区领导的高度评价和一致好评，用实际行动把人民群众的身体健康和生命安全牢牢扛在肩上。

（吉林大学第一医院 供稿）

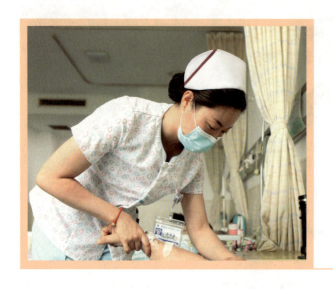

刘欣敏

两赴金银潭，"领队姐姐"用坚守谱写赞歌

刘欣敏，吉林大学第一医院神经内科副护士长，中国共产党预备党员，主管护师。

2020年1月30日，刘欣敏是吉林大学第一医院（以下简称吉大一院）神经内科副护士长，作为吉林省第二批援鄂神经内科护理医疗队领队驰援全国最早收治新冠肺炎患者的医院——武汉市金银潭医院。在支援武汉的68天期间，她带领团队护理新冠肺炎确诊患者1 501人次，其中重症692人次。这个5人的团队被亲切地称为"五朵金花"。

在一线战斗的日子里，刘欣敏是一名技术精湛的护士，是24小时为队员服务的"领队姐姐"，是及时记录一线工作、生活点滴的正能量传播者。每个忙碌的夜晚，同事守在外围，她坚守隔离病房，做好病区所有在院患者的病情观察和临床护理，完成护理工作同时也承担部分护理员和保洁员的工作，她为自己能实现护理专业价值感到欣慰。

一次下夜班刚入睡，急促的电话铃声响起，原来是一名队员发生了肾绞痛，刘欣敏立即跳下床带队员去做紧急检查，并且拿着队员的检查报告单联系金银潭医院和吉大一院的专家共同寻找最佳治疗方案。即便自己腰痛复发，她依然坚持将吉大一院神经内科为队员们寄来的生活物资逐一消毒并分装成5份发给大家。每隔几天，她便使用捐赠的小型便携蒸蛋器为队员煮鸡蛋，加强营养。

2月27日，她带队转战华中科技大学同济医学院附属同济医院中法新城院区。3月21日再次请战回到金银潭医院坚守岗位。4月3日，在她带领团队圆满完成任务即将返回家乡前，封闭了70余天的黄鹤楼为她们开放，长江之畔，黄鹤楼前，盛开感恩的笑颜。

（吉林大学第一医院　供稿）

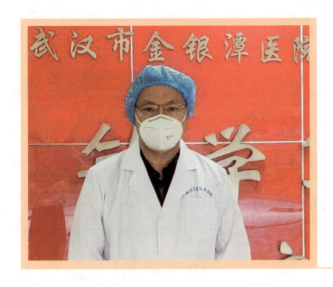

杨云海

退休两年
再披"战袍"
逆行武汉

杨云海，吉林大学第二医院原医院感染管理部主任，研究员。

杨云海从事医院感染控制工作多年，曾任吉林省医院感染管理质量控制中心主任、吉林省预防医学会医院感染控制分会主任委员，2016年被中国医院协会评为"中国感控30年杰出贡献者"。

国有战，召必应，应之必竭尽全力！接国家卫生健康委医政医管局的派遣通知，杨云海2020年1月25日（正月初一）到达武汉，当即进驻武汉市金银潭医院。退休2年的杨云海再披"战袍"，战斗在抗击新冠肺炎疫情的第一线，在武汉度过最艰难的20天。

作为医院感染控制专家，杨云海此行的目的就是协助定点医院做好感染防控，改进传染病分区和布局流程，开展诊疗环境的消毒、手卫生、个人防护、医用织物消毒、医疗废物、污水管理等，避免院内感染发生，责任重于泰山。

面对如此艰难而又紧急的疫情，杨云海不分昼夜深入临床一线，指导病区医护人员落实防控措施，查找感染隐患，研究改进方案，他走遍了轻症病区和重症病房、医疗废物暂存站、洗衣房、医疗耗材库，解决平时很难遇到的问题。他还参与筹建方舱医院，制定布局流程及通风换气方案，亲自着装进入方舱医院接待第一批患者。他查找危险因素，降低医务人员感染风险，为全国各地支援金银潭医院的医务人员编写医用防护用品使用管理规范，指导临床一线感染防控措施落实；因地制宜解决布局流程的先天不足，落实感染控制措施，为医务人员"零感染"做出了突出贡献。

（吉林大学第二医院　供稿）

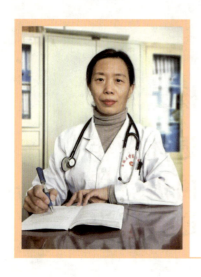

杨俊玲

武汉抗疫，老兵先行

杨俊玲，吉林大学第二医院呼吸与危重症医学科副主任，中国共产党党员，教授，主任医师。

2020年1月26日（大年初二），作为吉林省首批援鄂医疗队医疗组组长、吉林大学第二医院队长，杨俊玲带队出征武汉。

到达武汉后第2天，杨俊玲带领医疗队接管了华中科技大学同济医学院附属同济医院中法新城院区第一个新冠肺炎疗区，负责50张床位的临床救治任务。她不顾年龄较长，以身作则，与年轻人一样不分昼夜值班，频繁进入病房查房。她用最短的时间制定了本疗区的"新冠专家共识"，并为吉林省当地提供了宝贵经验。

管理新冠肺炎患者是全新而陌生的工作，为提高医疗质量，杨俊玲率先改革传统的"轮流式"管理模式，推进首诊负责制、三级医生查房制度和疑难（死亡）病例讨论制度。为减少人员密集，提高防护意识，调整病房格局。经过63天奋战，她所管辖的疗区共接收109名患者，治愈100人，受到院区领导和同行的高度认可和赞扬。

作为吉林大学第二医院医疗队队长，杨俊玲时刻关心每个队员的健康与安危，时刻提醒安全防护措施的重要性，询问生活上的困难和身体状况，及时传达上级领导和后方的关怀和指示。在她的感染下，医疗队员们从不计较个人利益，他们互相帮助，互相关爱，工作中任劳任怨，充分体现了医务工作者大爱无疆，勇于奉献的精神。

有记者问道：什么动力让您义无反顾？她说："是医者的职责、党员的义务！所以，我虽然艰辛，但我甘心！"

（吉林大学第二医院　供稿）

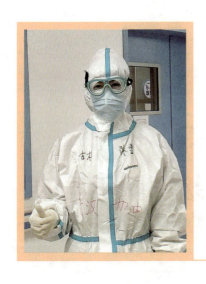

陈 雪

以仁术铸大爱，
用担当践初心

陈雪，吉林大学第二医院骨科重症监护室护士长，中国共产党党员，副主任护师。

陈雪自参加工作以来，一直从事急危重护理与临床管理工作。面对突如其来的新冠肺炎疫情，她勇担重任、不畏艰险，第一时间报名参加抗击疫情的战斗。2020年2月2日，她成为吉林省第二批援鄂医疗队的一员。她剪去飘然的长发，逆行到武汉抗击疫情最前沿，开始了与新冠肺炎疫情的较量。

陈雪既是一名护士，又是医疗队护理组长，还是医疗队第二分队临时党支部书记，每天还要配合领队完成医疗队其他相关工作。她既要负责护理工作有序开展，临床护理工作梳理，护理人员机动调配；还要每天进入疗区带领护士查房，了解患者病情，落实优质护理，对护理工作落实情况进行质控；更要时刻关注队员们的思想情况、身体健康状况和心理动态。

2月5日，陈雪第一个进入"红区"工作，穿上厚厚的防护服，经常闷得汗流浃背，摘下口罩和护目镜时，她的脸上常常会有深深的"勒痕"。因为在手套里浸泡了十几个小时，过度脱水，她的手已经形同干瘪的枯木。她最长一次16个小时滴米未进，甚至出现低血糖症状。在做好日常护理工作的同时，她还要做好患者的安抚和沟通工作。

在这场无硝烟的战"疫"阻击战中，陈雪以敢于担当、冲锋在前的革命精神，用奉献和坚守，筑起疫情防控的牢固"防线"，书写了对党和人民的忠诚。

（吉林大学第二医院　供稿）

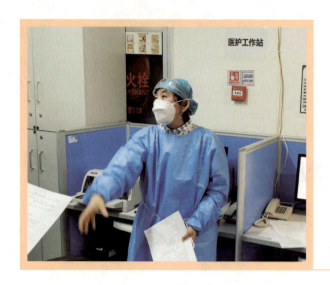

郑 杨

援鄂队伍里的"定海神针"

郑杨，吉林大学第一医院心血管疾病诊治中心主任，主任医师，教授。

郑杨是吉林省援鄂医疗队中年龄最长的一位，被称为医疗队的"定海神针"，面对采访，她常说："我喜欢干活，热爱工作。只要国家有需要，我一定尽到医生的职责，这是我应该做的事。"

新冠肺炎疫情发生后，郑杨不顾家人的劝阻，主动请缨参与抗疫工作。抵达武汉后，她顾不上休息，凭借急诊科和心血管内科多年的临床治疗和医疗管理工作经验，在技术上予以指导，在思想上予以引导，在生活上予以帮助。队员们考虑到郑杨年龄和体力的问题，原计划给她安排医疗顾问的任务，帮助大家解决一些治疗上的专业问题。但她坚持和大家一起排班、带组、上"战场"，在危险和压力、辛苦与疲惫并存的一线，郑杨和所有中青年医生一样，冲锋在前，无畏无惧。

郑杨为一线工作人员讲解和规范工作流程、防护重点，以身作则，做出表率，给予大家信心和勇气。她迅速组建多学科团队，建立多学科会诊机制，通过给患者做危险分层，完善个体化的治疗方案，实现科学管理。让患者得到同质化、均质化的治疗。每天，除了要提高治愈率、降低病死率，郑杨还要时刻保持高度的警惕、全力以赴保障队员的安全。为了做到万无一失，她和队员一起反复进行感染控制安全培训练习。

郑杨用实际行动践行了"大医精诚，尚美至善"的吉林大学第一医院精神和"精益求精、救死扶伤、无私奉献、待患如亲"的白求恩精神。

（吉林大学第一医院 供稿）

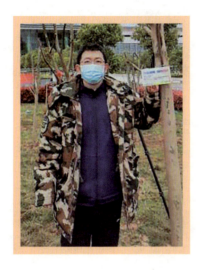

姜南，吉林大学中日联谊医院北湖院区急救医学科主任，中国共产党党员，副主任医师，副教授。

姜 南

去做应该做且有意义的事

姜南，作为吉林大学中日联谊医院的一名医生，一名党员，面对突如其来的疫情，他尽职尽责，勇于担当，成为和平时代的"逆行者"。自医院抗击新冠肺炎指挥部成立起，姜南就未曾有一刻离开过一线，北湖院区急诊科、发热门诊都留下了他忙碌的身影。急诊科是医院的窗口，有丰富临床经验的姜南在了解到湖北武汉疫情严峻的形势后，率先在科内进行了新冠肺炎的基础知识培训，并在院区发热门诊开诊后，迅速制定了各项规章流程，既保证百姓顺畅就医，又保障了院区以及医护人员的自身安全。

在医院第二批援鄂医疗队的集结号吹响后，姜南立即披上战袍，奔赴武汉前线。援鄂期间，姜南担任联络人和医疗组长，两份职责，份量不轻，既有琐碎的日常事务，也有专业的业务担子。姜南根据指南，制定了符合疗区实际情况的新冠肺炎诊疗方案，优化团队运行模式、会诊查房制度等，其中最主要的是对患者的免疫状态进行了有效评估，并指导激素应用，挽救了很多危重患者的生命，使其治愈出院。疗区有 1 名 83 岁的老人，来住院时昏迷，高热，3 天不吃不喝，后来在医疗队精心治疗护理之下康复。在这位患者生日之际，也迎来了出院，姜南作为组长亲自护送老人到了武昌社区的接送班车上，并细心叮嘱家属和社区医生后续的注意事项。

姜南说，作为一名医生，就应该在国家需要时，披上战袍，去做应该做且有意义的事。

（吉林大学中日联谊医院　供稿）

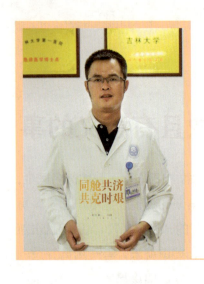

徐大海
白衣执甲，无怨无悔

徐大海，吉林大学第一医院急诊内科医生，中国共产党党员，副主任医师。

2020年2月4日，徐大海跟随吉林大学第一医院国家紧急医学救援队来到武汉，担任队伍临时党支部组织委员和医生组组长。2月5日晚进驻江汉方舱医院。

接班后，所有医生护士都"脚不沾地"地忙碌着。第一个摆在面前的问题就是护目镜起雾影响视线，拉低工作效率。下班后，徐大海赶紧把该问题反映给领队，并组织大家查阅资料，进行试验，终于发现用稀释的沐浴露或碘伏涂抹镜片后可以维持镜片约5小时不起雾。徐大海赶紧把这一发现在工作大群里分享，让大家都能尽快适应工作。

徐大海总是主动要求多值班，为其他队员争取更多休息机会。值班结束后，也总是在保证工作安全的情况下，让队友先出舱，多休息。他说："说实话，穿着防护服，戴着口罩、护目镜的工作状态是多一分钟都不想干，但是为了队友的健康，我能够做到冲锋在前，吃苦在前！"

徐大海随队转战汉阳体校方舱医院期间，舱内有位阿姨，她的老伴、儿子、儿媳都被隔离或在住院，家里还有2个年幼的孙子，她情绪有点焦躁。徐大海经常陪她聊天，为她进行心理疏导。老人说："感谢你们这些大老远来的医生，你们辛苦啦！"朴实的语言，反映出了老百姓对国家和白衣天使的信任。徐大海觉得，能为这样的国家与老百姓白衣执甲，无怨无悔。

（吉林大学第一医院　供稿）

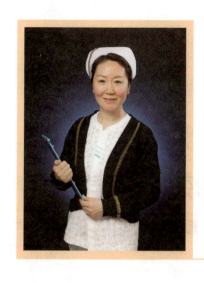

高　岚

重症一线的"陀螺"

高岚，吉林大学第一医院神经内科护士长，中国共产党党员，主任护师。

　　高岚在重症护理一线工作 30 年，曾多次参加重大公共卫生事件的医疗救治工作。面对突然而至的新冠肺炎疫情，她毅然向院领导请缨："虽然我已经 50 岁，但作为一名救援经验丰富的老兵，作为吉大一院重症护理学科的带头人，武汉需要我，我已经做好随时出发的准备，凯旋之时，把我的护士们、我的兵都平平安安地带回来！"次日，她作为吉林大学第一医院第五批援鄂医疗队护理领队，投身到武汉战"疫"中！

　　高岚肩负华中科技大学同济医学院附属同济医院中法新城院区 B10 东疗区重症病房管理的重任，她和队友们在防护服的层层保护下，用日复一日训练出的精湛护理技术，为危重患者救治提供坚强保障。体外膜肺氧合（ECMO）、血液净化、呼吸机、气管插管、高流量吸氧、终末消毒……她和护士们每天像陀螺一样忙碌，下班时衣服全部湿透，脸上鼻梁都压出深深的印痕。

　　高岚和自己培养的 13 名优秀神经内科护士在武汉相聚！这份"团圆"在这个没有硝烟的战场上显得弥足珍贵。她深知自己不仅是沙场上勇往直前的一名老战士，同时也是学生们学习对标的一面旗帜。她的一名学生深情地说："老师也来了武汉，她忙碌的身影是那么的亲切与熟悉。第一天她只睡了不足 3 个小时，一大早便又去了医院。每每看到老师如此辛苦、如此敬业，就觉得自己累一点也没有什么了，只希望能够帮老师分担一份责任与辛苦。"

（吉林大学第一医院　供稿）

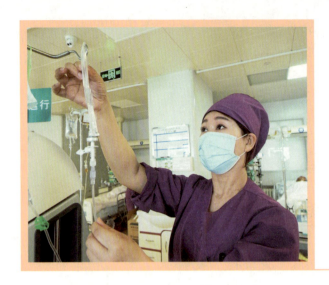

盛 岩

疫情不退，
我不退

盛岩，吉林大学中日联谊医院重症医学科护士长，中国共产党党员，副主任护师。

盛岩作为有着 28 年工龄的护理人，先后参加过 2003 年抗击"非典"、2009 年抗击甲流两大疫情。自新冠肺炎疫情发生以来，她一直奋斗在临床一线。2020 年 1 月 25 日，她取消了休假，投入到医院隔离病房的组建及人员培训中。2 月 7 日，她作为吉林大学中日联谊医院第二批援鄂医疗队的队员奔赴前线。

盛岩在华中科技大学同济医学院附属同济医院中法新城 B7 病区担任重症护理组组长。她充分发挥了重症组长的作用，运用自己多年的重症管理经验，迅速协助领导制定岗位职责、仪器设备操作流程、紧急突发事件流程等。病区收治的患者半数以上为老年患者，她根据收治情况把现有的护理细化为基础护理、生活护理、专科护理、心理护理四部分，并对高危患者制定出风险评估。使患者得到安全高效的护理，加速了康复的进程。

盛岩在疫情一线率先垂范，以身作则，遇到疑难、危险操作总是亲自进行，每次值班她都会让年轻护士先出病区，自己留守到最后。她和队友待患者如亲人，在她们的精心治疗和护理下，病区内的多数患者症状减轻，逐步康复，直至 3 月 27 日病区最后两位患者康复出院，她和队友们圆满完成此次抗击新冠肺炎疫情的援助任务。

（吉林大学中日联谊医院　供稿）

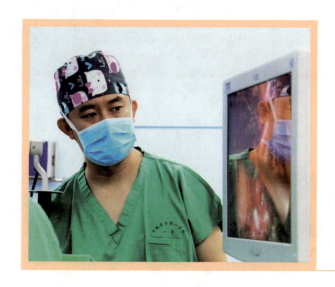

温元凯
方舱守护者

温元凯，吉林大学第一医院护士，中国共产党党员，护师。

2020年2月4日上午，温元凯随吉林大学第一医院国家紧急医学救援队誓师出征，奔赴湖北。作为护理队长的他坚信此次出行带领的是一支专业可靠、素质过硬的护理团队。

2月5日凌晨，温元凯带领团队迅速集结到江汉区武汉会展中心开展工作，面对物资缺乏、环境不熟悉、多日阴雨、气温骤降等一系列问题，他积极帮助当地快速建出合格的方舱医院，展开急救，让更多的市民得到治疗。

由于工作不断受到肯定，温元凯成为了"一块砖"，哪里需要搬哪里。他转战到汉阳体校方舱建设中。开舱收治患者之时，这场"战斗"也真正吹响了号角。虽然方舱医院收治的患者病情较轻，但数量很多。他带领着10名队员率先入舱。队员们大部分都是"80后"、"90后"，他们在战"疫"防控战打响后，纷纷请战："17年前的'非典'，他们保护了我们，这次换我们保护他们。"队员们不计个人得失的奉献精神、对工作的极端负责，让作为队长的他肩上的担子更重了，心中时刻想要把这支队伍整齐安全地带回家。

除了协调解决方舱内的各种问题，温元凯还尽量满足患者的需求。他要负责的工作从查房，给患者输液、测体温、雾化、吸氧，入院评估，出院患者的消毒，检验标本的留取、口服用药的指导，到一日三餐的发放，可谓事无巨细。

作为冲锋一线的战士，温元凯守住了自己这块最为关键的阵地，成为了武汉人民心中的方舱守护者。

（吉林大学第一医院　供稿）

黑龙江省

马业平
用生命践行医者誓言

马业平，黑龙江省牡丹江市中医医院重症医学科医生，中国共产党预备党员，主治医师。

一场突如其来的新冠肺炎疫情打破了 2020 年的宁静。2020 年 2 月 10 日，马业平向牡丹江市中医医院党委递交了人生的第一份"请战书"，请战"沙场"。2 月 12 日，他带着全院同仁的重托和期望来到湖北应城。

马业平抵达应城第一天，就第一批进入重症病区。在穿上防护服、戴上口罩和护目镜的那一刻，他几乎喘不过气来，但是在步入病房看到眼前众多的新冠肺炎重症患者时，他心里唯一想的是要尽快熟悉环境，尽快发挥作用。在还没有来得及熟悉的病区里，马业平成功救治了第 1 例呼吸心搏骤停的重症患者；在队友的默契配合下，成功完成了应城中医医院第 1 例连续性肾脏替代治疗（CRRT）。厚重的防护服、被汗水浸透的隔离衣、十几个小时不吃不喝，是马业平的工作的常态，却给了他前所未有的

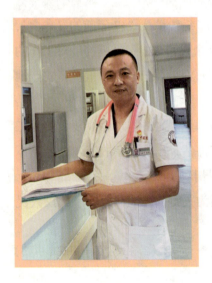

坚定——没有选择，必须勇往直前！在救治重症患者的同时，他还根据新冠病毒的疫戾之邪辨证施治，运用祛湿解郁、开肺降气、息风开窍等中医疗法，让重症患者康复率得到很大提高。

道之所在，虽千万人，吾往矣。马业平说，是党给予他战胜疫情的信心和勇气，是同仁在后方默默的支持和鼓励，才有了抗疫前线迅速成长的他——一名火线入党的中国共产党预备党员，并荣获"全国卫生健康系统新冠肺炎疫情防控工作先进个人"荣誉称号。

（黑龙江省牡丹江市中医医院　供稿）

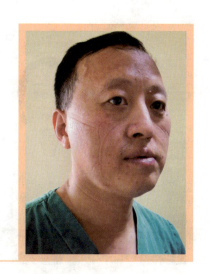

王洪亮

白袍加身，勇于亮剑

王洪亮，哈尔滨医科大学附属第二医院重症医学科主任，中国共产党党员，主任医师，教授。

2020年1月27日（大年初三），王洪亮随黑龙江省首批援鄂医疗队抵达武汉后，看到大量患者被病痛折磨却无法得到及时救治，看到奋战在一线多日的医护人员们疲惫不堪的身影时，被任命为重症新冠肺炎病房主任的他暗下决心："必须在最短时间内开展临床工作，竭尽所能救治更多的患者，拼尽全力帮助武汉协和医院西院的兄弟姐妹分担工作、缓解压力。"

接诊第一天，王洪亮率先进入病区救治患者。当走出病区时，他的脸上被护目镜、防护口罩压出深深的勒痕，刷手服全部被汗水浸湿，但他无暇顾及，立即组织医护人员制定诊疗流程，为后继接班人员提供可借鉴的经验。他始终强调：医疗质量就是生命，医疗质量创造效率。根据既往的经验，在呼吸衰竭治疗上呼吸机是最重要、最关键的手段，但对于新冠病毒导致的呼吸衰竭，却效果甚微，当时没有人能准确回答这个问题。他马上组织全体医生讨论，认为可能是呼吸机使用的时机太晚，错过了最佳治疗机会；同时还应进行俯卧位通气、胸部物理治疗等辅助手段。在随后国家颁布的指南中，"治疗窗口"前移、早期俯卧位通气都写在治疗方案中。

王洪亮作为黑龙江援鄂医疗队临时党委宣委，把担当和作为这两个在战"疫"中亟需的理念积极贯彻和落实。在党委的领导下，王洪亮和全体队员凭借超强的适应能力和过硬的业务本领，用勇于亮剑的精神与患者并肩战斗，不抛弃，不放弃，以与当地医生配合默契、收治患者人数多、病死率低著称。

（哈尔滨医科大学附属第二医院　供稿）

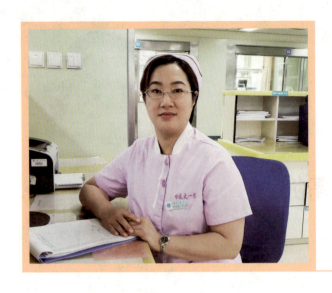

王　磊

善打硬仗的
白衣天使

王磊，哈尔滨医科大学附属第一医院重症医学科副护士长，中国共产党党员，主管护师。

2020年1月新冠肺炎疫情暴发后，王磊主动请缨参加黑龙江首批援鄂医疗队，于1月27日（大年初三）奔赴武汉。她连续65天奋战在武汉协和医院西院重症病区，担任重症病区护理组组长，带领来自不同省市不同医院的重症护理人员执行救治任务。

在武汉期间，王磊带领重症护理团队，克服硬件和人员相对不足的情况，提出"设立危重病区、重症病区及普通病区，分类收治危重症患者"；细化、新建多项工作制度；坚持每日进舱进行护理质控，及时发现问题，保证护理质量持续改进；积极开展责任制整体护理，保证每患有人负责，责任到人；将仪器设备集中管理，"7S"定点放置，在物资紧缺的条件下执行"阿米巴"管理模式（一种量化的赋权管理模式），做到精益不浪费；积极开展专项培训，不断提高护理团队工作能力；配合医生完成护理气管插管危重症患者共10余例。她所带领的护理团队获得"武汉协和医院西院患者满意度最高团队""全国卫生健康系统新冠肺炎疫情防控工作先进集体"称号，个人获得"全国卫生健康系统新冠肺炎疫情防控工作先进个人"称号。

王磊有全局观念，听从指挥，不讲条件，不计个人得失，善于沟通协调，组织领导能力强，得到了同事及患者的一致好评。在抗击疫情第一线以实际行动书写了对党和人民的忠诚。

（哈尔滨医科大学附属第一医院　供稿）

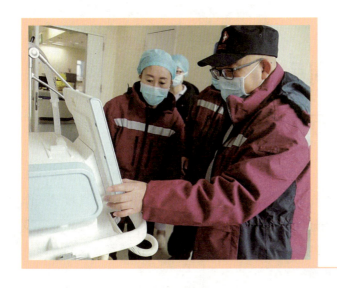

张东海
敬畏生命，
一如既往

张东海，齐齐哈尔医学院附属第二医院重症医学科主任，中国民主同盟成员，主任医师。

新冠肺炎疫情来临，54岁的张东海主动请缨，带头报名，作为黑龙江省第二批援鄂医疗队医疗组组长，带队出征，支援武汉协和医院西院。

抵达后的第一天，张东海来不及整顿行装，便率领队员开科收治患者。他坚持24小时值守，两天的时间病区全部收满。在武汉的58天里，张东海进舱最频繁，尤其对新入院或转诊的患者，他必须要亲自进舱查看，他对病区50名患者的病情变化及治疗方案都清清楚楚。他协调各种抢救设备和物资，亲自调试抢救设备，对缺乏经验的年轻医生亲自指导现场抢救；及时总结经验，开展病例讨论；严格落实三级查房、会诊制度，治疗组成员分工明确，科室工作效率大幅提升。

作为战时医务处成员，张东海积极参与医疗质控，每周两次督导检查病历质量，及时完成死亡病历讨论，总结经验。同时，他像家长般关心爱护队员，时刻关注身体不适队员的情况，对每一位深处异乡的援助队员都给予更多关爱。每次进舱前，他都要严格检查队员防护，防止暴露。他带领全队"零感染""零差错"地圆满完成了援助任务。

疫情防控期间，张东海还担任齐齐哈尔医学院附属第二医院和齐齐哈尔市新冠肺炎医疗救治专家组成员。从武汉归来隔离结束后，他坚持放弃30天休假，积极投身到医院的疫情防控工作，用实际行动践行了医生的责任担当，诠释了守望相助的家国情怀。

（齐齐哈尔医学院附属第二医院　供稿）

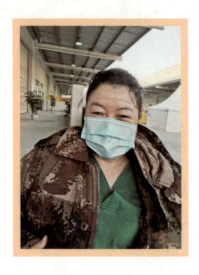

周爱君，黑龙江省宁安市人民医院普外科护士长，中国共产党党员，国家二级心理咨询师、执业药师。

周爱君
方舱里最可爱的人

48岁的周爱君是黑龙江省宁安市人民医院外科党支部书记、普外科护士长，20年来一直默默工作在临床一线。作为一名普通的医护工作者，她从没想到自己也会成为一名"战士"，朝着武汉的方向勇敢逆行。

疫情突降，周爱君作为党员，不畏年龄大，执着请缨，成为黑龙江省第五批援助湖北医疗队队员，担任护理组组长和牡丹江医疗队队长，进驻武汉沌口方舱医院。

2020年2月15日到达武汉时，方舱医院还没有收治患者，她立即带领护理组队员进入舱内实地考察，查看了医院的基本设施、结构，为入舱开展护理工作做好充分准备。周爱君同时担任所在病区的临时党支部书记。随着支部工作的开展，各支部委员在病区内开展了一系列宣传教育和志愿者活动，安抚患者情绪，还主动承担起为病友分发三餐的任务，使病区内的秩序得到有效改善。支部党员及志愿者不断通过正常渠道与上级党组织进行沟通，帮助协调并解决了很多问题，从而提高了患者对诊治工作的依从性。

一方有难，八方支援。面对看不见的敌人，面对艰苦的条件，周爱君没有退缩，用实际行动践行新时期白衣战士的神圣使命。患者们在微信里对周爱君说："谢谢你，最可爱的人，白衣天使！"

（黑龙江省宁安市卫生健康局　供稿）

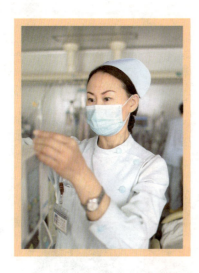

颜红霞，黑龙江省齐齐哈尔医学院附属第二医院重症医学科护士长，副主任护师。

颜红霞

武汉前线的最美逆行"玫瑰"

2020年2月2日，作为黑龙江省第二批援鄂医疗队护理组组长，颜红霞怀揣着满腔赤诚与坚定，勇敢踏上了抗击新冠肺炎疫情的征程。身为一名有着丰富重症医学护理管理经验的护士长，她觉得克服一切困难，积极投身战"疫"责无旁贷。

颜红霞所负责的病区大都是气管插管、有创通气的患者，他们病情重且变化快，密集护理操作多，工作量大。年轻的护士心存恐惧，作为护理组组长的颜红霞其实也心存怯意，但她必须要做护理团队的"压舱石"。为了让护士们有心理支撑，每个班次她都跟着进舱。

接管新病区的医疗队最快要两天后到达，但当时患者多且重，必须马上收治，颜红霞的护理组被派去先行协助建科，先收治患者。患者一批接一批转送过来，直到第二天中午，50张病床全部收满。当所有患者安排就绪，颜红霞几乎瘫坐在椅子上。

出征武汉期间，颜红霞有艰辛，有奉献，有泪水，更有收获。她说，不遗憾走进这场没有硝烟的战场。春暖花开季，平安归来时。如今，颜红霞仍然以饱满的热情、坚定的信念战斗在医疗第一线，用实际行动践行着白衣天使的铮铮誓言，用家国情怀彰显着逆行"玫瑰"的精神追求。

（黑龙江省齐齐哈尔医学院附属第二医院　供稿）

上海市

王春灵
以专业技能和人文关怀践行使命

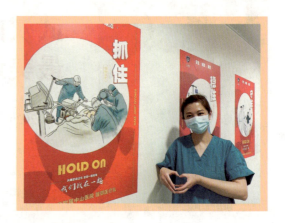

王春灵，复旦大学附属中山医院护理部副主任，中国共产党预备党员，副主任护师。

庚子新春，新冠病毒肆虐武汉。王春灵作为一位有着 32 年工作经历的护理人，第一时间主动请战，赶赴抗击新冠肺炎疫情的最前线。

在换防武汉大学人民医院东院的两个病区时，面对看不见的病毒和难以预知的风险，王春灵义无反顾地推开深入病房内区的那扇门，在床旁给患者加油、给护士鼓励。她积极探索整建制病房接管中的三级护理管理模式，通过科学调配、重点培训、激励支持，病区管理很快步入正轨。在支援武汉的 55 天里，她带领 10 名核心成员，共同将专业、严谨和精细的中山护理标准深度复刻到武汉前线。同时，依据关口前移的治疗方案，她提出制定个性化的护理方案，医护充分合作，体现出重症护士主动观察的意识、主导性方案选择的能力，实现了一系列中山护理标准的平移。

新冠肺炎疫情防控期间，王春灵与同事共同修订完成医疗队感染防控手册，作为战地中山标准，落实精准防控，确保中山医院援鄂医疗队零感染；她带领核心成员撰写《新型冠状病毒肺炎重型 / 危重型护理专家共识》，分享战地护理经验。

王春灵始终关注护理人员的身体健康和心理疏导，开展"巴林特小组"（一种团体心理辅导的形式，匈牙利医生巴林特最早采用这种形式来培训和提高医生理解病人的能力）关爱活动，与后方"巴林特"团队老师远程连线，从分享的一段经历或者心理活动，更多地了解身边护理同仁的想法，形成一种相互包容的氛围。

抗疫期间，王春灵郑重地向党组织递交入党申请，并在战地火线入党，成为一名光荣的中国共产党预备党员。

（复旦大学附属中山医院　供稿）

王振伟

国家需要时，我义不容辞

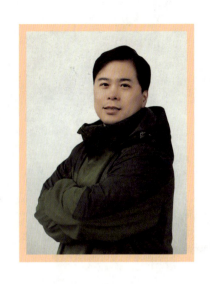

"我是呼吸科医生，专业对口。现在国家需要我，我义不容辞！"王振伟凭借扎实的中医功底，入选上海市首批援助中医专家进驻上海市公共卫生临床中心。完成市内援助任务不久，他再次积极要求上前线，并成为国家中医医疗队上海中医药大学附属岳阳医院分队队员，驰援武汉雷神山！

抵达武汉后，王振伟迅速投入"战斗"，身材并不算高大的他却迸发出巨大的能量，清点搬运物资、打扫整理病房，处处都有他忙碌的身影，汗水湿透衣衫。初建的病区条件有限，饿了，靠在床边随便扒拉一口饭；困了，靠在接驳车的椅背上小憩一会。

开科当日，感染三科七病区的 48 张床位就全部收满了。王振伟作为病区医疗组组长，负责结合每一例新冠肺炎患者的病情制定适宜的中西医诊治方案。他与队员们通力合作，辨证施治，将汤药、针灸等中医特色疗法综合运用。

呼吸"六字诀"功法是呼吸内科出身的王振伟最擅长的。一有空闲时间，他就进到病房，在患者通道里带领一些进入到恢复期的患者锻炼。由于长期佩戴口罩，王振伟的鼻子被磨破，"我要找我的鼻子谈谈心，关键的时候怎么能这么不争气，掉链子呢！"王振伟怕大家担心，也怕耽误工作而增加队友的负担，他一边擦着药，一边还调侃自己。

驰援武汉期间，王振伟处处冲锋在前，发挥了共产党员的先锋模范作用。

（上海中医药大学附属岳阳中西医结合医院　供稿）

王振伟，上海中医药大学附属岳阳中西医结合医院呼吸内科副主任，中国共产党党员，副主任医师。

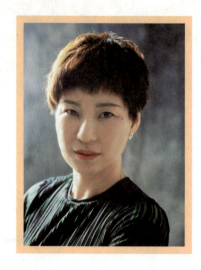

王晓宁，上海交通大学医学院附属瑞金医院手术室护士长，中国民主促进会会员，主任护师。

王晓宁

每一句"谢谢"都带着生命的重托

作为瑞金医院第四批援鄂医疗队护理领队，王晓宁带领 100 名护理人员，承载着无数嘱托与期盼踏上驰援武汉的征程。

抵达武汉后，王晓宁带着核心成员马不停蹄地赶往华中科技大学同济医学院附属同济医院光谷院区，整建制接手 E-04 重症病区。她快速熟悉病区环境，在现有条件下对双向单通道进行了进、出流程的优化；安置陆续抵达的物资，布置病房，开展护理临战培训。不到 24 小时，医疗队正式开始收治患者。从王晓宁身上，护士们看到了担当。

"136 人，一个也不能少。"这是此次出征最重要的目标之一。为此，王晓宁制定 25 项规章制度和应急预案作为战时护理工作指导，与负责院感防控的同事共同争分夺秒开展实战培训，建立院感防控专职护理队伍，在 4 个缓冲区中设立"啄木鸟"，24 小时无盲点地为每一位进出舱队员保驾护航。

除日常护理工作外，王晓宁深知，患者的心灵慰藉同样不容忽视。她带领护理团队在病房墙上贴上生动有趣的漫画和加油的话语；为在院患者过特殊的生日，为出院患者颁发特别的"毕业证书"；将自己吃的、用的从驻地带去病房送给患者……

面对这支"90 后"占多数的护理队伍，王晓宁像家长般时时关心每位队员的衣食住行、心理健康。工作之余，她带领护理团队撰写抗疫日记，指导队员撰写论文，在伙伴们眼中她就像繁星，照亮这短暂的黑暗。

（上海交通大学医学院附属瑞金医院　供稿）

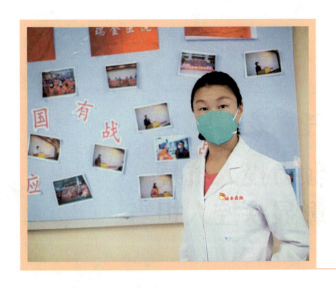

毕宇芳

立行医之志，怀向善之心

毕宇芳，上海交通大学医学院附属瑞金医院内分泌学科党支部书记，中国共产党党员，主任医师。

2020年新冠肺炎疫情发生后，毕宇芳第一时间主动报名参加上海市第六批援鄂医疗队，义无反顾奔赴武汉抗击新冠肺炎疫情的第一线。

毕宇芳作为驰援武汉中国内分泌女医师第一人，是医疗队的内分泌专业担当，也是院区内分泌专家组成员。针对重症与危重症新冠肺炎患者合并基础疾病多的特点，她积极参与新冠肺炎患者的整体治疗，为新冠肺炎患者合并糖尿病、酮症酸中毒、甲状腺功能异常等制定合理治疗方案，使患者化险为夷、重获健康。面对血糖非常不稳定、并发症严重、饮食极其不规律且不配合治疗的危重症与重症新冠肺炎合并糖尿病患者，毕宇芳总是主动与患者耐心交流，详细解释病情与需要进行的治疗方案，耐心说服和指导患者合理饮食，既保证新冠肺炎治疗过程中必需的营养摄入，又兼顾血糖的稳步合理控制。

作为援鄂医疗队临时党总支副书记，毕宇芳积极主动配合医疗队临时党总支书记，带领全体党员勇担使命，齐心协力救治与护理所管辖重症病区患者，为武汉驻地工作人员与志愿者提供防护知识培训，为当地社区与福利院老人送去医疗与生活物资。

秉承"国有战、召必应、战必胜"的医者承诺，肩负瑞金人"广慈博爱、追求卓越"的时代担当，毕宇芳始终以积极向上的正能量应对"战时状态"的所有难题，激励着身边的每一个人。

（上海交通大学医学院附属瑞金医院　供稿）

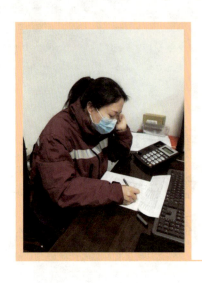

任　宏

倾力投入抗疫，彰显疾控人担当

任宏，上海市疾病预防控制中心结核病与艾滋病防治所肝炎防治科科主任，中国共产党党员，副主任医师。

任宏博士是流行病与卫生统计学领域的青年专家。她爱岗敬业，业务突出，在急性传染病防治一线岗位上工作了16年，作为骨干力量参加了H5N1禽流感、甲流、H7N9禽流感、埃博拉等疫情防控工作和世博会等公共卫生保障服务。2008年，任宏作为青年专家，曾被派往都江堰，参加上海疾控工作队第二批对口援建工作。在援建工作中，她勇挑重担，乐于奉献。

在2020年新冠肺炎疫情防控工作中，任宏又有突出表现。作为上海市疾病预防控制中心援鄂疫情防控工作队领队、首批援鄂疾控人员，她于2020年1月25日（大年初一）离沪，在武汉连续工作67天。

工作上，任宏不计得失、积极作为，从容面对每日14小时以上的工作量和不定期的应急加班任务，不但出色完成医务人员、死亡病例、聚集性疫情、地理信息、武汉2月1日发病高峰原因等专题分析，还支持了应急政策制定，并高效完成无症状感染者、4类人群床位数测算和血清学调查方案制定等专项任务。她带领上海疾控援鄂同事配合当地同行完成患者入户调查、电话访谈，倾力投入，主动前往医院和社区开展专题调查。

作为上海疾控援鄂团队的核心，任宏要与上海方面密切衔接、及时沟通情况，经常深夜伏案、见缝插针地将援助成果和实战经验记录在案、传至后方。她说，武汉人民不容易，是"全民参与，守卫健康"的磅礴力量鞭策着自己不断向前！

（上海市疾病预防控制中心　供稿）

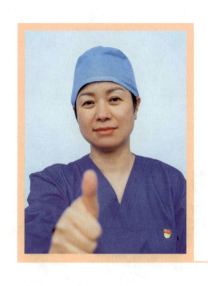

李圣青

昔日女军医
率团队与死神抢人

李圣青，复旦大学附属华山医院呼吸科主任，中国共产党党员，主任医师，教授。

2020年2月8日（元宵节），国家发出征召令。90分钟内，华山医院1支219人的队伍集结完毕，李圣青被任命为队长兼临时党总支书记。次日，这支华山医院第四批支援武汉医疗队将奔赴武汉，整建制接管华中科技大学同济医学院附属同济医院光谷院区重症监护室（ICU），专门收治光谷院区其他16个重症病区转过去的最危重的新冠肺炎患者。

即使曾经经历过"非典"救治，但ICU里患者的危重程度，还是让李圣青觉得这是一场"硬仗"。尽管她率领团队在抵达武汉的第一个24小时就用"华山速度"将一个仅有病床的新病区变成设备齐全的ICU，尽管已经做好了打硬仗的准备，但她说还不够，必须与死神抢人。

李圣青用扎实的临床技能、丰富的临床经验和坚韧的拼搏毅力，率领一支"党员先上"的专业队伍，曾经不吃不喝不眠不休连续作战大半天，为7名患者气管插管，赢得生机。她创造了光谷院区数项"首例"的纪录：首例气管插管，首例体外膜肺氧合（ECMO）置入术，首例主动脉内球囊反搏术（IABP），首例ECMO撤机，首例气管插管拔管。

在以她为首的共产党员的感召下，医疗队有80多名在火线上递交入党申请书的同志，多名队员火线入党，彰显出共产党员的社会担当与责任。

（复旦大学附属华山医院　供稿）

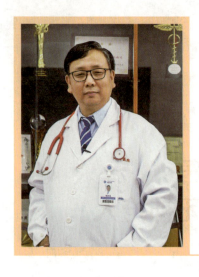

李庆云

不负韶华勇担当，逆行征程展风采

李庆云，上海交通大学医学院附属瑞金医院呼吸与危重症医学科行政副主任，主任医师。

2020年1月28日（正月初四），李庆云随上海市第三批援鄂医疗队出征武汉。作为医疗组组长的他，身先士卒，在武汉市第三医院（以下简称三院）连续奋战近两个月。

李庆云秉承"来之能战，战之必胜"的信念，协助领队用最短时间与三院同事形成团结协作的抗疫"医共体"，解决增氧设施，实现重症监护室（ICU）扩建及设备完善。他带领的团队接管了两个普通重症病区和ICU病区，承担三院80%以上的重型危重型患者救治任务。他联合三院专家制定诊疗规范，根据疫情不同阶段收治患者的特征优化诊疗策略，强调病情转化理念，倡导个体化治疗，重视心理疏导，提高了重型危重型患者救治成功率；组织多学科病例讨论，关注细节，总结经验，提升救治能力。

针对呼吸道传播疾病中的医护防护问题，李庆云设计并申报了"防飞沫的可发光咽拭子采集装置"和"气溶胶可视化系统"两项发明专利。他还带领青年医生对诊疗和康复问题进行总结和研究，并开展呼吸康复和睡眠健康科普宣教。

作为抗击"非典"的老兵，李庆云每天总是以饱满的精神投入工作，给身边队友带来正能量，并时刻关心队友的生活和心理问题，带领团队勇往直前。"苟利国家生死以，岂因祸福避趋之"，李庆云积极响应党和国家决策部署，义无反顾地冲在疫情防控第一线，用实际行动诠释了一名医务工作者的责任和担当。

（上海交通大学医学院附属瑞金医院　供稿）

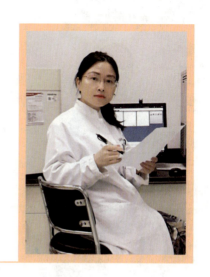

吴文娟

心中存暖阳，
美丽亦可期

吴文娟，同济大学附属东方医院南院检验科主任，农工民主党党员，主任技师。

2020 年 2 月 4 日，吴文娟随国家紧急医学救援队暨中国国际应急医疗队（上海）驰援武汉抗疫战斗第一线。2 月 5 日，医疗队刚到武汉东西湖方舱医院，吴文娟就被任命为感控部门负责人，承担整个方舱医院院感防控工作。

诊疗未动，感控先行。在吴文娟带领指导下，8 家救援队的院感人员迅速完成现场勘察、感控流程制订和硬件设施整改工作，极大地缓解了援鄂队员的心理压力。在实践基础上，她牵头夜以继日奋战，完成了一系列制度的制订，事无巨细，立规矩、抓源头。甚至设立专门的"穿衣班"，日夜监督队员们进出舱的防护服穿脱衣环节，让队友们没有后顾之忧，全身心投入到救治任务中。她始终坚守在确保方舱医院"零感染"的岗位上，牺牲个人休息时间，主动请缨奔赴其他方舱医院指导传授经验；亲自带队深入方舱和武汉市新冠肺炎重症患者定点救治医院重症监护病房进行新冠病毒环境监测。

吴文娟说："院感管理必须确保百分百安全，院感团队就是安全的吹哨人"。当方舱医院取得初步胜利，患者接连清零时，她并没有停下脚步，而是组织完成方舱医护的新冠抗体检测。在她带领的团队的守护下，东西湖方舱医院成功实现了"三个零"的目标。她还主编了中英文双语《方舱医院感染控制手册——新型冠状病毒肺炎疫情防控实务》一书，为国家抗疫政策和管理规范的制定建言献策，积极为全球抗疫提供经验。

（同济大学附属东方医院　供稿）

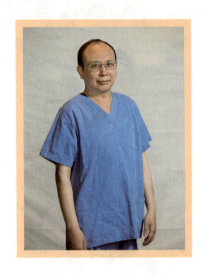

张继明，复旦大学附属华山医院感染科副主任，中国致公党党员，主任医师，教授。

张继明

36 年医学老兵，
白衣执甲护安康

2020年2月3日，出征武汉任务确定。1个小时内，华山医院援鄂国家紧急医学救援队组队完毕，张继明教授担任队长。出征时，他的发言只有铿锵一句话："虽然我们前去一个未知的战场，但一定不辱使命，带着所有人平安归来！"

2月5日，救援队入驻洪山体育馆武昌方舱医院。作为感染科资深专家和队长，张继明的任务不仅仅是救治患者，还要确保整个医院医务人员的安全。为此，他主动承担起方舱医院的院感防控流程设计和优化工作，走遍方舱每个角落，明确流程规范。同时，他率领团队在方舱医院开展防护理论及操作培训，为方舱医院医护人员、酒店员工举办了10余次培训会，受培训人员达1 000余人次。他制定的院感防控流程成为武汉所有方舱医院的共用标准。

运行了35天的洪山体育馆武昌方舱医院创造了一系列"最"：最早投入使用，最早成立临时党委和患者临时支部，最早有患者出院，最早开始进行患者心理疏导，最晚休舱。休舱后，这位"方舱队长"又转战华中科技大学同济医学院附属同济医院光谷院区重症监护室（ICU），直至最后一批返沪。

2月26日，一堂面向复旦大学上海医学院2016级临床八年制学生的《传染病学》课程在"云端"开讲。身在方舱医院的张继明教授坚持准时上线为学生答疑解惑，为同学们上了最生动的一课。

（复旦大学附属华山医院　供稿）

张 静

战"疫"一线，率团队彰显华山护理本色

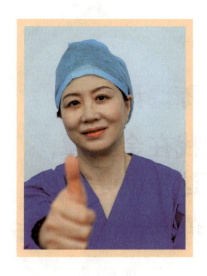

张静，复旦大学附属华山医院外科护士长，中国共产党党员，副主任护师。

2020年2月9日，张静被任命为复旦大学附属华山医院第四批支援武汉医疗队护理领队。180人的护理团队一夜成军，在抵达武汉的24小时内，她就带领团队把一个只有床和床头柜的华中科技大学同济医学院附属同济医院光谷院区病房改造成收治危重症患者的重症监护室（ICU），每个床位都配备了心电监护、输液泵、推泵、无创呼吸机、有创呼吸机等设备。

收治的患者病情危重、复杂，需要多学科联合救治，体外膜肺氧合（ECMO）、主动脉球囊反搏（IABP）、连续性肾脏替代治疗（CRRT）等专科治疗技术陆续开展，需要护理团队密切配合。张静深知，这支护理团队来自医院的各个科室，其中不乏"90后"乃至"95后"，必须先建立起一套制度和规范。于是她积极制定培训计划，使每一个操作流程，从无到有，从有到优。

作为护理领队，张静以身作则，勤进病房，参与实际的护理工作。她充分发挥团队中专科护士的专长，将血透护士组成血透小组，配合开展病区ECMO和血液透析治疗操作；让麻醉护士加入插管小组，配合病区所有气管插管工作。她根据队员年资及专长进行合理分组，根据病区实际情况进行弹性排班，确保各项护理工作高质量完成。她还成立了7个护理质控小组，狠抓护理质量，发挥出华山护理的水平。

（复旦大学附属华山医院　供稿）

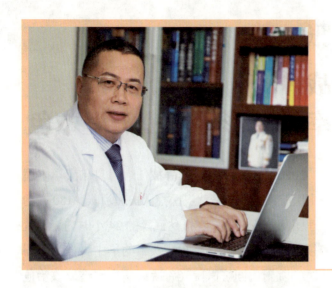

陈德昌

我在金银潭，这里就是我的战场

陈德昌，上海交通大学医学院附属瑞金医院重症医学科主任，中国共产党党员，主任医师。

陈德昌作为上海首批援鄂医疗队专家组副组长，在 69 天里一直坚守在武汉金银潭医院的重症区北三楼病房："我在金银潭，这里就是我的战场。"

初到武汉，陈德昌一方面想尽办法克服防护设备和抢救设备紧张的问题，另一方面马不停蹄地改进规章制度、规划空间、优化感控、分类收治……

有一次，一位患者的氧合指数突然下降，无创通气失败。面对暴露风险，陈德昌没有一丝犹豫，一句"我来插管！"便冲入病区，顺利完成了气管插管、有创机械通气。还有一次，一位患者在经过有创通气、深镇静、肌松剂治疗和俯卧位通气无效时，他又带领医疗队员成功完成了上海医疗队在武汉的首例体外膜肺氧合（ECMO）。此后，他们陆续开展了纤支镜、肺泡灌洗等项目，来提高气道管理的效率。

到武汉后，陈德昌几乎一天也没休息，每天交班的时候都要做疑难病例讨论，并关心重症患者的病情进展，评估是否要做有创治疗、器官功能手段是否要加强和优化等，并联合呼吸科、感染科、消化科等多学科攻坚克难。

陈德昌还在工作中联合进行多中心临床科研攻关，创建 COVID-19 智能数据库和临床预警系统，发表与新冠肺炎相关论文 15 篇。他率先提出"重症新型冠状病毒肺炎患者营养支持治疗专家建议"，为武汉带来了重症医学的先进管理体系、医疗技术及临床思维，使当地医院重症患者的救治成功率大大提高。

（上海交通大学医学院附属瑞金医院　供稿）

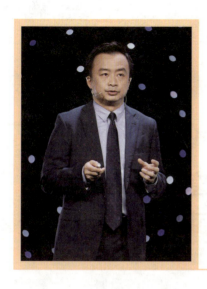

罗 哲
"复"前线
"旦"使命

罗哲，复旦大学附属中山医院重症医学科副主任，中国民主同盟成员，主任医师。

复旦大学附属中山医院（以下简称中山医院）重症医学科的罗哲，是医院第四批援鄂医疗队队长。从2020年2月7日开始直到4月1日返回上海，一直战斗在武汉前线。早已见惯了生死的他，在这场没有硝烟的战争中付出很多，也收获良多。

3月5日，一张"落日余晖"照片让全国媒体聚焦正在武汉大学人民医院东院支援的中山医院援鄂医疗队。罗哲说："看夕阳的王欣老大爷是我们成功救治的一位新冠肺炎重症患者，他87岁，来的时候严重低氧，心理状态也很差。我们采取很多救治措施，还尽力做好护理和营养。我知道王大爷是小提琴家，还经常和他聊音乐，让他恢复对抗疾病的信心。经过一个多月的治疗，他的病情有所好转。所以那天我让刘凯带他做个CT随访，CT室在另外一栋楼。难得的是，那天是武汉久违的好天气，阳光明媚，非常温暖。刘凯主动邀请老先生享受阳光。这个场景被随行的一位护工小伙拍了下来，成为大家所知道的'落日余晖'照片。"

罗哲还说："这张照片反映了中山医护人员对患者的人文关怀与无微不至的照料，折射出的是人性的光辉。照片里面的医生，其实是每一位战斗在一线的医护，躺着的患者其实也是每一位和新冠病毒斗争的患者。这个场景是全社会对理想医患关系的期待，也折射出全国人民在党中央的坚强领导下，对于取得疫情最终胜利的信心和希望。"

正是有罗哲和他的团队这样的一群医护人员，才谱写出"最美逆行者"的抗疫诗篇。

（复旦大学附属中山医院 供稿）

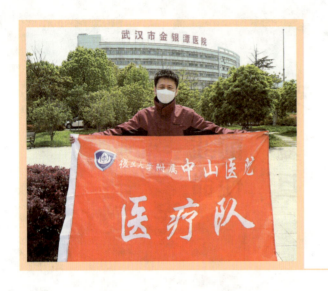

钟 鸣

寒冬下的坚守：
武汉抗疫 75 天

钟鸣，复旦大学附属中山医院重症医学科副主任，中国共产党党员，主任医师。

面对新冠肺炎疫情的严峻形势，自 2020 年 1 月 23 日上午 10 时起，武汉关闭离汉通道。同一天上午 10：30，钟鸣接到国家卫生健康委的指令，去武汉参加新冠肺炎重症患者的医疗救治。许多人问他，去武汉的路上，有没有感到害怕。钟鸣说："我是一名医生，面对突发的疫情，奔赴一线治病救人是我的职责；我是一名共产党员，面对困难，挺身而出是我作为一个党员应有的担当。"

在武汉市金银潭医院重症监护室（ICU）的七十多天抗疫战斗中，钟鸣作为医疗组长，负责危重患者的临床管理工作。从临时 ICU 科室制度的制定，到具体的临床操作，他始终严格要求自己，以身作则，走在最前。作为 ICU 医疗组长，既需要扎实的理论基础，又需要较强的动手能力。体外膜肺氧合（ECMO）、床旁血透、呼吸机、床旁超声、幽门后营养管、深静脉导管等等临床有创操作技能，即使在笨重的防护装备下，他也能顺利开展。当时科室里多数医护没有 ECMO 管理经验，有危重患者需要上 ECMO 时，他从机器准备、预冲，到穿刺置管上机，到术后管理，都亲力亲为，秉承中山医院精细化管理要求，同时手把手将操作技巧、管理经验传授给队员。凭着过硬的临床功底，钟鸣带领的这支临时组建的医疗团队工作效率和凝聚力都非常强。这支由他带领的"散装"医疗队在最艰苦的环境中，坚持到了最后的胜利时刻。

（复旦大学附属中山医院　供稿）

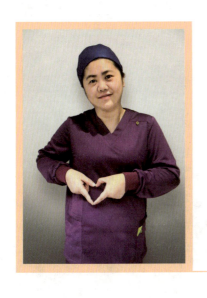

唐 欢

待到春暖花开时，我们一起回家

唐欢，上海中医药大学附属岳阳中西医结合医院重症监护室（ICU）护士长，中国共产党党员，副主任护师。

唐欢，上海第三批援鄂医疗队护理组长、第二临时党总支第一党支部副书记、岳阳医院 ICU 护士长，带领 93 名援鄂护理姐妹，不负生命相托的使命，驰援与坚守武汉 55 天，把大爱精神书写在荆楚大地上。

疫情突来，唐欢将家里年迈体残的老人和尚需母爱的稚子托付给支持她的爱人，不顾自己术后不久的身体状况，挺身而出，毅然报名支援武汉。她对犹豫是否选派她支援武汉的院领导说："作为一名党员、一名 ICU 的护士长，我责无旁贷，义不容辞！我会照顾好自己和伙伴们！请让我上前线。" 2020 年 1 月 28 日（大年初四），怀着心中的信仰，唐欢在抗疫道路上勇敢前行，驰援武汉。

作为上海援鄂医疗队护理组长，唐欢在武汉市第三人民医院负责两个新冠肺炎普通病区和重症监护室的护理工作。她第一时间去医院实地考察，了解情况后立即拟定岗位职责、合理排班；在工作中不断优化流程，用经验和责任打造出了一支高效专业的护理团队。作为医疗队的临时党支部副书记，她以身作则、率先垂范，把最辛苦的班排给自己，挑病情最重的患者进行护理，用实际行动诠释担当；作为团队中的大姐姐，她激励关爱伙伴，用自己的热情抚慰队友情绪。"姐妹们，等春暖花开，我们一起回家。" 93 名上海援鄂护士在她的鼓舞下同心协力、奋勇战"疫"。

（上海中医药大学附属岳阳中西医结合医院　供稿）

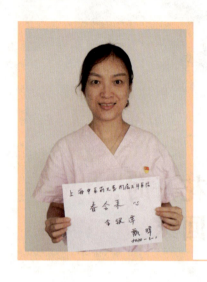

甄 暐

驰援江城，无悔人生

甄暐，上海中医药大学附属龙华医院肺病科护士长，中国共产党预备党员，主管护师。

面对席卷而来的新冠肺炎疫情，甄暐勇往直前、毅然报名，成为了抗击疫情最前沿的逆行者，参加上海市第一批援鄂医疗队并担任护理组组长。

2020年1月25日凌晨，甄暐随队抵达武汉，稍事休整后，于1月26日进驻武汉市金银潭医院。面对高负荷的工作，她不顾自己右膝关节半月板囊肿的疼痛，兢兢业业，默默坚守，连续奋战在医院。她以"零感染"为目标紧抓岗前培训和防护措施的落实情况，制定各项规范及操作流程，确保急救操作的有效性与时效性，为正确抢救争取宝贵的时间。

甄暐根据传染病房工作要求以及队员工作意见的调研结果，在结合临床实际与护士业务水平的前提下，成立体外膜肺氧合（ECMO）、连续性肾脏替代治疗（CRRT）专业护理团队，持续改进护理质量，提供及时精准的护理服务，保证临床护理安全。面对护理工作繁重、体力消耗严重、心理精神压力巨大的实际情况，甄暐结合病房收治情况，协调相关排班工作，逐步安排护士轮休，主动关怀战友，面对面提供心理疏导。工作闲暇之余，她还积极组织并参与医疗队集体活动，放松情绪，陶冶情操。

甄暐积极寻求思想进步，提高思想觉悟，扩展自身格局。在旁听了医疗队临时党总支的第一节党课后，连夜书写入党申请，主动向身边党员看齐，经受住考验，于武汉前线火线入党。

（上海中医药大学附属龙华医院 供稿）

江苏省

王 英
持续精进，做好一线"大管家"

王英，苏州大学附属第二医院急重症大科护士长，中国共产党党员，主任护师。

王英，长期从事急重症临床护理工作。2020 年初，新冠肺炎疫情突如其来，王英两次主动请缨，随江苏省第五批援鄂医疗队驰援武汉，王英所在医疗队落地武汉仅 58 小时即接收了 50 个重症确诊患者。作为护理领队，熟悉环境、磨合护理团队、协助调配物资、护理人力安排……一系列任务一股脑儿压在了她肩上。

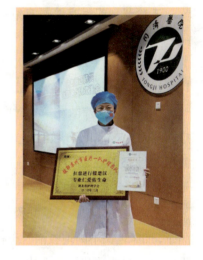

由于医院病区刚完成改造，患者生活起居都在病房里，既要落实治疗，又要生活护理，还要帮助患者树立战胜疾病的信心。王英的电话、消息接连不断，经常一件事处理到一半，另一件事又插了进来。面对严峻疫情，超负荷的工作体量，她感觉"责任重大，压力很大"。

为了高效救治患者，王英第一时间到病区开会，巡查隔离病房，并根据实际情况，快速理顺相关护理质量管理架构、病区的物资管理协调、危重护理培训、自身防护培训及与医疗专家的配合沟通机制等。她还负责了 130 名医疗队员的物资管理，在医院协调完各方面问题后，又要马不停蹄回到驻地。刚开始的半个月，王英每天只睡四个小时，像一个旋转的陀螺。在她的不懈努力下，病区及驻地各方面逐步走上正轨，她因此被队员亲切地称为"大管家"。

王英说："能被授命并战斗在这没有硝烟战役的最前沿，为打赢这场疫情防控阻击战贡献自己的力量，是我职业生涯中最荣耀的事！"

（苏州大学附属第二医院 供稿）

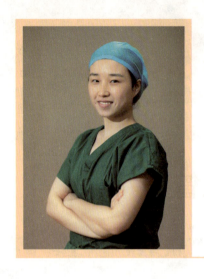

王珍妮

让青春之花在战"疫"一线绽放

王珍妮，苏州市常熟市第一人民医院消化内科护士长，中国共产党党员，护师。

2020年1月26日，得知医院正组派医疗队支援湖北，王珍妮第一时间请缨参战。1月28日，她随江苏省第二批援鄂医疗队到达战"疫"最前线，支援武汉市江夏区第一人民医院。医疗队在第一时间召开第一次全体党员大会，成立江苏省第二批援鄂医疗队临时党支部。王珍妮当选为宣传委员并兼任苏州"医路先锋"行动党支部宣传委员。截至3月15日，由她起草、修改、审核并联系发表的宣传稿件已超过500件，保质保量地完成了省市两级的宣传报道任务，弘扬了正能量。

王珍妮支援的病区是呼吸与危重症隔离病房。开设当天，60张固定床位很快就收满了，加床也在不断地收治新患者。这是她第一次在隔离病房工作，心中难免有些担忧，因为面对的是具有传染性的新冠肺炎，但一想到可以用自己所学的知识帮助患者减缓痛苦，减轻当地医护人员的工作量，她顿时不那么紧张了。在工作中，患者经常向她及病区工作人员表达感谢，患者的肯定，更加坚定了王珍妮打赢这场战"疫"的决心。

经历战"疫"一线48天的奋战，王珍妮收获了最好的成长、最纯粹的信念。未来，她将继续以担当践行初心，以实干守护使命，努力成为家乡人民最值得信赖的健康卫士！

（苏州市常熟市卫生健康委员会　供稿）

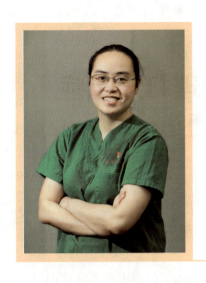

王 洵

我应该到风暴的中心去

王洵，无锡市第二人民医院（南京医科大学附属无锡第二医院）科教科副科长、呼吸与危重症医学科副主任，中国共产党党员，主任医师，教授。

王洵，从事呼吸与危重症医学临床、教学、科研工作近 14 年，家中三代行医，传承救死扶伤家风，曾参加 2008 年汶川地震救援。新冠肺炎疫情暴发后，2020 年 1 月 25 日（大年初一），她毅然放弃为母亲庆祝七十大寿，作为江苏第一批援鄂医疗队队员奔赴武汉，被任命为医疗组长。她负责一个隔离病区、65 张床位，收治住院患者 200 多名，其中危重患者 60 多名。她所在的江苏医疗一队，人数占江苏援鄂医疗队总人数的 6%，但诊治的患者达到了江苏援鄂医疗队诊治总患者数的 30%。

"不但要救每个患者，更要救一座城"。重治疗更需重防控，王洵和队友一起改造病区，建立合格的"三区两通道"，竖起临时隔离"防护墙"。她培训当地医护人员，强化感控意识，提升新冠肺炎诊治技术，带出一支当地的抗疫队伍，建起永久的隔离"防护墙"。

"不但要救一座城，还要帮助更多城"。王洵作为执笔人参与了钟南山院士和白春学教授牵头的《物联网辅助新冠肺炎诊疗中国专家共识》，受美国胸科学会指南及共识委员会主席邀请，参与《COVID-19 专家共识试行版》的制定。

"这是一场席卷全球的疫情，作为一名共产党员，我应该到风暴的中心去"。在武汉坚守的 53 天，王洵总是冲锋在前，用精湛的医术和无畏的勇气，践行着医者的使命和担当。

（无锡市第二人民医院　供稿）

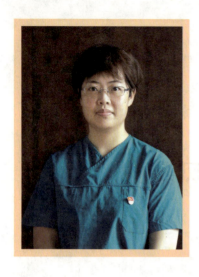

王清，南京大学医学院附属鼓楼医院护理部副主任，中国共产党党员，副主任护师。

王 清
"硬核"护理打通重症患者生命通道

　　新冠肺炎疫情战斗的号角吹起，王清第一时间报名驰援一线。匆匆告别先生与女儿，飞机起飞前，她给父亲打了个电话，淡淡的说了句："我去武汉了，放心！"

　　到达武汉安顿好已是凌晨，王清迅速梳理了医疗队 100 名护士的基本情况，科学排班。晚上 8 点，她带领第 1 班护士 2 小时收治了 44 例患者，防护服里的洗手衣湿了又干……尽快忙完回到驻地后，她仍不停歇地安排好第一周工作。她把"鼓楼护理模式"搬到武汉，并基于患者特点和护理工作需要，修订《新冠肺炎患者护理常规》，制订了《新冠肺炎病房专科护理手册》，为实现同质化护理做好保障。

　　整建制接管病区的第二周，病区收治了 1 名行气管插管的危重患者。王清第一时间参与抢救与协调，以最快速度开通静脉通路，配合进行扩容、升压、镇静等，半小时后患者转危为安，她的心也安定下来。危重患者的后续治疗和护理非常复杂，动脉血压监测、床旁连续性肾脏替代治疗（CRRT）、俯卧位通气、人工气道护理等成了工作"标配"，她带领团队圆满完成任务，得到医疗组的一致赞扬！

　　驰援武汉 52 天，王清从未休过 1 天，因为重视，所以关注！因为责任，所以担当！因为专业，所以果敢！她带给团队的是安心、乐观和无比强大的信心。她是一名战士！在没有硝烟的战场上，逆行着，无悔着！

　　（南京大学医学院附属鼓楼医院　供稿）

史锁芳
中医战"疫"显奇效

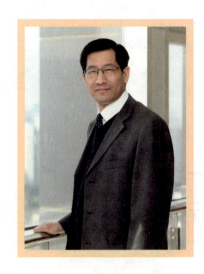

史锁芳，江苏省中医院呼吸科医生，中国共产党党员，主任中医师。

史锁芳，具有中医、中西医结合诊治肺系疾病逾30年经验。自2020年1月21日江苏省中医院发热门诊启用以来，他每日对发热患者进行会诊，并在国医大师周仲瑛教授指导下，根据疫情特点，拟定江苏省中医院新冠肺炎防治中医药方案，研制出治疗新冠肺炎发热的"荆防败毒颗粒"，获得良好效果。同时他担任江苏省卫生健康委新冠肺炎防控中医专家组成员，参与制定《江苏省新冠肺炎中医辨治方案》。

2月10日，史锁芳作为第三批国家中医医疗队（江苏）队长带队驰援武汉，并担任武汉江夏方舱医院医疗副院长。他统筹方舱医院江苏等5省区的医疗力量，做到相对分工、强调整体、统一协作。他开创了具有方舱医院特色的三级诊疗机制，通过一线值守值班、二线评估评定、三线审核把关，全面确保医疗质量。他积极发挥中医药特色优势，参与制定针对方舱医院轻症患者的中医治疗和康复方案，制订出方舱1号方（针对发热）、方舱2号方（针对咳嗽）、方舱3号方（针对无症状者）、方舱4号方（针对焦虑失眠）。他引入部分西医支持疗法，通过中西医结合治疗，最大限度降低死亡率，加速患者出院，有效降低重症转化率。同时，为确保医务人员"零感染"，并提高患者免疫力，他根据中医"五运六气"原理，自创"太极六气功"和"呼吸吐纳功"，并教授医护人员和患者练习。

（江苏省中医院　供稿）

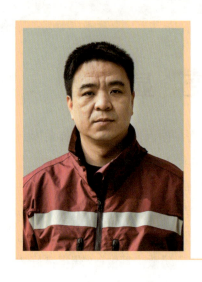

刘文东
战"疫"一线，
公卫人在行动

刘文东，江苏省疾病预防控制中心急性传染病防治所医生，主任医师。

刘文东长期从事传染病防治工作以及空间流行病学和人工智能算法在传染病防治中的应用研究。

新冠肺炎疫情暴发后，刘文东主动请缨，成为江苏援鄂的第一批疾控人。2020年1月25日（大年初一），他抵达武汉，加入由中国疾病预防控制中心以及江苏省、上海市、湖北省和武汉市疾病预防控制中心成员联合组建的国家卫生健康委新冠肺炎疫情防控前方工作组疫情分析组。

在武汉工作期间，刘文东充分发挥在传染病防治和科研工作中积累的经验，用空间流行病学方法对疫情的时空分布及动态变化进行适时、深入分析，明确阶段性防控重点；建立了数学模型，很好地还原了真实流行曲线，为疫情趋势研判提供技术支持，得到了联合专家组成员的一致肯定和好评。

援鄂期间，刘文东先后深入基层服务机构、社区、患者住所以及新冠确诊病例病房等一线开展流行病学调查；与疫魔的近距离接触为疫情研判和问题分析提供了新的思路，他对新冠肺炎的临床与流行病学特征以及防控工作中存在的问题等进行及时、深入分析，提出相关建议，为优化武汉市防控策略和措施提供支持，同时为湖北省防疫指挥部决策提供参考。

（江苏省疾病预防控制中心　供稿）

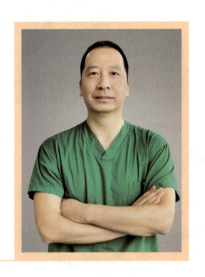

许红阳
暖心医生的侠骨柔情

许红阳，无锡市人民医院心胸重症监护室（ICU）主任兼重症医学科副主任、门急诊第一党支部书记，中国共产党党员，主任医师。

当突如其来的新冠肺炎疫情席卷荆楚大地，从医近 20 年的许红阳在请战书中这样写道："我的老师、同学、同行都在武汉战斗，我非常渴望加入他们的队伍。作为一名具有重症医学科丰富临床经验的医生，我有能力、有信心完成救治任务。"

2020 年 2 月 9 日，许红阳作为无锡医疗队队长和临时党支部书记，带领队员奔赴武汉，接管了收治新冠肺炎重症患者的华中科技大学同济医学院附属同济医院光谷院区 8 楼 E1 病区。时间紧迫、任务紧急，短短 10 分钟，23 位患者转入重症病房。不到两天，病区 50 张床满负荷运转，期间许红阳每天只休息两三个小时，胃部不适，吃片药又继续投入战斗。他随时关注患者的体征变化，随时调整诊疗方案。

许红阳率队在抗疫一线奋战 51 天，在同济医院光谷院区创下"6 个第一"：第一个设立 24 小时防护班；第一例经皮气管切开术；第一例床边 72 小时连续性肾脏替代治疗（CRRT）；第一次帮助兄弟医疗队完成经皮气管切开；第一例胸腔闭式引流；第一例床边纤维支气管镜检查和治疗。无锡治疗方案、感染防控措施、呼吸机废气处理小技巧、高流量呼吸湿化治疗仪使用流程等，分别获得了世界卫生组织、各地援助医疗队、武汉同仁的肯定。

在新冠肺炎疫情防控阻击战中，许红阳展现了共产党员的政治本色和精神风貌，彰显了白衣卫士的家国情怀和责任担当。

（无锡市人民医院　供稿）

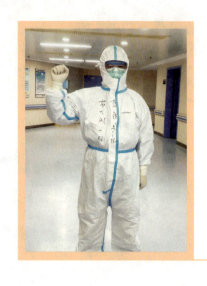

李 锐

恪尽职守，"苏武沐阳"

李锐，苏州大学临床医学研究院副院长，苏州大学附属第一医院医保办公室主任、消化科副主任，中国共产党党员，主任医师、教授。

2020年2月8日夜里，李锐接到驰援武汉的通知后，第一时间报名奔赴前线。他主动申请加入江苏省第五批援鄂医疗队，并担任江苏支援华中科技大学同济医学院附属同济医院（以下简称同济医院）光谷院区党总支组织委员、苏州市支援同济医院医疗二队医路先锋党支部书记、同济医院光谷院区国家医疗队消化特长专家。

作为医疗队党支部书记，李锐在抗疫一线尽职尽责，充分发挥党支部战斗堡垒作用，积极号召队员向党组织靠拢，到达武汉1周内共收到70份入党申请书，通过认真考查、培养、推荐，有1名队员经江苏省委组织部批准火线入党。他充分发挥党员先锋模范作用，先后多次组织党员突击队开展驻地卫生消毒工作。他为出院患者及家属建立了名为"苏武沐阳"（苏州和武汉共同沐浴阳光）的医患沟通群，为他们提供康复、随访、健康指导及心理疏导等服务。

作为消化科医生，李锐积极参与多学科查房，并深入隔离病房指导患者消化道管理，特别是重症患者肠道微生态调节与肠内肠外营养，取得显著临床疗效。他组建营养支持及血凝管理小组，并担任首席专家，亲自参与制定病区营养评估及支持方案。他时刻牢记习总书记指示，充分发挥党员先锋模范作用，坚决贯彻疫情防控全国一盘棋，加强团结协作。医患携手，"苏武沐阳"！

（苏州大学附属第一医院　供稿）

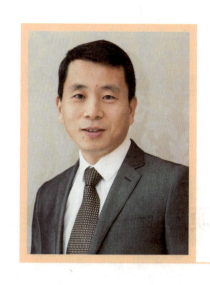

杨永峰
生命之舱的守护者

杨永峰，南京市第二医院副院长，中国共产党党员，主任医师。

杨永峰是南京市突发急性传染病救治队队长，曾多次参加突发急性传染病救治工作。新冠肺炎疫情发生后，南京市第二医院被指定为江苏省、南京市定点收治医院。服从医院安排，作为院感防控及消毒隔离组组长，杨永峰牵头制定了感控规章制度与流程，并对相关人员进行培训和严格考核，考核过关后方可上岗，确保医护人员"零感染"。看到武汉疫情严重，他主动向主管部门递交了请战书，并随江苏省第五批援鄂医疗队奔赴武汉。

作为队里唯一一名经历过多次重大传染病救治的专家，杨永峰建章立制，科学组织，言传身教，每天都培训到晚上10点。经过整整两天的培训，所有队员通过了小组考核，具备了个人防护能力和基本的传染病救治能力。

接管武汉开发区体育中心方舱医院后，杨永峰按照传染病诊治流程提出了改进意见。2020年2月13日当天，就对300名队员分10批进行了空舱模拟，使队员能直接进入状态，并同步准备各项物资、制度和流程。晚7点，方舱医院正式收治新冠肺炎确诊患者。2月15日，近600张床位的方舱医院已满负荷平稳运行，打出了"江苏速度"。杨永峰带领队员实现了患者"零回头""零病亡"，医务人员"零感染"的目标。3月17日下午，杨永峰作为江苏援鄂医疗队首批撤离队员中的一员平安归来！

（南京市第二医院　供稿）

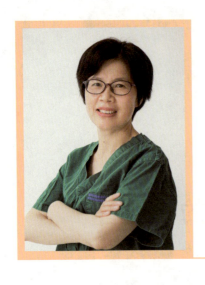

肖佩华

巾帼不让须眉

肖佩华，苏州市第九人民医院护理部主任，中国民主促进会会员，主任护师。

肖佩华长期从事护理一线工作。新冠肺炎疫情暴发后，她积极响应号召，和专家组其他成员一起制定救治方案和各项流程并紧抓落实，统筹全院的抗疫护理工作，带领护理团队坚守疫情防控一线。

当驰援湖北的集结号响起，肖佩华更是身先士卒，带领苏州市第九人民医院急救重症科、呼吸与危重症医学科、心血管内科和感染科的 21 名医务人员逆行武汉。在华中科技大学同济医学院附属同济医院光谷院区，面对陌生的工作环境和未知的风险，她首日即赴战场，安排自己第一批进病房。除了救治和协调工作，她还带领大家积极练习，熟悉穿脱防护用品，学习消杀规范及各项规章制度。作为领队的她，每天反复叮嘱队员"个人防护是最重要的……"，要时刻保持警惕。

此外，肖佩华还建立并落实了"每日护理组长例会制度"，通过驻地护理组长会议及时反馈问题，共同讨论改进方案。下班后，她不停地思考和总结，不断完善改进队员防护培训工作；同时，她科学合理排班，最大程度避免疲劳作战；配合制定完善护理常规，明确各班职责，使工作流程更加优化。

肖佩华是队员眼中敢打敢拼的"钢铁战士"，是病患心里的"苏州妹妹"，是最前线的"中流砥柱"。52 个日夜的战斗部署、默契配合和沉着应对，肖佩华带领团队实现了"零感染、打胜仗"的目标，彰显了"巾帼不让须眉"的英雄气概！

（江苏省苏州市吴江区卫生健康委员会　供稿）

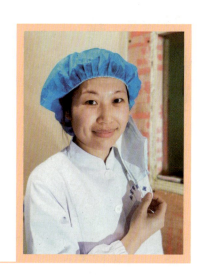

吴林珂
用爱心传递必胜的信念

吴林珂，南京市第一医院呼吸与危重医学科护士长，中国共产党党员，主管护师。

吴林珂长期奋斗在临床护理工作第一线。在得知医院召集医护人员支援武汉时，她多次积极申请报名，放下未满 8 岁的孩子，主动奔赴抗击疫情一线。到达武汉后，为了让战友更快适应新环境、迅速进入工作状态，她连夜制定出各班次工作流程，保证临床护理工作有序开展。

因所在病区是危重症病区，随时可能接收气管插管患者，从进入病房起，吴林珂就立即着手落实各种抢救仪器、设备药品的备用状态，保证抢救过程中不出任何差错。每次接到收治气管插管患者的通知，无论时间、地点，她都以最快的速度赶到病区，在三级防护状态下协助战友们插管、抢救，待患者顺利插管、病情稳定后才安心离开。

隔离疫情，但不能隔离爱。吴林珂常常对战友说："面对患者，我们不光要用专业知识缓解他们的不适症状，更要给予他们心理上的支持，给他们战胜疾病的信念。"患者中有一位高龄孤寡老人，刚入病房时拒绝言语和进食，情绪非常低落。吴林珂见此情况，每天都会在这位患者的床边多待一会儿，带上一些水果，倒上一杯热水。

经过吴林珂和队员们的共同努力，她所在的南京医疗二队圆满完成了"医务'零差错'、患者'零死亡'、医务人员'零感染'"的目标，是光谷院区 17 支国家医疗队中唯一的一支患者"零死亡"队伍。

（南京市第一医院　供稿）

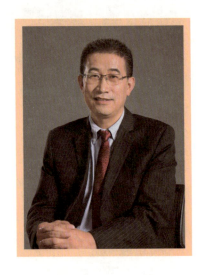

邱海波，东南大学附属中大医院党委副书记、纪委书记，中国共产党党员，主任医师，教授。

邱海波
重症患者在哪里，我就在哪里

2020年是全国人民携手抗击新冠肺炎疫情，众志成城的一年，邱海波说："被患者需要、被人民需要、被国家需要是作为重症医师无上的荣耀。"

2020年1月19日，邱海波接到指令，迅速奔赴武汉参加疫情防控和救治指导工作。他白天深入重症病区，了解患者病情变化及治疗效果，探索治疗路径。晚上，就在驻地揣摩研究治疗方案，总结治疗流程和规范。他先后参与《新型冠状病毒肺炎诊疗方案》第二版到第八版的制定工作，为规范重症、危重症患者救治倾注了大量心血。

面对疫情初期的严峻形势，邱海波与专家们科学提议多学科医疗组下沉、增设重症患者收治医院、全国重症专家驰援、创建方舱医院等措施，为稳定战"疫"形势、扭转被动局面作了突出的贡献。

除了向中央指导组提出建议外，邱海波还通过媒体记者采访、新闻发布会等途径，凭借自己扎实的专业素养和丰富的临床诊治经验，直面各种疑问，回应热点问题，做好社会心理稳定疏导工作。

直到2020年4月24日，武汉重症新冠肺炎患者清零，抗击新冠肺炎疫情工作取得了阶段性的胜利。随着疫情防控进入常态化，邱海波仍然带领团队战斗在抗疫一线。

（东南大学附属中大医院　供稿）

谷 伟

战场征召，舍我其谁

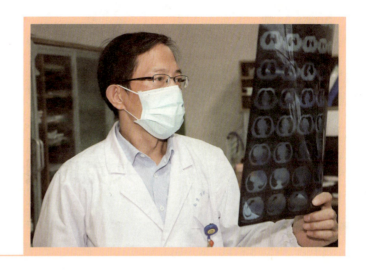

谷伟，南京市第一医院呼吸与危重症医学科主任，中国共产党党员，主任医师，教授。

新冠肺炎疫情暴发后，武汉战场征召，作为呼吸科专家，谷伟立即报名出战。他说："我们搞呼吸科的，在这场战'疫'面前，舍我其谁！"出发前一天，谷伟被诊断出患有交感神经性颈椎病，但他没有丝毫犹豫，依旧整理行装，于2020年2月9日随队出发。

抵达武汉当晚，谷伟带领南京医疗二队130名医疗队员整建制接管华中科技大学同济医学院附属同济医院光谷院区E1-5F重症病区，2个小时内就接收了47位患者。作为病区主任、医疗组长，他对所有患者的病情都"门儿清"。他每天主持疑难病例讨论，及时优化诊疗方案。

谷伟还负责团队管理工作。如何更好地实现多学科团队协作、怎样减轻一线年轻医护人员的精神压力……都是他积极思考的问题。有一次，他的颈椎病急性发作，头痛难忍，1次吞了4片止疼药才把疼痛给压住，但他仍然坚持工作在第一线。

在武汉奋战的52天里，谷伟带领南京医疗二队共收治了新冠肺炎确诊患者88例，无一例死亡，无一例转重症监护室（ICU），是光谷院区17支国家医疗队中唯一一支患者"零死亡"队伍。此外，该队制定的"糖果翻身法""盲法鼻肠管床边置入流程"，总结出的救治关口前移、多学科合作和精细化管理的重症患者救治方案，为"江苏经验"及"光谷经验"的形成作出了积极贡献。

（南京市第一医院　供稿）

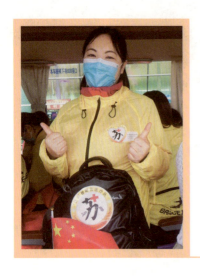

张 燕

共克时艰，共迎春暖

张燕，无锡市第二人民医院护理部副主任，中国共产党党员，主任护师。

二十余年来，张燕始终在重症监护室（ICU）和神经外科等危重症科室工作，从一名普通护士成长到护理管理者，她始终不忘救死扶伤的初心和使命。

2020年春节，新冠肺炎疫情暴发，"我是党员又是危重症专科护士，援鄂救治患者是我的职责和担当"，张燕第一时间向医院提出请战申请。经过组织选拔，她作为无锡市第二批援鄂医疗队副队长，带领100名护理人员踏上战"疫"第一线。

抵达华中科技大学同济医学院附属同济医院光谷院区后，张燕立即投入到工作，连续在一线奋战了40个小时，配合医生顺利完成了50名危重患者的收治。

为了降低感染风险，张燕设立了24小时专职防护班，为全体队员的防护安全保驾护航。为了实施规范化管理，她利用休息时间制订了《防护班职责》《清洁区和污染区消毒流程》等十余项工作职责和流程，受到医疗队和当地医院的高度赞扬。她带领的护理团队配合医生完成了该院区的"八个第一"：第一个设立专职防护班，第一例经皮气管切开术，第一例72小时连续床边连续性肾脏替代治疗（CRRT）……

针对疫情下患者的心理创伤，张燕提出"隔离病毒、不隔离爱"的理念，她带领队员制作爱心卡片，在病房发起了"爱心寄语"活动，通过患者和医护人员互赠鼓励的话语，积极营造有温度的病房。她所在的医疗队收到患者锦旗和表扬信的数量在该院区17家国家医疗队中位列第一。

奋战52天，张燕践行了当初的入党誓言，用责任和担当书写了不辱使命的医者答卷。

（无锡市第二人民医院　供稿）

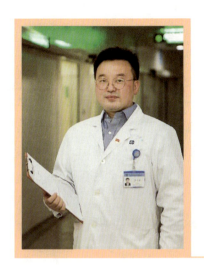

陈文森
在祖国需要的地方挥洒
热血青春

陈文森，江苏省人民医院（南京医科大学第一附属医院）感染管理处副主任，中国共产党党员，主任医师。

2020 年初新冠肺炎疫情暴发后，陈文森在江苏省人民医院党委领导下，平稳有序地组织了院内新冠肺炎感染防控工作。

在 2 月 11 日接到国家卫生健康委医政医管局调函后，陈文森作为中央指导组医疗救治组专家，立即奔赴武汉汉口医院支援。凭借多年的工作经验，他快速厘清感控风险盲点，梳理了感控建筑布局流程，改进感染防控程序，优化环境消毒方式，并采取了"现场案例指导＋培训＋1 对 1 答疑"的方式，让医务人员更安全、更放心地与病毒"战斗"。

陈文森经常进入隔离区，排查感控风险点并检查医务人员防护及感控措施落实情况，他就是医务人员、患者和病毒之间的"防火墙"。在驰援期间，他组织开展了首次新冠肺炎患者急性心梗手术演练，有效避免了安全隐患。为保障血液透析患者正常就医，他创新性地提出了"分、防、筛、监"策略，科学分层管理血透患者，预防交叉感染，使疫情期间血透患者"零感染"。强化感染防控后，武汉汉口医院出院人数稳步提升，患者病死率显著下降，医务人员保持"零感染"。3 月 20 日，汉口医院实现新冠肺炎患者清零。此后，陈文森还协助医院复工复产，使医院平稳过渡到平诊状态。

驰援武汉 62 天，陈文森毫无畏惧，直面疫情，为战"疫"胜利作出了自己的贡献。

（江苏省人民医院　供稿）

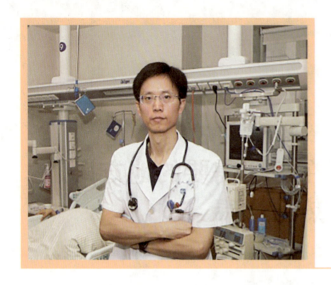

陈旭锋，江苏省人民医院（南京医科大学第一附属医院）急诊中心副主任，中国共产党党员，主任医师，教授。

陈旭锋

做战"疫"最忠诚的"一块砖"

2020年除夕前，新冠肺炎疫情暴发，防控形势严峻。陈旭锋接受党和国家的召唤，作为队长和临时党支部书记率领国家（江苏）紧急医学救援队星夜出征武汉，接受建设首批"方舱医院"的艰巨任务。他负责筹建的武汉客厅方舱医院体量巨大，床位接近1 500张，而他带领队员们仅用不到一周时间就完成感控指导下的环境改造、医院制度的规范化制定、人员和物资的标准化调配等工作，并满额收治患者。

随后，陈旭锋和团队听从组织安排，再战武汉体育中心方舱医院，仅用24小时就完成了满编制运行。在两家方舱医院的建设过程中，他们总结经验，形成一套行之有效的方舱医院医疗规范，实现了患者"零死亡""零返舱"，医务人员"零死亡"的既定目标，受到党、国家和社会的高度赞扬。

3月初，当方舱医院任务完成后，陈旭锋作为国家专家督导组成员之一留守武汉，先后转战武汉市第一医院、金银潭医院重症病房，帮助救治最后一批危重患者，负责战"疫"扫尾工作。

从"先锋"到"后卫"，从"方舱"到"重症"，陈旭锋在持续近3个月的战"疫"历程中，始终把自己当成是党和国家的"一块砖"，哪里需要哪里搬。他用挥洒的汗水，展现了一个医者救死扶伤的仁心；他用不停的脚步，实践了一个共产党员听党指挥的忠诚。

（江苏省人民医院　供稿）

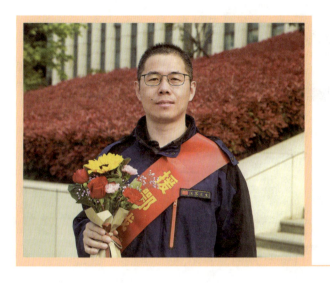

陈亮，淮安市第一人民医院（南京医科大学附属淮安第一医院）呼吸与危重症医学科副主任，呼吸科重症监护室（RICU）主任，中国共产党预备党员，主任医师。

陈　亮

中断留学赴前线，不畏险阻救病患

陈亮于 2019 年 7 月到美国访学，按原计划中途回国办理签证手续时恰逢武汉新冠肺炎疫情暴发，他毅然决定延迟出国留学，第一个主动向院长请缨，跟随江苏省第二批援鄂医疗队前往武汉市江夏区第一人民医院支援。

在工作上，作为医疗队第二医疗小组组长，陈亮身先士卒，冲在临床第一线。每次在抢救危重症患者、给重症患者使用无创呼吸机支持治疗及更换高流量氧疗装置的时候，都能第一时间看到陈亮的身影。他的所作所为得到当地医院科主任、护士长及科内同事的一致好评。一位危重症患者经过他的团队精心治疗，症状明显改善，给陈亮及整个江苏省第二批援鄂医疗队送来了一面千里之外定制的锦旗。在繁忙的临床工作间隙，陈亮给当地感染病房医生培训重症急性呼吸窘迫综合征（ARDS）患者的临床管理和查房要点，倾力打造一支带不走的抗疫队伍。在休息时间，陈亮协助医疗队物资组做好管理工作，协助搬运后勤保障物资；每天晚上参加全队队务大会、医疗质量控制会，主持病例讨论，真正做到对协管病区的深入管理。

在思想上，本是中国民主同盟盟员的陈亮，在抗疫过程中被全国以及队内党员的先锋带头作用所感动，积极要求上进，向党组织靠近，递交了入党申请书，于 2020 年 3 月 24 日正式成为一名预备党员。

（淮安市第一人民医院　供稿）

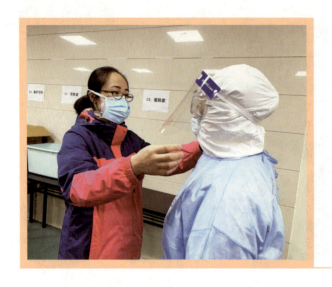

范卫新

我们打赢了三场"战役"

范卫新，南通市海门区人民医院呼吸与危重症医学科病区护士长，中国共产党党员，主任护师。

2020年春节，新冠肺炎疫情突袭武汉。范卫新第一时间请战驰援湖北。2月9日，她随江苏省南通市第四批援鄂医疗队抵达武汉，临危受命，担任医疗队临时党支部书记、第五批江苏省援鄂医疗队护理组组长。在武汉的38个日夜，她和战友们打赢了三场"战役"。

第一仗是筹建方舱。刚接管武汉体育中心方舱医院时，进出通道、工作区域等还没有完善。时间就是生命，范卫新和战友们一起发挥"三不怕"（不怕吃苦，不怕吃亏，不怕得罪人）精神，攻克了一道道难关，仅用2天时间就完成筹备工作，为顺利开舱收治患者奠定了基础。

第二仗是救治病患。武汉体育中心方舱医院开舱3天之内就收治了560例新冠肺炎患者，医务人员的压力和工作量非常大。但范卫新没有喊苦喊累，在最短时间内建立了完整的护理管理架构和工作流程，科学地完成护理人员的排班，协调开展各项护理工作。

第三仗是保护战友。武汉体育中心方舱医院收治患者数量多，可以说是病毒的"集中营"，医务人员的风险可想而知。作为护理组组长，她对200名护士高标准、严要求，科学做好防护措施。面对病毒，她没有豪言壮语，只有简短的一句"我是组长，我先上"，将危险留给自己，把安全留给他人。

援鄂近40天，范卫新未曾休息过一天，每天都忙碌到深夜。她不惧生死、勇于担当，用实际行动践行了一名共产党员的初心和使命。

（南通市海门区人民医院　供稿）

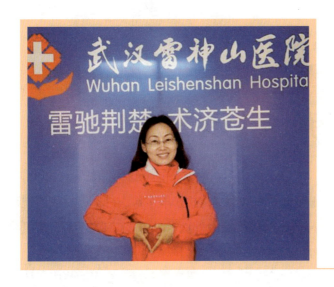

茅一萍
尽全力筑牢医护及患者安全防控底线

茅一萍，徐州医科大学附属医院感染管理科科长，中国共产党党员，教授，主任护师。

茅一萍有着 20 多年医院感染管理工作经验，2020 年 1 月 25 日（大年初一），她作为国家卫生健康委派驻武汉的医院感染防控专家组成员奔赴武汉。从武汉市第七医院到雷神山医院，从院感零基础到流程科学化，她在武汉感控战"疫"最前线，一待就是 80 天。

茅一萍每天从凌晨 4 点半工作到次日凌晨，足迹遍布武汉 6 个区，包括 6 家定点收治医院、1 家方舱医院，从建章立制、流程优化、督查监测、培训考核、职业防护、能力提升 6 大方面展开防控工作。此外，她还主动承担了江苏、黑龙江、吉林中医医疗队的驻地及队员安全防护工作。

茅一萍为武汉市第七医院、雷神山医院及医疗队制定制度及标准操作规程（SOP）近 40 项，布局优化工程 50 余项，感染防控风险评估及整改建议报告 20 余份；通过每天医疗查房争取多学科合作，对多耐及侵入性操作落实感染防控；通过专人及信息化方式完成医务人员培训、职业防护的全程指导、督查和落实跟进；通过多形式培训，给医院留下了一支带不走的感染防控团队。

作为共产党员，无声而有力的价值观引领茅一萍冲锋在前，危难之时将自身的力量，凝聚为"白衣为袍赴国难"的大义情怀，践行初心使命。参加这场"没有硝烟的战斗"，她的内心始终充满了自豪：用专业的感控知识，为医护人员铸就最坚强的后盾！

（徐州医科大学附属医院　供稿）

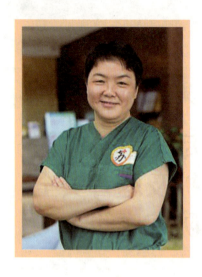

周静，江苏省人民医院（南京医科大学第一附属医院）老年重症监护室（ICU）行政副主任，中国共产党党员，主任医师。

周 静
为危重患者打开生命通道

"作为一名有 19 年党龄的中共党员和 ICU 医生，抗击疫情责无旁贷。"2020 年 2 月 2 日，周静作为江苏省人民医院首批援鄂医疗队队长、临时党小组组长带队出征。

抵达武汉后，周静迅速进驻对口支援的华中科技大学同济医学院附属同济医院中法新城院区，她带领队员连续奋战三天三夜，在一个新开的 ICU 收治患者。"时间就是生命，我们必须马不停蹄地开展治疗。"她凭借扎实的基本功，带领团队成功地为多名危重患者进行气管插管及深静脉穿刺，打开了生命通道。

2 月 9 日，在上级安排下，江苏省第三批援鄂医疗队接管中法新城院区 C8 西病区，周静又承担起病区主任的职责。她发现病房里只有 1 台血氧饱和度监测仪，每位患者 2~3 小时才能被监测 1 次，存在巨大风险。于是她立即联系江苏后方捐赠一批血氧仪，通过增加自我监测及自我汇报病情，许多患者得到及时救治。截至 3 月 25 日病区清零，共收治重型及危重型患者 77 例，治愈出院 60 例，在院患者"零死亡"。3 月 26 日，江苏省第三批援鄂医疗队再次接到上级命令，转战武汉市肺科医院，接管重症监护病房，直到完成任务离开武汉时，仍然保持着住院患者"零死亡"的战绩。

在武汉的 71 天里，周静用自己的实际行动履行了医者对生命的承诺，更践行了一名党员对祖国和人民的无限忠诚与担当。

（江苏省人民医院 供稿）

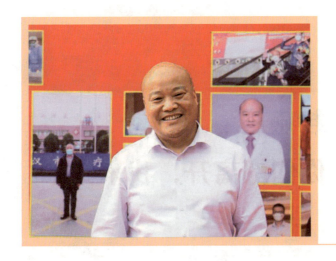

郑瑞强，江苏省苏北人民医院副院长，中国共产党党员，主任医师。

郑瑞强

奋战在"红区"的"江苏001号"

他，是国家卫生健康委最早派往武汉支援的4名专家之一。他，是闻名全国的"重症八仙"之一。他，是江苏省扬州市第一位驰援武汉、最后一位返回的医务人员……

2020年1月24日（大年三十），郑瑞强作为专家组成员在抵达武汉的第一时间即投入了工作。第二天，他开始正式驻点武汉市肺科医院，负责新冠肺炎危重患者的救治工作。作为第一批定点医院，武汉市肺科医院收治了病情最危重的患者，郑瑞强常常一早进入"红区"，忙到晚上才出来，凌晨5点还在微信群回复工作。那段日子他根本没有时间概念，在他眼里只有患者，能多救一个是一个。

3月下旬，郑瑞强与全国各地驰援武汉的其他7位重症专家组成员"坐镇"7家危重症定点医院，攻坚"最后的堡垒"，被媒体称为"重症八仙"。危重患者都是"难啃的骨头"，一人一方案，每天都要进行专家组讨论。95个日夜，最终他们和武汉一起挺过来了！临别前，武汉市肺科医院为郑瑞强订制了"江苏001号"工牌。因表现突出，郑瑞强被授予"全国卫生健康系统新冠肺炎疫情防控工作先进个人"称号、新冠肺炎疫情防控"记大功"奖励。

冲锋在一线，奋战在"红区"，郑瑞强把经验和方法带到各个医院，把生机和希望带给更多人。他与时间赛跑、与"病魔"较量，护佑生命，用大爱无疆诠释了为人医者的担当。

（江苏省苏北人民医院　供稿）

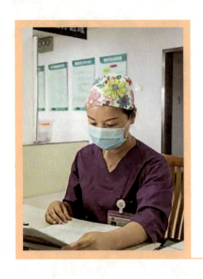

赵燕燕
你们都离开，我来

赵燕燕，江苏大学附属医院（镇江市江滨医院）重症监护室（ICU）护士长，中国共产党党员，主任护师。

2020年伊始，新冠肺炎疫情暴发，国家发出征召令，赵燕燕义无反顾报名参加。作为江苏省首批援鄂医疗队队员，赵燕燕于1月26日（大年初二）启程，在武汉奋战了52天。

在去往武汉的路上，赵燕燕就设法了解支援医院的最新情况，但即便此前已做足了心理准备，当她第一次踏入发热重症病房时，扑面而来的紧张气息仍让她一阵恍惚。战"疫"过程中，赵燕燕帮助病区第一时间完善工作制度，进行了库房前置，通过设置气管插管和深静脉置管"箱"、优化器材摆放和取用流程，缩短了取物时间。被援助医院的医护人员称赞"我们就是一家人，亲人江苏队的到来给我们带来了非常大的安全感，有你们真好！"

在武汉期间，让赵燕燕印象最深刻的是2月12日下午，她突然听到有人大喊"赵护士长，3床患者不行了！"3床是一位75岁老大爷，是赵燕燕重点关注的对象。她冲进病房仔细观察，迅速判定患者因吸痰管无法吸出痰液而处于严重缺氧状态，有生命危险！顾不上暴露风险，赵燕燕大声对身边的人喊道"你们都离开，我来！"她果断采用开放式气道吸引，把痰液成功吸出，将患者从死神手中抢了回来。

赵燕燕说，这一经历将会是她职业生涯中最宝贵的一段记忆！

（江苏大学附属医院　供稿）

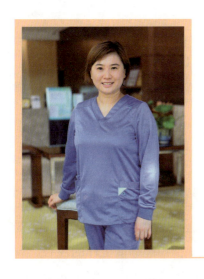

胡大玲

"疫"线青春力量，
披荆斩棘护安康

胡大玲，南京医科大学附属逸夫医院老年科护士长，中国共产党党员，副主任护师。

2020 年 2 月 2 日，胡大玲被任命为江苏省第三批援鄂医疗队、南京医科大学附属逸夫医院第二批援鄂医疗队护理组组长，进入华中科技大学同济医学院附属同济医院（以下简称同济医院）中法新城院区参与救治工作。该院区定点收治新冠肺炎危重患者，医护工作严峻。

2 月 8 日，江苏省第三批援鄂医疗队整建制全面接管一个 50 张编制床位的危重患者病区，工作强度进一步加大，胡大玲综合医、护、患情况，将护理人员分组，与责任护士一起制定个体化护理措施，做到科学搭配、综合护理、有效观察、及时救治，为患者提供最有效、贴心的治疗，其所在护理团队患者满意度 100%。

胡大玲日常工作中认真负责，为保障抗疫一线医护人员的安全，她在每个护理小组安排了一名感控监督员，并对其进行重点培训，根据特殊的医疗环境，设置穿脱隔离衣流程，核查进出污染区医护人员身份，监督医护人员防护工作。面对高强度工作，胡大玲及其护理小组还设置生理、心理问卷调查，详细了解每一位队员的身心状况，确保他们能够以健康的身心状态面对工作。

3 月 26 日，胡大玲所在的江苏省第三批援鄂医疗队完成同济医院中法新城院区支援任务，次日便进入武汉市肺科医院工作，完成体外膜肺氧合（ECMO）和连续性肾脏替代疗法（CRRT）技能培训，有效、合理部署护理工作，服从领导安排，圆满完成了医疗任务。

（南京医科大学附属逸夫医院　供稿）

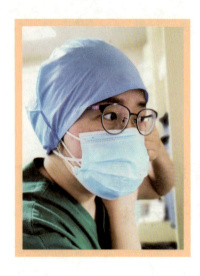

施姣娜，南京医科大学附属逸夫医院科护士长，中国共产党党员，副主任护师。

施姣娜
关关难过，关关过

得知新冠肺炎疫情暴发时，施姣娜正身处异国探亲。她没有犹豫，在爱人的全力支持下第一时间购买机票回国，并在返回途中向医院党支部表明支援前线的心意和愿意承担护理领队工作的决心。最终，施姣娜作为党小组组长带领医院第三批援鄂医疗队30名队员，跟随江苏省第五批援鄂医疗队驰援武汉。

施姣娜主动加入建设武汉经济开发区武汉体育中心方舱医院的队伍中，不辞劳苦，主动承担医院感控管理的职责。她根据实际情况规划了"三区二通道"，并制订了方舱医院特色感控流程，多次组织全体队员加强个人防护演练，使队员将感控规范流程牢记于心。开舱前3天，施姣娜累计只睡了8个小时。

施姣娜发现长时间佩戴口罩、护目镜等容易引起压力性皮肤损伤，导致队友脸面部皮肤出现不同程度的压痕，二次佩戴时疼痛感更加明显。她立即通过电子问卷深入了解现状，并制订整改措施，在团队内反复进行压力性损伤的预防宣教；对面部皮肤敏感、脸部消瘦的高危人群，使用新型敷料对易受压部位进行保护。前后比较，压力性损伤发生率从原有的8.3%下降到3%，实实在在地给队友解决了问题。

疫情无情人有情，困难面前勇担当！施姣娜坚信，在全社会的共同努力下，一定会取得抗击新冠肺炎疫情的最终胜利！

（南京医科大学附属逸夫医院　供稿）

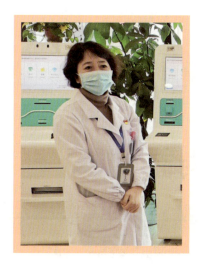

徐 辉

用生命诠释坚守

徐辉政治觉悟高，大局意识强，工作作风严谨，为人正直低调。她从医近 30 年，长期从事临床和管理工作，善于探索，业务精湛，深受患者信任。

新冠肺炎疫情发生后，徐辉挺身而出，全身心投入疫情防控工作。她牵头制定医院疫情防控预案，设立发热预检分诊、发热门诊、留观病房、医务人员休息区等，组建发热门诊医疗队伍，筹集防疫物资，协调保障服务。她每天到发热门诊询问了解患者接诊情况、检查报告，指导一线医务人员做好隔离和诊治工作。

为凸显中医药特色，徐辉带领 16 名中医专家制定了《南京市中医院新冠肺炎中医诊疗方案》，并且选派 3 名中医专家参加南京市公共卫生医疗中心疑似病例的会诊工作。

徐辉心系医院援鄂医疗人员，亲自为他们送行，并持续关心他们的工作和生活状况，积极做好保障工作。

在抗击新冠肺炎疫情期间，徐辉没有休息过一天，没有按时吃过一顿饭，没有踏实睡过一个安稳觉，手机始终处于 24 小时在线待命状态。她把人民群众生命安全和身体健康放在第一位，连续奋战 18 天。2020 年 2 月 7 日凌晨，徐辉因突发疾病抢救无效不幸逝世，年仅 51 岁。

徐辉虽然走了，她的精神却激励着更多的人勇往直前，坚决打赢疫情阻击战。

（南京市中医院 供稿）

徐辉，生前系南京市中医院党委委员、副院长，中国共产党党员，副主任医师。

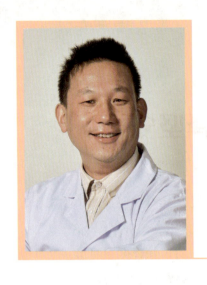

郭宏雄
与病毒面对面的疾控勇士

郭宏雄，江苏省疾病预防控制中心免疫规划所副所长，中国共产党党员，研究员。

郭宏雄，长期从事传染病预防控制工作。新冠肺炎疫情暴发后，他主动请缨参加一线疫情防控。2020 年 1 月 29 日，他接到驰援湖北的任务，迅速组建队伍。

2 月 1 日清晨，郭宏雄带领队员到达湖北省黄石市疾病预防控制中心后，立即展开工作。他和队员共完成 1 万多份新冠病毒核酸与血清样本检测；提前完成湖北省政府下达的两次"清零任务"。

为保证检测结果的精准，郭宏雄在完成常规新冠病毒核酸检测工作的同时，全方位开展实验条件对实验结果影响的比对工作，优化实验流程，完善操作规程，极大地提高了当地的检测效率和质量。

在黄石工作的 56 天，郭宏雄率队开展培训 15 场次，培训人数达 500 余人次，迅速壮大了全市核酸检测与样品采集队伍，为开展大规模排查提供了高质量的样品保证。对部分发热患者的样本，他主动开展多种呼吸道病毒检测，鉴定多起非新冠病毒导致的发热，为精准处置疫情、节约社会资源提供科学依据。

郭宏雄是江苏省援鄂公共卫生队领队，队员分布在武汉和黄石两地的 4 个工作点。尽管工作紧张，他每天仍与所有工作点的队员通话，及时掌握每位队员在工作和生活中面临的困难，做好保障与协调工作。

作为临时党支部书记，郭宏雄认真贯彻党中央和江苏省指挥部的疫情防控指示，主抓党员思想建设，做好打持久战的准备，带领党员充分发挥战斗堡垒作用。

战"疫"一线，作为一名疾控人，一名共产党员，郭宏雄用实际行动肩负起应有的责任与担当。

（江苏省疾病预防控制中心　供稿）

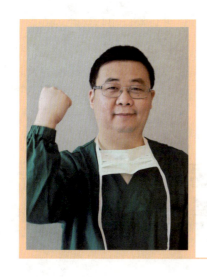

郭 强

危急时刻，他把战友"赶"出了病房

郭强，苏州大学附属第一医院医务部副部长兼应急办公室副主任，中国共产党党员，主任医师，教授。

郭强，长期从事呼吸道传染病等一线应急救治工作，作为江苏第五批援湖北医疗队苏州二队队长赴武汉抗疫期间，他以精湛的专业技能和过人的胆识，冲锋在重症患者临床抢救最前线。

郭强带领130人的重症医疗队整建制接管华中科技大学同济医学院附属同济医院光谷院区有51张床位的重症病区。在17支国家队中，其带领的团队抢救成功率始终保持前三，53天成功抢救75例重症患者，80岁以上患者也全部康复出院。

从医近20年，郭强的专业领域就是病毒性肺炎，从"非典"、禽流感到甲流，他在实战中积累了丰富经验。每一次突发抢救对于他而言，都是一次胆量和技术的考验。他曾为一例79岁患者行高难度高暴露风险的气管切开手术，"最具挑战的是患者的危重情况，无论从无创通气改为有创气管插管，还是从气管插管改为气管切开，飞沫喷溅出来，感染风险极大。"每到这时候，郭强就会把年轻的医生护士"赶"出去——此时，唯一能做的就是争取用最小的牺牲去实现战斗目标。

翻身换气、气管插管、血液净化、吸痰置管等，这些体力活郭强都亲自上阵。在厚重的防护服下，有的操作要用平时10倍的功力，复杂和困难程度超出想象。

郭强说，作为1名有着14年党龄的老党员，组织将他送到了武汉最前线，既是信任又是重托，"一定要用自己的专业技术，抢救更多的重症患者。"

（苏州大学附属第一医院 供稿）

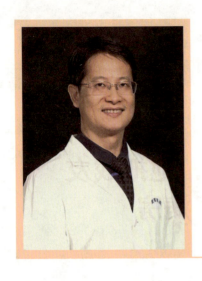

虞文魁
与病魔竞速，
照亮生的希望

虞文魁，南京大学医学院附属鼓楼医院重症医学科副主任、党支部书记，中国共产党党员，主任医师。

虞文魁曾作为主要专家参与昆山爆炸、响水爆炸、杭州公交车爆炸、老挝车祸等重大事故的救治，具有丰富的危重症患者救治经验。新冠肺炎疫情暴发后，他主动请缨驰援武汉，用实际行动践行初心、担当使命。

虞文魁带队接管华中科技大学同济医学院附属同济医院光谷院区 E1-6 病区的医疗工作。到达当晚便连夜收治多名新冠肺炎重症患者；次日，病区病床全部收满。他坚持"好医生要在床边"，不分昼夜奋战在患者最需要的地方。他时刻关心患者情况，一旦患者病情出现紧急变化，他总是第一时间赶到医院，参与抢救。

除了承担日常查房和诊治，虞文魁每天还和队员进行疑难病例讨论，组织队员学习治疗技术。他还担任了光谷院区护肝小分队、营养支持小分队、院内外疑难危重患者病例讨论专家组成员，参与全院疑难危重患者诊疗计划的制定、亚专科诊疗方案的规划。

作为医疗组组长，虞文魁提出"医护人员'零感染'，病区患者'零死亡'"的目标。他每天深入病房，仔细检查患者，分析病情，调整治疗方案，力求"一人一方案，中西医结合"。他还注重患者的心理疏导，帮助患者树立信心。他所负责的病区共接收重症患者 80 余例，取得了很好的疗效，其治疗经验作为"光谷经验"的重要组成部分在全国推广。

逆行之路，道阻且长，他在生死时速中，照亮生的希望！

（南京大学医学院附属鼓楼医院　供稿）

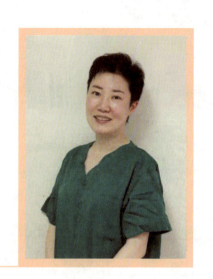

缪愿成

让"向日葵"绽放在 战"疫"一线

缪愿成，江苏省南通市肿瘤医院重症医学科护士长，中国共产党党员，副主任护师。

"一直很喜欢向日葵，太阳为色，笑脸为庞，无论多重的阴霾都挡不住它的灿烂"。在武汉战"疫"一线，缪愿成也如同一株向日葵，持续传递着信心与温暖。

2020年1月27日（大年初三），缪愿成作为江苏省第一批援鄂医疗队队员、江苏省重症护理支援队队长奔赴武汉，带领20名重症护士对口支援武汉大学中南医院及武汉市江夏区第一人民医院。她带领团队在疫情一线奋战50天，出色地完成了支援任务。

作为队长，缪愿成从出发的第一天，还没有见到战友，就开始井然有序地开展工作：联系车辆出行，收集队员信息，联络对口支援单位……到武汉后，她除了完成好临床护理工作，还时刻关心队员的生活，做好后勤物资保障；她与当地医院做好沟通，有问题及时协商解决，很好地配合两家援助医院完成了救治任务。

无论工作多苦多累，面对患者，缪愿成总是带着微笑。隔着厚厚的防护用具，却总有患者能认出她，他们说："我认识你的声音，你的声音里好像有用不完的开心和力气。"

作为有着20年党龄的老党员，缪愿成非常重视队伍的党建工作，号召队员对标学典型，奋勇争先进，有困难党员先上。在武汉期间，全队非党员队员均递交入党申请书，积极向党组织靠拢，1名队员在武汉火线入党，4名队员成为入党积极分子。她用实际行动诠释共产党员的责任与担当，践行了一名医务工作者的初心与使命。

（江苏省南通市肿瘤医院　供稿）

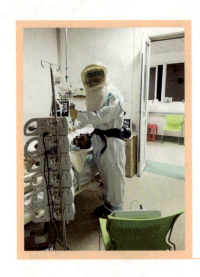

潘 纯

在重症病房和患者共进退

潘纯，江苏省东南大学附属中大医院重症医学科医生，中国共产党党员，主任医师。

新冠肺炎疫情发生后，潘纯于2020年1月26日（大年初二）奔赴武汉，作为国家卫生健康委医疗救治专家组成员参与抗疫战斗，担负武汉新冠肺炎重症患者的救治、指导等多项工作。

在武汉市金银潭医院，一位患者令潘纯印象深刻。他很年轻，有1个孩子，还有1个尚未出生的宝宝。当住进病房时，他说："我相信你们能把我治好，我能回去看着我的二宝出生。"他积极配合治疗，带着高流量做俯卧位通气，虽然趴着治疗的时候并不舒服，他一直在坚持，但是其病情持续加重，出现了高热、呼吸衰竭的表现，专家组讨论后，决定予以气管插管，在插管前潘纯郑重地和他谈了一下，告诉他插管的必要性，也建议他和家人交代一下。潘纯担心如果不能挽救他的生命，他的家人可能就永远见不到他了。这位患者郑重地说："我同意一切治疗方案，对于家人我也没有什么好说的，因为我相信你们。"患者的信任让潘纯备受感动，也让他感到压力巨大。经过康复者血浆输注、有创通气、体外膜肺氧合（ECMO）和血液净化等一系列治疗，最终挽救了这位患者的生命。正是这样的信任，让潘纯和患者一起同进退，共风雨。

"重症医生就是为重症患者而生"，潘纯说，他的初心是召之即来、来之能战、战之必胜的职业精神；他的使命是忠于真理的科学精神和忠于党和人民的献身精神。在初心和使命的召唤下，努力的奋斗一定会淬炼出青春绚烂的颜色。

（江苏省东南大学附属中大医院　供稿）

浙江省

王志宇
与"病魔"赛跑的人

王志宇，浙江省宁波市第一医院重症医学科副主任，重症医学第一党支部组织委员，中国共产党党员，副主任医师。

王志宇作为宁波市第一医院重症医学科副主任、党支部委员，充分发挥党员干部先锋带头作用。在疫情发生的第一时刻，他主动请缨要求前往医院隔离病房，开展新冠肺炎患者的救治工作。2020 年 2 月 9 日，已经在隔离病房连续工作了 18 天的王志宇，在得知宁波将组建援鄂医疗队驰援武汉后，毫不犹豫放弃换岗轮休的机会，主动请

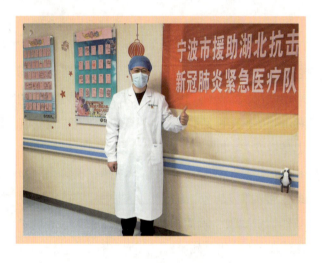

战奔赴"战场"："武汉需要重症医学医生，我又有隔离病房工作经验，家里没有负担，请组织考虑我！"实际上，王志宇的爱人所在的市场监管部门也是抗击疫情的重要部门，她经常加班加点、早出晚归，女儿今年面临中考，无人照顾。这些困难，他从来没有说过。

2 月 9 日当晚，医疗队抵达武汉后，王志宇争分夺秒地投入工作，从清点物资到进入病区牵头制定工作制度和收治流程，他和同事们 12 小时内完成筹建重症病区，48 小时内完成整个病房患者收治任务。王志宇凭借丰富的重症患者管理经验，全力倡导新冠肺炎重症病房"阳光处方"模式，以身心同治、中西医结合等多项举措，实施精准施治，一人一策，致力于提高治愈率，缩短治愈时间。在援鄂的 51 天里，王志宇及队员们共收治患者 87 人，治愈出院 82 人，治愈率 94.3%，取得了较好的救治成果。

（浙江省宁波市第一医院　供稿）

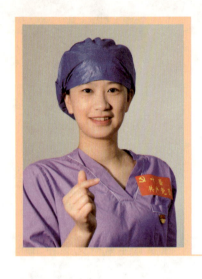

叶 蕾

国家需要我，
我就应该挺身而出

叶蕾，浙江医院重症监护室（ICU）专科护士，中国共产党党员，主管护师。

2020年1月28日，叶蕾在父亲一周年忌日那天，瞒着母亲剪短了自己的长发，奔赴武汉"抗疫"战场。被蒙在鼓里的母亲整整28天后才在报纸上看见自己的女儿早已到达武汉。她是妈妈眼里的乖女儿，是同事口中的"叶一针"，获得过医院护理技能大赛一等奖，扎针又稳又准。"国家需要我，我就应该挺身而出。"这是叶蕾的"请战书"，也是她作为"80后"青年人的时代担当。

在抗疫一线，她技术强，冲锋在前。胸外按压、气管插管、上呼吸机……这种场景普通人难以想象，却是重症监护室里的日常。为提高氧饱和度，患者需要俯卧位通气，虽然物资短缺、隔离服厚重给工作带来了不便，但哪怕面对体重达180斤的患者，她依然用瘦弱却坚强的身体帮助患者持续进行俯卧位通气。在重症监护室，她和战友们画了漫画版护理示意图，让交流变得顺畅又温暖。模糊的护目镜，一层又一层的手套，让叶蕾生怕针没扎好，给患者造成痛苦。

一线工作辛苦又充满压力，仅有的休息时间，叶蕾却用来提升专业素养。她在《中华护理杂志》新冠肺炎专刊中发表《新型冠状病毒肺炎医疗机构重症护理团队建设》，在国际期刊《重症护理》上发表学术文章《新冠肺炎护理中的感染防控》，把奋战一线的宝贵的经验梳理总结出来供同行借鉴。

（浙江医院　供稿）

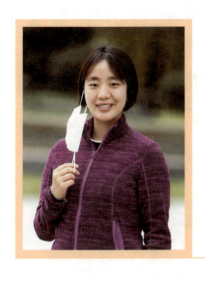

刘元春

30 岁生日这天，
她奋战在抗疫一线

刘元春，浙江省树兰（杭州）医院感染科人工肝治疗中心护士，中国共产党预备党员，护师。

作为一名专业的人工肝治疗专科护士，刘元春时刻关注着新冠肺炎疫情的救治工作。医院于 2020 年 1 月 31 日组织发起支援武汉疫情防控报名工作，她第一时间报了名。2 月 1 日，她跟随援鄂重症新冠肺炎诊治李兰娟院士医疗队支援武汉。

团队进入武汉大学人民医院东院区重症监护室（ICU）抢救危重症患者，刘元春的工作是帮助患者接受人工肝治疗，降低"炎症因子风暴"对患者的损害，渡过难关。进驻武汉近半个月，她和队友就已经完成 14 人 31 例次的李氏人工肝治疗，不少患者治疗后心率、血压、氧饱和度都大幅好转。这样的好消息，振奋人心，接受治疗的患者越来越多，也意味着前线白衣战士们的工作量与工作强度不断增加。在治疗任务最重的时候，刘元春每天穿着防护服在治疗室一待就是八九个小时，防护服密不透风，她浑身都浸满了汗水。

"我们不仅要抢救危重患者，为了能让更多医护人员掌握人工肝治疗技术，还要在日常治疗之外，承担起现场教学工作。"在这样的高强度工作下，刘元春曾因低血糖发作差点晕倒，幸而最终她打起精神，坚持到顺利脱下防护服，回到缓冲间。

在武汉，刘元春留下了汗水，也留下了她难忘的 30 岁生日，"战胜疫情！"这是她今年的生日愿望。同时，她还在武汉向党组织郑重提交了入党申请书，在抗疫前线"火线入党"，在实践中接受党组织的考验！

[树兰（杭州）医院　供稿]

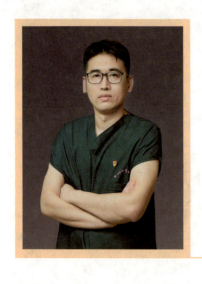

李志会
初心未改，
驰援武汉

李志会，浙江省杭州市红十字会医院重症医学科副主任，中国共产党党员，副主任医师。

武汉暴发新冠肺炎疫情，李志会于 2020 年 2 月 9 日驰援武汉，担任杭州市第三批支援武汉抗击新冠肺炎一队医疗队长、华中科技大学同济医学院附属同济医院光谷院区 E1-4 重症病区主任。

2 月 10 日夜，E1-4 重症病区开始收治方舱医院转入的重症患者。在突发情况最多、暴露风险最大的紧要关头，李志会第一个进入隔离区开始接诊重症患者，带动"医护突击队"迅速进入战斗状态，于次日凌晨圆满完成 47 例确诊重症新冠肺炎患者的收治工作。

作为共产党员、医疗队长和病区主任，李志会始终冲锋在前，第一个对科内重症患者开展第一轮呼吸道核酸标本采样，第一个开展床边重症超声工作，第一个操作无创呼吸机给患者进行生命支持。他说："这种危险的操作必须我上，我有经验，又是老党员，保护好大家是我的责任。"

在完成科室患者诊疗工作的同时，李志会还严格管理防护流程，执行相应规范，完善医院科室和驻地的防护流程，并在驻地改造酒店大堂，安排感控专家授课及现场指导，设定缓冲区，防止驻地感染。

在连续奋战的 52 个日夜里，李志会带领团队累计收治重症新冠肺炎患者 64 例，其中危重症 16 例，全面推行中西医结合辨证施治，病区整体治愈率 90.63%，向武汉贡献病患救治的"杭州特色方案"，成功实现"打胜仗、零感染"的援助目标。9 月，他还荣获"全国抗击新冠肺炎疫情先进个人"。

（浙江省杭州市红十字会医院　供稿）

吴红梅

这是感控人的义务，我定履职尽责

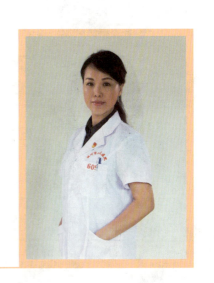

吴红梅，浙江省温州市人民医院感染管理科科长，中国共产党党员，主任护师。

吴红梅，以医院感控专家身份于 2020 年 1 月 25 日（正月初一）凌晨 3 点只身出征武汉参与战"疫"。

进驻当时疫情最凶猛的武汉市武昌区后，面对因疫情需要、紧急改造的新冠肺炎救治定点医院存在的大量院感问题，她没有望而却步，身负责任感与使命感，穿上防护服，深入收治新冠肺炎患者的病区、重症监护室（ICU）、门急诊、检验科、医疗废物暂存点等一线"危险地带"，排摸问题，排查隐患，提出建议措施和方案。

武昌医院的 3 个院区、3 家社区卫生服务中心留下了吴红梅和院感科同仁们的深深足迹。武昌医院前期防护物资短缺，她积极协助院方呼吁社会捐助，由于社会捐助的防护物资千差万别，她分秒必争地予以答疑解惑，协助院方进行分门别类，分级使用，以确保防护用品的合格和使用合理性。她还参加了《新冠肺炎疫情期间医疗机构不同区域工作岗位个人防护专家共识》的编订工作。此外，她还对武昌区等方舱医院进行感控指导，协助开展培训，尤其对武昌医院接手的学院方舱全过程参与，不光交出布局设计图，还现场跟进数次，确保落实到位。

58 个日夜的不懈努力和坚守，终于迎来春暖花开。吴红梅所在的武昌医院，共完成东西院区 1 179 例、学院方舱 680 例新冠肺炎患者以及南湖院区 500 例精神疾病患者的收治任务；ICU 和学院方舱医护零感染，南湖院区医患零感染。

（浙江省温州市人民医院　供稿）

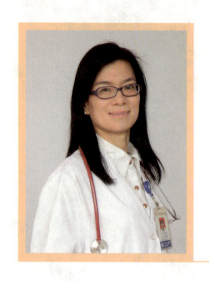

吴晓虹

逆行而往，向死而生

吴晓虹，浙江大学医学院附属邵逸夫医院呼吸内科副主任，主任医师。

当关于新型冠状病毒的消息开始出现时，凭着职业敏锐性，吴晓虹意识到即将有一场战役要打响，于是毅然退掉了回湖南老家过年的高铁票，义无反顾地投身到医院新冠肺炎病房的管理和疫情防控中。"我已经好久没回过老家了，想到家中患有阿尔茨海默病的父亲和严重骨质疏松的母亲就心怀愧疚，但作为医生，这时候就得挺身而出。"吴晓虹态度很坚决。

得知医院召集援鄂医疗队队员时，吴晓虹毫不犹豫第一个报名。2020年1月25日(大年初一)，她踏上了驰援武汉的征程。抵达武汉后，吴晓虹快速投入到新冠肺炎防治培训和武汉第四医院20楼病房的组建和接管工作中。半个月后，她还担负起18楼病房的管理工作。

勇担当、善作为，吴晓虹有条不紊地组织安排工作，身先士卒奋战在抗疫第一线。从建立防护流程，到例行查房；从给患者制订个体化管理策略，到最危险的样本采集，都有她冲锋在前的"硬核"身影。

在武汉，吴晓虹的心情随着病患的状况而变化，她会为患者病情好转而高兴一整天，为危重患者的抢救而忧心忡忡，为患者去世悄悄流眼泪。

"我尽可能地想多做些事情，喂患者喝水、喝牛奶，送患者去做CT检查，给失去信心的患者一个深情的拥抱。我没想过自己有多勇敢，也没有要求自己有多担当，只是想多做点事情，为自己，更为患者，为武汉，我们一定能赢。"

（浙江大学医学院附属邵逸夫医院　供稿）

何 强

在方舱，见证胜利曙光

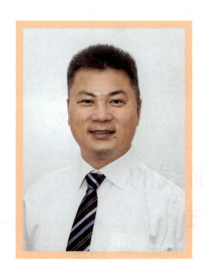

何强，浙江省人民医院党委委员、副院长，中国共产党党员，主任医师、教授。

援鄂 56 天，转战 4 家方舱医院，管理 1 600 多例患者，治愈出院 1 070 例，无一例死亡病例——这是浙江国家紧急医学救援队队长、浙江省人民医院党委委员、副院长何强带领团队在援鄂期间交出的一张漂亮的成绩单。

2020 年 2 月 3 日晚，接到驰援武汉的通知后，何强主动请缨带队奔赴战"疫"最前线。4 日一早，在何强的带领下，一支由浙江省人民医院重症医学科、呼吸内科、感染病科、急诊医学科等科室 21 位医务人员组成的浙江国家紧急医学救援队自驾特种车逆行武汉。

抵达武汉后，救援队接到的第一个任务，就是参与武汉第一家方舱医院——江汉方舱医院的建设与管理。"方舱是新事物，一切流程都在摸索中。这里收治轻症患者，有的患者如果病情有变化，进展为重症或危重症的，就要及早筛选出来，联系指挥部，转到有救治能力的定点医院去，这中间需要一套基本工作方案。"何强说。

在何强带领下，救援队随时总结经验、调整思路，逐步形成了一整套周密、有效的查房救治体系，并针对方舱医院建设和完善提出诸多开创性建议。因工作高效、表现出色，救援队星夜兼程，随后分别转战黄陂、日海、袁家台方舱医院，何强先后担任黄陂方舱医院和袁家台方舱医院院长，并率先将基于 5G 的超声机器人技术用于新冠肺炎患者的诊疗，开创了方舱医院又一个先河。

（浙江省人民医院　供稿）

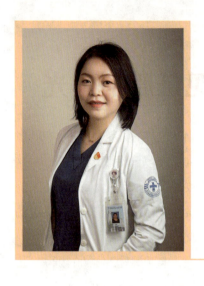

邹晓月

战"疫"前线的
一轮"晓月"

邹晓月，浙江省湖州市第一人民医院急诊病房、急诊重症监护室（EICU）护士长，中国共产党党员，主任护师、副教授。

邹晓月，从事重症护理二十余年，担任重症监护室（ICU）、EICU护士长十余年，呼吸治疗师，擅长各类危重患者的护理管理及呼吸治疗。

2020年1月24日（除夕夜），当湖州市卫生健康委发出需要支援武汉的紧急通知时，邹晓月主动请缨，为表决心，手写了请战书，用口红按下手印，扫描发给了院部。不久便接到院部派她驰援武汉的通知。邹晓月匆匆收拾好行囊，带着家人的牵挂与不舍、院领导和同事们的嘱托，奔赴前线"战场"。

邹晓月支援的地点是武汉肺科医院ICU，是最早的一批新冠肺炎救治定点医院，而她所支援的重症一区是一线中的一线，都是病情非常危重的患者，基本都进行了体外膜肺氧合（ECMO）和连续肾脏替代治疗（CRRT）。

进入病区工作前，邹晓月要穿上厚重的防护服，佩戴好护目镜、口罩等，为了确保防护到位，工作前的准备就要将近半小时。ICU一般6小时一班，她马不停蹄，工作期间能感受到身上及护目镜中不断有汗水在渗出，但是不能喝水、吃东西，体力消耗非常大。她协助医生做纤支镜下吸痰、协助患者俯卧位通气、气管插管吸痰、倾倒呼吸机的冷凝水……每一个动作，都暴露在气溶胶传播的高危风险中，但她说："救回一位患者，就是救回一个家庭，在生命面前，付出多少苦和累都不值一提。"

（浙江省湖州市第一人民医院　供稿）

陆 群

你们守护患者，
我守护你们

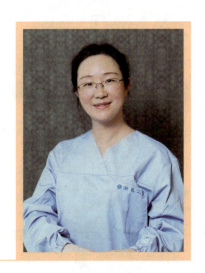

陆群，浙江大学医学院附属第二医院感染管理科主任，中国共产党党员，副研究员。

作为国家卫生健康委抽调到武汉抗疫的感染管理专家，陆群于 2020 年 1 月 25 日毅然逆行武汉。在武汉的 67 天，她几乎没有一天休息，连续协助 1 家综合医院、5 家定点医院、4 家方舱医院的感染防控工作，参与医疗救治的全过程。

陆群深入临床各高风险部门，寻找感染风险点并提出改进措施；她运用追踪法进行现场追踪，帮助医院发现潜在的风险点；她针对性地撰写了几十份风险评估报告与改进建议，实地协助实施每个改进计划；她指导医院和病区建筑布局与流程设计，修订医院感染防控制度，对多个医疗队进行人员培训和现场指导，深入隔离病房参与临床一线的救治……

陆群曾通宵参与包括武汉市第一家方舱医院在内的多家方舱医院、包括武汉协和肿瘤中心在内的多家定点医院的建筑改造设计与实施，在保证医务人员安全基础上，保留更多的床位，以最少的建筑改动实现尽早收治患者的目的。

陆群经常深入隔离病房进行感控查房，参与医疗救治，鼓励患者并床边健康宣教；从培训监督医务人员穿脱防护用品到感控流程再梳理，从重症监护室（ICU）的"三管"感染防控到"6S"管理模式（包括整理、整顿、清扫、清洁、素养、安全 6 项），仪器设备与环境的消毒、安全注射等诸多工作都凝聚了她的专业与担当。她参与改造设计的江汉方舱以"收治患者最多、零死亡、零感染"的成绩休舱，武汉协和肿瘤中心等医院以"零感染"闭舱。她被同仁称为"医患的守护神"。

（浙江大学医学院附属第二医院　供稿）

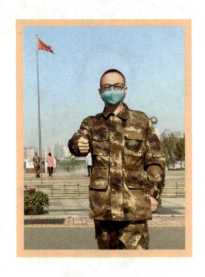

欧阳金生，浙江省温州医科大学附属第一医院呼吸与危重症医学科医生，中国共产党预备党员，副主任医师。

欧阳金生

岂曰无衣，与子同袍

2020年1月，面对突如其来的新冠肺炎疫情，欧阳金生主动请缨驰援武汉，并担任浙江省第二批援鄂抗击新冠肺炎紧急医疗队温州队队长和武汉科技大学附属天佑医院（以下简称天佑医院）隔离七病区主任。

天佑医院隔离七病区收治的均为重型危重型新冠肺炎患者。为全面细致地掌握病区所有患者的病情，欧阳金生坚持逐一诊查患者，仔细分析患者临床资料，经常废寝忘食，连续工作8小时以上。援汉期间，他与队友们以国家《新型冠状病毒肺炎诊疗方案》和权威专家的共识为基础，结合天佑医院的技术与设施的实际情况，主笔拟订了《武汉天佑医院隔离病区-新型冠状病毒肺炎的诊疗建议（试行方案）》。在临床实践中，欧阳金生总结出许多实用有效的新冠肺炎治疗经验，获得了医疗队领导和医师们的赞同并付诸实践。作为隔离病区主任，他实施的"制度化、规范化、人性化"的管理措施，切实提高了病区的工作效率，同时在病区开展特色健康宣教，促进了患者体能及心理的康复。

此外，欧阳金生还细致尽责地做好15名温州队员的后勤保障和感控管理工作，并积极组织队友撰写《战"疫"之声系列》等体现武汉一线抗疫逆行者精气神的报道。其中，他本人撰写的一篇报道获近万次点击量，激扬了新时代的正能量。

（浙江省温州医科大学附属第一医院　供稿）

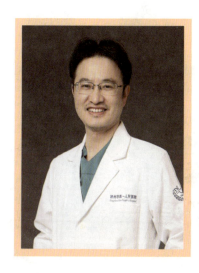

郑永科，浙江省杭州市第一人民医院（杭州市老年病医院）城北院区副院长、重症医学科主任，中国共产党党员，主任医师。

郑永科
疫情面前，他挺身而出

2020年1月25日（春节）前夕，当得知新冠肺炎疫情正在蔓延，郑永科第一时间向医院请战。他说："疫情面前，总需要有人挺身而出。作为一名共产党员，我义无反顾；作为一名医务工作者，这就是我的使命与担当！我愿前往武汉，参与到抗击疫情的第一战线！"2月9日，作为杭州市第三批驰援武汉医疗队副领队和二队队长，他开启"逆行"之旅，驰援武汉。

来到武汉之后，作为科室负责人，郑永科日夜奔波劳累。初抵武汉第2天晚上，他带领的医疗二队11点进入病房，从凌晨1:08收治完第1例患者，一直奋战到凌晨4点多结束，病区顺利收治了45例新冠肺炎患者。他连续3天仅仅休息了几个小时，把所有工作都安排得井井有条。

在华中科技大学同济医学院附属同济医院光谷院区的重症病区总能看到郑永科忙碌的身影，查房、病情评估、安排病房、安抚患者、统筹工作……以确保每个患者得到个性化、精细化的治疗。院感防控，医疗救治，他带领团队把很多危重患者从死神手中抢了回来，实现了"零死亡、零感染"。崇高的事业需要榜样引领的力量，正是有了他这样优秀的榜样，才换来了一方的平安。

（浙江省杭州市第一人民医院　供稿）

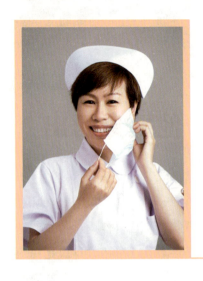

郑建娣

隔离了病毒，
却隔离不了爱

郑建娣，浙江省杭州市红十字会医院 2-15 病区副护士长，农工民主党党员，主管护师。

2020 年 2 月 9 日，郑建娣作为杭州市第三批驰援武汉医疗队一队护理总护士长，带领近百位护士组成的护理团队，定向支援华中科技大学同济医学院附属同济医院光谷院区的重症病房。

面对庞大的人员队伍，艰巨的工作任务，郑建娣时刻处于紧张的工作状态，开会培训、调配物资、安顿生活、安排排班、指导操作……在她的带领下，护理团队第一时间开展优质护理，在精心做好生活护理的同时，落实各项专科护理，成立各专科小组，提高护理质量，关注患者心理状态，做好心理护理。

郑建娣常说："作为护理队长，肩上的责任重大，我只有考虑更多、安排更细，才能保证零感染，提高患者救治率。"很多上了年纪的新冠肺炎患者都有糖尿病等基础疾病，内分泌科出身的她发挥专业所长，在护理中推广无痛测血糖法，耐心宣教："阿姨，您先手指下垂，然后多揉几次指尖，搓到发热，还要记得每次换不同的地方测，这样能减轻不少疼痛。"她还运用 AIDET［Acknowledge（问候）、Introduce（自我介绍）、Duration（过程讲解）、Explanation（解释）、Thank you（感谢）］沟通模式，增进护患沟通交流。护理前，护士们会热情地自我介绍："我是来自杭州医疗队的某某，现在给您测血糖，是为了……"

在隔离病区，优质的护理和悉心的关怀对患者尤为重要。她常常跟队员们说："病毒没有特效药，我们的关爱就是患者康复的希望。"

（浙江省杭州市红十字会医院　供稿）

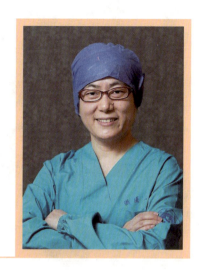

郑 霞

最早出征，
最晚归来

郑霞，浙江大学医学院附属第一医院重症医学科副主任、综合监护室副主任，中国共产党党员，主任医师。

党龄 17 年、从医 15 年的郑霞，一直是浙江大学医学院附属第一医院重症医学科的业务骨干，也是浙江省第一位援鄂医疗专家。疫情暴发后，她多次主动请缨支援前线："我是老党员了，党和国家需要我，我想尽自己的一份力。"

2020 年 1 月 23 日，郑霞临危受命，孤身绕道，逆行武汉，连夜抵达疫情阻击战最核心的武汉市金银潭医院，进入重症监护室（ICU），开始最危重患者的治疗工作。直到 4 月 3 日，她才和浙江最后一批援鄂医疗队一起返杭。

在武汉工作的 72 天，郑霞没有休息一天。生死的交替，从不给她喘息的时间。很多患者初进病房，就要进行插管和抢救，原本状态还不错的患者，可能在一天之间突然恶化。郑霞想尽一切办法维持患者的生命体征，为他们争取时间。无论是吸痰、翻身，还是实施体外膜肺氧合（ECMO）治疗、摸索机械通气策略，她事事亲力亲为，用温情的话语和默默的陪伴，缓解患者心理的焦虑，帮助患者重拾康复的信心。为了探索重症治疗规律，她详细记录患者每一天的参数指标，探讨可能的疾病发展特点。通过一系列摸索，最终发现在插管后连续进行俯卧位治疗，能够有效维持患者的氧合状态，成功降低了危重症患者的死亡率。

她在逆行中无私奉献的精神诠释了党员医生的责任和担当，展现了新时代医务人员的崇高精神。

（浙江大学医学院附属第一医院　供稿）

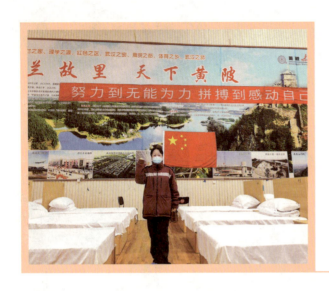

俞 平
18天赴4区
建5舱

俞平,浙江省人民医院神经外科护士长,中国共产党党员,主管护师。

2020年2月3日接到赴武汉的通知后,俞平毅然告别即将参加高考的儿子,瞒着年迈的母亲,义无反顾逆行援鄂。

抵达武汉后,俞平迅速投入工作,从2月5日至11日,一直奋战在江汉方舱医院。在方舱全新的医疗环境里,作为护理组长的她积极转变思路,分配、指导同事开展各项工作。"除护理工作外,我们还承担了方舱内部所有的工作:大到氧气瓶的搬运安装,药品、医疗器械的管理,患者床品被褥的安置,小到一支笔的摆放,厕纸的准备……事无巨细,都由护士们自己来。"俞平说道。

2月11日,救援队接到新指令,马上连夜奔赴黄陂区建立黄陂首家方舱医院。俞平对方舱的设计、岗位的设置、医护的排班等都给出很多意见和建议,为黄陂方舱医院的快速开舱和正常运转作出较大贡献。2月15日,救援队又接到黄陂方舱医院B馆开馆的任务,在准备时间不足一天的情况下,她带领团队迅速规范各项护理流程、确立岗位职责,确保B馆顺利开放。

2月21日,俞平所在的救援队再次转战武汉光谷日海方舱医院,负责护理工作。2月23日晚23时30分,紧急电话又一次响起,俞平立即赶赴蔡甸区袁家台方舱医院,当夜和对接单位确立"三区两通道",推动袁家台方舱医院在最短时间内高效运转起来。

援鄂期间,俞平迎难而上,带领浙江国家紧急医学救援队护理团队,赴4区,建5舱,成为方舱建设的先行者。

(浙江省人民医院 供稿)

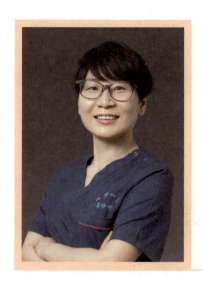

黄赣英

用科学方法
筑牢抗疫防线

黄赣英，浙江省杭州市第一人民医院急诊科副护士长，中国共产党党员，副主任护师。

黄赣英作为浙江省杭州市第一人民医院急诊科副护士长，一直奋战在急诊防疫工作一线。2020年2月8日，她临时接到通知，要参加杭州市第三批驰援武汉医疗二队并整建制接管华中科技大学同济医学院附属同济医院光谷院区新冠肺炎重症病房，她毫不犹豫收拾行装毅然奔赴武汉。

杭州市第三批驰援武汉医疗二队是一支由22家医院的护理人员组成的团队，到达武汉不到24小时就立即投入防疫战斗，开始收治患者。黄赣英临时受命担任护理团队组长，全面负责护理组织工作。在收到紧急通知要收治患者时，她运用科学的方法，收集护理人员一般工作经历与重症工作经历，评估所有组员的呼吸机使用能力，运用应对突发公共卫生事件的应急理念进行人员的科学安排，建立督导组、护理组、物资准备组，并进行综合有效协调，约2小时后，45例患者全部被安全收入病区。

为了使团队更快速地投入工作，黄赣英在短短3天时间内梳理好所有工作流程和岗位职责，组织开展多次针对性的培训，着力加强护理质量与安全管理；她第一时间深入病区，持续开展质量改进工作，查看危重患者护理质量；她积极与患者沟通，做好患者的心理疏导，与当地护士长一起组织患者生日会，设立患者加油站，给予患者更多的鼓励和关爱；她尽心尽力安排好后勤保障，获得所在医疗队领导、同事、患者的一致好评。

（浙江省杭州市第一人民医院　供稿）

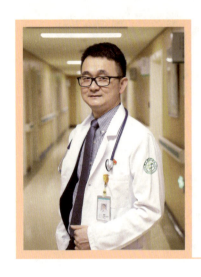

董 雷

白衣执甲，逆行出征，尽显党员责任与担当

董雷，浙江中医药大学附属第二医院党委委员，党委组织部、党委统战部部长，行政第一党支部书记，中国共产党党员，副主任医师。

作为呼吸内科专家，董雷长期从事临床一线工作，面对突如其来的新冠肺炎疫情，他主动放弃休假，坚守在医院防控第一线。当得知急需医护人员驰援武汉时，他第一时间递交"请战书"，以"跟我上"行动，"有我在"的垂范，践行着党员领导干部的"忠诚、干净、担当"。

从 2020 年 1 月 28 日踏上征程，到 3 月 19 日安全返杭，在 50 多天的抗疫战斗中，董雷积极开展中西医结合治疗模式，中医查房 500 余人次，开具中草药处方 2 000 余帖，他所负责的隔离病房的中医药治疗覆盖率一度达到 100%，普通隔离病房接受中西医结合治疗的患者无一例死亡。鉴于在中医药抗疫方面的突出表现，他被国家三部委授予"全国卫生健康系统新冠肺炎疫情防控工作先进个人"称号。

作为"双带头人"支部书记，董雷时刻以优秀共产党员的标准严格要求自己，以身作则，注重提高自身的专业素养和人格魅力，用实际行动去影响和教育他人。

援鄂归来后，董雷多次深入各支部讲述抗疫故事，展现了大疫当前，中国医务人员，特别是中国共产党党员不畏生死、不惧艰难、逆行而上的使命和担当。他的分享直击心灵，使人奋进，潜移默化中将共产党员不懈奋斗、勇担责任的形象传播给身边人。

（浙江中医药大学附属第二医院　供稿）

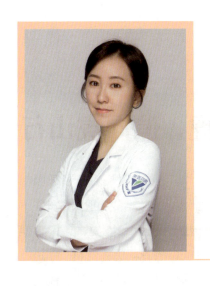

蒋思懿

治疫病，
也治心病

蒋思懿，浙江大学医学院附属第四医院重症医学科医生，中国共产党党员，主治医师。

进入武汉黄陂区方舱医院查房的第一天，蒋思懿感觉到患者焦虑不安的情绪后，连夜赶写了整整 3 页纸的播报稿。第二天中午，她利用黄陂体育馆播音系统做起了临时播音员："我是一名重症医学科医生，我们团队，还有浙江省各家医院的呼吸科、感染科、重症医学的专家和护理人员，也都是各家医院最棒的小哥哥、小姐姐，请大家放心，我们有能力、有信心保障大家的安全！"虽然没接受过训练的发音不够字正腔圆，普通话也算不上标准，声音还因穿戴着防护设备而显得有点急促，但一字一句温柔有力。她向舱内人员介绍了浙江省第三批支援湖北医疗队的组成，讲述了她对武汉的认识，用甜美的声音、温暖的话语拉进了与患者的距离，让患者对医疗团队有信心，对自己有信心。播到最后，一句"对不起，我们来晚了"让在场的每一个人都深深动容，蒋思懿犹如江南吹来的一缕春风，抚慰着患者受伤的心灵。

虽然"少女懿"的广播惹哭了一大波人，但煽情并不是蒋思懿的初衷，她说："光煽情没有任何意义，我把它当作一种沟通途径，是要帮患者解决实际问题的。"蒋思懿根据驰援需要，辗转支援多个方舱医院。作为医生，她对患者病情进行评估，及时发现患者病情变化，并对症治疗，赢得了患者的一致好评；作为党员，她积极承担临时党支部管理工作，充分发挥党员先锋模范作用，敢挑重担、敢打胜战。

（浙江大学医学院附属第四医院　供稿）

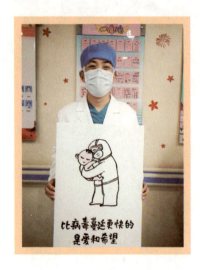

程嘉斌，浙江省宁波市第一医院重症医学科护士，中国共产党党员，主管护师。

程嘉斌
明知山有虎，偏向虎山行

程嘉斌是浙江省宁波市第一医院的一名呼吸治疗师、重症护理专科护士。他被院内同事所知并不仅仅因为他具备优秀的护理技术和能力，还因为他是个热心、积极、有责任感的青年优秀党员。

在得知新冠肺炎疫情发生的第一时刻，程嘉斌毫不犹豫主动报名，恳请上一线，他认为"明知山有虎，偏向虎山行"才是党员应有的担当。从接到通知到出发驰援武汉，不到10个小时，可这完全难不倒他，在做好父母的思想工作之后，他与同样是护士的妻子告别："我相信风雪会过去，春暖花会开，待到山花烂漫时，和儿子一起去放风筝。"

刚到武汉的前两天，程嘉斌所在的宁波市援鄂医疗队经历了一场常人难以想象的"战役"，由于接管的华中科技大学医学院附属同济医院光谷院区病房是由神经内科普通病房临时改造而成，院感防控制度流程成了重中之重。程嘉斌在病患到达之前一遍一遍地梳理流程，从细节上降低队员感染的风险。同时他需要完成对队员们的院感防护培训，时间紧、任务重，两三个小时已经是几天来程嘉斌全部的睡眠时间。作为一名青年共产党员，程嘉斌在第一批病患到达病房时带领队员第一批进入隔离区；在随后的救治过程中，气管插管、有创和无创机械通气、连续肾脏替代治疗（CRRT）、气管切开、高流量呼吸治疗等高风险的操作治疗，他都冲锋在前，用实际行动增强了队员们战胜新冠疫情的信心。

（浙江省宁波市第一医院　供稿）

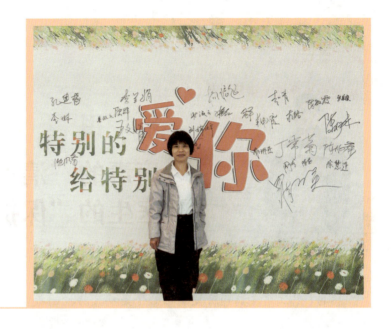

谢淑云

不计荣誉，
无论生死

谢淑云，浙江省疾病预防控制中心免疫所原所长，中国共产党党员，主任技师。

新冠肺炎的阴霾笼罩武汉，让已经退休在家的谢淑云辗转难眠。第二故乡"生病"了，她要到武汉"诊脉"，她要帮武汉人民"过关"。但是，她已经退休，组织不会想到她，怎么办？鉴于她过去在一线防疫工作中的突出表现，2003年曾与她共同抗击"非典"的战友、国家省市新冠防控联合专家组组长紧急邀她入组，驰援武汉。她二话没说，欣然应召。

谢淑云去找单位领导，领导看着长长的请战名单，希望她安心在家，让年轻人冲锋陷阵。她据理力争："我是首届国家现场流行病学培训班毕业生，参加过'非典'疫情调查处置工作，有经验就要发挥作用！"终于，谢淑云如愿以偿。

谢淑云十分珍惜这来之不易的机会。54个昼夜里，她深入医院、患者住家、疫情暴发点、隔离点、社区等地开展专题调查，多方取证、日夜相继，为联合专家组科学研判提供详实的事实依据。华南海鲜市场、养老院、监狱等重要疫情发生地都留有她的足迹；参与问询的病患、医护人员、卫生工作者都记得她的眼神。每晚的"拍砖"会上，她和专家组成员各抒己见，争得面红耳赤，只为厘清疫情脉络、拿出最佳方案，为国家省市防控指挥部呈报"每日专报"，为各级领导提供决策参考。截至撤离日，谢淑云所在专家组共提交专题报告76篇，制定技术方案10余项，为保卫武汉作出突出的贡献。

（浙江省疾病预防控制中心　供稿）

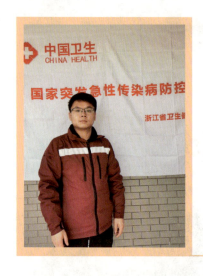

蔡　冉
病毒的"清道夫"，医生的"保护神"

蔡冉，浙江省疾病预防控制中心传染病预防控制所主管医师，中国共产党党员。

蔡冉作为跟随浙江省援鄂医疗队重症监护组前往武汉开展疫情防控工作的同志，被队友们公认为驻地的"清道夫"、医生的"保护神"。

作为"保护神"，蔡冉是天使们的主心骨。医生护士保护患者，蔡冉守护医生护士。在浙江省第一医疗队驻地酒店，单薄的他经常需要背着40多斤重的消毒设备，穿着严实闷热的防护服，从1楼到26楼，一个角落接一个角落地、一丝不苟地进行消毒，往往一干就是一天，累得直不起腰，但他仍然每天去迎接下班回来的医护人员，送上温馨而特别的欢迎词："记得手卫生，时刻注意防护。"每天晚上8时，更是蔡冉的"封闭工作时间"。穿上隔离衣的他，独自一人对医护专区的各个分区（包括更衣室）进行全面的维护和环境消毒。近300平方米的空间，完成所有工作，通常要两个半小时，他一坚持就是56天。

作为"清道夫"，蔡冉是新冠病毒的"克星"。在他的领地内，他用专业知识做好隔离、防护和消毒。当有外来病毒时，他第一时间给予消灭。蔡冉所在驻地酒店有1名工作人员曾感染新冠肺炎，他迅速启动应急方案，及时转移感染者，开辟临时通道，穿戴好全套防护服独自一人进入感染者居住过的楼层，将整个楼层、客房及转移感染者的运货车都进行了彻底消毒。整个流程结束，已是第二天凌晨，他被防护用具磨得出血的鼻梁、留下深深压痕的脸庞、浸透着汗水的衣衫，令人动容。

（浙江省疾病预防控制中心　供稿）

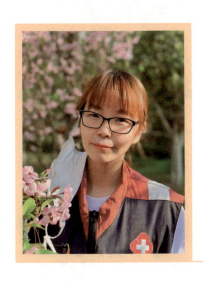

蔡哲清

逆风的女战士，
春风化雨的天使

蔡哲清，浙江省嘉兴市第二医院护理部副主任，中国共产党党员，主管护师。

蔡哲清始终觉得，作为党员，就要时刻冲在前。踏上逆行征程，披上一身白衣，就是使命和职责所在，虽艰难却光荣。

蔡哲清在工作中严格遵照流程，熟练的穿刺、温柔的话语、扛着氧气瓶时的"女汉子劲儿"，用行动赢得患者的认可。因为疫情防控需要，患者没有家属陪伴，除护理工作外，蔡哲清还承担了为患者喂饭、喂药、打水、解决大小便等事务。一天夜里，已经工作一天的蔡哲清接到临时紧急加收患者的任务，她二话不说穿上防护服，配合医生评估、转移患者，消杀、腾出房间接收新患者……处理完已是凌晨2点，在寒雨夜，行走在武汉无人的街道，她的心里却是热血沸腾。她投入"多留五分钟"行动，经常都是很早到病房，而到了下班时，又往往为其他姐妹殿后，最后一个出病房。

一位与丈夫分住两个病区的患者，因未能见丈夫最后一面而情绪崩溃，整日以泪洗面。蔡哲清每日悉心开导，给予安慰及心理疏导。渐渐地，患者走出了低落的情绪，出院时竭力邀请蔡哲清去家里做客。蔡哲清就这样总是用春风化雨的态度呵护着她管理的每一位患者，为他们做些力所能及的事，解决他们的困难，给予患者独一无二的尊重和帮助。她践行浙江经验，配合护理组长理顺各项流程和工作职责，率先在病区施行新冠肺炎优质护理服务举措。她没有华丽的语言，只有这一份朴实的担当。

（浙江省嘉兴市第二医院　供稿）

安徽省

马红秋
争分夺秒，与病毒赛跑

马红秋，安徽医科大学第一附属医院护士，中国共产党党员，主任护师。

2020年1月25日（大年初一），马红秋惜别家人，带着对每天依赖药物镇痛、急待手术的80岁母亲的牵挂，带着83岁父亲及全家"不辱使命，不负亲友"的重托，踏上去武汉的高铁，成为安徽卫生系统援鄂第一人。

当夜抵达武汉后，看到对接医院的困境，这位资深的感控专家心急如焚，不敢浪费一分钟时间，连夜摸底排查。马红秋白天穿梭于医院各个部门排查风险，晚上梳理问题、写制度、定流程、画布局图……每天留给自己的睡眠时间不足4个小时。经过连续高强度作战，很快，医院环境整洁了、流程优化了、没有新发感染病例了，但她却因超负荷工作引发心动过速、头痛失眠。但她谢绝提前回家休息，"换一个人还要重新摸底，耽误时间"。坚持边治疗边工作，坚守一线54天，对青山区方舱医院、3所定点医院进行现场指导，全程指导并参与对接医院的环境布局和流程改造、管理制度和操作规程制定、安全防护督导和培训、医疗废物处理等工作。

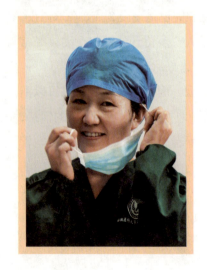

"有强大的祖国和英雄的人民，有专业的团队和武汉医护同仁，我们一定能打赢这场没有硝烟的战争！"马红秋坚定必胜信念，与团队凭借过硬的专业技术和大无畏的英雄气概，创造4万多名援鄂队员"零感染"的奇迹。

（安徽医科大学第一附属医院　供稿）

王长海

我就是为救治更多的患者而来

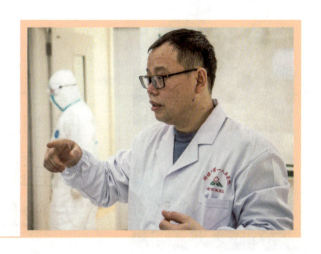

王长海，安徽省蚌埠市第一人民医院呼吸与危重症医学科医生，中国共产党预备党员，主任医师。

面对突发的新冠肺炎疫情，王长海第一时间主动请缨，于2020年1月27日出发，随安徽第一批援鄂医疗队驰援武汉。他被任命为医疗救治队队长，负责接管武汉太康医院3个病区及协和东西湖医院2个病区共198张床位。第一天进入武汉太康医院，王长海即刻对3个病区135名患者进行了查房。为了收治更多急需救治的患者，经指挥部及受援医院领导同意，2月4日，协和东西湖医院增开了一个27张床位的病区。

工作初期，王长海每天工作时间都要到十几个小时，但当他看到社区隔离点仍有大量患者急需分诊诊治时，立刻积极向领队汇报，抽调呼吸科医生组建了一支社区巡诊专家组，利用休息时间，至东西湖区各社区隔离点进行巡诊排查工作，避免了一部分轻症患者转为危重。

在完成武汉太康医院及协和东西湖医院的支援任务后，本着"疫不退我不回"的决心，王长海听从指挥部调遣，于3月20日转战武汉市肺科医院，接管病区的诊治工作。至3月31日返回时，他在武汉共奋战65天，收治患者652例，治愈出院389例，转院183例。社区巡诊12次，排查1 000余人次。

在抗疫一线，王长海始终坚持履行一名医生的职责，以一名党员的标准严格要求自己。面对困难，身先士卒，工作认真负责，任劳任怨，用实际行动诠释了"敬佑生命，救死扶伤，甘于奉献，大爱无疆"的精神。

（安徽省蚌埠市第一人民医院　供稿）

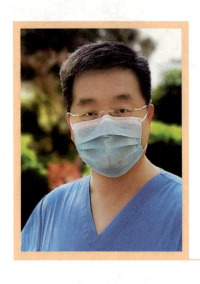

王建明

我在武汉当
"方舱医院把关人"

王建明，安徽省合肥京东方医院专家委员会主任，神经学部主任，主任医师。

王建明是地道的武汉人，一口流利的武汉话仍然乡音未改。"我是武汉人，家在北京，2020年2月9日从合肥出发与安徽医疗队一起，绕了一个大圈，回到家乡来参加医疗援助。看到家乡马路空无一人，心里还是很难受的。"

从接到出征命令到正式出发，不到24小时的准备时间。王建明被任命为安徽省第三批援鄂医疗队的副领队，重任在肩。初期集中暴发的疫情下，他对团队的管理有着极其严苛的要求，既要保障医护人员的科学防护，又要争分夺秒拯救确诊病患。"前几天手机24小时响不停，大大小小的事情，都需要妥善处理。"王建明坦言。

在出院标准上，王建明做到严格把控，科学诊治，扩充专家组阵容，发挥专家组的作用，保证了出院标准一致性，严把医疗质量关。"我们的方舱是最早开始给患者做CT、核酸检查的，也是最早开始有患者出舱的。这是王主任的功劳。"在方舱共事的同事说。

从2月9日开舱，到3月8日休舱，战"疫"满月，武汉经开区体育中心方舱医院也获得了"全国卫生健康系统新冠肺炎疫情防控工作先进集体"称号。

王建明曾说："从医这么多年，能把医学使命感坚持下去是最重要的事，也是最难的事。如果硬要用一句话去解释这种力量的来源，我想对于医学、对于人类的使命感一定是最重要的源头。"或许正是因为心怀大爱，他才能如此义无反顾。

（安徽省合肥京东方医院　供稿）

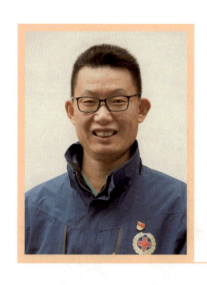

朱守俊
站好最后一班岗

朱守俊，中国科学技术大学附属第一医院（安徽省立医院）重症医学科二病区护士长，中国共产党党员，副主任护师。

面对新冠肺炎疫情，朱守俊第一时间递交请战书，作为安徽省第一批援鄂医疗队员赶赴武汉，担任医疗队护理组组长，承担武汉市东西湖区人民医院、武汉市太康医院重症监护室（ICU）组建、重症护理人员管理和危重患者护理工作。

面对驻点医院基础设施不完善的情况，朱守俊与队友迅速摸底评估、更新改造，筹建5个普通病区和1个ICU病房，夜以继日培训护理人员，以最快速度收治危重患者。

患者不能自主进食，他就一口一口喂，顾不上患者咳嗽时喷溅到身上的食物，用细致的照护让患者感受家的温暖；患者病情急剧变化，他严密监测、及时抢救，以扎实的专业技术让患者重生；患者悲观失望，他拉起患者的手，给予鼓励和安慰，以真诚的关怀让患者重拾信心；队友难以承受压力情绪低落，他耐心倾听、不断激励，帮助队友振作；妻子电话担心安危，他总说一切都好，从不提艰苦和烦恼。

"疫情不退，我们不退！"驻点医院患者清零后，他和安徽130名医护人员"转战"武汉市肺科医院，站好最后一班岗，打赢疫情歼灭战。

面对疫情考验，在武汉的64个日日夜夜，朱守俊用迎难而上、实干为先的医者担当，舍身忘我、无私无畏的真诚奉献，同舟共济、守望相助的家国情怀，展现了一名共产党员的初心坚守，谱写了一曲战"疫""青春之歌"。

（安徽省立医院　供稿）

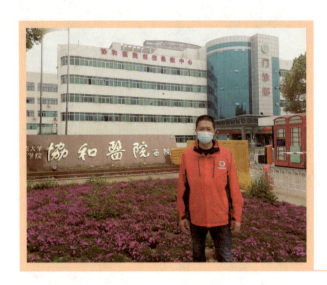

张成元

白衣战士，
执甲逆行

张成元，安徽省合肥市肥东县人民医院呼吸内科副主任，中国共产党党员，主任医师。

合肥市肥东县人民医院发出抗击新冠肺炎疫情倡议书后，张成元第一时间递交请战书，毅然选择冲在一线。

进入隔离病区后，张成元以身作则，冲锋在救治一线。作为病区负责人，白天他积极治疗、查房、检查消毒隔离、整理病历资料，晚上和大家一起学习、研讨最新诊治方案。作为临时党支部书记，他每周一的清晨带领大家重温入党誓词，感悟党员初心和医务工作者的使命。一连多日，他每天休息的时间不到 3 小时，超负荷的工作使他在一次晨会中晕倒，院领导和同事都劝他休息，但第二天，张成元手捧"再请战书"，请求领导批准他留下继续工作。他始终以院为家，把患者当亲人，默默无闻地奉献着一名老党员的光和热。

2020 年 2 月 9 日，安徽省第三批、肥东县首批援鄂医疗队出发，张成元位列其中，成为最美逆行者。2 月 12 日，医疗队正式进驻武汉体育中心方舱医院，经过 29 天的紧张战斗，武汉体育中心方舱医院于 3 月 8 日正式休舱。截至休舱，共收治新冠肺炎轻症患者 491 例，治愈 439 例，转院 52 例，实现了出舱患者"零回舱零死亡""零感染"。

3 月 13 日，医疗队接到任务，转战武汉华中科技大学同济医学院附属协和医院西区抢救重症患者。张成元和队友们又一起在"请战书"上签下了自己的名字。张成元在疫情最前线战斗了整整 46 天。

（安徽省合肥市肥东县人民医院　供稿）

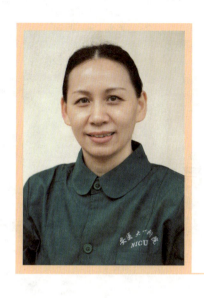

陈 红

一切为了患者

陈红，安徽医科大学第一附属医院心脏大血管外科重症监护室（ICU）护士长，中国致公党党员，主任护师。

陈红从事心脏外科重症护理工作 26 年，担任护士长 10 余年。面对新冠肺炎疫情，2020 年 1 月 27 日，她临危受命，担任安徽省首批援鄂医疗队队长，千里逆行，紧急奔赴疫情"风暴眼"——武汉市金银潭医院，投身到抗击新冠肺炎的救护工作中。

在金银潭 ICU，她带领队员克服重重困难，改进护理管理和排班模式，规划 ICU 消毒隔离防护措施。她全身心投入到危重患者的救护工作，无微不至护理着每一位患者。对于胃口不好的患者、失眠的患者、不想继续治疗的患者，她都一一记挂着，尽力解决他们的问题，还成立了人文关怀小组和康复锻炼小组。

作为队长，陈红积极与金银潭医院护理部、院感科、物资科等部门沟通协调，上传下达，保障各项工作顺利完成；随时了解队员的思想工作状况，及时进行交流疏导，解决各种问题。她每晚都进行工作总结，每天只有三四个小时睡眠。3 月 11 日，她代表安徽省重症护理队出席湖北省人民政府新闻发布会，介绍抗击疫情工作情况，并答记者问。

"疫情不退，我不退！一切只为患者，一想到患者能够康复出院，我就会涌出源源不断的动力！"在这场战"疫"中，陈红无惧无畏，冲锋第一线，不辱使命，圆满完成国家交给她的任务，展现出新时代重症护理人的责任担当和精神风貌。

（安徽医科大学第一附属医院单位　供稿）

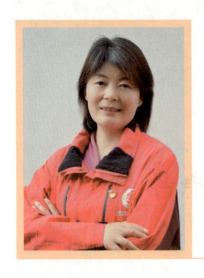

赵 红
做抗疫队员可信赖的守护人

赵红，安徽中医药大学第一附属医院感染管理科科长，中国共产党党员，主任护师。

新冠肺炎疫情发生后，赵红坚定地说："作为共产党员、院感科长，我不上前谁上前？"作为安徽中医药大学第一附属医院感染管理科科长，她全力做好本院院感工作，速培训、提技能、查风险、强督查。她还参加了安徽省卫生健康委督查工作，战斗在一线。她不顾患病又上高三的女儿，大年初三就随安徽首批医疗队驰援武汉。

在武汉协和医院以及体育中心、汉阳体校等方舱医院，针对感控布局、流程排查，赵红提出多项优化建议。她对1 300多名医护人员进行感控培训，还对多个社区隔离点进行感控指导，将防控关口前移。她数次深入隔离病房，监督指导处置地面血渍、痰液、医疗废物等，避免职业暴露。赵红还兼职医疗队185人用车调度工作，协调用车1 500余台次，安全无事故。

她帮助队友筹集防护物资，还边工作边思考，设计调查问卷，挤时间撰写《新冠肺炎医疗队医务人员感染防控相关需求调查》，该文章被《中国感染控制杂志》刊发。她发自武汉的一封家书《亲爱的女儿，妈妈想对你说……》更是催人泪下。

12年前赵红报名抗震救灾，荣获"安徽省支援四川抗震救灾先进个人"。如今，在这场新冠肺炎疫情的大考中，她再次用忠诚和担当交上了优秀答卷，被评为"全国卫生健康系统新冠肺炎疫情防控工作先进个人""安徽好人"。

（安徽中医药大学第一附属医院 供稿）

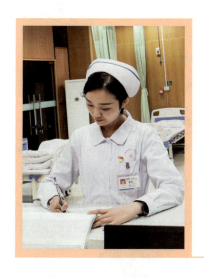

夏晓丹

巾帼冲锋印初心，援鄂"疫"线勇担当

夏晓丹，安徽理工大学第一附属医院（淮南市第一人民医院）日间医疗管理中心副主任、护士长，中国共产党党员，副主任护师。

面对来势汹汹的新冠肺炎疫情，夏晓丹第一时间递交了请战书，申请前往抗疫一线。

2020年2月13日凌晨，夏晓丹正式进驻武汉体育中心方舱医院，担任淮南队护理组长，带领13名护理人员承担145名新冠肺炎患者的护理任务。进舱后，她按照护理层级给护理组队员排班，了解每个病区的特殊患者，及时与医生沟通，尽力帮助患者解决问题。每个班次，她都要巡视病区2~3遍，询问重点患者处置情况、重点物品交接情况、重点药品使用情况。进舱前，她反复检查每位队员的防护装备；出舱前，她一遍遍确认本班患者治疗、护理工作交接。队友出现身体不适等情况，她总是顶上，让队友先回去休息。她的工作得到抗疫一线护士长的一致好评。3月8日，武汉体育中心方舱医院正式休舱。3月14日，她带队转战武汉协和医院西院，继续参加更加艰苦的一线抗疫工作。

夏晓丹是淮南医疗队临时党支部委员、淮南市第一人民医院援鄂医疗队临时党支部书记，在她的带动与鼓励下，医疗队7名同志在抗疫一线"火线"入党，为党组织增添了有生力量。

作为医疗队临时党支部宣传委员，她还利用休息时间编写上报各类稿件300余篇。她认真负责的工作态度受到医疗队许多同事的高度赞扬。

（安徽理工大学第一附属医院　供稿）

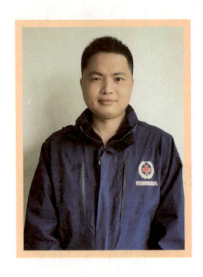

颜浩，安徽省皖南医学院弋矶山医院重症医学科护师，中国共产党党员，护师。

颜 浩
"方舱舞"的发动者

2020年2月4日，颜浩作为安徽省第二批援鄂医疗队员抵达武汉，加入方舱医院治疗团队。在一线，他迅速投入紧张忙碌的抗击疫情战斗，结合自身专业，为患者提供优质的临床护理、心理疏导服务。

方舱医院主要收治新冠肺炎轻症患者，治疗群体生命体征较为稳定，同时也普遍存在一定的紧张和焦虑情绪。为此，颜浩积极开动脑筋，在每日紧张的治疗工作结束后，鼓励和发动患者在方舱病房里跳广场舞。让患者适度运动，一方面可以增强机体免疫力，另一方面可以使他们克服焦虑，保持良好心态，加速身体康复。伴随着一阵阵清脆的节拍，患者们挥动着多日未曾舒展的肢体，心中的阴霾逐渐被驱散。

没多久，这群身处病房、戴着口罩的"特殊人群"伴随音乐跳广场舞的视频，迅速火爆网络，"方舱舞""超治愈"引起了媒体关注。2月10日，央视新闻《特别战"疫"》栏目记者对颜浩进行了长达15分钟的专访。采访中，颜浩说："信心就像阳光一样重要，通过有效的心理护理，帮助患者树立战胜病魔的信心，我们期待早日共同战胜这场没有硝烟的战争。"朴实真挚的话语，道出的是白衣天使的责任和使命，播撒的是生命的阳光。

这就是颜浩——一名沉稳冷静、大爱情怀的"90后"小哥。

（安徽省皖南医学院弋矶山医院　供稿）

福建省

毛样洪
用生命完成最后一次坚守

毛样洪，生前系福建省浦城县仙阳中心卫生院副院长，中国共产党党员，副主任医师。

毛样洪，临床一线医师，在基层卫生院兢兢业业工作 36 年。2020 年春节，为了让别人能在家过个好年，主动报名前往浦城县忠信服务区防控疫情。1 月 25 日（大年初一）下午 3 点到晚上 10 点，毛样洪在浦城县忠信服务区体温检测点值班，负责为过往车辆乘员测量体温。当晚 8 点 52 分许，一辆轿车失控，撞向毛样洪。毛样洪随即被送往县医院抢救，于当晚 22 点 50 分抢救无效死亡。

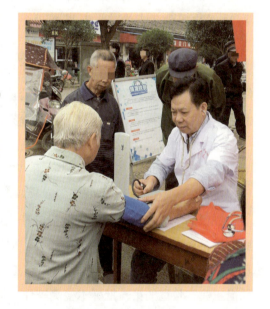

毛样洪是一位在平凡岗位上默默耕耘的医务工作者，对待患者和蔼可亲，一切以患者为中心，忠实履行着救死扶伤的职责。疫情的突然到来，并没有让他害怕和退缩，第一时间奔赴防控疫情最前线，在全家团聚的时刻，为人民服务，在天寒地冻的夜晚为百姓贡献自己的一份力量，时刻牢记作为一名共产党员的初心和使命！

他，爱岗敬业；他，勤恳踏实；他，爱护同事；是大家眼中的"亲民院长"。他，时刻不忘自己是党员，无论是在 2003 年的抗击"非典"时期，还是这次的新冠肺炎疫情防控，他总是冲锋在前，毫无怨言地践行使命与责任。他就是我们心目中的英雄！

（福建省浦城县仙阳中心卫生院　供稿）

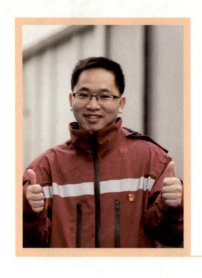

李 东
与时间赛跑，
与病毒抗争

李东，福建省疾病预防控制中心免疫规划所主管检验技师，中国共产党党员，第24届中国青年五四奖章获得者，全国青联第十三届委员会委员。

李东，主要从事疫苗相关性疾病的分子生物学检测工作，曾多次参与疫苗相关事件及麻疹、风疹、腮腺炎等疫情的应急处置和防控工作。2020年1月底，湖北疫情加剧，他第一时间报名援鄂。1月31日早，李东踏上了前往湖北襄阳的列车。曾有记者问他"去湖北最害怕的是什么？"他说："最害怕的不是对前方疫情未知的恐惧，而是对家人的那份牵挂。"那时李东的妻子已经怀孕7个多月，他一旦离开，妻子只能自己照顾自己。

在襄阳，李东和战友们的任务就是病毒核酸检测，待检测标本可能含有高浓度病毒，危险性极高。他们深知病毒核酸检测在疫情防控中的重要意义，病例标本早一分钟检测确诊，患者就能早一分钟入院治疗。时间就是生命，要与病毒赛跑，他们第一时间着手新建核酸检测点，培训检测人员，应急采购实验耗材。作为共产党员，李东主动承担新建实验室的第一批标本检测工作，他和战友们克服标本漏液、排风故障等困难，历时8个小时，终于安全准确地完成了首批标本检测任务。接下来的日子，他们更是夜以继日，每天工作超12小时，按时按量地完成了检测任务。

援鄂60天，检测标本1.8万余份，组建一个实验室，培养一支检测队伍，这就是李东和战友们交给湖北人民的抗疫答卷。

（福建省疾病预防控制中心　供稿）

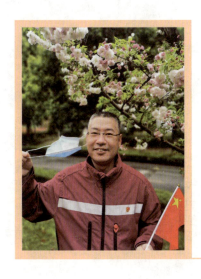

李　希

福建中医师战"疫"在武汉

李希，福建中医药大学附属第二人民医院感染科主任，《中医内科学》教研室主任，中国共产党党员，副主任医师。

2020年1月25日（大年初一），福建中医药大学附属第二人民医院感染科主任李希第一个向党委主动请缨支援湖北抗击疫情。1月27日（大年初三），作为福建省第一批援鄂医疗队成员进驻武汉市中心医院接管病房。2月2日转至疫情最严重、也是收治重症和危重症患者最多的武汉市金银潭医院开展临床救治。

李希多次带领医疗小组深入临床一线开展中医查房，经过舌脉等辨证论治，对分管的患者100%使用中医药干预。通过中西医结合治疗，迅速缓解患者病情，有效缩短病程。对新冠肺炎患者，他耐心进行心理疏导，缓解其精神压力。

身为福建省第一批援鄂医疗队临时党委委员，李希积极发挥党员先锋模范作用。在抗疫一线致力发展壮大党员队伍，先后发展两名同志为预备党员，一名同志为入党积极分子。

李希还积极搭建福州与武汉的会诊通道，推动中医和西医专家联手，切实有效地解决疑难病例，联系福建省中医药管理局组织福建专家与金银潭中医医师进行视频连线会诊。在繁忙的抗疫工作间隙，他不忘及时总结中医药诊治感悟，在《福建中医药》杂志上发表了《从中医辨证论治分期治疗新型冠状病毒肺炎》的文章，供同行借鉴。

（福建中医药大学附属第二人民医院　供稿）

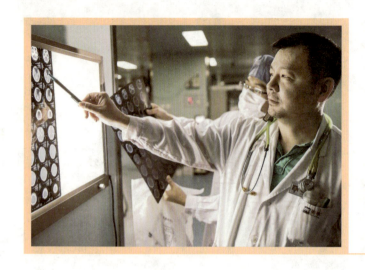

李 玮

无悔驰援路，奉献践征途

李玮，福建中医药大学附属人民医院（福建省人民医院）副院长、重症医学科主任，中国民主同盟盟员，主任医师。

李玮，从事医疗一线工作29年，擅长急危重症的救治，具有丰富的临床经验。面对肆虐的新冠肺炎疫情，他敢于同时间赛跑，勇于与病魔较量，第一时间报名参加福建第九批驰援湖北医疗队，闻令而动、逆行出征。

在武汉的34个日夜，李玮始终视病房如战场、视患者如亲人，战斗在最前沿，全力参与患者尤其是重症患者的救治工作，积极探索和改进治疗、护理方案，带领医疗队全力投入救治工作中，共收治新冠肺炎患者247例，累积治愈210例，37例转院，实现患者"零死亡"。他充分发挥善于管理、统筹协调的"头雁"精神，作为福建第九批驰援湖北医疗队队长，积极协助省内其他6支医疗队解决队员管理、协调配合等方面的困难，牵头起草医生工作制度、医护人员排班等制度措施。从生活上、思想上、业务上细致入微地关心医疗队员，实现医护人员"零感染"。他积极参与武汉方舱医院的管理、流程的设计、制度的完善，积极帮助兄弟省市援鄂医疗队规范工作流程、分享宝贵经验，共同提升方舱医院整体救治水平，实现了方舱医院高效、有序运转。

面对疫情，李玮用义无反顾的"逆行"展现了医务工作者的担当，用行动守护着医者誓言，用仁心仁术书写了人民至上、生命至上的答卷。

（福建中医药大学附属人民医院　供稿）

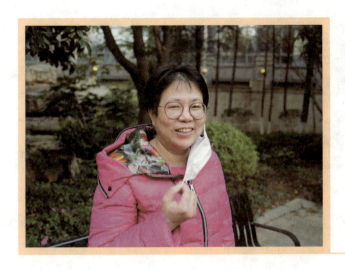

李鸿茹
方舱医院里的"有心人"

李鸿茹，福建省立医院呼吸与危重症医学科副主任医师，中国共产党预备党员。

听闻武汉疫情告急，熟悉呼吸道疾病救治的李鸿茹第一时间主动奔赴前线支援。2020年2月3日，她与国家紧急医学救援（福建）队、7辆紧急救援车辆在3小时内紧急集结，星夜冒雨出征。她所在的救援队是首批到达武汉参与方舱医院建设的队伍之一。

作为一名队长，2月4日至10日，李鸿茹就开始参与武汉首家方舱医院（武昌方舱医院）的建设，并带领队员积极参与一线值班查房、预检分诊等工作。1周后，队伍转战汉阳方舱医院，作为骨干成员，她主动将首家方舱医院建设经验应用于汉阳方舱医院，参与工作制度、患者诊治及出院标准的制定，并不断优化流程，提高效率。

在方舱医院工作期间，李鸿茹以身作则，冲锋在前，率先进舱参与查房、指导诊疗等一线医疗工作，与队员一起管理患者1 000余例，出院600多例，转诊300多例。她细心积累各项工作经验，作为核心成员参与编撰《汉阳方舱医院医务工作手册》，撰写学术论文投稿至国际期刊，这为国内外利用方舱医院应对新冠肺炎疫情提供了宝贵的经验。

作为一名医者，李鸿茹常怀悲悯之心，尊重和关怀每一位患者，她认真细致地了解患者病情，耐心解决病患的问题，以精湛的医术和悉心的关怀，解除患者的病痛，抚慰患者的心灵，受到了患者的信任。

（福建省立医院　供稿）

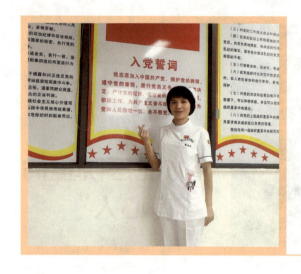

杨春燕
用温暖和爱护佑病患

杨春燕，福建省厦门市海沧医院儿科主管护师，中国共产党预备党员。

2003年，杨春燕曾以共青团员身份请战抗击"非典"，17年后，2020年2月9日，她又主动请缨，舍别年仅一岁半的二女儿，成为厦门市驰援湖北医疗队一员，进驻华中科技大学同济医学院附属同济医院光谷院区，与同事们奋战在战"疫"一线52天。

作为一名儿科护士，杨春燕克服困难，从基础护理做起，热心积极，主动承担病区脏活累活，严谨仔细；对待患者细心有爱，尽己所能、尽己之责，筑起守护生命安全的堡垒。为了更好地促进患者康复，在落实日常治疗、护理工作之余，杨春燕和队友积极探索康复护理措施，开展呼吸功能康复训练；通过带有祝福寄语的厦门景点明信片，拉近护患距离，舒缓患者情绪，用细节温暖患者。病区有很多老年患者，大部分都有基础疾病。由于病情危重，生活无法自理，需要护士们协助完成，在这个过程中，杨春燕像亲人一样耐心照料患者，频频获得赞许。

除了护理工作，杨春燕还积极参与医疗利用报纸、广播电台、电视、新媒体等形式传播正能量，让疫区内外人民了解白衣战士在疫区生活的点滴，引导社会支持抗疫工作。出征期间，在各级新闻媒体刊发医疗队宣传文章资讯数十篇；协助搭建医疗队自媒体平台，每日更新推文，发布医疗队资讯，传播医疗队正能量。

52天的援鄂工作结束，杨春燕由衷感叹："我感触最深的不是危险，不是困难，而是温暖和爱。"

（福建省厦门市海沧医院　供稿）

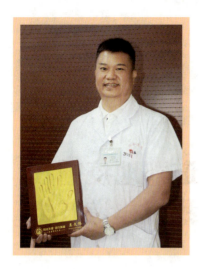

吴文伟
用信念和忠诚谱写
医者荣耀

吴文伟，福建医科大学附属协和医院急诊科兼感染科副主任，中国共产党党员，第二十一党支部书记，副主任医师。

吴文伟的母校是华中科技大学同济医学院，得知疫情暴发，他寝食难安："我的很多同学已经在一线昼夜奋战了1个多月，他们是这个城市真正的捍卫者。这个时候我不去谁去，武汉是我挥洒过青春的地方，我要去和我的师兄弟们一起战斗！"2020年1月27日（正月初三），当全国人民还沉浸在春节的气氛中时，吴文伟和队友们临危受命，踏上抗疫征途，成为最美逆行者。

作为福建省首批驰援武汉医疗队医师组组长，临时党委委员，在武汉抗击疫情的日日夜夜里，吴文伟带领团队克服工作条件的艰苦，针对医疗人员技术力量参差不齐的情况，迅速制定了科学的诊疗流程，规范医疗秩序，保证了医疗质量，采取精准化和个体化治疗，给患者带来更细致周到的人文关怀。同时开展新技术，强调重症患者治疗关口前移，提高救治水平，降低死亡率，取得了收治患者"零死亡"及医护人员"零感染"的佳绩。

吴文伟和队友们克服前期医疗防护装备不足、器材不足、经验不足、没有特效药等困难，采集病毒标本、摸索病毒特征、反馈治疗效果、尝试救治方法，配合专家总结救治经验，为后续医疗队铺设科学救治之路，用信念和忠诚谱写医者荣耀。

（福建医科大学附属协和医院　供稿）

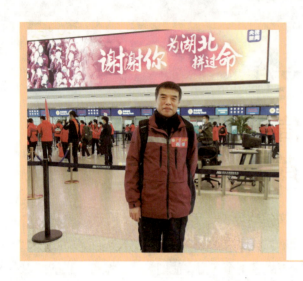

吴　峰

谁道鄂地疫霾狂，
看我杏林逆波上

吴峰，福建医科大学附属协和医院呼吸内科，中国农工民主党党员，主任医师。

吴峰于 2020 年 2 月 13 日赴武汉参加抗击疫情工作，先后担任武汉协和医院肿瘤中心重症 13 区以及武汉大学附属人民医院东院区重症 11 病区科主任，至 3 月 31 日随队撤离。

吴峰在工作中任劳任怨、身先士卒，除亲自治疗和抢救患者外，还负责全队治疗方案与规章制度制定、指导危重症患者抢救、防护消毒措施落实等。在武汉协和医院肿瘤中心开展救治工作期间，在初期防护装备紧张的情况下，吴峰没有退缩，不畏风险，带领队员在全院区范围内首先开展气管插管等有创救治措施，保证了救治工作有效完成。他深入污染病区，防护装备下工作时间最长达 9 小时。为抢救需要，曾一日三次进入污染病区。

驰援武汉期间，吴峰带领全队共收治重症患者 117 例，出院 86 例，参加和指导危重症新冠肺炎患者抢救数十次。在援助武汉协和医院肿瘤中心的 12 支国家救援队中，获得"重症治愈率"和"重症患者转轻症率"两项最好成绩。

在抗击疫情期间，尤其是得知当时有 3 万 6 千名医务工作者在湖北第一线共同奋战时，吴峰深受鼓舞。2 月 20 日凌晨，他在完成插管抢救回宿舍时，恰逢武汉市打开了所有的景观灯，看见黑暗中的武汉突然闪起希望之光，他心情激动地写下：昨夜星河落武汉，满城霓虹照汉江。彩龙迤逦舞水上，两岸高楼映山苍。黄鹤披彩看桑梓，千年沧桑犹倔强。谁道鄂地疫霾狂，看我杏林逆波上。

（福建医科大学附属协和医院　供稿）

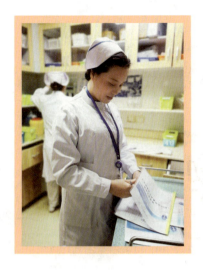

张素真，厦门大学附属中山医院血管外科党支部书记、护士长，中国共产党党员，副主任护师。

张素真
带领护理"百人团"
抗疫一线创佳绩

新冠肺炎疫情发生后，张素真第一时间报名支援市定点救治医院，等不及召唤，便在本院隔离病房工作。2020年2月8日，得知厦门市紧急组织援鄂医疗队，张素真又主动请缨出征武汉。

张素真所在的援鄂医疗国家队厦门二队被授命接管华中科技大学同济医学院附属同济医院光谷院区的一个重症病区，经验丰富、行事干练的张素真被任命为病区护士长，负责管理100名来自不同医院的护理人员。2月9日飞抵武汉后，在不足一天的时间内，她召集大家进行紧急培训，查点和调配物资储备，筛选护理先锋队进驻人员。当天晚上8点便迅速接管了病区，此时病区核定床位50张，开放不足24小时，已入住患者46名。第二天晚上8点，护送第一批护士进入隔离病房顺利交接后，她又连夜拟定病区管理制度、各班次工作职责、工作流程，拟定责任分组，安排轮班时长。

在武汉奋战的52个日夜里，张素真坚持每天查房，身先士卒指导重病患者护理。取得心理咨询师资格的她注重对患者进行心理疏导，时刻关注护士身心状况。她所在病区成为光谷院区18支医疗队中出入院人数双第一、疑难病例讨论数量最多、首个开展心理干预治疗、医护人员"零感染"的病区。2020年3月，张素真被授予"全国卫生健康系统新冠肺炎疫情防控工作先进个人"荣誉称号。

（厦门大学附属中山医院　供稿）

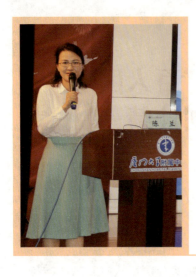

陈 兰

不忘医者初心
在战"疫"中成长

陈兰，厦门大学附属中山医院肾内科副主任，中国共产党党员，副主任医师。

陈兰，长期奋战在医疗一线，曾参加过金砖厦门会晤医疗保障工作，担任巴西团驻点医疗保障队队长。新冠肺炎疫情发生后，厦门大学附属中山医院积极响应号召，紧急召集医务人员支援武汉，陈兰主动请缨。2020年2月9日，陈兰随厦门市驰援湖北医疗队二队出征武汉。

到达武汉后，陈兰临危受命担任病区主任，协助领队带领队员迅速投入紧张的战"疫"工作。她用最短的时间熟悉华中科技大学同济医学院附属同济医院工作系统、流程、设备配备等，在和领队反复研究后，选拔出一支骨干团队，进行紧急强化培训后即刻进入病区。抗击疫情期间，同济医院每天举办疑难病例讨论会，陈兰带领医疗团队坚持汇报病例，进行发言交流，共计11次。

陈兰还积极参与指导和抢救重症、危重症患者，创新治疗方法，提高患者营养水平，在缩短患者住院时间、提高治愈率方面做出不懈努力。援鄂期间，陈兰所在的医疗队共救治患者142例，治愈出院患者128例，治愈率位居17支国家医疗队之首。

在武汉一线奋战52天，陈兰和医疗队队员夜以继日，与病魔较量，与时间赛跑。她说："我们在战'疫'中快速成长，成为祖国最需要的人。而这份成长，也激励着我以更饱满的热情投入眼前的工作，以实际行动践行医者初心。"

（厦门大学附属中山医院 供稿）

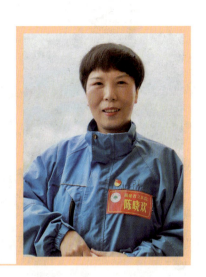

陈晓欢

"铿锵玫瑰"绽放在
战"疫"护理最前线

陈晓欢,福建省立医院、福建省立金山医院护理部主任,中国共产党党员,副主任护师。

2020年2月12日20时,福建省立医院接到紧急通知,要求组建医疗队支援武汉,整建制接管华中科技大学同济医学院附属协和医院肿瘤中心 Z12 重症病区,陈晓欢毫不犹豫地报名参加,成为这支 138 人队伍的护理组长。

抵达武汉后,陈晓欢连夜组织队员清点、整理物资,第二天清晨即开始对全体队员展开集训。在接到当日下午接管重症病区的任务后,她没有任何犹豫,带领第一组护理队员冒着风雪,进驻武汉协和医院肿瘤中心,短短 3 小时内,64 张床位的重症病区满员。

陈晓欢深知,规范化的诊疗对于救治患者的重要性。快速安顿好患者后,她带领团队优化护理流程,有序推进各项护理工作。她还与其他 10 名护理领队组建联合护理部,担任护理质量与安全小组副组长,参与护理质量考核标准的制定,开展护理质量督查。奋战 1 月后,医疗队奉命接管武汉大学人民医院重症监护室(ICU),她连夜列出 9 项培训课程,通过云课堂开展危重症患者护理知识和操作要点强化培训,为危重症患者的救治打下了坚实的基础。

陈晓欢密切关注患者治疗后期的心理情况,及时予以干预。组织撰写慰问信,制定"一人一策"的心理干预计划,成立巴林特心理护理小组,建立心灵小屋微信群……每日深入病房,为患者鼓劲打气,受到住院患者及同行的高度赞扬。

在武汉的 48 天中,陈晓欢坚持以党员的高标准严格要求自己,带领护理团队践行南丁格尔精神,用实际行动谱写了护理工作的价值、爱的含义和奉献的快乐。

（福建省立医院　供稿）

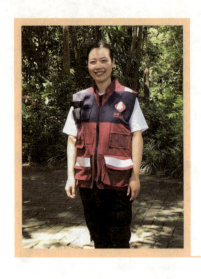

林三秀

用爱和温情
温暖患者

　　林三秀，福建医科大学附属龙岩第一医院护理培训室护士长，中国共产党党员，副主任护师。

　　新冠肺炎疫情发生以后，林三秀主动请缨前往武汉支援，她带领9名龙岩队员火速赶往福州与福建驰援湖北医疗队汇合，并于2020年2月4日赶赴武汉参加抗击疫情工作。

　　抵达武汉后，作为前方临时党支部学习委员，林三秀组织队员认真学习。此外，她还作为福建专科护理队护士长、湖北武汉东西湖方舱医院护理部副主任，协助方舱医院护理质量的管控及全队100名队员穿脱防护服的培训和排班工作，同时参与东西湖方舱医院行政总值班，协调医院的各项日常工作。

　　2月7日16：00，林三秀带领第一批队员进驻方舱并迎来首批患者。她组织队员有序为患者进行初步检查，受到患者的肯定。在方舱工作期间，她和队员们共同为方舱"居民"排忧解难，关心每一位患者衣食起居，希望他们能够安心配合治疗，早日出院。

　　2月15日下午，她与队员们护送第一批患者出院，几位患者临别前纷纷留下感谢信或加油信，以表达对抗击疫情"白衣战士"们的敬意。这无疑是对全体医务工作者最大的肯定，也让更多患者看到了希望。

　　林三秀所在的方舱医院实现了患者"零死亡"、医护人员"零感染"、安全生产"零事故"、进驻人员"零投诉"、治愈人员零复发"五个零"，圆满完成了任务。由于工作突出，她被授予"全国卫生健康系统新冠肺炎疫情防控工作先进个人"。

（福建医科大学附属龙岩第一医院　供稿）

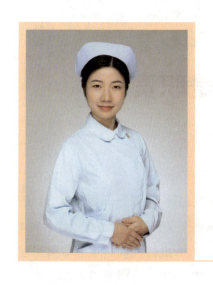

林　韦

不负韶华，让青春之花绽放在抗疫一线

林韦，福建医科大学附属第一医院血管外科护士，中国共产党预备党员，主管护师。

2020年初，新冠肺炎疫情在湖北武汉暴发，林韦虽是家中独女，但心怀大爱，第一时间向医院党委请战，2月11日跟随福建省对口支援宜昌防治新冠肺炎首批支援队奔赴前线，并迅速在宜昌市第三人民医院开展工作。她不怕苦，不怕累，迎难而上、先人后己。作为护理组小组长之一，她每天总是第一个进入隔离病房，逐一检查各位队友防护措施是否到位；工作结束，在确保所有队员都已安全离开后，她才离开。除了完成分管患者的救治工作外，林韦还承担着上下两重症病区患者的伤口专科护理，并为全队护理人员进行专科护理培训，提高重症患者的护理质量。工作中，她尤其注重护理的细节和对患者的人文关怀，给予患者家人般无微不至的照顾，被患者亲切地称呼为"温柔的福建女孩""宜昌媳妇"。

林韦以自身的担当树立标杆，跟随大批中国共产党党员，冲上前线，成为了中国又一代勇敢的人。在抗疫征途中，她一路成长，在挥汗如雨中一路前行，在逆境挑战中顶天而立，她为自己去湖北前线抗疫而感到荣幸和自豪！这个世界上从来也没有什么天生的盖世英雄，是责任，是担当，是青春，让她在勇敢中破茧成蝶、淬炼成钢。真正诠释了习主席所说的："让青春在党和人民最需要的地方绽放绚丽之花。"

（福建医科大学附属第一医院　供稿）

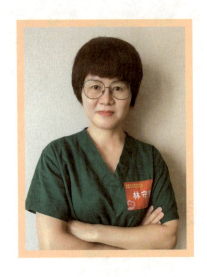

林守虹，福建医科大学附属第一医院神经内科护士长，中国共产党党员，副主任护师。

林守虹

抗击疫情是职责，更是使命

林守虹，长期从事临床护理一线工作。2020年初，新冠肺炎疫情暴发之际，她第一时间主动请战，义无反顾请求奔赴湖北武汉参加疫情防控工作。1月28日，她作为福建省第一批神经内科重症专科护理团队队员兼领队奔赴湖北武汉市金银潭医院，立刻投入到紧张的一线疫情防控工作之中。

"为何选择奔赴一线？""这是我的职责和使命，作为一名护士长，有困难时更应该自己上。"林守虹如是说。

在武汉市金银潭医院抗击疫情的50多天中，林守虹全身心投入到患者的救护工作，坚守在抗疫一线。在疫情防控工作中，她每日在病房"红区"工作至少6小时，加上来回路程及穿脱防护服的时间将近12小时。工作中她主动承担重症患者的各项治疗护理工作，以及病区的清洁消毒、物资请领、值班等工作。下班后，她还精心照护团队，时刻关注队员们的身体和心理健康状况。

虽然工作很紧张，但林守虹觉得非常自豪。她用满腔的爱来护理每一位患者，患者治愈出院是她最开心的事情。曾有一位她护理过的患者出院时说，知道得这个病时，心情非常沉重无助，是林守虹的关心和疏导，让她重获新生。在新冠肺炎这样凶险的疫情面前，林守虹用无畏履行护理职责，用行动践行护理使命，获得了患者与护理同行的高度赞誉。

（福建医科大学附属第一医院　供稿）

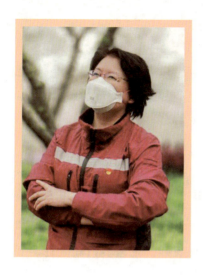

林璇，福建省立医院医院感染管理部主任，中国共产党党员，副主任医师。

林　璇
感染防控老兵战"疫"显担当

作为一名有着 33 年党龄的老共产党员、感染防控战线的老兵，面对突如其来的新冠肺炎疫情，林璇积极响应国家号召，毫不犹豫地做出抉择，驰援湖北武汉。

林璇被任命为福建省立医院首批援鄂医疗队队长、临时党支部书记，在武汉前线又被任命为福建省首批驰援湖北医疗队临时党委副书记、院感组组长。她深感压力与责任重大，但她认为越是艰难险阻，越能考验一个人的意志与能力，体现自身以及所从事的医院感染管理专业存在的价值。

2020 年 1 月 27 日至 3 月 24 日，林璇先后驰援武汉中心医院后湖院区及武汉市金银潭医院，面对严峻的疫情，作为院感组组长，她把队员的安全放在首位，总是冲在最前面，第一个进入"红区"当"排雷兵"，了解工作区布局、流程、通风、手卫生设施以及个人防护用品的配备，掌握消毒隔离及医疗废物处置等情况，做好重点环节的质控，为整个医疗队的安全保驾护航。她注重感染防控关口的前移，加强培训，加强驰援医院、驻地及上下班途中感染的防控，将开窗通风、保持距离、戴好口罩、做好手卫生及环境物表清洁消毒等措施贯彻始终，并做好监督反馈，设置各种温馨提醒，不断优化流程，持续改进质量。驰援队伍在武汉两家医院连续 58 天鏖战，在有效救治患者的同时实现了全体医护人员"零感染"。

（福建省立医院　供稿）

刘 涛

不畏生死，逆行而上

刘涛，江西中医药大学附属医院重症医学科副主任医师，中国共产党党员。

新冠肺炎疫情暴发后，刘涛主动请战，成为江西省首批驰援湖北的"逆行人"，来到武汉市第五医院，在情况最复杂也最危险的重症病房与新冠病毒展开斗争。

刘涛是武汉人，如果不是疫情，刘涛本该回武汉陪妈妈过春节。疫情发生后，居家隔离的妈妈再三叮嘱他不要回武汉。刘涛却瞒着妈妈回到武汉支援家乡疫情防控。

重症患者起病急、病情重、变化快，必须密切关注病情发展。刘涛每天穿近四层防护装备，衣服很快就被汗水湿透。做过胆囊手术的他，消化功能不好，为节省防护装备，不吃不喝，不上厕所。十几个小时下来，双侧脸颊满是压痕，甚至出现皮肤破损。刘涛觉得，只要患者病情好转和稳定，有点痛，有点累，算什么呢？

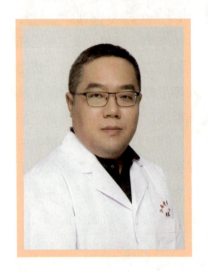

在抗疫初期防护物资紧缺时，刘涛将同学好不容易筹给他的 50 套防护服毫不犹疑地捐给自己所在的医疗队。他说："我是医疗队的一员，我们是一个团队，谁也不能丢下，一个也不能少。"

刘涛是红军后代，作为一名有着 19 年党龄的白衣战士，在国家遇到重大困难的时候，他挺身而出，用实际行动书写了一名新时代党员的使命和担当。刘涛表示，作为一名医生，一名党务工作者，用所学的知识和技术报答国家，报答组织对自己的培养，是身为党员的初心和使命。

（江西中医药大学附属医院　供稿）

袁小亮
闻令赴荆楚，抗疫显担当

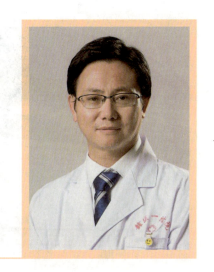

袁小亮，赣南医学院第一附属医院呼吸与危重症医学科副主任，中国共产党党员，主任医师。

袁小亮，从事医疗一线工作25年，在抗击新冠肺炎疫情战役中担任江西新冠肺炎疫情防控省级专家组成员。2020年1月19日至2月16日，袁小亮转战赣州市第五人民医院、宁都县人民医院和于都县人民医院等新冠肺炎定点收治医院，参与疑似和确诊病例会诊救治工作，奔波于赣州市立医院、赣州市第三医院、赣州市妇幼保健院等医院，督导发热门诊工作，并承担赣南医学院第一附属医院发热门诊和隔离留观病房新冠肺炎筛查任务。近一个月时间内，参与诊治确诊患者30多例。2月17日，袁小亮闻令参与湖北抗疫一线阻击战，担任江西援随医疗队专家组副组长和广水市第一人民医院感染三病区临时党支部书记，以病区为战场，带领队员高效有序地开展医疗救治工作，累计接管新冠肺炎普通型患者262例和重症患者13例，所有患者最后全部痊愈出院，实现了"病区零事故、患者零死亡、患者零投诉、队员零感染"的抗疫目标。3月10日，他加入江西援随重症医疗组，指导危重症患者的抢救，并在随州市中心医院重症监护室（ICU）一线值班，一直坚守到随州市新冠肺炎患者全部清零，参与救治危重症患者15例。

在这次抗疫斗争中，袁小亮不畏风险，奋勇向前，践行了救死扶伤、医者仁心的使命担当，充分发挥一名共产党员的先锋模范作用，圆满完成了任务。

（赣南医学院第一附属医院　供稿）

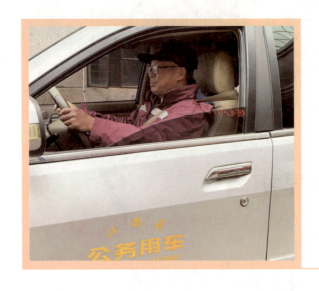

蒋金波

能换来人民的
安全和健康，
一切辛苦都值得

蒋金波，生前系江西省大余县疾病预防控制中心主管医师。

"我服从，我响应，召之即来，来之能战，战之能胜！"2020年1月15日，面对突然暴发的新冠肺炎疫情，大余县疾病预防控制中心发出《众志成城，防控疫情——致中心全体职工的倡议书》后，蒋金波率先响应，主动请缨。

在抗疫一线，蒋金波先后在大余县人民医院隔离病房进行流行病学调查，负责汽车站、火车站、各卡点、大型商场消杀指导，还兼职当司机。从2020年1月15日至28日，他从未申请过休息，一直坚守在防控疫情的岗位上。1月28日（农历大年初四）23时50分，在新冠肺炎疫情防控一线连续奋战十几天的蒋金波，因劳累过度突发心肌梗死，经抢救无效不幸去世。他的生命永远定格在58岁和疫情防控一线的工作岗位上。2020年3月，蒋金波被追授为"全国卫生健康系统新冠肺炎疫情防控工作先进个人"称号。

"我们的辛苦，如果能换来全县人民的生命安全和健康，一切都值得。"这是蒋金波经常鼓励同事们的话。蒋金波在基层疾控战线工作了近40年。他历经2003年"非典"、2009年大余"7·3"洪灾、2013年禽流感、2019年人感染猪链球菌病等重大防疫"战役"。

回望这位防疫"老兵"的一生，没有轰轰烈烈，有的只是在一个个平凡普通的日子里，用忠诚践行的一名基层防疫工作者的神圣职责。

（江西省大余县疾病预防控制中心　供稿）

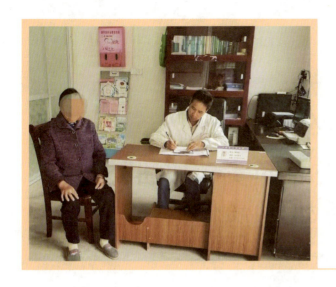

陈祥田
扎根基层 16 载的乡村义医

陈祥田，生前系萍乡市芦溪县银河镇长竹村卫生室乡村医生，武功山志愿者协会会员。

陈祥田于 2004 年 6 月踏上乡村医生岗位，16 年来，心甘情愿地坚守在偏远山村，为村民防病治病、指导保健、排忧解难，直至牺牲在新冠肺炎疫情防控一线。

乡村医生在常人眼中就是"赤脚医生"，不算"正规军"，即使新一轮医药卫生体制改革后有了一些补助，待遇仍然偏低，而且工作任务越来越重，有的乡村医生因此而选择了外出打工，但陈祥田却顶住生活压力毅然坚守，任劳任怨地做好村里儿童、老年人、孕产妇以及慢性病患者的健康管理等基本公共卫生服务和基本医疗等工作。从医 16 年，他始终以扎实的技术、谦逊的态度为患者服务，热情地接待每一位患者。他不论贫富、不看远近，时常深夜出诊，有需必到，从不推托，深得村民赞誉。

2019 年 9 月，陈祥田参与筹建银河镇派出所为民工作室并兼任长竹分队秘书长，组建了一支 52 人的长竹志愿分队。新冠肺炎疫情发生后，他舍小家顾大家，一边积极协助村组对返乡人员进行摸排登记、宣传教育、健康监测等工作，一边积极参加派出所为民工作室志愿队活动，开展抗击疫情宣传，坚持夜间巡逻站岗。他用血肉之躯担负起保卫村民身体安康的责任，终因劳累过度，在 2020 年 1 月 27 日下午诱发疾病被紧急送往医院抢救，于 2 月 14 日中午因救治无效去世。

（江西省萍乡市芦溪县卫生健康委　供稿）

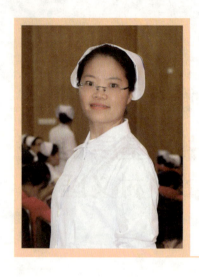

赵 琳

你们负责"加油"，
我们负责你们

赵琳，南昌市第三医院护理部副主任，中国共产党党员，副主任护师。

赵琳坚守临床一线25年，是南昌市第三医院护理部出色的专科护士、优秀的管理者。她始终把患者装在心里，哪里有艰险哪里就有她的身影。新冠肺炎肆虐武汉，她请战参加江西支援湖北首批医疗队，并担任重症护理组组长，带领全省48名重症护士接管武汉市第五医院重症病区护理工作，冲在了这场特殊战斗的最前线。

面对危险和巨大的工作量，赵琳不敢有丝毫松懈和停歇，通宵未眠是常事。她督导队员严格按规范做好自身防护，调整病房格局，让出更多空间供医护人员操作。她鼓励战友并约定：不怕，有她在，会把所有人安全带回去。

赵琳工作上大气沉稳、干练果决，对待患者却温柔和蔼、耐心细致。患者无法耐受呼吸机，她总会伸出手握着患者，给患者鼓励、信任和无穷的力量。患者不愿进食时，她总能想办法让患者多吃两口。她对患者说："不怕，有我们在，我们会拼尽全力救治你们，请你们负责'加油'，我们负责你们。"

做为江西支援湖北首批医疗队体外膜肺氧合（ECMO）专家小组成员，赵琳在武汉市第五医院协同开展第一例 ECMO 治疗；成功为完全肌松的患者盲插鼻空肠管置入术；带领护理团队设计制作护理菜单，解决与患者沟通问题。为了不让队友超时工作，她一个人顶住长时间在隔离病房的不适，硬扛着坚持近十小时。她和她的团队创造了一个又一个生命奇迹，这便是她与生命的约定。

（南昌市第三医院　供稿）

张维新
以医者仁心托起方舱之舟

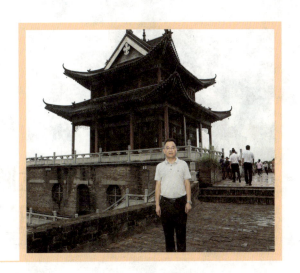

张维新，江西省人民医院（南昌大学附属人民医院）应急办主任，急诊科副主任，中国共产党党员，主任医师。

2020年2月9日，张维新带领40名队员逆行武汉抗击疫情，担任救援队临时党支部书记、队长，武汉江岸方舱医院党委委员、副院长。

2月12日，武汉市江岸方舱医院开舱，300名患者涌入，一周内接诊患者达千人。张维新从管理入手，健全制度，合理分工，明确责任，加强培训，狠抓落实，很快理顺了关系，打开了局面。他改变"我管床，我采集"的模式，成立核酸采集队伍，坚持2小时一轮流，既提升了核酸采样准确率，又降低了医务人员被感染的风险。除了医疗组的日常诊治，他还成立专家组，对疑难患者的治疗、转诊、出院适时研判，严把诊疗关、出院关，极大提高了准确率、治愈率。

2月18日下午，方舱医院接收一批新患者，他带领队员再次入舱。在预检分诊处，协助患者办理住院手续，配备相关物品；在病房，带领医生护士集体查房，摸清每个患者的情况，对症施治。患者纷纷称赞："江西医生，了不起！"此外，他通过谈心、录制小视频、策划集体生日、制作妇女节礼物等活动，有效克服了队员的思想压力和恐慌心理。

38天坚守，床位由爆满到清空。3月8日，江岸区方舱医院休舱。问起疫情结束后最想做的事，张维新说："继续行使一名医生的职责，回归平凡而忙碌的工作和生活。"

（江西省人民医院　供稿）

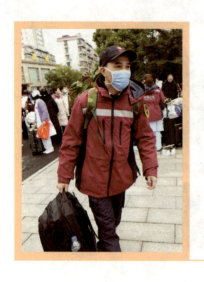

祝新根

最危险的时刻，
我们"逆行"驰援湖北

祝新根，南昌大学第二附属医院副院长（主持行政工作），中国共产党党员，主任医师。

很多人问祝新根，在武汉54天，什么事让他最感动，有什么事让他流过泪？他说，全队返回后吃的第一餐饭，当队员对他说"队长，今天的晚饭真好吃"时，祝新根流泪了。

2020年1月27日，祝新根奉命带领由全省各级医院138名骨干组建的江西省首批援鄂医疗队整建制支援武汉市第五医院。由于面对的大多是重症、危重症患者，有的插着管不能说话、能说话的方言又重，为了沟通顺畅，他带领团队在废纸壳上画上吃饭、喝水、翻身等图样，患者手一指医护就明白了。这个不起眼的"小发明"大大降低了救治难度，也为患者带去抗击病魔的信心。

为了缩短与患者的心理距离，祝新根和团队经常会拉拉患者的手，主动靠近他们，让他们感到没有被抛弃。只要祝新根查房，都会和患者多聊几句，给他们精神鼓励。2月8日（元宵节），祝新根穿着写有他名字和元宵节快乐的防护服去会诊一位危重患者。这位患者当时顺利拔管，撤掉了呼吸机。一周后，她转出了重症病房，祝新根查房时又去看望了她。突然，她用轻缓的语气一字一句地说："我认识你，你是江西的队长。"此时，祝新根觉得所有的付出都值了！

54个日夜，层层防护服下，汗水无数次浸透祝新根和团队的衣衫，紧绷的护目镜、口罩下是触目惊心的压疮伤口，面对被感染的生死风险，他们交出了医护人员"零感染"、安全管理"零事故"的成绩单。

（南昌大学第二附属医院　供稿）

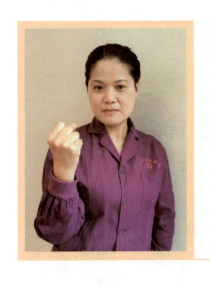

邓丽花

"铁娘子"的侠骨柔肠

邓丽花，南昌大学第四附属医院门诊护士长，中国共产党党员，主任护师。

2020年2月6日晚，邓丽花随江西医疗队出征湖北。雷厉风行、精明干练，是邓丽花给人的第一印象。临床工作30年、抗击过"非典"、有多年感染科工作经验，这位个子不高的"铁娘子"护士长眼神中透露的坚毅，让人觉得她不曾惧怕什么。

进入随州市曾都医院感染八区工作的第一天，邓丽花就开始参与感染防控工作。由于江西医护人员对穿脱防护服流程掌握程度不同，邓丽花因地制宜，设计采取工厂流水线方法依次摆放防护物品，只要流水线上一走，防护服、隔离衣、护目镜、口罩、帽子、鞋套就依次"全副武装"上，打造了一套流水线式的"生命保护线"。

当患者出院后，还要在隔离点隔离观察14天，他们的心理压力还没有完全解除，邓丽花组建医患微信群，为所有出院患者提供延伸服务，使患者"离院不离医"。通过"线上线下"联络，既可了解出院患者的情况，又可随时回答他们的疑问，科普新冠肺炎知识，给出院患者隔空服食"定心丸"。

根据此次疫情特点及患者心理状态，邓丽花率先提出并建立起"保姆式"护理模式，效果明显，受到了患者和家属好评。

邓丽花以丰富的临床工作管理经验和突出的业务能力，被列为此次中央驻湖北疫情防控国家专家组成员。

（南昌大学第四附属医院　供稿）

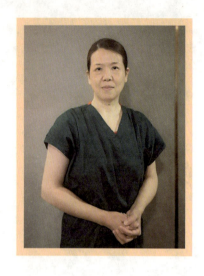

唐浪娟，南昌大学第四附属医院副院长，中国共产党党员，主任护师。

唐浪娟

大爱托举生命之舟

2020 年 2 月 4 日，唐浪娟主动请缨，作为江西省第二批援助武汉医疗护理队领队、临时党支部书记，带领全省 62 家医院的 100 名护士驰援武昌方舱医院。早上 8 点接到通知，中午 12 点队伍集结完毕，下午 4 点抵达武汉，2 月 5 日凌晨 1 点召开紧急会议，凌晨 4 点挑选出 25 名先锋队员，下午 6 点开舱收治患者。不到 24 小时的时间，唐浪娟克服了方舱医院基础设施及院感流程不完善、队员自我防护训练不足等重重困难，带领队员迅速完成从护士到抗疫"战士"的转变。

在方舱，患者的心理创伤远大于身体的痛苦，队员的心理压力也很大。"心理护理、心理疏导、团结一心"，是唐浪娟的"三心"制胜秘诀。她在方舱举办"二月生日会""三八妇女节"活动、读红色家书、写战"疫"家书等活动，一系列针对性的举措，让患者感受到家庭的温暖、社会的关怀，也缓解了队员的紧张情绪。出院患者刘猛在央视新闻调查栏目公开寻找江西队"杨护士"，她的眼神和鼓励的话语，让绝望中的刘猛重新点燃了希望，而"杨护士"只是江西队的一个缩影。

在方舱，唐浪娟探索出江西护理排班模式、"12=1"责任制整体护理，推行"三零三心"管理和"6S"管理。"江西护理模式"在武昌方舱医院得到推广，江西护理队被授予"全国卫生健康系统先进集体"荣誉称号。

（南昌大学第四附属医院　供稿）

王言森

做患者心中的"定海神针"

王言森，山东省立第三医院大内科主任，中国共产党党员，主任医师。

作为山东省第八批援鄂医疗队队长，王言森瞒着老母亲，安抚了因交通事故卧床的妻子，叮咛了正在操办婚事的女儿，于 2020 年 2 月 9 日毅然奔赴武汉。抵达武汉后，他凌晨备课，组织队员紧急进行战前分批次理论培训和考核，两天时间，培训 14 场，培训队员 600 多人次。

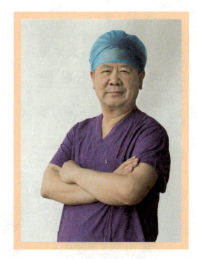

在武汉汉阳方舱医院，王言森负责山东医疗队的医疗、护理、感控、队友保健等任务。每次进舱，他都认真督导路径管理的落实和方舱医院手册的规范执行，核查核心制度的落实情况，检查医疗队每一个运行环节的质量，保证救治患者能力。他成了患者和队友心中的"定海神针"！

王言森带领医疗队推行"行走的二维码"，建立微信群，把群二维码贴到舱内医护人员防护服上，每天由具有心理疏导经验的队员在群内轮值，24 小时在线解答患者问题；他创作长篇诗歌《方舱情》，为队歌《方舱之歌》作词，极大鼓舞了战友士气。他关注特殊患者，做好核酸阳性伴基础病患者的用药指导及心理疏导，舱内最小的患者年仅 9 岁，家人不在身边，王言森每次进舱都专门去看看她，调整治疗方案，鼓励她积极康复。

医疗队在武汉战"疫"38 天，实现患者"零死亡"、医务人员"零感染"、治愈患者"零返舱"。作为医疗队长，王言森把 303 人的队伍打造成一支战无不胜、纪律严明的铁军，他用实际行动兑现了出征时的誓言："守护我们必须守护的人。"

（山东省立第三医院　供稿）

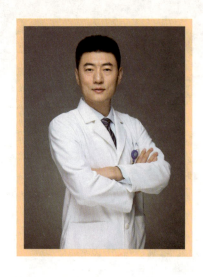

方巍，青岛大学附属医院重症医学科副主任，中国共产党党员，主任医师。

方 巍

愿将腰下剑，直为斩楼兰

新冠肺炎疫情发生后，方巍放弃休假，作为专家组成员一直坚守在青岛市抗击新冠肺炎疫情一线。青岛大学附属医院组建援鄂医疗队时，方巍积极报名，于2020年2月9日奔赴武汉，当晚就进驻新建病区，完成人员仪器交接，带领第一批医生进入污染区收治患者。

工作中，方巍发现层层防护装备导致传统检查无法完成，对患者病情观察和评估带来很大影响。面对新的挑战和困境，动脑筋、想办法，改进工作方式，他以"重症超声"为新型武器进行床边心肺功能评估，从而及时完成治疗方案调整，让个体化治疗不再是空谈，这种方法在留置胃肠管、血管穿刺、预防静脉血栓方面也发挥巨大作用。他还在队内展开呼吸机和超声技术培训，制定出青岛医疗队新冠肺炎重症超声评估流程，使其真正成为医护手中的一把利剑，医疗队工作质量得到很大提升，成功挽救了多名危重患者。

繁忙的临床工作之余，方巍参与了中国重症超声研究组《基于重症超声的重症新型冠状病毒肺炎救治建议》的编写工作，将该技术推向全国；还作为临床专家参与"中美论坛：新冠肺炎保护性通气""NCP重症在线"等线上学术教育活动，为疫情一线的广大医护提供经验借鉴。

（青岛大学附属医院 供稿）

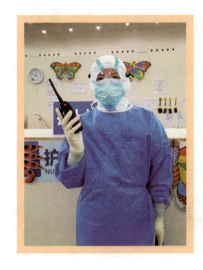

兰素萍，山东省曹县人民医院心内科三病区护士长，中国共产党党员，主管护师、国际造口治疗师。

兰素萍
直面困难，战胜困难

兰素萍，从事心内科临床护理工作17年，援鄂期间担任山东省第八批援鄂医疗队护理感控部主任、临时党支部委员。

医疗队进驻汉阳国博方舱医院后，为强化感控意识，立即成立培训考核组，兰素萍担任组长。她迅速开展感控培训、考核，在紧迫的情况下，一连组织培训14场，培训600余人次，最终全体队员顺利通过考核。

作为护理部主任，进驻方舱后，兰素萍迅速理清工作思路，带领大家用"6S管理"方法对方舱进行整理，建立各项规章制度和工作流程。她全力开展方舱医院感控管理、护理管理、突发事件应急处置等工作，建立健全人员组织框架、规章制度，不断完善感染管理及护理质量安全指标落实。她及时总结新冠肺炎轻症患者的护理工作经验，积极推进方舱医院感控及护理工作的规范化、同质化，确保打赢这场攻坚战。

兰素萍还创新性地打造出"山东人文特色方舱"品牌。她成立心理咨询小组，提出心理疏导"三服务"理念——现场服务、线上服务、延伸服务。

时代需要梦想，更需要怀揣梦想、挺身而出的人们。鲁迅先生说："真的猛士，敢于直面惨淡的人生，敢于正视淋漓的鲜血。"只要以积极的态度面对困难，就一定能够战胜困难。这正是兰素萍的生动写照。

（山东省曹县人民医院　供稿）

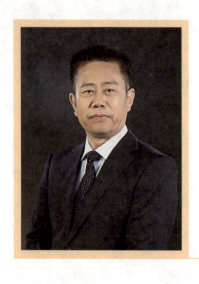

曲仪庆

战"疫"一线忙，
队长责任在胸膛

曲仪庆，山东大学齐鲁医院呼吸与危重症医学科副主任，中国共产党党员，主任医师、教授。

2020年春节伊始，曲仪庆接到驰援湖北通知后，顾不上有可能滞留国外的妻子和女儿，收拾好行装，奔赴武汉。

刚到达武汉时，面对的问题太多，作为医疗队队长的曲仪庆，一夜没有合眼，他把来自22家医院的130名医护人员的情况梳理清楚，成立医疗、护理、感控等小组，制定出详细的工作计划、流程和规章制度，随后的几天里反复组织讨论完善，不知多少个日夜，他白天照常上班，晚上加班加点。

为保证"零感染"，曲仪庆带领骨干队员扎实开展防护培训，摸排酒店、班车、医院感控风险，梳理制定严格的院感防控流程和应急预案，详细制定了医疗规范和流程，实行双重交班制度，落实"三步查房"。

为了解患者第一手资料，曲仪庆克服头疼、胸闷的不适，坚持每天深入病区，仔细询问查看患者，完善救治方案，58天里从未间断过。连续的工作使他身心疲惫，不幸患上"股外侧皮神经炎"，但他仍忍着麻木和疼痛，克服穿脱防护服的困难，坚持进入病区，直至病区关闭。

当谈起医生这个职业时，曲仪庆说："呼吸科可能比较累、比较辛苦，但却是非常有担当的专业。呼吸与危重症医学是我的专业，也是我的责任。支援湖北，义不容辞！"

（山东大学齐鲁医院　供稿）

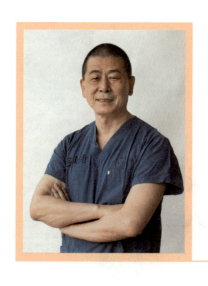

吕涌涛

铁肩担道义，
柔情聚人心

吕涌涛，山东省立第三医院党委副书记、院长，中国共产党党员，主任医师。

吕涌涛作为山东省第八批支援湖北医疗队领队，带领全省 150 家医院 303 名医护人员进驻武汉汉阳方舱医院。从 2020 年 2 月 10 日凌晨抵达医疗队驻地，到 2 月 11 日下午 4 点汉阳方舱医院正式开舱，35 个小时里，吕涌涛带领队员完成了汉阳方舱医院的整体接管任务。

为保证队员们迅速达到培训要求，安全入舱出舱，他给队员们定下最高标准，并亲自指挥、督导培训。到达武汉的第 5 天傍晚，他召集各组组长和护士长，为 2 月份过生日的战友举办集体生日会，为队员们鼓足了战胜疫情的信心。

吕涌涛带领医疗队心理咨询小组创建"行走的二维码"，患者扫码入群，接受心理辅导；他与湖北省文联共同完成了网络文艺志愿服务行动——方舱直播间；他组织培训呼吸操、"八段锦"，助力患者康复；他关爱舱内两位年仅 9 岁的小朋友，小患者出院时一句"我替武汉谢谢你们"滋润了无数人的心田；他组建方舱内"一直奔走，不知疲倦"的"小蜜蜂"志愿者团队，与医护人员一起筑起"生命的方舟"。

山东省第八批援鄂医疗队累计接收患者 599 例，转院 291 例，治愈出院 308 例，实现"零死亡、零返舱、零感染"。吕涌涛在这场战"疫"中，始终坚持"要严厉带队，更要关爱带兵"的原则，把队员凝聚在党旗下，展现了新时代好干部的风采。

（山东省立第三医院　供稿）

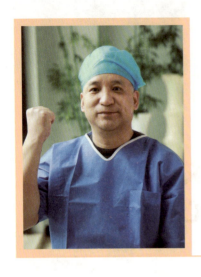

任宏生

大别山区域医疗中心的 ICU 掌舵人

任宏生，山东第一医科大学附属省立医院东院重症医学科副主任，中国共产党党员，主任医师。

"这次我们来到黄冈，一定要和患者肩并肩，疫情不退，我们就坚守岗位，一直到取得最后的胜利。"2020 年 2 月 14 日，中央电视台新闻联播"一线抗疫群英谱"栏目中，任宏生这样说。

2020 年 1 月 25 日晚，任宏生随山东省首批援鄂医疗队抵达武汉，1 月 26 日凌晨 2 点，到达任务地——湖北省黄冈市。作为火线任命的重症救治组组长，任宏生的任务是选址和筹建合格的重症监护室（ICU）。经过实地考察，医疗队最终把战场选在了尚未启用的大别山区域医疗中心。1 月 27 日晚 23 时，他召集重症组 60 名成员紧急开会，列出筹建 ICU 的基本设备清单，带领大家连夜奋战，在 30 小时内组建了第一个 ICU，为黄冈市新冠肺炎重症患者提供了"诺亚方舟"。

作为 ICU 病房里的"掌舵人"，任宏生发现，对于气管插管有创机械通气的危重症患者，医护人员在进行气管插管、撤离呼吸机及拔出气管插管等有创操作时，极容易被新冠病毒感染。他立即组织小组成员起草、制定新冠肺炎重症、危重症患者救治制度及流程，制定山东省援助湖北黄冈《新冠肺炎重症 / 危重症救治专家共识（试行）》，实现治疗规范化、同质化，提升了重症、危重症的救治水平，降低了死亡率。

"患者转危为安是我最大的心愿！"对这段经历，任宏生如是说。

（山东第一医科大学附属省立医院　供稿）

李 玉

我必须去那里，
不获全胜不收兵

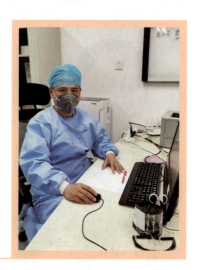

　　李玉，山东大学齐鲁医院呼吸与危重症医学科副主任，中国民主建国会会员，主任医师、教授。

　　李玉曾先后参加过抗击"非典"疫情、汶川地震救援，也是山东省新冠肺炎专家组成员。自 2020 年 2 月 7 日起，他带领医疗队出征武汉并负责武汉大学人民医院东院区两个重症病房。

　　到武汉后，作为队长，李玉给自己的任务定位是"带头"和"断后"。"带头"是指通过阅读新冠肺炎的诊疗指南，结合自己的临床经验，制定出基本治疗方案；"断后"则是指确保病例治疗的准确无误。他不仅带领大家完成救治任务，还想方设法减少污染区的病毒载量，研究制定防护措施，始终将每位医护人员的健康安全放在首位。工作中，李玉发现有些患者营养很差，低蛋白、低血钾情况较多，他找到原因，与护士长协商，由内分泌科教授制定营养餐，医护人员亲自为病区里的患者做饭、喂饭。很快，患者的营养好转，低蛋白、低血钾得以纠正，对加速康复起到重要作用。

　　李玉多次与其他医疗队专家进行会诊，讨论病情，交流业务。他及时发现了"炎症风暴"患者，果断决定采用"人工肝"技术施救，从而拉开了齐鲁医院和院士团队首次合作的序幕。这样高水平的团队协同作战在病区时常发生，大家共同的目标就是"争分夺秒抢人"！

　　在武汉的 60 个日夜，李玉用实际行动践行着医者的初心和使命。每当回想起武汉抗疫的经历，李玉总是自豪地说："我去了！我们赢了！"

（山东大学齐鲁医院　供稿）

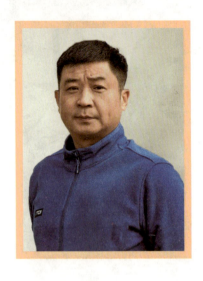

李丕宝，山东省立第三医院副院长，中国共产党党员，主任医师。

李丕宝

以担当诠释忠诚，以实干践行使命

2020 年 1 月 28 日，李丕宝作为山东省第二批援鄂医疗队队长、临时党支部副书记、专家组组长，带领医疗队赶赴湖北黄冈开展医学救援工作。

1 月 29 日，医疗队开展临床防护技能培训，李丕宝进行了全面讲解和演示，指出了各组演练存在的问题和注意事项，为队员更好投入战"疫"奠定了坚实基础。1 月 31 日下午，李丕宝带领 11 名队员进入临时改造的病区，接收了 22 例发热患者。2 月 2 日，又奉命进驻大别山区域医疗中心。在艰苦的环境中，他紧急制定制度流程，改造布局，除了 120 张普通病床，又在 48 小时内紧急开辟了 18 张床位的重症监护病区。

医疗队收治了 1 位父亲和他 9 个月大的女儿，孩子母亲失联。李丕宝立即安排准备好婴儿必需品。通过积极联络，发现婴儿母亲是湖南医疗队收治的患者，经过紧急协商，最终让一家人在病区团聚。

李丕宝牵头制定了本土化 18 项医疗核心制度和感控制度，被迅速推广使用，实现同质化管理；他带领团队率先运用远程会诊系统，为黄冈 5 个县市医疗支援分队提供专家指导。

3 月 21 日，李丕宝兑现誓言，带领所有队员"一个不落"平安凯旋。在这场抗击新冠肺炎的斗争中，李丕宝勇担重任、全力迎敌，获得"全国卫生健康系统新冠肺炎疫情防控工作先进个人"称号。他说："从穿上这身白衣起，治病救人便是责任和担当！"

（山东省立第三医院　供稿）

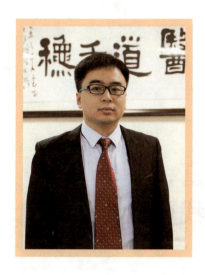

李岷，济宁医学院附属医院呼吸与危重症医学一科二病区护士长，中国共产党预备党员，主管护师。

李　岷

逆行冲锋线上的新时代青年医者

李岷，山东省第二批援鄂医疗队队员、济宁医学院附属医院第一批援鄂医疗队员。"80后"的他在援助湖北黄冈疫情防治工作中勇于担当、逆行而上，用大爱和责任构筑起黄冈地区患者的健康屏障。

李岷先后参与了黄冈疑似病例收治点、大别山医疗中心普通病区与重症病区的改建工作。每次他都提前实地查看，结合护理工作与院感需求提出整改意见。忙至凌晨1点才休息，两天睡眠不足5个小时，确保了监护病房工作的顺利开展。

作为护理组长，李岷在入住病区和疑似病例收治点时，主动请缨作为第一梯队开展工作，把困难留给自己，为其他队员争取更多时间。作为病区护士长，李岷带领大家制定了各班次工作职责流程、护理文书书写规范等，不断提升护理质量。他积极开展呼吸康复工作，参与组建大别山区域医疗中心第一支呼吸康复团队，建立了系统规范的评估流程，开展呼吸康复治疗，联合健康教育、心理与行为干预等多维度综合治疗，改善患者症状，加速患者康复。50多天的时间里，他与队友共成功救治新冠肺炎患者263例，其中重症、危重症52例，年龄最大92岁、最小9个月。

山东省医疗队临时党支部批准一批入党积极分子"火线"入党，李岷光荣加入党组织，鉴于其优秀表现，他被评为"全国卫生健康系统新冠肺炎疫情防控工作先进个人"。

（济宁医学院附属医院　供稿）

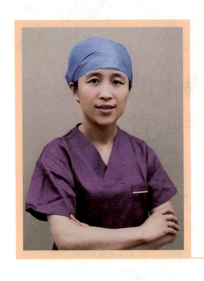

李敏敏

我经验丰富，没有人比我更合适

李敏敏，山东省立医院东院区新生儿重症监护病房护士长，中国共产党党员，主管护师。

新冠肺炎疫情暴发，李敏敏第一时间递交了请战书！参加过北川震后卫生支援工作和菏泽手足口病救治工作的她，具有高度自觉的大局意识和坚贞不渝的职业精神，要像前两次一样挺身而出。

考虑到李敏敏有两个年幼的孩子，以及她因多年超负荷工作患有颈腰椎病的实际情况，上级婉拒了李敏敏的请求。然而这并没有打消李敏敏强烈逆行的意愿："我是一名党员，又是主管护师，在武汉上过学，比较熟悉湖北的情况。此前参加过2次救援，经验丰富，没人比我更合适。"经再三申请，李敏敏最终被批准加入第三批援助湖北医疗队。

医疗队进驻华中科技大学同济医学院附属同济医院中法新城院区，李敏敏被任命为护理组组长。此次，她不仅要出色完成护理任务，还要组织好来自18家医院的100名护理人员。她带领队员熟悉环境仪器、强化相关知识培训，梳理优化工作流程，细化分区和布局；她带领管理组迅速摸清队员情况，合理排班……100名护理人员并然有序、协调高效地投入工作。

与此同时，李敏敏从驻地消毒隔离、心理疏导和饮食起居等方面着手，千方百计确保队员的身心健康。她说："工作强度再大、操心的事再多，我都不怕，就怕队友健康出问题。他们身上的一点点不适，对我来说都是天大的事。我有责任带领他们圆满完成任务，更有责任把他们平平安安带回家！"

（山东省立医院　供稿）

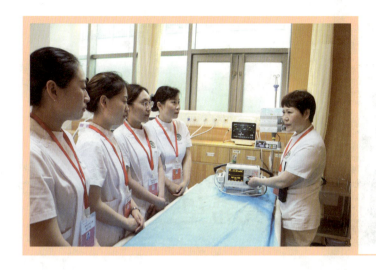

位兰玲

践行使命，护佑生命

位兰玲，青岛市市立医院护理部副主任兼东院急诊科总护士长，中国共产党党员，主任护师。

位兰玲从事护理工作 40 年。2020 年，新冠肺炎疫情突如其来，54 岁的位兰玲顾不上照顾即将临盆的女儿，临危受命，随青岛市第五批援鄂医疗队奔赴武汉。

作为青岛二队临时党支部书记、护理和感控主管，位兰玲是护士们的"主心骨"，更是队员们的"位妈妈"。她几乎天天下病房，仔细检查每个细节，琢磨研究每步流程。在组织做好患者救护工作的同时，她发挥专科护理优势，为危重患者制定个性化护理计划，倡导治疗与康复护理并重，提高患者生存质量。她还运用病房"6S 标准化管理"、库房目视化管理、办公区和驻地半军事化管理做好感控工作，最大限度降低感染风险，确保 131 名队友的安全，打造了院区标杆病房，吸引多家援鄂医疗队争相观摩学习。《人民日报》以《与时间赛跑的人》为题报道了她的事迹，她先后获评"全国卫生健康系统新冠肺炎疫情防控工作先进个人"、"山东省优秀退役军人"、2020 年"青岛好护士"等荣誉称号，并被授予青岛市"五一"劳动奖章。

（青岛市市立医院　供稿）

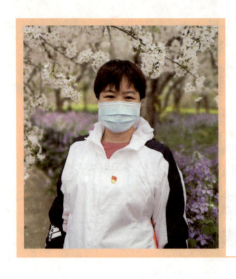

周 敏

传递温暖，
点亮希望

周敏，山东大学齐鲁医院护理部副主任、心外监护室护士长，中国共产党党员，主任护师。

作为一名老党员，周敏率队出征武汉抗击新冠肺炎疫情，用实际行动践行对党的誓言。

在武汉人民医院东院区 17 病区，周敏全面负责病区临床护理工作，制定详细的工作流程、感控规范和岗位职责，形成病区"护士长-副护士长-护理组长"三级管理体系，将齐鲁医院护理模式落实到武汉前线，保证了患者护理工作的标准化、规范化、同质化。她完善病房布局，建立规范的防控措施，合理安排班次和人力，加强队员自身防护，为实现"零感染"打下坚实的基础。她关心队员的身体状态和心理需求，对队员进行必要的心理疏导。她随时进入隔离区督导检查护理工作的完成情况，保证机械通气、血液滤过等操作的顺利实施。她参与危重患者转运，进行雾化吸入诱导痰培养等新的诊疗工作，以保证患者得到无缝隙、规范专业的治疗和护理。

作为山东省护理学会营养支持专委会主任委员，周敏发挥专业特长，为进食困难的老年患者制作营养餐，加强生活护理，避免压力性损伤、跌倒等不良事件的发生，指导患者进行康复训练。同时，她给予患者心理上的支持和鼓励，增强其战胜疾病的信心。她带领团队在最短时间内形成了业内称赞并借鉴的"齐鲁标准"和"齐鲁规范"。

周敏常说："比寻找温暖更重要的是让自己成为一盏灯火。"

（山东大学齐鲁医院　供稿）

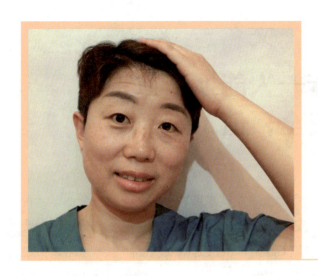

郝月琴
重任在肩，
迎险而战

郝月琴，青岛市市立医院东院呼吸与危重症医学一科副主任，中国共产党党员，副主任医师。

45 岁的郝月琴，十年如一日竭尽所能救治呼吸系统疑难危重患者，多次参与过抗击甲流、禽流感等呼吸系统传染病的战斗，积累了丰富的经验。2020 年新冠肺炎疫情发生后，她迎险而战，出征武汉。

郝月琴所在的青岛医疗二队接管华中科技大学同济医学院附属同济医院光谷院区 E1 区 9 楼重症病区后，她发挥专业特长，和队友们对病区 50 例患者的病情进行了重新评估，全面梳理患者的综合情况，调整医嘱，为早期识别危重患者、将抢救关口前移、提高救治效率提供了科学有利的保障。当天筛查出 1 名激素治疗后无改善、心肾功能不全、多脏器功能障碍的危重患者，立即请会诊，紧急转入重症监护病房抢救，及时挽救了患者生命。

作为战"疫"一线的女医生，郝月琴以细腻的医者情怀，耐心开导失去治疗信心的女患者，抚慰患者情绪、缓解病痛，协助患者和家人视频通话，用满腔赤诚和无微不至的照料感动患者，帮患者重新树立起战胜新冠肺炎的决心，积极配合治疗，直至康复出院。

在危机四伏的重症病区，医疗队与新冠肺炎病毒鏖战 50 余天，救治患者 104 例，其中重症 84 例、危重症 12 例，创造了患者"零死亡"、"零插管"，队员"零感染"的辉煌战绩，郝月琴荣获"全国卫生健康系统新冠肺炎疫情防控工作先进个人"称号，并被授予青岛市"五一"劳动奖章。

（青岛市市立医院　供稿）

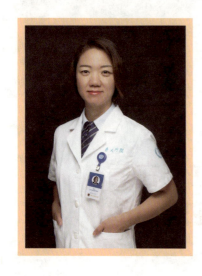

秦文，青岛大学附属医院崂山院区院感科副科长，中国共产党预备党员，主治医师。

秦 文

若一人能换一方百姓安全，值了

"若有战，召必应！我随时准备奔赴武汉一线，作为院感管理人员，如果一个人能换一个地区老百姓的安全，值了！"

秦文是国家卫生健康委院感防控专家组成员之一，赴武汉开展新冠肺炎疫情防控督导工作，是山东省医疗卫生系统"逆行"武汉第一人，也是最后一个撤离的人员。2020 年 1 月 25 日，秦文进驻武汉市肺科医院，根据医院结构及收治患者的特点，因地制宜地开展感染防控工作，积极排查风险和隐患，完成全院布局和流程改造、制定完善工作制度和应急预案。她积极开展院感培训 20 余次，确保了 1 700 余名医疗队员"零感染"。

秦文协助武汉市肺科医院和来自山西、内蒙古、浙江等地的 10 多支医疗队新开病区，青岛大学附属医院第二、第三批医疗队抵达武汉后，她开启了"双线作战"模式，一遍又一遍不厌其烦地给队员演示、培训，不放过一个细节。她不曾休息一天，每日进病区督查、现场技术指导、操作流程演示等，有效保证武汉市肺科医院的医务人员感染率处于全市最低水平。

秦文积极参与多个方舱医院的设计和改造，在短短 5 天时间改建完成武汉市优抚医院布局通道、增设 900 张床位收治新冠肺炎患者，参与设计改建武汉市精神卫生中心等特殊人群隔离病区工作。

秦文不忘职业初心、牢记感控使命，用实际行动诠释了一名感控医生的神圣职责。

（青岛大学附属医院 供稿）

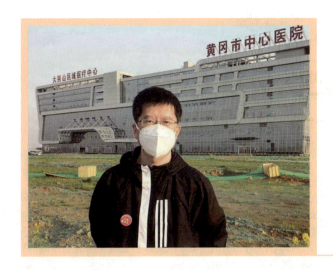

贾新华，山东中医药大学第一临床医学院副院长，山东中医药大学附属医院副院长，中国共产党党员，副主任医师。

贾新华

做一名离患者最近的逆行者

作为一名有着 20 多年工作经验的高年资呼吸科医生，贾新华时刻关注着武汉出现的不明原因肺炎。随着疫情蔓延，他于 2020 年 1 月 23 日向山东中医药大学附属医院党委提交请战书，要求前往武汉参加援助湖北抗疫工作，并于 1 月 25 日作为山东省首批援鄂医疗队普通一组组长赴湖北黄冈。1 月 29 日，他被任命为山东省第一批援助湖北医疗队队长，任临时党支部副书记。在整个援助期间，他始终是离患者最近，离危险最近的那一个。

贾新华带领 135 人的医疗团队协助建设了黄冈的"小汤山"——大别山区域医疗中心首个新冠肺炎隔离病区，并首批接诊了 98 例新冠肺炎确诊患者。在建设重症监护室（ICU）及重症、危重症患者的救治中提供了重要支撑。面对患者严重焦虑、紧张的心理状态，他特别设立了"暖心热线"，加强与患者以及家属的心理安慰和沟通。在临床工作中，他重视中西医结合方法的应用，所在三个病区中草药使用率达 95% 以上，并开展了中药汤药、熏蒸及艾灸等多种中医疗法。他还建立专家团队，定期对其他医疗机构、县市区进行医疗技术支持并梳理成文《山东医疗队工作手册》，内容涵盖工作流程、诊疗护理方案及重症患者救治、院感等多个方面，为后续医疗队提供支持。

在抗疫一线，贾新华展现了医务工作者救死扶伤的宝贵品质和无私奉献的崇高精神，以实际行动践行了共产党员的初心使命。

（山东中医药大学附属医院　供稿）

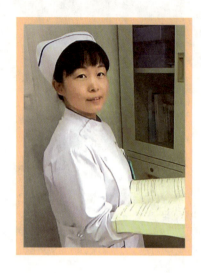

郭芳，济南市第三人民医院呼吸内二科护士长，副主任护师。

郭 芳

把队员平安带回来，一个都不能少

2020年2月6日，郭芳接到命令，作为山东省第四批援鄂医疗队队长带队出征。郭芳郑重许下承诺："把队员平安带回来，一个都不能少！"

作为医疗队队长和武汉东西湖方舱医院B厅A区的总护士长，郭芳负责管理来自山东等6个省市的近百名护士。为实现"医护零感染"目标，她对队员的管理和对流程的把控近乎苛刻。物资紧缺，护目镜不够用，队员问："郭队，我们下一个班次还等着进舱接班，没有护目镜，可不可以只戴面屏？""不戴护目镜，万一被感染了怎么办！我们连自己都照顾不好，怎么去照顾患者！"平时性格温柔，说话从不大声的她以少有的严厉对队员大声吼道。

严格的工作流程是医护人员最有效的保护伞。郭芳和团队及时调整了护目镜冲洗、晾晒等各项工作流程，每个细节都不放过。回到酒店已经很累，但再累，队员们也必须严格按照流程完成消杀工作。在与看不见的病毒的斗争中，只有严格、严格、再严格，才能保证每一名队员不被感染。

为避免长期超负荷劳动和压抑紧张情绪引起免疫力降低，郭芳想尽办法帮队员们减压，并联系到江苏心理医疗队请求帮助。经过专业的心理疏导，队员的紧张情绪有效缓解了。

谈起郭芳，大家评价最多的一句话就是：别看郭队又瘦又小，瘦小的身躯里蕴藏着超强的正能量！她的这份正能量，正是来自医务工作者的责任和担当，来自"一个都不能少"的庄严承诺。

（济南市第三人民医院　供稿）

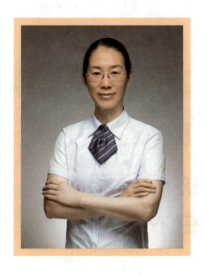

脱淼，青岛大学附属医院市南院区内科2区总护士长兼神经内科护士长，中国共产党党员，副主任护师。

脱　淼

愿历此坎坷，人间皆可安

2020年，抗击新冠肺炎疫情的硝烟蔓延，青岛大学附属医院也发起了紧急招募倡议书。2020年2月8日（农历正月十五）夜，已经歇下的脱淼接到紧急集结的电话，将100名护士进行编组，她背着父母整理了行装。2月9日到达武汉机场后，收到了父母的短信："放心，我俩在家等你回来。"脱淼顾不上回复便投入到工作中。

作为医疗队感控专员，在领队指导下，脱淼用最短的时间建立驻地生活和病区标准化流程，明确各班职责，确保工作有序开展；主动承担防护用品的实景培训任务，制定穿脱防护用品和出入隔离区标准化流程，细化了10个职业暴露相关问题的应急处置预案，严格审核每一位队员的防护安全，杜绝医务人员感染。穿上厚厚的防护服进入隔离区，除了要克服自身的不适完成危重患者救治，还要随时关注队员的安全，工作之余尽量与他们沟通交流，消除队员心理上的恐惧。

一位91岁老人经过治疗意识恢复后情绪非常低落，脱淼用微信与家属取得联系，当老人在视频中感叹自己为废人时，他儿子忙说："您不是废人，您是我的爸爸……"脱淼听闻恍然想起家中的爸妈，时隔两周第一次与他们通电话。

疫情隔开的是距离，隔不开的是真情。尽管病魔带来前所未有的伤痛，却让脱淼和团队获得更多的信任；尽管他们看不到对方的脸，却能听到彼此温暖的语言。医者的担当，让平凡的他们用爱托起生命的重量。

（青岛大学附属医院　供稿）

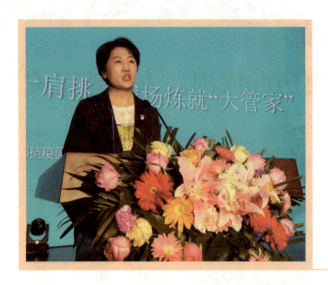

董 红
披肝沥胆
白衣行

董红，山东大学第二医院护理部副主任，中国共产党党员，副主任护师。

为迎战新冠肺炎疫情，董红所在的第四批援鄂医疗队131人于2020年2月10日，整建制接管了华中科技大学同济医学院附属同济医院光谷院区一个52张床位的重症病区，开始了为期52天的抗疫工作。董红任医疗队联络员、护理领队。

在武汉，队员确实吃了很多苦，但能用微薄之力去挽救每一名患者，董红感到很光荣。患者老徐病情危重，多脏器功能衰竭，为保证营养，必须给他留置一根十二指肠营养管。作为党员和有着多年监护经验的护士，这个时刻董红必须站出来，"我要给老徐置管！"但这需要克服层层困难。临床上一般是采用内镜下引导置入或介入置入，但老徐病情危重，不敢搬动他，甚至翻个身血压就会往下掉，病情不允许采取以上两种置管方式，只能使用胃内注气法盲插。老徐带有气管插管和胃管，咽后方空间狭小，管子不好往下送，同时要减少对他的刺激，这就要求董红必须以最短的时间、最轻柔的动作顺利地置入。她顶着巨大的压力成功给老徐留置了十二指肠营养管，保证了他的营养。

在武汉，董红带领100名护士组建了重症护理团队、俯卧位通气团队、持续肾脏替代治疗护理团队、心理援助团队，建立了住院患者俱乐部和出院患者"鲁鄂医患群"，为患者制作"抗疫小证书"，增强了患者战胜疾病的信心。董红说自己很庆幸，在生命的长河中，曾经有这样一段难忘的日子，让她感受到了生命的价值、人生的厚度。

（山东大学第二医院　供稿）

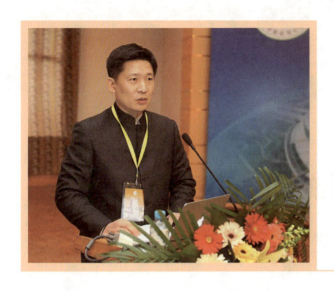

魏峰涛

白衣执甲
护国安

魏峰涛，山东大学第二医院门诊部主任，中国共产党预备党员，副主任医师。

2020 年 2 月 8 日（元宵节）晚上，魏峰涛接到医院通知，他将作为领队驰援武汉。

到达武汉后，魏峰涛安顿好队员后，与队里的几位领导火速开会，制定严格的防护流程、交接班制度、生活管理制度等。传染病房是刚改造好的，许多设施还不完善，防护用品还不到位，医护人员对设备程序还不熟悉，甚至施工人员都没有完全撤走。在这种情况下，魏峰涛不议条件、不讲困难，号召全体队员："疫情紧急，必须克服一切困难开始收治患者，考验我们的时候到了！"在他的带动下，队员们立即展开工作：整理物资、熟悉程序、练习防护。

作为领队，魏峰涛要协调队里工作，确保队员安全和一线救治有序开展；作为治疗心脏病重症的专家，他还坚持上一线查房。他穿上层层防护服，查看每一位患者，经常是从早晨接班一直查到下午，不吃不喝，汗水浸衣透背。别人换班休息了，他还要参加医院会议。为保证大家能专心工作、安心休息，医疗队规定了队员的作息制度，而魏峰涛自己总是"违反"制度持续工作。病房开诊之初他干脆以病房为家：渴了，喝几口矿泉水；饿了，吃几口盒饭；困了，在更衣室里打个瞌睡，累到极限时，仰在椅子上便能呼呼睡着。他就这样连续工作了 31 个小时。

在越来越多病患出院的同时，凭借高效的防护流程，魏峰涛所在的医疗队做到了全体医护人员"零感染"。

（山东大学第二医院　供稿）

河南省

王土成

防控疫情，平凡的岗位不平凡的人生

王土成，生前系河南省许昌市长葛市董村镇新王庄村乡村医生。

王土成是长葛市董村镇新王庄村的一名乡村医生，平时患有心脏病，衣服口袋里常备速效救心丸。每年春节前后是流感高发期，村里有人发烧感冒不舒服，无论路多远、身多累，他都会第一时间赶赴患者家中出诊服务。防控疫情，他更是义不容辞，冲在第一线！

自此次疫情开始，王土成就"轻伤不下火线"，不顾个人安危，日夜奔忙，亲自在本村卡点对往来人员量体温、做记录、消毒，任务繁重却从无怨言。为整理完当日的疫情防控相关资料，他常常奔忙到深夜，每天工作12小时以上，以熟练的业务技能和强烈的担当精神，得到了村委会及村民的一致好评。

打响新冠肺炎疫情阻击战以来，王土成一直奋战在抗疫一线，积极协助村干部走村入户进行防疫宣传，针对返乡及外来人员逐一排查登记，并及时跟踪观察其健康状况。

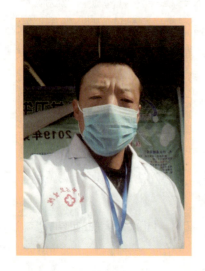

坚守岗位、全力以赴已成为王土成的工作常态，他以强烈的责任担当和过硬的职业素养，牢牢守护着一方百姓的生命健康。

2020年2月10日凌晨，王土成同志终因劳累过度，不幸倒在了抗击疫情的工作岗位上，再也没有起来。

王土成，"鞠躬尽瘁，死而后已"，他的高尚精神已经牢牢根植于董村镇全体医务人员心中！作为最好的告慰，哀痛之余，董村镇全体乡村医生一定化悲痛为力量，坚决打赢本次疫情防控战！

（河南省许昌市长葛市卫生健康委员会　供稿）

王 凯

医者仁心，大爱无疆

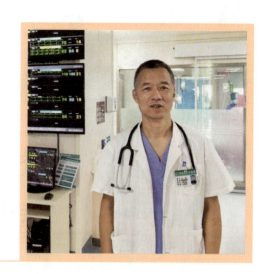

王凯，河南省人民医院呼吸与危重症科副主任，主任医师。

从医35年来，王凯坚持把保护人民群众的身体健康和生命安全放在第一位，多次荣获"河南省人民医院先进工作者"称号。面对突如其来的新冠肺炎疫情，他临危受命，向年迈的父母隐瞒情况，毅然决然地带领河南省人民医院呼吸危重症团队奔赴湖北疫情一线。抵达武汉后，他发现，河南省援鄂医疗队的300名医护人员均是从地方抽调，大部分人从未接受过专业的感染防护培训。因此，他除了自己要接受紧急培训外，还要严格把关队员们穿脱防护装备的过程。此外，作为参加过"非典"疫情防治工作的老大哥，他主动对大家进行心理疏导，确保每个人都能调整好心态，以专业的姿态面对新冠肺炎疫情。

在河南第五批援鄂医疗队中，58岁的王凯是年龄最大的一员。作为医疗组组长，他身先士卒，带领第一批医护人员进驻武汉钢铁公司体育馆青山方舱医院开展工作。方舱医院患者众多、情况复杂，他不但要评估患者住进方舱医院的风险，时刻跟进治疗，还要关照患者的生活起居。

在承担组长的重任外，王凯还兼任医疗队医务部主任，牵头组建危重症会诊组、中医中药治疗组、心理治疗组等工作小组，建立完善收治患者标准、转诊流程、药物申请等各项制度。

在新冠肺炎疫情阻击战中，王凯带领医疗队奋战在抗击疫情的第一线，兢兢业业、忠于职守，用实际行动履行了作为一名医生的神圣使命。

（河南省人民医院 供稿）

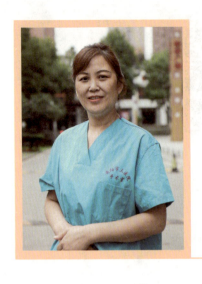

李桂梅

医者仁心，生命至上

李桂梅，河南省安阳市第三人民医院大外科护士长，中国共产党党员，副主任护师。

2020年年初，在新冠肺炎疫情防控最严峻的时刻，李桂梅第一时间请愿出征，担任了河南省第二批支援湖北医疗队护理组组长，带领100余名护理人员，奔赴华华中科技大学同济医学院附属同济医院中法新城院区开展新冠肺炎危重症患者的救治任务。

抗疫一线，李桂梅充分发挥自己30多年的护理经验和管理特长，及时摸清护理人员的专业水平，科学调配、调度护理资源；合理安排交接工作，完善工作制度和流程；适时组建院区专业护理小组，开展疑难病例护理会诊；参与编制《重型危重型新型冠状病毒肺炎患者整体护理专家共识》，为患者康复发挥了重要作用。在李桂梅带领下，病区积极开展优质护理活动，加强对患者心理疏导，抓好基础护理工作落实。为加强院感工作，李桂梅同院感人员严格检查每一位进出病区人员防护达标情况，制定并坚持了驻地消杀管理制度，不容出现半分错漏。

作为一名老党员，李桂梅积极协助医疗队组建临时党总支，开展各项组织活动，她积极做好火线入党人员的培养工作和护理队员的心理疏导工作，充分发挥了党员的模范带头作用和党支部的战斗堡垒作用。

"我是党员，疫情不退，最后一个患者不康复出院，我不回安阳！"这是李桂梅的豪言壮语，她以实际行动展示了医者仁心、生命至上的美德，践行了共产党人牢记初心、忠于人民的责任担当。

（河南省安阳市第三人民医院 供稿）

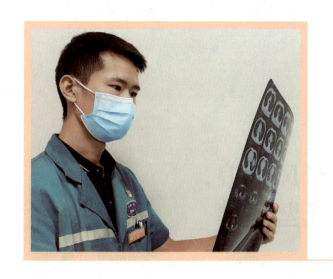

宋二军，河南省漯河医学高等专科学校第三附属医院急诊科医生，中国共产党党员，住院医师。

宋二军

舍小家为大家，奋战抗击疫情最前线

2020年2月15日，漯河医学高等专科学校第三附属医院急诊科宋二军接到驰援武汉、立即启程的命令。当时他怀孕的妻子已经到了孕晚期，随时可能分娩，再加上怀胎过程比较艰辛，正需要丈夫的陪伴。然而在接到去武汉的命令后，宋二军立刻收拾行李，和家人短暂告别后便出发了。2月18日晚，女儿出生，身在武汉的宋二军通过视频看到了刚出生的女儿和虚弱的妻子，内心充满愧疚。但是他并没有因此而失落，很快调整状态进入到工作中去。宋二军给女儿起了一个特别的名字：宋原鄂。他想让女儿记住她出生时的这段特殊岁月。因为这个时候，有很多和爸爸一样的人，在支援湖北，在抗击疫情。

在支援武汉期间，宋二军是河南省援鄂第八批医疗队临时党总支第二党支部的组织委员，也是河南援鄂第八批医疗队漯河地区联络员，不仅担负着队友火线入党的重任，还需要照顾大家的日常生活及物资发放。在疫情防控工作中，他与患者交流融洽，与队友团结协作，利用闲暇时间以各种方式缓解患者的紧张情绪。

在新冠肺炎疫情防控的关键时期，作为一名党员，宋二军舍小家为大家，始终站在最前列、冲在第一线，用实际行动扛起"为群众筑起疫情防控安全线"的使命担当，实现了"我是党员，我先上"的铮铮誓言。

（河南省漯河医学高等专科学校第三附属医院　供稿）

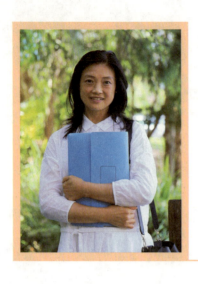

张卫青

长风破浪，
无坚不摧

张卫青，河南省郑州大学第二附属医院护理部主任，中国共产党党员，副主任护师。

庚子年初，新冠肺炎疫情暴发。武汉关闭离汉通道第 3 天，河南省组建第一批援鄂医疗队。那一天，是张卫青的妈妈永远离开的第 15 天，她强忍悲痛，第一时间报名参加医疗队。2008 年奔赴汶川抗震救灾第一线得到妈妈的鼓励和支持，妈妈深明大义的品格已经深深烙在她心里。遗憾的是，这次离别，再也没有机会和妈妈挥手告别！医疗队由 5 家医院的 137 名医护人员组成，张卫青担任护理组组长，同时担任郑州大学第二附属医院赴湖北医疗队临时党支部书记兼队长。

医疗队驰援的武汉市第四医院，是收治新冠肺炎重症患者的定点医院。为使临时组建的护理团队有效运转，张卫青组织建立护理管理构架，制定明确的岗位职责、清晰的工作流程，形成第一版《河南省第一批援鄂医疗队护士工作手册》。2020 年 2 月 15 日，医疗队接管第三个隔离病区，张卫青一如既往冲在最前面，连日高强度的工作和 N95 口罩下通气不畅导致严重缺氧，她剧烈头痛，体力不支，瘫坐在那里，然而第一念头是："抗击疫情工作刚刚开始，我不能倒下！"她带领团队以勇往直前的姿态奋战，长风破浪，无坚不摧！

医疗队在武汉工作 60 天，共接管 3 个隔离病区，收治患者 231 人，治愈出院 213 人，出院患者回访满意率 100%，队员"零感染"。因表现突出，张卫青获得"全国卫生健康系统新冠肺炎疫情防控工作先进个人""河南省五一劳动奖章"等荣誉称号。

（郑州大学第二附属医院　供稿）

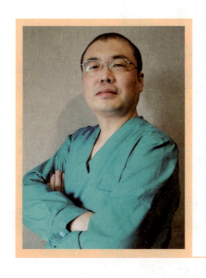

张文学
没想到第一次去武汉，就是出征

张文学，河南省开封市中心医院外科重症监护室（ICU）主任，主任医师。

自 2020 年 2 月 2 日投入抗疫阻击战以来，张文学始终坚守一线，认真抓好管理，积极开展施救，对危重患者不离不弃，赢得了患者、家属和同事的一致好评。

面对突如其来的新冠肺炎疫情，张文学第一时间向院党委请战驰援武汉，并担任河南省第二批（重症）医疗队医疗组长。他们对口支援的华中科技大学同济医学院附属同济医院中法新城院区是危重症定点医院，是武汉市收治新冠肺炎患者最多、病症最重的医院，张文学被任命为 C7 东病区主任。他从抓管理入手，认真制定危重症病区医疗工作制度、三级医师职责及排班表，着力提升全病区临床诊疗工作的规范化水平；认真组织全体医师对危重患者每天进行评估，时刻掌握重症患者病情进展，及时调整治疗方案；及时开展死亡病例讨论，从既往救治工作中总结经验教训；系统强化理论学习，组织全体医务人员学习最新版的《诊疗规范和专业治疗新进展》。通过多措并举，有效提升了病区救治能力。

经过 58 天的昼夜拼搏，张文学所接管的病区患者全部治愈出院，并实现了医护人员"零感染"、患者"零死亡"。他先后荣获了"全国卫生健康系统新冠肺炎疫情防控工作先进个人"、湖北省委省政府"最美逆行者"荣誉称号、河南省委给予记大功一次、河南省文明办授予的"疫情防控身边好人"称号、获得"开封市五一劳动奖章"等多项殊荣。

（河南省开封市中心医院 供稿）

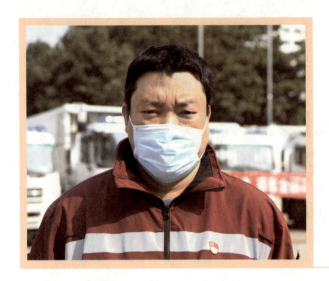

张建祥，河南省郑州大学第一附属医院医务处副科长，中国共产党党员，主治医师。

张建祥

"疾"流勇进当先锋，"敌"前参谋担重责

　　张建祥，河南国家紧急医学救援队联络员。接到赴鄂抗疫的紧急任务时，他第一个站出来报名，迅速组织队伍和随队物资、设备，2小时内集结了涵盖多个学科的46名医务人员，这也是进驻江汉方舱医院的第一批救援队。救援队次日晨起出发，当天抵达武汉后，张建祥第一时间同队长进入江汉方舱医院，实地察看，连夜与各医疗组组长讨论医疗救治方案和工作制度。

　　在武汉抗疫的日子里，张建祥协助组织医疗工作会议，及时督导落实新冠肺炎诊治方案，成立"责任医疗单元"，实行标准化的病区管理模式，确保患者治疗的同质化、科学化、规范化；创新设置舱外临时医生办公室，在临时帐篷内搭建5G网络，构建医护系统，合理平衡舱内、舱外工作，提高工作效率；抗疫物资匮乏时，积极与当地保障部门协调，装卸医用物资约11吨，运送医护人员约810人次，运送生活物资约7.5吨。此外，为全方位保障救援队队员的身心健康，他严格核查每批次防护用品质量，全程跟踪进舱人员并持续现场督导，还进行成员的心理治疗与干预工作。

　　"我是'一块砖'，哪里需要哪里搬！"在这场新冠肺炎疫情阻击战中，张建祥逆行而战，指挥部署夙兴夜寐，协调工作夜以继日，以高度的责任、精心的谋划、无私的奉献、感人的作为，展现了一个共产党员为民服务的高尚情怀。

（河南省郑州大学第一附属医院　供稿）

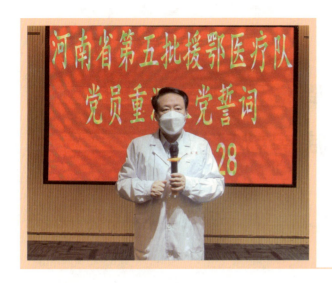

陈传亮，河南省人民医院副院长，中国共产党党员，主任医师。

陈传亮

带领"铁军"，当好"头雁"

2020年2月9日，陈传亮被河南省疫情防控指挥部任命为河南省第五批援鄂医疗队队长，带领49家医疗机构的300名援鄂医疗队员驰援武汉，整体接管武钢体育中心青山方舱医院，整建制开展新冠肺炎救治工作。

抵达武汉后，按照"坚定信心、同舟共济、科学防治、精准施策"的总要求，陈传亮组织成立临时党委，分区组建地区负责群，明确纪律要求，组织开展感控培训，为高质量完成增援任务做好充分准备。

自2月13日正式进舱到3月9日休舱，陈传亮根据工作需要，及时调整值班人员配备；建立病区院感管控流程，规范分区；关注入舱患者身心健康，做好患者情绪安抚。历时49天，收治患者519名，转定点医院147名，康复患者近400名，实现了以最快速度集结、最快速度入舱、最早使用中西医结合方案治疗、最严纪律管控的四个"最"，实现了医务人员"零感染"、患者"零死亡"、治愈患者"零复发"、患者"零投诉"的四个"零"工作目标，铸成河南医疗队中的"铁军"。

在这场抗击新冠肺炎的阻击战中，陈传亮以实际行动践行了"敬佑生命、救死扶伤、甘于奉献、大爱无疆"的职业精神，彰显了医务人员在战"疫"大考中的奉献与担当。

（河南省人民医院 供稿）

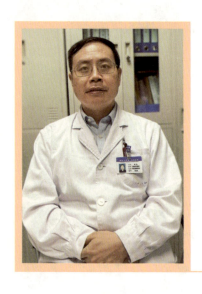

周 正
病房就是战场

周正，河南省郑州大学第二附属医院循证医学教研室主任，中国民主建国会会员，教授，主任医师。

周正，长期在医疗、教学和科研一线工作，曾参加"非典"和禽流感等呼吸道传染病临床防治工作。2020年1月25日，河南省郑州大学第二附属医院发出支援武汉抗击新冠肺炎疫情的紧急通知时，他主动请缨，报名参加驰援武汉医疗队，成为河南省首批援鄂医疗队员，并被任命为医疗组组长。到达武汉病区时，他第一个进入隔离病房，作为组长，只有身先士卒，才能带领大家向前冲！

当周正打开隔离病房的大门时，心中有些忐忑和紧张，但是想到：疫情就是命令！病房就是战场！救治患者要分秒必争，责任和信念便战胜了恐惧。心中有信仰，脚下有力量。在武汉抗击疫情的日子里，他恐惧不畏惧，知苦不叫苦，含泪不掉泪。在采集咽拭子标本时，需要和患者面对面近距离接触，棉签触及咽部时患者易咳嗽，病毒很容易通过飞沫传染给医生。有一天，他感觉自己嗓子疼痛，浑身乏力，畏寒发冷，当时他想：是不是被感染了？如果真因为感染而牺牲，那就请求就地火化，并将骨灰撒到长江里，陪着战友一起在武汉继续战斗！

在武汉抗击疫情的两个月里，周正带领医疗组先后接管3个病区，收治231名患者，其中危重型和重型131人，治愈出院213人，出院患者复阳率为零，出院后随访满意度100%。他用实际行动书写了一个医生的责任和担当，践行了"不忘初心、砥砺前行"的医者情怀！

（河南省郑州大学第二附属医院　供稿）

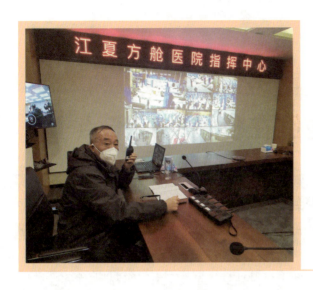

郑福增

58 岁的他主动
请缨战"疫",
只为与病毒赛跑

郑福增,河南省中医院副院长,省政协委员,九三学社河南中医药大学委员会主委,主任医师。

2020年1月28日,郑福增主动请缨组建第三支国家(河南)援鄂中医医疗队(33名队员)。2月10日,他以领队身份领命出战。2月14日,江夏方舱医院开舱,他被任命为武汉江夏方舱医院副院长,主抓江夏区方舱医院的感控、护理、药事等方面,尤其"三区两通道"的设置及相关流程制度的实施,最大程度保障了医患安全。

郑福增凭借丰富的临床经验和高超的管理艺术,积极融入到五省联合救治新冠肺炎团队中,并参加方舱指挥部的专家组会诊。他凡事亲力亲为,常常工作至深夜,每天休息时间不足5个小时。在郑福增严格要求和以身作则的带领下,豫二病区共收治105名确诊患者,期间充分发挥中医药特色优势,总有效率达到了100%,实现了"六个零":零感染,零转重,零死亡,零回头,零事故,零投诉。"越是困难时刻,越能见证守望相助的真情;越是紧要关头,越要凝聚同舟共济的力量。在这次大考中,我们队伍的每个人都用忘我的状态,把自己的工作做到极致,顶住了压力,扛住了责任!"郑福增欣慰地说。

面对任务重、压力大的疫情防控形势,年近花甲的郑福增逆行奔跑,用实际行动展现了白衣天使无所畏惧、连续作战的精神风貌,给年轻一辈树立了学习的榜样。

(河南省中医院　供稿)

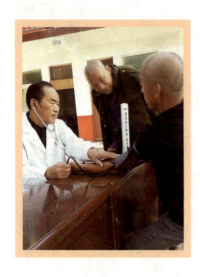

姚留记，生前系河南省平顶山市郏县冢头镇北街村卫生室主任，中国共产党党员，乡村执业医生。

姚留记
他倒在疫情防控卡点上

姚留记自参加工作以来，一直扎根农村基层卫生服务岗位，五十年如一日，用一名老乡医的职业操守和为民情怀，精心守护辖区3 000多名群众的身心健康，良好的医德医风，深受当地群众好评。他连续多年获得县乡"先进卫生工作者""优秀乡村医生""优秀共产党员""最美道德模范"等荣誉称号。

在抗击新冠肺炎疫情战斗中，姚留记全力以赴冲锋在前。为加强宣传教育，他自掏腰包把自家老年代步车改装成宣传车，贴上防控宣传横幅，录制防疫"顺口溜"，每天穿梭在村里的大街小巷，利用车载喇叭播放防控部署和要求，通过张贴海报、发放宣传单、开展宣教活动等方式提高群众防控意识。面对重点疫区返乡人员，逐一摸排登记，落实居家医学观察随访。为居家隔离观察人员发放口罩、消毒用品，登记体温，耐心讲解隔离期间注意事项，并进行心理疏导。此外，68岁的他原本不用参加值班，却义无反顾地投身村头路口疫情监测卡点的执勤值守工作，夜以继日，尽全力降低病毒传染风险。

2020年2月4日中午13时9分，他突然昏倒在执勤岗位上，经抢救无效，溘然去世，享年68岁。他答应孙女战胜疫情后"春节带家人拍一张全家福"的愿望成了永远的遗憾。姚留记用舍小家顾大家的大爱诠释了人生的意义，用行动践行了"为人民服务"的宗旨、完成了一名共产党员的初心和使命。

（河南省郏县卫生健康委　供稿）

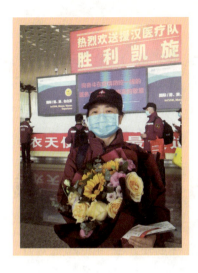

程哲，河南省郑州大学第一附属医院内一党总支副书记，呼吸与危重症医学五科主任，中国共产党党员，主任医师，教授。

程 哲

面对危难，我们不畏惧

程哲，一个具有二十多年临床经验的呼吸科医生，在 2020 年 2 月 4 日晚上，随河南国家紧急医学救援队全体医生进驻江汉方舱医院——这个历时不足 48 小时紧急改建的特殊医院。经历了方舱，人憔悴了很多，她平静地说："方舱医院是特殊时期的特殊举措，这种特殊性，注定了其客观条件的艰苦，我们是有心理准备的。我们进舱每次 6 小时，都穿尿不湿，即使这样，进舱前也尽量少吃少喝，甚至不吃不喝，小时候穷，用的是尿布，现在人到中年，又补上了尿不湿这一课。舱里的工作状态跟平时完全不一样，眼睛看不清，耳朵听不清，手脚不灵便，平时 1 小时的工作，舱内 3 小时都不一定做完，而且还担心出错，所以舱外帐篷继续工作，几乎是 24 小时不间断全身心投入。"

"面对疫情，有人问我们，'你们害怕吗？'我们有时候回答'不害怕'，是为了给别人壮胆！害怕是人的本能，面对一切会伤害你的东西，都会害怕，更何况是灾难性的传染病，我们也是凡胎肉体，一样会害怕，但我们不畏惧！因为我们这些一线医务人员，经历过希波克拉底誓言的洗礼，我们更是一群头顶五星红旗、脚踏华夏大地的炎黄子孙，龙的传人！战胜疫情，功成不必在我，但必有我在！"

（河南省郑州大学第一附属医院 供稿）

湖北省

于文虎
与时间竞速，与疫情赛跑，用责任筑牢安全线

于文虎，湖北省仙桃市第一人民医院感染性疾病科主任，中国共产党党员，副主任医师。

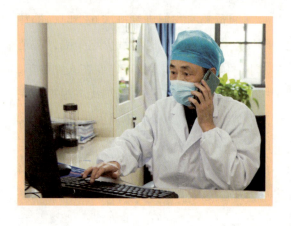

新冠肺炎疫情暴发后，作为参与抗击"非典"的老战士，于文虎身先士卒，冲锋在前，带领仙桃市第一人民医院感染性疾病科全科医护人员舍生忘死，夜以继日地奋战在抗疫第一线。

2020年1月17日，感染性疾病科收治一名从武汉回来的特殊发热患者，肺部CT病灶呈"毛玻璃"影。于文虎敏锐地感觉这不是一例简单的肺部感染，可能是武汉正流行的"不明原因肺炎"，立即提醒有关科室高度重视并多次复查。后来该患者核酸检测为阳性，成为仙桃市第一人民医院第一例具有影像学资料的新冠肺炎病例，为本地疫情的报告和控制赢得了时间。

疫情暴发初期，发热患者太多，即使发热门诊医护人员连续多日接诊到凌晨，门外的患者仍然排着长队。于文虎指挥全科人员，合理分工，紧密配合，全天满负荷运转，连续工作20多个小时。

疫情期间，作为救治专家组副组长，于文虎始终把对患者的关爱体现在每一次查房和治疗中，护理人员不足时，他为患者喂饭、喂水；患者意志消沉时，他耐心地开导、鼓励患者，帮助他们重新树立战胜病魔的信心和勇气。他和团队一直坚持到患者清零，在隔离病区奋战了80多天。在他和团队的精诚协作下，全院治愈率达96.2%。

于文虎常说："这场战斗和平时的工作没两样，救死扶伤是本职，我只不过是做了一个医生该做的事。"

（湖北省仙桃市第一人民医院　供稿）

万 军

这是我一生中难以磨灭的记忆

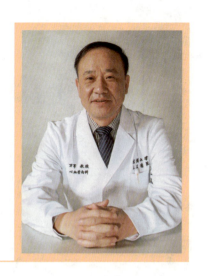

万军，武汉大学人民医院（湖北省人民医院）党委常委、副院长，武汉大学人民医院武昌方舱医院党委副书记、院长，中国共产党党员，教授，主任医师。

2020年1月20日，武汉市卫生健康委指定武汉大学人民医院对口支持武汉市第九医院。万军接到帮扶任务后，带领团队在2天内完成病房腾退、患者转运、人员培训及定点医院改造等工作，增强了医护人员抗击疫情的决心和信心。

闻令而动，不畏困难，彰显党员责任担当。2月4日清晨，万军赴武昌方舱医院，指导方舱医院800张床位布局和医疗设施方案，连续作战36小时，确保了2月5日按期收治患者，为患者的治疗赢得了宝贵时间。他在方舱医院组织成立了4个临时党总支、15个临时党支部（含3个病友支部），发挥基层党组织的战斗堡垒作用，密切了党群和医患关系，吹响了"医护人员'零感染'、轻症患者'零死亡'、出舱人员'零复发'"的战斗号角。

创新工作，大胆实践，强力推进方舱医院建设。面对前无经验借鉴的困难，万军迎难而上，发挥30年从医和10年分管医疗业务工作的经验，创新设计方舱医院的运行制度和治疗规范，编制工作手册、患者手册，建立医疗质控标准，成为全市方舱医院的工作指导手册。

履职尽责，科学救治，努力提升救治能力。万军整合带领12支医疗队伍600多名医护人员，日夜奋战在一线，实行分类诊疗，坚持中西医结合，强化心理疏导，减少轻症转重症，协同配合提高治愈率，累计收治患者1 123例。

（武汉大学人民医院　供稿）

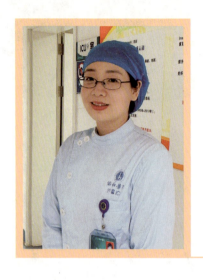

万　佳

奋战一线，彰显担当

万佳，华中科技大学同济医学院附属协和医院肿瘤中心重症监护室（ICU）护士长，中国共产党党员，主管护师。

新冠病毒核酸检测的开展是抗疫工作的重点，也是难点。采样操作看似简单，实则危机重重。在支援发热门诊工作期间，万佳没有丝毫犹豫，果断接受了这项艰巨的任务。

从 2020 年 1 月 27 日，万佳在医院开始承担新冠病毒采样，她一次次选择"我来"，并且规范了采样流程，很快采样 1 292 次，为后续成熟开展该项工作提供了宝贵经验：科学防护、正确操作、终能获胜。在此之前，她已临危受命，开始负责发热门诊的管理工作。她井井有条地安排工作，加速了采样进程，减少了等待时间，提高了安全防控，更将后续的检验、结果发放等多部门协作工作紧密地连接在一起。

随着疑似患者的增多，万佳不断总结经验、改进方法，与相关部门沟通，采样队伍从一个人变成两个团队，分工、配合开展工作，将登记、录入、采样等步骤形成了流水线作业，同时按每日采样目标量，提前发放号码，避免了患者无效排队的时间和医患矛盾。为了避免在采样过程中产生交叉感染，她提出按批次控制采样人数，同时增加了消毒频次。这些举措使护士们安心，也使患者放心。

万佳运用多年的临床护理与管理经验，有针对性地做好患者接诊、院感防控、医护人员培训、科普宣教；加强诊区消毒、物资调度、后勤保障、分工协作、有条不紊。一系列行动有力保障了患者的就医安全，彰显她作为协和人的责任与担当！

（华中科技大学同济医学院附属协和医院　供稿）

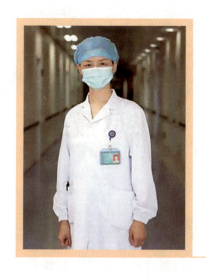

王 芬

同心战"疫"，巾帼不让须眉

王芬，华中科技大学同济医学院附属协和医院西院呼吸内科护士长，中国共产党党员，主管护师。

在新冠肺炎疫情来袭之时，王芬表现出了作为护士长所具备的组织应变能力和共产党员的先锋模范作用，带领团队不舍昼夜地奋战在抗疫一线，为打赢这场疫情阻击战作出了贡献。

呼吸科是各大医院抗击疫情的最前沿科室，在疫情最吃紧的近20天时间里，王芬每天要穿上密不透风的防护服在重症病房一待就是8小时。不吃不喝是为了减少上厕所的频率，严防死守是为了做到疏而不漏，杜绝每一个差错，用精心的护理和心灵的抚慰帮助重症患者拾起信心、战胜疾病，创造了一个个生命奇迹。

在一百余天的疫情阻击战中，王芬没有休息过一天。气管插管是抢救危重患者的重要手段，也是护理工作的重点和难点。2020年2月25日，王芬和护理团队配合医生在30分钟内顺利完成了医院隔离病区首例气管插管危重患者外周中心静脉导管（PICC）置管术，6天后这名患者又成功拔管、起死回生。后来，医院成立了插管小分队，护理插管的患者给护理工作提出了更高的要求。王芬和护理团队不畏所难，用精心的护理帮助患者战胜疾病，诠释了生命至上、大爱无疆的医者情怀。

随着全国各地医疗队前来支援，王芬既要管好自己的护理团队，又要做好各路混编医护人员的相互协调。她主人公的风范给各地医疗队员留下深刻印象，也践行了共产党员的使命担当。

（华中科技大学同济医学院附属协和医院西院　供稿）

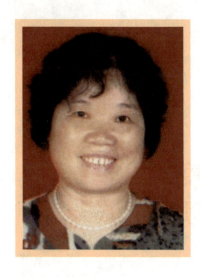

王兵，生前系武汉市洪山区王兵西医内科诊所主治医师，中国共产党党员。

王 兵

在战"疫"中燃尽最后一道光

新冠肺炎疫情发生以来，在医疗资源极为紧张的情况下，王兵不顾个人安危，主动参与疫情防控工作，坚持开门接诊救治患者，在工作中不幸感染新冠肺炎。2020 年 2 月 18 日，王兵同志经抢救无效以身殉职。

说起王兵医生，当地居民们都会竖起大拇指：72岁的她长期热心于社区各项事务，多年来凭借着热情、专业、细致的工作态度和业务能力，赢得居民们的称赞；在疫情发生之后，王兵坚持接诊救治患者。王兵的儿子尤健介绍：母亲是一名老党员，对工作相当负责，所在的这个小区只有这样一家诊所，很多人看小病都在这里，母亲在疫情面前也没有退缩。

王兵的战"疫"故事只持续了一个月。前半段，她是白衣天使，在医生的岗位上守护着身边居民的平安；后半段，她是确诊患者，与新冠病毒做着顽强的斗争。岁月短暂，道路悠长！王兵的生命永远定格在了 72 岁，身边人的满目泪光里，全是她一名党员的担当、一位医生的觉悟。

2020 年 3 月，王兵被追授为"全国卫生健康系统新冠肺炎疫情防控工作先进个人"。2020 年 4 月，湖北省人民政府评定王兵为烈士；经全国妇联决定，追授王兵"全国三八红旗手"称号。

（本文由编者根据国内权威专业媒体刊载的相关资料

内容整理而成）

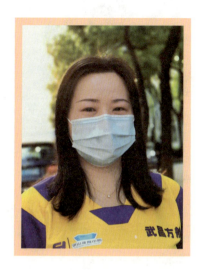

王建英

让党旗在方舱医院高高飘扬

王建英，武汉大学人民医院（湖北省人民医院）乳腺甲状腺外科病区护士长，中国共产党党员，主管护师。

武昌方舱医院运行之初，硬件设施不完善、生活物资缺乏等问题，以及患者的焦虑情绪，给疫情防控带来不利影响。

2020年2月10日，在武昌方舱医院临时党委成立的第二天，王建英进舱主持了东、西区病友临时党支部成立大会和第一次党员大会。她带领病友党员面向鲜红的党旗，再次紧握右拳重温入党誓词，铿锵有力的誓词唤起了大家的责任感与使命感；她讲述了方舱的困境和全体工作人员为之付出的努力，让大家坚定了康复出院、平安回家的信心；学习垃圾分类的要求和处理方法让大家找到了管理方舱的切入点。

"越是危险的时候、困难的时候，党员越要冲在前面！"王建英定期进舱和病友沟通，想方设法解决自管互助中的难题，她用极具亲和力的声音和温暖的怀抱安抚焦躁不安的人群，在治病的同时更帮助病友建立战胜疾病的信心；她还和病友党员一起，协助医护人员解决舱内突发事件。

在抗击新冠肺炎的战役中，在武昌方舱临时党委的领导下，王建英带领病友党总支实行"党建引领、自管互助"模式，为充分发挥党组织战斗堡垒作用做出了积极的探索和努力，为把武昌方舱医院建设成为红色方舱、模范方舱做出了典型示范。

（武汉大学人民医院　供稿）

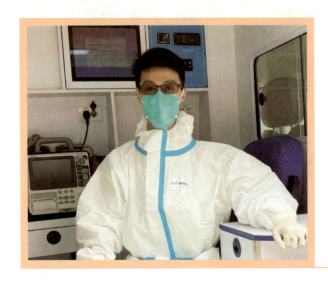

王科，武汉市急救中心医生，住院医师。

王 科

与病毒赛跑，不抛弃、不放弃

王科从事院前急救一线工作十年来，救治各类伤病患者近万人次，曾多次参与"武汉马拉松""军运会"等大型社会活动医疗保障工作。2020年新冠肺炎疫情暴发初期，王科凭着多年的院前急救经验，敏锐地意识到该病毒传染性较强的特点，他积极向领导反馈，建议出车救护途中加强医护防护，为打好疫情攻坚战提供了强有力的支持。

随着"120"急救电话呼救量和出车量的急剧增加，王科全力奋战在抗疫最前线，曾持续工作48个小时，穿着厚重的防护服，提着沉重的医疗急救设备走街串巷、爬楼入户，到患者家中救治，将需要入院治疗的患者送医。

在武汉市急救中心成立新冠肺炎患者转运专班后，王科第一时间加入专班，开展医院到医院的闭环快速转运工作，以减少疫情的传播和扩散。在救护车这个移动的小型"重症监护室（ICU）"里保证新冠肺炎患者的安全，经他转运的新冠肺炎急危重症患者300余人，转运途中实现了"零死亡"。在抢救转运过程中，有的患者出现了紧张焦虑的情况，他也积极对患者和家属进行心理疏导，帮助他们消除紧张情绪、树立战胜疾病的信心。

在新冠肺炎疫情阻击战中，王科作为一名普通的医务工作者，牢记职责使命，一切为了患者着想，只要患者有需要，千难万难也要克服，他时常说："为了患者健康，自己辛苦一点非常值得。"他与病毒赛跑，不抛弃，不放弃每一位患者，以实际行动践行了当初学医的誓言。

（武汉市急救中心　供稿）

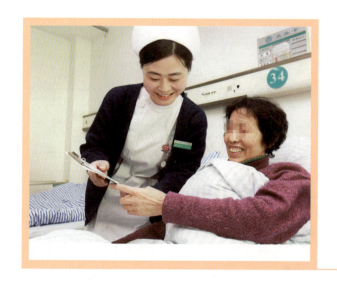

王晓冬，襄阳市中医医院（襄阳市中医药研究所）护理部干事，中国共产党预备党员，护师。

王晓冬

两度征战的中医战"疫"天使

面对突如其来的新冠肺炎疫情，王晓冬挺身而出，主动请战，成为支援襄阳市传染病院疫情救治的第一批抗疫队员。在武汉抗疫战况胶着的危急关头，她再度请战，担任医院援汉医疗队护理领队，在下夜班的当天冒雪启程，奔赴武汉。

来到武汉市中医院汉阳院区后，医疗队迅速接管两个隔离病区。病房里大部分都是七八十岁的高龄重症患者，下不了床，大小便的处理、餐食的供应、心理的引导等，工作繁重而又琐碎……高强度的工作没有压倒这名年轻的护理骨干，她带领护理团队连续奋战，用优质的护理服务为患者减轻身体的病痛，驱赶心头的阴霾，用爱践行着"白衣天使"的使命与担当。

病房里有两位老奶奶恐惧得睡不着，王晓冬查房时，就握着她们的手臂，给予温暖安慰；几位50多岁的男患者抱头蹲地痛哭，她也会悉心鼓励他们树立信心；重症患者吃不下米饭，她和团队轮流熬粥，一口一口哄着患者喝粥；为缓解患者紧张、焦虑的情绪，她还在病房推广新冠肺炎防治操，沉闷的病房有了欢快的笑声……

历时62天，援汉医疗队完成抗疫任务，凯旋回襄。一位患者在康复出院第一时间，给她寄来了"白衣天使，大爱武汉"的锦旗，称她为"新时代最可爱的人"。

在抗击疫情的攻坚时刻，王晓冬在隔离病区火线入党。隔着玻璃窗，她对党旗庄严宣誓，成为了一名光荣的中国共产党预备党员。

（襄阳市中医医院　供稿）

265

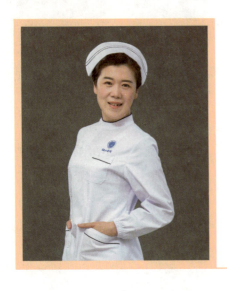

王培红
守护江汉方舱的
"大管家"

王培红，华中科技大学同济医学院附属协和医院妇产科总护士长，中国共产党党员，副主任护师。

江汉方舱医院是武汉市第一所方舱医院，王培红临危受命任总护士长，每天在舱内工作 8 小时以上，在建舱的头三天每天在舱内连续工作 12 小时以上。在分管领导的指导下，负责总体协调舱内与舱外各部门的工作，并保证舱内各项工作的正常运转，被大家亲切地称为"方舱大管家"。

江汉方舱医院收治患者最多，基础条件有限，再加上部分患者出现焦虑、恐惧、烦躁等不良情绪，王培红一方面要求护士做好记录，一方面和医院心理小组成员反复沟通舱内广播的内容、音量、时间等细节。后来方舱内患者跳舞、打太极的活动还被发到网上，让公众对方舱医院有了进一步了解，有力安抚了社会公众的情绪。

王培红每天出舱匆忙扒两口盒饭，就得接着复盘回顾工作。每天不停说话，她的嗓子很快就嘶哑了；她每天在舱内几个区不停穿梭，里面的衣服湿了干，干了又湿。高强度工作加上不规律饮食，第四天进舱后不久，王培红就出现胸闷、头晕、出冷汗等症状，她连忙扶着墙出舱，喝了点牛奶，仅仅休息了半小时就再度穿好防护服重新进舱。

王培红说，作为一名共产党员，就应该带头站在疫情防控第一线，这是自己的责任所在。王培红用自身行动展示了作为一名医护人员和共产党员的使命和担当！

（华中科技大学同济医学院附属协和医院　供稿）

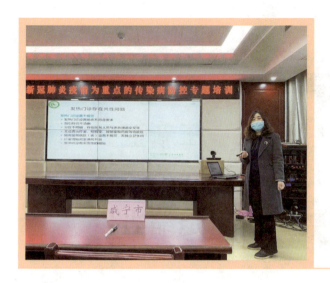

王雪静

战友们，
你守护患者，
我守护你

王雪静，咸宁市中心医院医院感染管理办公室主任，中国共产党党员，副主任护师。

王雪静是坚守战"疫"第一防线的"排头兵"。作为咸宁市防控专家组的感控专家，她肩负着全市各医疗机构的感控指导及督查工作。为确保全市新冠肺炎患者的收治有充足的床位，她密切配合指挥部的工作，义无反顾、冲锋在前，指导全市5县市1区10余家定点收治医院的隔离病房改建，对30余家各级各类医疗机构进行了百余场培训、指导、督查。

王雪静是保障患者及医务人员安全的"保护神"。咸宁市中心医院是咸宁市唯一的综合类三级甲等医院，也是全市新冠肺炎重症患者救治中心，对院内感染控制的要求更高更严，为确保新冠肺炎不发生院内感染，她不分昼夜，制定了一系列严谨的防控制度和流程，对医院重点防控科室严查漏洞，及时整改。她顶着被感染的风险，带领团队全天候地在临床科室对医务人员进行严格规范的防护知识培训和督导。在防护物资不足的情况下，她亲临医护工作者身边，手把手指导他们如何在尽可能的范围内规避风险，做好防护。

王雪静是冲锋在前，勇做表率的"急先锋"。疫情期间为保护科内同事的安全，凡是需进入高风险诊疗区域指导和消毒的工作，都是她主动去落实完成。涉及其他部门需配合的工作，她也是积极主动地协调解决，确保防疫工作的顺利开展。因工作指挥调度得当，在新冠肺炎救治工作期间，全市未出现医护人员及患者在院内感染新冠肺炎的事件。

（咸宁市中心医院　供稿）

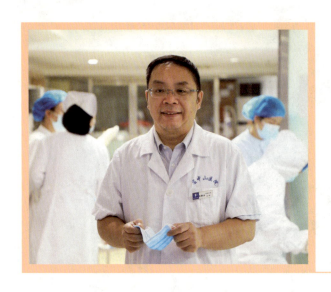

王新卫

我绝不会退缩半步

王新卫，湖北省第三人民医院（湖北省中山医院）呼吸内科主任、临床一党总支四支部书记，中国共产党党员，主任医师。

2020年新冠肺炎疫情突发，王新卫所负责的湖北省第三人民医院呼吸内科集中了全院最危重的患者。病区医生需为隔离患者采集咽拭子标本，这项操作近距离接触患者，感染风险极大。关键时刻，王新卫挺身而出，带头冲锋，"我年龄大一些、后顾之忧比你们少些，采集任务我先上！" 56岁的他进入隔离病房一干就是3小时，出来时已经全身湿透，敬业负责的态度与奉献担当的精神令团队备受鼓舞，纷纷消除恐惧，主动请战，在王新卫团队牵头的各病区诊疗工作中，所有成员始终冲锋在一线，无一人退缩。

由于患者与日俱增，科室人手严重不足，王新卫经常加班到深夜，常常顾不上吃饭和休息。大年初四，他的母亲住进医院；大年初六，女儿又紧接着住进医院。面对母亲和女儿，他满怀愧疚，无人处暗自落泪。但转过身来，他未向医院诉一声苦，道一声难，依然坚守岗位，带领全科46名医护人员连续71天始终奋战在发热门诊及十个呼吸病区等抗疫一线，共接诊发热患者5 624人，收治患者471人，经治疗康复出院的患者达207人。

疫情暴发以来，王新卫牢记习总书记的嘱托，时刻把人民群众生命安全和身体健康放在第一位，率领团队用心、用情、耐心、细致地接诊每一位患者，赢得患者一致称赞与好评。他用实际行动践行了"敬佑生命、救死扶伤、甘于奉献、大爱无疆"的职业精神。

（湖北省第三人民医院　供稿）

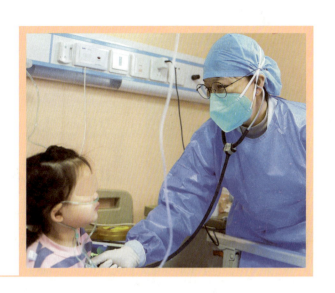

方玉蓉
儿童病房里的最美逆行者

方玉蓉，武汉市儿童医院感染科（发热门诊）负责人，中国共产党预备党员，主任医师。

在抗击新冠肺炎疫情战"疫"中，刚刚援疆归来的方玉蓉放弃休假，临危受命，成为儿童战线的最美逆行者。在危难时刻，她火线入党，用实际行动践行入党誓言，成为抗疫攻坚中最亮的一道风景。

"我们做医生的没什么可讲"。为抗击新冠肺炎，新成立的内科综合病区（首批收治新冠肺炎确诊及疑似患儿的病区）急需一位经验丰富的儿童呼吸疾病主任牵头。刚结束一年半援疆的方玉蓉，果断中断假期、退掉机票，第二天就返回岗位，组建医护团队、改造病区，不分昼夜地投入忙碌的工作中。

"我们身经百战有信心"。方玉蓉医术精湛，临床经验丰富，带领团队迅速、精准判断患儿病情严重程度和并发症，为患儿定制个性化治疗方案，并积极总结经验。在她和团队的共同努力下，医院首批新冠患儿痊愈出院。

"我们就是他的妈妈"。半岁确诊宝宝的家人均因感染住院，细心的方玉蓉发现陪护老人身体状态不对时，主动联系综合医院将老人送医观察。她不仅关注患儿治疗，还主动扛起患儿的生活照护，和同事每天轮流抱着患儿与家属视频，自己却不能陪伴阔别一年半的家人。

这种不计得失的奉献在方玉蓉身上，已经不是一次、两次了，在医院对通城、信阳、新疆支援时，都有她主动报名的身影。她的抗疫故事也在中央电视台、新华社、人民日报、中新社等权威媒体报道 50 余次。

（武汉市儿童医院　供稿）

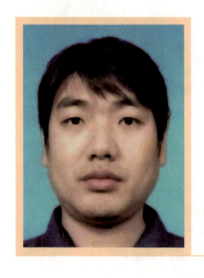

邓 林

坚守岗位，尽显责任担当

邓林，生前系武汉市急救中心车管（总务）科科员，中国共产党党员。

邓林，1997年9月起在武汉市急救中心担任急救一线救护车驾驶员，2008年曾参加湖北省援川抗震救灾紧急医疗救援队赴汶川救援，获得2008年"武汉市卫生系统优秀共产党员"、2015年"武汉市卫生计生系统优秀共产党员"称号。

2017年底，邓林因患胰腺癌，身体状况欠佳，调任至车管（总务）科任科员，主要负责院前急救一线40位担架员的管理和行政车辆驾驶工作，他在工作中认真负责，定期到一线急救站检查担架员工作情况，及时协调解决担架员反映的工作和生活中存在的困难和问题，调解担架员工作中出现的矛盾，工作中随时待命驾驶行政车辆。

在疫情前期，邓林坚持在岗位上工作，认真履行工作职责。2020年1月6日至10日期间，邓林按照武汉市急救中心工作安排，随检查组分别到设置在武钢二医院、市九医院、武钢一医院、省中医院光谷院区等的急救站进行质量控制工作检查。

1月19日，邓林感觉发低烧，向单位请假后到医院就诊治疗，做CT检查后被诊断为"疑似新冠肺炎"，随后病情加重，1月29日起在武汉市第三医院光谷院区住院治疗，2月8日第二次核酸检测为阳性，确诊为新冠肺炎，2月13日因病情危重，紧急转入华中科技大学同济医学院附属同济医院光谷院区重症监护室（ICU）抢救，于2月13日21时38分经抢救无效宣告死亡。

邓林在新冠肺炎疫情防控的特殊时期，坚持恪尽职守，用实际行动践行了共产党员的初心使命。

（武汉市急救中心　供稿）

艾 萍

日夜坚守，只为打赢
这场不能输的战"疫"

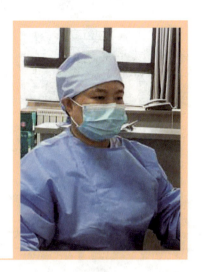

艾萍，武汉市精神卫生中心金银潭病区护士长，中国共产党党员，主管护师。

新冠肺炎疫情发生后，武汉市精神卫生中心（以下简称中心）为积极救治确诊的精神障碍合并新冠肺炎患者，紧急联系武汉市金银潭医院，借用场地成立专收病区。艾萍主动请缨担任中心金银潭病区护士长，协助成立临时党支部，带领党员克服人手不足、物资短缺等困难，仅用两天时间完成前期筹备事宜，启动患者收治工作。她严防死守，细化流程，实时跟进学习，立足于统筹协调、病房管理、物资管理、消毒隔离、突发问题解决等，不断强化防控措施；她勇于奉献、敢于担当，带领团队冲在一线。物资紧缺时，她会叮嘱大家戴两层外科口罩，自己只带一层普通口罩。重压之下长期血压不稳定的她时常头晕不适，却仍坚持工作到深夜。她关爱患者，对每位病患的情况了如指掌。每逢气温变化，她都会逐个询问患者状况，直至确认所有患者稳定后才安心。工作期间，她的父亲猝死，母亲突发卒中且肺部严重感染。她焦急万分，但未在工作中展现分毫。当中心得知消息，要求她休息并询问她有何需求时，她双眼含泪，仍要求坚守岗位。"我既然选择来这，就一定坚持到底！疫情不退，我们不退！"

不论生死，不计报酬，在疫情面前，艾萍选择挺身而出，履行一名党员应尽的责任和义务。她是武汉市精神卫生中心一名普通的白衣天使，只为在这场只能赢不能输的战斗中，守护好患者的生命！

（武汉市精神卫生中心　供稿）

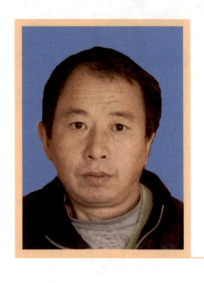

左汉文
倒在抗疫一线的
乡村医生

左汉文，生前系湖北省随州市广水市太平镇群联村卫生室乡村医生。

2020 年 2 月 15 日凌晨 4 时，左汉文因在抗疫中过度劳累，突发心脏病不幸离世，生命定格在 46 岁。

左汉文是一位平凡的村医，他没有惊天动地的事迹，也没有慷慨激昂的豪言，但他所拥有的却是一颗真诚的心，默默无闻、无怨无悔地为村民健康服务。乡亲们对他的离世悲痛万分。

左汉文深知"生命重于泰山，疫情就是命令，防控就是责任"。2019 年腊月他就身体不适，家人劝他好好治疗、好好休息，他总是说："没事，现在疫情重、工作忙，过了这阵子就好了！"他心中只装着患者、装着村民，却没有装着他自己。

为了打好疫情阻击战，左汉文每天都是早出晚归，晚上还要整理当天收集的数据并上报卫生院。对从武汉返乡的人员，他更是逐家逐户上门摸排，一干就是一整天，有时连饭也顾不上吃！

2020 年 2 月 4 日（正月十一），卫生院反馈信息说，山布湾左某某被诊断为疑似病例，他二话没说骑着电动车就去排查、检测。村头李大妈看他气喘吁吁、面色不好，劝他去医院检查。他却一心想着抗疫、想着排查、想着上报数据。李大妈听闻他离世的消息，数度哽咽，后悔当时没多劝他几句。

左汉文热爱自己的工作岗位，一心为村民的健康着想，去世前没有一天停歇过，始终奋战在防控工作第一线。他用生命诠释了一名乡村医生的职责担当。

（广水市太平镇卫生院　供稿）

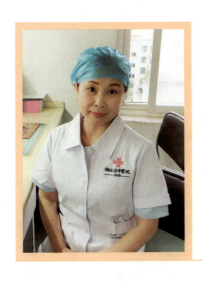

石方蓉

愈后归来，再上战场

石方蓉，湖北省中医院肺病二科护士长，中国共产党党员，主管护师。

2020 年 1 月 14 日，湖北省中医院为应对新冠肺炎疫情需要筹建发热病房，时任肺病科护士长的石方蓉第一时间主动报名，但考虑到其心脏频发室性早搏等身体问题，护理部驳回了石方蓉的请求。随着疫情形势愈发严峻，石方蓉再次提出申请："在这特殊时期，作为一名有着 31 年护理经验的肺病科护士，我不上，谁上？！"最终，她被任命为发热病房护士长。

病房成立第二天，一名危重患者需要上呼吸机，石方蓉主动承担这个高风险、易感染的操作任务。患者不适挣扎时，她伏在患者身边为患者调整面罩和头带。经全力抢救，患者还是不幸去世。石方蓉又一次站出来，一个人穿着防护服，默默地为患者采集标本、撤除各种管道、进行终末消毒。从病房走出时，她已全身湿透、面色苍白。

连续多日高强度工作下，石方蓉出现咳嗽、胸闷气喘，CT 显示肺部有炎症，她立即被送至隔离病房进行病情观察。住院 4 天后，自觉好转的石方蓉要求复查 CT："我的结果不是新冠肺炎的典型表现，如果病情没进展，我就出院，把床位留给更需要的人。"复查 CT 结果显示好转，她立即请求出院："我是发热病房的护士长，领导和同事对我寄予了很大希望，我必须坚守自己的岗位。"不顾家人和同事的劝阻，在家仅隔离 2 天的石方蓉重返抗疫一线。石方蓉还与爱人一起签署了遗体捐献协议。她说："作为一名医务工作者，我只想为医学、为患者做点力所能及的事。"

（湖北省中医院　供稿）

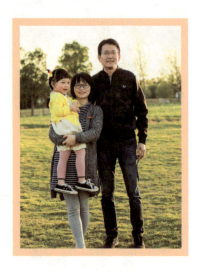

田志坚，武汉华大医学检验所有限公司实验室总监，武汉"火眼"实验室主任，中国共产党党员，副研究员。

田志坚

勇当逆行者，创新铸利器

新冠肺炎疫情发生后，田志坚收到组建新冠病毒核酸检测实验室的通知，作为一名有着 19 年党龄的老党员，他深知责任重大，当即退掉买好的返乡车票，临危受命，留在武汉担任"火眼"实验室主任。

"上任"第一天，田志坚四处选招团队成员，迅速组织了 150 余名员工返岗参战。2020 年 1 月 29 日，他和团队连夜完成实验室设计、出图及设备选型工作，为实验室按期开工做好准备。次日，总面积近 2 000 平方米、日检测通量万例、严格按照 P2（生物安全二级）实验室设计的新冠病毒应急检测项目"火眼"实验室正式开工建设。实验室竣工后，他又立马带领团队连夜完成开荒、保洁及消杀工作，并开展第一批样本测试，确保全流程走通、硬件设施达标、全资质许可。

在田志坚和团队的努力下，原本 3 个月的建设投产周期压缩到了 10 天，创造了医学检验实验室建设的"中国速度"。实验室新冠病毒样本日检测通量从 1 例、200 例逐步提升到 20 000 例，不但为武汉市打好"应检尽检"及全民核酸检测攻坚战贡献了力量，更成为助力全球抗疫的"中国名片"。

在武汉市疫情防控形势最急、压力最大、任务最重的时刻，田志坚坚守共产党员"人民至上"的初心，不畏艰难、勇担使命，以最快速度带领团队在疫情防控中心地带建成新冠病毒核酸检测"火眼"实验室，为疫情防控提供了有力支撑。

（武汉华大医学检验所有限公司　供稿）

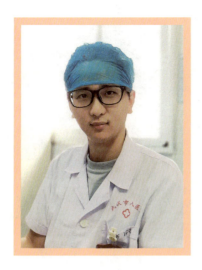

邝家奇，武汉市第八医院（武汉市肛肠医院）重症医学科副护士长，中国共青团团员，护师。

邝家奇
战"疫"路上，展医者担当

2020 年春节前夕，武汉市第八医院接到市防疫指挥部通知，紧急组织一支护理队伍驰援武汉市金银潭医院。医院重症监护室（ICU）"90 后"男护士邝家奇第一个到护理部主动请缨，一个半小时后赶往市金银潭医院报到，投入到紧张的"抗疫保卫战"中。

因为一直从事 ICU 护理工作，邝家奇被分配到了 ICU 病房。防疫初期，人手不足、防护物资紧张，他们每天都要穿着厚重的防护服，在病区内坚守 8 个小时。某日半夜 1 点，疲惫的他正准备脱下防护服换班，科室突然转来一位重症患者，一来就心跳骤停。他和另一名女护士迅速开始全力抢救。经过 30 分钟胸外按压，穿着防护服、戴着防护口罩的他们早已筋疲力尽。他说，那个时候已经累趴下了，但内心想到更多的是对生命的敬畏，责任感和使命感促使自己必须拼尽全力，抢救患者的生命。

作为小组中唯一的男护士，邝家奇主动承担起比大家更大的工作量，每天除了要为危重患者进行治疗性护理外，还要持续为他们进行上呼吸机、透析、上体外膜肺氧合（ECMO）、痰液引流等超高风险护理操作。繁重工作之余，他还承担了指导非 ICU 专科医护人员相关专业知识和操作的带教工作。他说，既然选择了这份职业，就要无怨无悔地坚持，帮助患者战胜疾病，与大家一起打好这场"抗疫保卫战"。

[武汉市第八医院（武汉市肛肠医院）供稿]

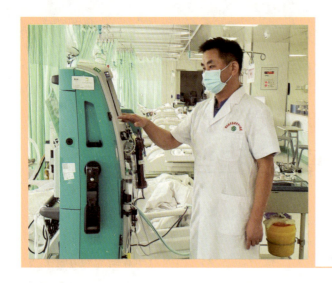

冯辉斌，黄石市中心医院重症监护室（ICU）主任，中国共产党预备党员，主任医师。

冯辉斌

把 ICU 这个离死亡最近的地方变成离希望最近的地方

2020 年 1 月 21 日，黄石市中心医院重症监护室（ICU）被确定为新冠肺炎重症患者的救治场所。次日，身为 ICU 主任的冯辉斌被指定为新冠肺炎救治市级专家组成员。

让冯辉斌刻骨铭心的一次抢救发生在 1 月 29 日晚上，医院收治了一名从其他医院转来抢救的重症患者。这名 40 多岁的男子病情危急，口唇发紫，CT 显示双肺全白，几乎丧失呼吸功能，命悬一线。冯辉斌明白，只有紧急进行气管内插管术、打通气道才能救这位患者的命。危急关头，冯辉斌站了出来："我是学科带头人，我来做插管！"冒着极高的被感染风险，冯辉斌成功完成黄石市首例新冠肺炎患者气管插管术。冯辉斌的表率作用，极大提高了全市重症医护人员的专业自信心。他和同伴誓把 ICU 这个离死亡最近的地方，变成离希望最近的地方。

在这场没有硝烟的战"疫"中，冯辉斌坚守一线 60 余天，奔赴全市所有定点医院，会诊疑难危重患者 120 人（次）。在全体医务人员和全市人民的奋战下，黄石市救治成功率达 96.16%，治愈重症、危重症患者 220 余人，在湖北省处于领先位置，顺利实现复工复产。3 月 10 日，冯辉斌火线加入中国共产党，成为一名光荣的中共预备党员。

（黄石市中心医院　供稿）

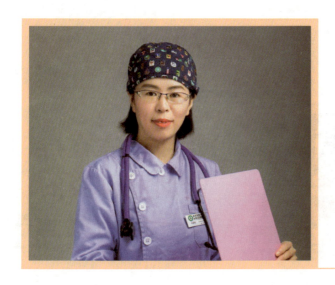

朱国超，江汉大学附属医院（武汉市第六医院）重症医学科主任，中国农工民主党党员，副主任医师。

朱国超

性命相托，必当全力以赴

朱国超，长期从事重症医学科临床一线工作。新冠肺炎疫情发生后，重症医学科仅用了一天时间改造完毕，她带领重症医学科团队，抢救全院最危重患者。最先在院内开展气管插管、俯卧位通气、纤支镜吸痰、建立深静脉通路、进行血液净化等操作及治疗。有一位患者转至重症医学科时，血氧饱和度迅速下降，出现呼吸困难、紫绀，急需气管插管，但朱国超由于在隔离病房呆太久，护目镜全部起雾，她毅然摘下护目镜完成插管，最终这位患者顺利康复出院。除了患者的救治她也很关心医护团队的安危，为保护其他成员，她总将最危险的操作揽在自己身上，还督导大家做好院感防护，至今无一例医护人员感染。

2020年1月初，朱国超的丈夫、婆婆、公公三位至亲在一周内先后确诊为新冠肺炎，丈夫、婆婆为危重症。她既要照顾生病的家人和年仅八岁的女儿，又要坚守在重症医学科救治患者，没有一丝一毫的犹豫。最终，婆婆不幸去世。2月3日丈夫出院，她请了3个小时的假，但出门前又来了一位危重患者，等处理完科室事务，离开时已是下午3点。在她心中只有一个目标，那就是竭尽全力，从死神手中抢夺患者。

朱国超连续三个月带领全科30名医护人员日夜扑在抗疫一线救治危重患者，不惧危险。在家人先后感染新冠肺炎时，仍坚守前线，用实际行动展现了最美逆行者的风采！

（江汉大学附属医院　供稿）

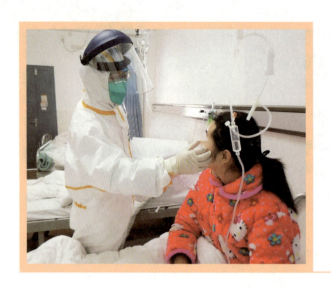

朱金陵

始终坚守在抗击新冠肺炎的第一道防线

朱金陵，荆州市胸科医院党委委员、副院长，中国共产党党员，主任医师。

2020年1月7日，荆州市第一例输入性新冠肺炎疑似病例来到荆州市胸科医院就诊，朱金陵准确研判，第一时间对患者进行经皮肺穿刺及支气管镜肺泡灌洗，并及时启动公共卫生应急预案，组织开展流行病学调查，为后来诊治方案的制定奠定了坚实的基础。

面对艰巨繁重的防控任务，朱金陵勇于担当，率先垂范。每天天不亮，他就穿着防护服一头扎进隔离病区，仔细查看患者病情，实时调整治疗方案。

"在隔离病房，能直接接触确诊病例，这样才能得到更准确、更完整的第一手信息，才能知道我们的诊断、治疗的效果。这样我心里才安心踏实。"朱金陵全身心投入到患者的救治中。从医务人员预防措施、患者的接诊、咽拭子采样、诊疗方案制定到患者心理疏导……他都亲身示范，将个人安危置之度外。

疫情期间，朱金陵年迈的父亲身患重病。他一面安抚父亲，一面同妻子沟通，详细交代了照护父亲的细节后，毅然决然地返回到隔离病房中。但因病情严重，老人最终还是离开了人世，而朱金陵因身在一线而未能见老人的最后一面……含泪处理完父亲的后事，朱金陵当晚再次回到病房，全身心投入救治工作；次日清晨，他又准时出现在医院远程会诊中心，参加远程会诊。

大局为重，视疫情如命令；抗疫战场上，朱金陵始终将人民群众的身体健康和生命安全放在首位，充分诠释了一名共产党员的责任与担当。

（荆州市胸科医院　供稿）

朱媛媛

用实际行动
践行护理使命

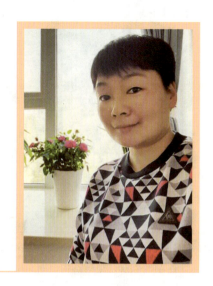

朱媛媛，武汉市武昌区首义路街社区卫生服务中心主管护师，中国共产党党员。

新冠肺炎疫情来袭后，本打算照顾癌症术后父亲的朱媛媛，毫不犹豫地选择了逆行战"疫"，用实际行动践行护理使命，履行一个共产党人的誓言。

2020年2月2日晚，武昌区首义路街社区卫生服务中心接到了需要增援紫荆医院的消息。得知消息后，朱媛媛立即报名并被任命为护士长，全力配合救治工作。当晚，她就在紫荆医院三楼病区收治了54名新冠肺炎患者，直到次日中午才走出病房。纵使护理工作烦琐辛苦，她对患者的照顾始终细致入微。在紫荆医院的日子，她没休息过一天，在病房里连轴转，病房外还要合理安排工作人员倒班等事宜。

"一切都是从无到有"，是朱媛媛刚到武船中心医院隔离点的真实写照。为此，她忙碌至凌晨三点，休息不到3小时又开始安排人员排班，筹备急需物资。

在武汉软件工程职业学院新建的方舱工作期间，作为组长，朱媛媛主要负责协调工作。仅7名工作人员，要负责整栋楼的153名患者，无论是询问患者病情，还是物品登记，无论是出舱后安排解决药品，还是将患者资料录入，需要充分的耐心、细心、毅力和耐力。每次出舱后的她都是汗流浃背，精疲力尽。

疫情期间，朱媛媛陆续征战了紫荆医院、疾控中心、武船中心医院和武汉软件工程学院隔离治疗点。隔离病毒，但绝不会隔离爱！她坚信，十七年前的中国可以打败"非典"，在医疗技术更加发达的今天，中国也终将胜利！

（武汉市武昌区首义路街社区卫生服务中心　供稿）

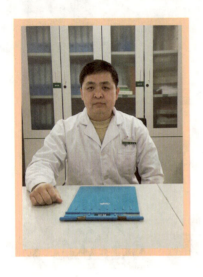

刘文龙，湖北省孝感市应城市人民医院呼吸内科副主任，中国共产党党员，二支部书记，主治医师。

刘文龙

转战三地斗"疫魔"，越是危险越向前

新冠肺炎疫情暴发后，作为湖北省应城市人民医院呼吸内科副主任与二支部书记，刘文龙主动请缨，带领各科室精英奔赴抗疫一线。在工作中，他们不断学习，明确工作目标，制定工作流程，细化防控措施，同时严格按照指南进行规范性诊治。

因疫情需要，医院决定派刘文龙到感染科病区全面负责管理工作。该病区均为危重患者，患者病情变化快。刘文龙上岗后，立即熟悉环境及患者情况，每天穿着厚厚的隔离衣、防护服，到病房查房，给患者进行胸腔穿刺、气管插管、中心静脉穿刺、无创及有创呼吸机等操作，经常要到中午才能走出病房。出病房后，他还要与管床医生一起，对每一例患者的病情进行分析、讨论，制定治疗方案。每天都是这样废寝忘食、夜以继日地工作。在与感染科全体医务人员的共同努力之下，成功抢救多例危重患者，其中包括应城市首例气管插管下成功救治出院的患者。

后来，在应城市新冠肺炎防控指挥部统一安排下，应城市人民医院将确诊患者全部转至应城市中医院，刘文龙再次率领医护人员参与到中医院4、5楼及8、9楼病区的诊治管理工作中。在这里，他再次融入到一个全新的环境中，与中医院医护人员及黑龙江支援应城市的医疗队员一起，不眠不休地投入到艰苦战斗中去。在大家的顽强拼搏及共同努力之下，2020年3月20日，中医院最后一批患者出院。至此，刘文龙带领团队圆满完成了抗疫任务。

（湖北省孝感市应城市人民医院　供稿）

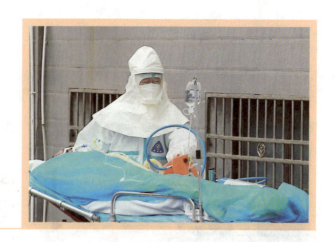

刘勇，湖北省恩施土家族苗族自治州中心医院120急救中心主任，副主任医师。

刘　勇

越是危险的地方，他越是冲锋在前

2020年年初，面对突如其来的新冠肺炎疫情，刘勇带领湖北省恩施土家族苗族自治州中心医院120急救中心全体医务人员，成为冲锋在前的逆行者。他要求120急救中心调度员认真接听每一个急救电话，不漏掉一个疑似病例。扎实开展新冠肺炎相关救护车转运工作，认真培训转运组每一个人，带头转运疑似及确诊患者和标本。由于危重确诊患者的长途转运存在极高的感染风险，刘勇专门组织成立了"120战疫先锋突击队"，自己担任队长，顺利完成了恩施州首例使用有创呼吸机患者长途转运等多项转运重任。

在冲锋一线的同时，刘勇还肩负医院一个医护人员驻地的管理重任。在驻地65名队员中，还包括天津援鄂的10名医疗专家和其他一线医护人员。虽然实行半军事化管理，但有力的院感防控措施和贴心的后勤保障服务保障了全体队员的安全，也让他们在紧张的抗疫工作之余感到安心、舒心。利用休息时间，他将驻地管理方案进一步提炼、总结，制作出课件供全州医疗机构学习参考。

在疫情取得阶段性胜利后，刘勇又编写了《恩施州新冠肺炎救护车转运指南》，指导全州医疗机构快速提高救护车转运救治能力。总结全国经验，牵头撰写了《新型冠状病毒肺炎相关救护车转运专家共识》。

在新冠肺炎疫情阻击战中，他用行动践行初心，用担当诠释使命，充分彰显了一名医务工作者的责任与担当。

（湖北省恩施土家族苗族自治州中心医院　供稿）

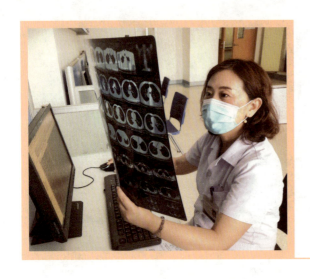

刘莉敏
没想过当英雄，
但绝不会当逃兵

刘莉敏，武汉科技大学附属天佑医院（同济天佑医院）医务部主任、呼吸内科主任，副主任医师。

新冠肺炎疫情初期，武汉科技大学附属天佑医院（同济天佑医院）就将呼吸内科二病区设置为隔离病区。刘莉敏作为呼吸内科主任，主动承担起隔离病区救治工作。她组织开展咽拭子采集的培训，规范操作流程，亲自参与咽拭子标本的采集和转运工作。在她的带领下，全科医护人员以饱满的斗志战斗在一线，涌现出"如有不幸，请捐献我的遗体研究攻克病毒"的"95后"护士李慧等一批先进典型。

作为一名医生，救治病患就是她的责任。刘莉敏每天认真询问患者情况，组织专家讨论病情，科学制定每位患者的诊疗方案。2020年2月初的一天深夜，正准备休息的刘莉敏突然接到本院新冠肺炎疫情防控指挥部电话，一名危重患者要紧急转院，她立即对患者进行转诊风险评估，协调组织准备工作，并作为呼吸治疗师跟车陪同，顺利完成转运，回到医院已是凌晨3点，刘莉敏衣服湿透，护目镜里全是汗水，她休息片刻便又开始了新的工作。

作为医务部主任，刘莉敏统筹负责全院的医疗救治工作，担任医院新冠肺炎救治组组长和隔离三区主任，还负责武昌区隔离点2 076名新冠肺炎患者的解除隔离工作。她充分发挥自身的专业特点，多方学习交流和借鉴，与多个部门一起讨论设计病房改造方案和院感防控流程，合理安排发热门诊和各隔离病区的医护人员配置，组织全体医护人员学习《新型冠状病毒感染的肺炎诊疗方案》，明确救治规范。

［武汉科技大学附属天佑医院（同济天佑医院）供稿］

刘 彬

坚守一线只为患者需要

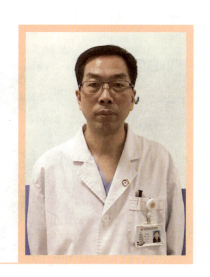

刘彬，武汉亚心总医院重症监护室（ICU）主任，副主任医师。

自新冠肺炎疫情暴发以来，刘彬临危受命，简单治疗了心绞痛发作的岳母后，毅然奔赴重症第一线。

期间，刘彬担任了新冠肺炎防控领导小组及救治专家组成员，负责对武汉亚心总医院全院新冠肺炎病例的会诊排查、业务指导和应急救治。此外，他还管理着重症医学科事务，响应医院指示，进行重症监护室（ICU）改造，确保了医护人员的安全，最终无一例感染。

疫情期间的刘彬，在ICU一守就是几个小时。早期在家里隔离的护士小李出现呼吸状态不好，氧合极低的情况，但定点医院没有床位，他迅速联系自己科室，亲自接诊，事无巨细，日夜坚守，帮助同事顺利康复。面对另一位呼吸衰竭的同事，他在院长组织的治疗组里，通宵达旦，随时调整方案，做预案，经过近一个星期的抢救，使其转危为安。一位危重症患者需要被转至定点医院，由于需要无创呼吸机辅助，呼吸机条件很高，刘彬为了保证转运安全，亲自护送患者安全到达。这种不顾自身安危，舍小家为大家的精神，让所有人为之动容！

随着疫情暴发，武汉亚心总医院被政府征为定点医院，医院提供床位450张，一期区域成为重症病房区。该区部分重症呼吸衰竭或其他器官衰竭患者需要进行气管插管、气管切开、体外膜肺氧合（ECMO）等有创治疗，病情极其危重。此时，刘彬主动要求进入重症病房区，继续新冠危重症抢救工作。

作为重症医学科主任，疫情中，刘彬坚守一线，没有休息一天，完美诠释了白衣天使的奉献精神。

（武汉亚心总医院　供稿）

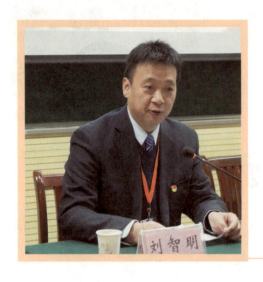

刘智明

白衣战士，英雄院长

刘智明，生前系武汉市武昌医院党委副书记、院长，中国共产党党员，医学博士，主任医师、教授。

防控新冠肺炎疫情战斗打响以来，刘智明不顾个人安危，坚守岗位、勇于担当，带领武汉市武昌医院（以下简称"武昌医院"）全体医务人员奋战在抗击疫情的最前线，竭尽全力保护人民群众的生命安全，充分体现了对党、对人民、对事业的无限忠诚，为新冠肺炎防控工作作出了重要贡献。

2020年1月21日，武昌医院被指定为第二批发热患者定点诊治医院，要求在2天内转出499名患者，并完成504张床位的病区改造工作。刘智明在紧急动员部署会上说："疫情就是命令，防控就是责任，这是党和人民对我们的信任，我们一定要不辱使命，全力以赴打好这场硬仗。"他和班子成员反复研究改造方案，迅速成立医院医疗救治指挥部和工作组，以最快速度、最短时间按时完成医院改造和患者转移任务。

刘智明总是身处临床一线，事必躬亲。病区划分、人员调配、解决物资、平安转移患者等每一项工作他都亲自协调安排。由于长时间高强度工作，他不幸感染新冠肺炎，于1月24日病倒并住进医院重症医学科。即使在病床上，刘智明仍然牵挂工作，他在病中常说："我是院长，不能倒下，还有很多事情要做。"住进医院重症监护室（ICU）的他一边不停地处理各种救治事项，一边安慰鼓励其他病友，"不可怕""要扛住"，他的笑容和乐观成为同事们开导患者的范本。

由于病情恶化，2月18日上午，刘智明经抢救无效去世。

（武汉市武昌医院 供稿）

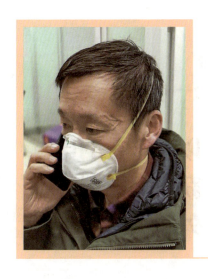

江永忠

争分夺秒、夙夜不懈，坚守病毒检测阵地

江永忠，湖北省疾病预防控制中心卫生检验检测研究所党支部书记、所长，中国共产党党员，主任技师。

"我们的检测关乎百姓的生命，我们检测的是病毒，检验的更是初心，面对疫情，我们既要跑赢时间，更要战胜自己。"作为全省病原微生物实验室的主心骨，江永忠带领检验所全体人员牢记使命，勇担职责，逆风而行。

江永忠带领团队率先获得生物安全三级实验室开展新冠病毒实验活动资质，独立承担了武汉市所有医疗机构早期疑似病例诊断排查工作，争分夺秒开展样本检测，为早诊断、早隔离、早治疗提供了有效的技术支撑。他组织完成了大规模的感染性生物样本航空运输，为疫情初期病因确认与后续病毒溯源奠定了基础。他带领团队连续奋战完成首批核酸检测试剂的性能评价，加快了新冠病毒核酸检测试剂临床应用进程。依托生物安全三级实验室技术平台，所在研究所及时完成新冠病毒分离鉴定及全基因组测序，并将结果信息共享，为疫情防控提供了科学的数据支撑，获得国家卫生健康委的省级病原微生物菌毒种保藏中心资质，为病原学监测、药物研发与试剂应用评价等提供了有效的生物资源保障。

经历过非典、奋斗过禽流感、搏击过甲流、战胜过埃博拉……在各种大大小小战"疫"中历练过来的江永忠，凭着不服输的犟劲，率领团队用行动为全省、全国人民筑起一道防疫的铜墙铁壁，用自己的坚守为生命安全保驾护航。

（湖北省疾病预防控制中心卫生检验检测研究所　供稿）

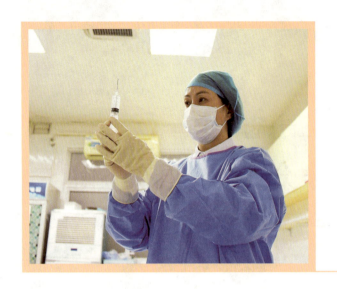

江光耀

以专业和担当获认可的抗疫外援

江光耀，鄂州市中医医院康复科护士长，中国共产党党员，副主任护师。

"我是一名工作多年的护士长，经验丰富，也是一名共产党员，冲锋陷阵是我的天职，我申请加入防控一线。"鄂州市新冠肺炎疫情阻击战打响后，鄂州市中医医院康复科护士长江光耀第一时间响应，主动请缨，被院党委最先派往市确诊病例集中收治定点医院鄂州市第三医院（以下简称三医院）支援。

一到岗，江光耀就投入到紧张的工作当中，将中医医院推行的 6S 管理〔一种管理模式。6S 即整理（SEIRI）、整顿（SEITON）、清扫（SEISO）、清洁（SEIKETSU）、素养（SHITSUKE）、安全（SECURITY）〕复制到三医院，带领同事在病区内消毒、清扫、整理防护用品。她所在的四楼病区危重患者集中，部分患者不能自理，基础护理工作量大，经常吃饭站着扒两口就得立马回到工作岗位。尽管每天十几个小时的工作已让她疲惫不堪，可她仍抽出休息时间对病区的管理规范、护理流程等进行梳理、细化。经过她的整理，科室面貌焕然一新，工作秩序平稳有序，得到贵州援鄂专家们的认可，被点名担任二楼病区护士长。

作为一名中医医院康复专科护士，江光耀将传统中医理论融入新冠肺炎患者的救治与康复中，指导患者做中医康复运动，开展中医适宜技术治疗，对患者进行心理疏导，取得很好的效果。尽管防护服密不透风，20 分钟的中医适宜技术治疗做起来非常不易，但是为了减轻患者痛苦，她依然坚持不懈。

江光耀除了是一名护士长，也是医院临床内科党支部的书记，面对疫情，她第一时间请战一线，用实际行动展示党员的精神、中医人的担当，为患者点亮了康复的希望。

（鄂州市中医医院　供稿）

江学庆
"60 分贝暖医"，用细节传递医学温度

江学庆，生前系武汉市中心医院甲状腺乳腺外科党支部书记、主任，中国共产党党员，主任医师。

作为武汉市中心医院甲状腺乳腺外科主任，江学庆在工作中兢兢业业、甘于奉献，对患者耐心细致，尽职尽责……

因在抗击新冠肺炎疫情工作中不幸染病，江学庆于 2020 年 3 月 1 日在武汉市肺科医院去世，他的生命，定格在 55 岁。

江学庆的门诊平时有很多患者，忙碌的时候一天要看 100 多例患者，这成了他的工作常态。有时候下了门诊，他还要去做手术。从医 33 年，他非常注重细节，在患者群里被称为"暖男医生"。这不仅是因为他看着很"暖"，对患者说话也是轻言细语；每次与患者沟通时，他都会控制自己的音量。有人专门用声音软件测量过，江学庆每次与患者沟通，始终能将自己音量控制在 60 分贝左右。因此，他又被称为"60 分贝暖医"。

疫情发生后，江学庆依旧坚持看门诊。春节前看病的人很多，江学庆就给自己加大问诊量，"不能让患者白跑一趟。"江学庆常常这么说。他半天的门诊通常要看到下午四五点，和全天门诊量差不多。

2020 年 1 月 17 日，江学庆不幸感染新冠肺炎。科室的同事打算去看望，但被他拒绝，大家透过一个门缝和他说话。"隔离病房，你们来干什么，上班戴好口罩！"在得知科里护士要被抽调到抗击疫情一线时，江学庆又叮嘱大家要保护好自己。

"快回去，把科室的工作安排好……"在武汉市中心医院隔离病房外，甲状腺乳腺外科的医生和护士不会想到，这是科室主任江学庆留给他们的最后一句话。

（本文由编者根据国内权威专业媒体刊载相关资料内容整理而成）

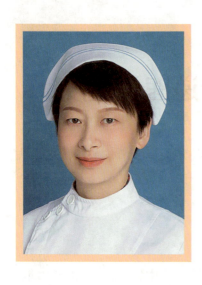

许琍文，武汉市中心医院大内科科护士长，中国共产党党员，副主任护师。

许琍文

负使命前行，为生命站岗

新冠肺炎疫情突袭，许琍文带领内科全体护士第一时间投入到抗疫一线，在隔离病房总能看到她忙碌的身影。

在医院护理部主任随医疗队接管其他定点医院后，她临危受命，全面主持全院护理工作。院区改造、流程再造、腾挪床位，从通道设计、布局规划到标识制作、人员调配、培训，从制度规范、工作流程到防控细节，工作琐碎又艰巨，她事无巨细、件件落实。她带领转运小分队不畏艰险、风雨无阻，常常转运患者到深夜，有时甚至通宵达旦。

在15支医疗队2 300余人驰援武汉市中心医院之时，她迅速成立了以呼吸治疗、重症、康复、伤口造口、糖尿病、精神心理等专科护士为主体的护理联合管理组，最大程度保证患者安全。她经常守在隔离区出入口，逐一查看护士的防护是否到位，严格督导，耐心矫正，只为最大限度减少人员感染。尽管夜不能寐，尽管手臂疼痛得难以抬起，尽管近60天没有休息，她仍固执地坚守。

"穿上白衣，就穿上了使命和责任！"许琍文牢记忠于职守的责任，坚守在疫情最前线。"关键时刻我不曾后退，冲上去，是我对自己义务的要求；危难关头我不曾胆怯，豁出去，是我对自己技艺的磨练。我只有一个想法：作为一个中国共产党党员、作为一名白衣天使，我现在是战士，倘若疫情不退，我决不后退，再苦再难也要坚守阵地。"

（武汉市中心医院　供稿）

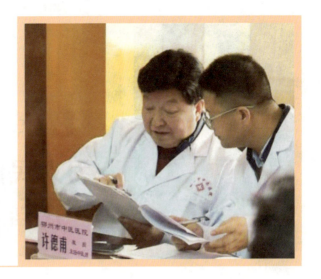

许德甫，生前系鄂州市中医医院明塘分院原院长，中国共产党党员，主任中医师。

许德甫

战"疫"至最后一刻

　　从医近 40 年，许德甫待人热情、态度谦和、医术精湛、医德高尚，在长期临床实践中，善于思考和总结，摸索了一套临床经验，形成自身的医疗特色，对疑难杂症的诊治颇有心得，特别是对肝胆脾胃病、消渴病、妇科、小儿病等疾病的诊疗有独到之处，深受鄂东南地区广大患者好评。

　　2017 年 4 月，许德甫办理了退休手续。但他退休后依旧放不下患者和他的中医事业，仍然坚持坐诊，返聘至鄂州市中医医院名医堂及凤凰街道社区卫生服务中心从事专家门诊诊疗工作。自 2019 年腊月以来，他面对气候反复变化无常，患者明显增多的实际，克服自身疾病带来的痛苦，坚持预约为武汉、黄冈、鄂州等地患者看病问诊。

　　在新冠肺炎疫情蔓延的严峻考验中，许德甫仍坚守门诊医疗岗位，一心一意为患者服务，不幸染上新冠肺炎，经抢救无效于 2020 年 2 月 13 日去世，享年 63 岁。

　　许德甫一生热爱中医药事业，始终以共产党员的先锋模范作用高标准要求自己，任劳任怨，默默奉献，不计得失，将毕生精力奉献给了中医药事业。他以强烈的责任担当和突出的业务能力，赢得了领导的认可、同事的信任、百姓的爱戴，充分展现了新时期共产党员的时代风采。

（鄂州市中医医院　供稿）

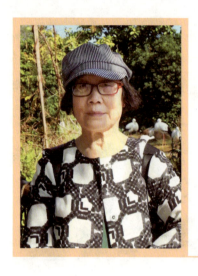

阮惠芳

为人民健康，
工作到最后

阮惠芳，生前系湖北省长江航运总医院心电图技师。

从医43年来，阮惠芳始终如一，严谨求实，兢兢业业，始终把"真诚待人、踏实做事"作为自己工作的指南。她恪尽职守，遇到困难和危险，总是一马当先，冲锋在前。她团结同事、积极协作，保质保量地完成科室任务。她对患者一视同仁，无论贫富贵贱，都精心诊治。负责体检工作的她，时刻关注体检者的心理需求，用贴心、细心的服务，给体检者带来温暖。

阮惠芳退休后，医院领导多次劝她回家休息，她坚持要求返聘工作，她说："选择做医务工作者，就是选择了奉献，自己的身体状况尚可，要为社会多做贡献。"

新冠肺炎疫情暴发初期，阮惠芳仍坚持工作在一线，面对紧张繁重的工作任务，阮惠芳从来没有以年龄为借口提出任何要求，一直坚守在工作岗位上。她任劳任怨、尽心尽力地认真询问每一位体检人员的身体情况，细心地做好每一次心电图监测，为每一位体检人员提供高质量的心电图报告。

2020年1月15日，阮惠芳感觉身体不适，胸部CT提示双肺多发斑片状感染灶，之后住院治疗，因感染新冠肺炎于2月11日去世，终年69岁。2020年3月，阮惠芳被追授"全国卫生健康系统新冠肺炎疫情防控工作先进个人"称号。

一直以来，阮慧芳以她饱满的工作热情、认真负责的工作态度，展现了医务人员救死扶伤，大爱无疆的医者情怀，她为守护人民健康付出了毕生努力，我们永远怀念她！

（湖北省长江航运总医院　供稿）

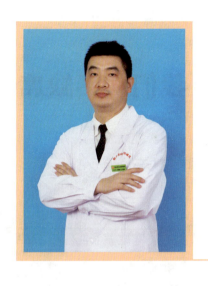

孙文锴
与病毒"零距离"的
采样人

孙文锴，湖北省妇幼保健院耳鼻喉科主治医师。

核酸检测是新冠肺炎患者确诊的重要依据之一，但也是与病毒"零距离"接触的危险工作之一。在武汉汉阳方舱医院，孙文锴医师挑起了核酸检测的流程管理及临床相关工作的重任。

2020年2月16日，武汉汉阳方舱医院正式开展核酸检测项目，这是方舱内的"硬核"任务，是当时工作的重中之重。鄂州市新冠肺炎防控指挥部经过综合考虑，决定由孙文锴医师来牵头完成，他勇挑重任，立即投入到采样的准备工作中。

核酸检测工作的关键是咽拭子采集标本，作为耳鼻喉科医师，孙文锴将采样和防控作为整体来统筹。第一，结合实际，科学设计流程；第二，统筹考虑，做好合理防控；为了避免咽拭子取样时产生气溶胶，局部病毒负荷增加，安排在通风好的室外进行采样，采样的医务人员认真做好三级防护，最大程度减少职业暴露风险；第三，亲手示范，认真演示，指导队员采取标本，定位准确，取样轻柔，减少局部刺激，避免患者呕吐及咳嗽。

由于存在接触病原的风险，孙文锴反复向队员强调规范流程的重要性，将"零感染"作为底线。他还及时组织经验分享，组织大家学习规范流程，一起做好核酸采样工作。

疫情是命令。面对疫情，孙文锴医师和他的团队，勇当先锋，敢打头阵，主动担当，积极作为，为打赢武汉保卫战、整体战不懈努力！

（湖北省妇幼保健院　供稿）

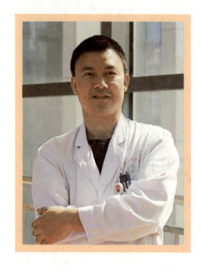

孙国兵，湖北省中西医结合医院急诊医学科主任、急诊医学科党支部书记，中国共产党党员，主任医师。

孙国兵
重大时刻，我们从不缺席

2020年1月初，新冠肺炎疫情发生以来，才刚刚担任急诊医学科主任一个月的孙国兵，带领急诊医学科这支"前沿部队"，冲锋在最前线，逆风而行，勇挑重担，开启了急诊科医护团队抗击新冠肺炎疫情的艰辛之旅，用最质朴的坚守成就了防疫阵线中一道熠熠生辉的风景线。

疫情期间，急诊医学科联合发热门诊共接诊发热、新冠肺炎（疑似及确诊）患者11 557人次，急诊危重留观患者168人次。

孙国兵以院为家，持续奋战在抗疫第一线，他经常在夜间为患者分析疫情、解答疑惑，不顾个人安危亲自转运危重患者，同时根据疫情不断更新急诊科内部的治疗方案和流程，以"最快的速度、最好的服务、最优化的流程"，畅通患者就医渠道，力争使患者排队时间控制在半小时内。

孙国兵是西医出身，又是全国西学中骨干人才，他坚持中西医并重，充分发挥中西医结合特色优势，在西医对症治疗的基础上，采用中医辨证施治个体化治疗，不断优化诊疗方案，以其精湛的技术水平、严谨的工作态度、务实的专业作风和周密的精心呵护，为患者的康复增加一份保障。

"国家有难，匹夫有责"，在这场没有硝烟的战争中，孙国兵带领团队抗击新冠肺炎疫情，每一个人都是"前锋战士"，都是"尖头兵"，他们用实际行动，诠释了新时代共产党员不忘初心、牢记使命的责任担当。

（湖北省中西医结合医院　供稿）

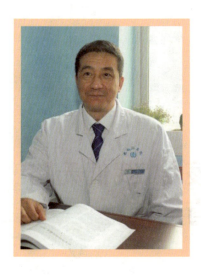

孙惠文，武汉钢铁（集团）公司第二职工医院重症医学科、呼吸内科及营养科主任，副主任医师。

孙惠文
我们一定能够战胜病毒

孙惠文作为武汉钢铁（集团）公司第二职工医院呼吸内科和重症医学科主任，每到冬春季，呼吸道疾病进入发病高峰，他就变得十分忙碌。新冠肺炎疫情发生后，他负责的两个科室更忙了。孙惠文穿梭于急诊科、发热门诊和其他综合病房，查房、会诊、抢救，他总是冲在最前面。整整 76 天，他没离开过医院。

疫情初期，孙惠文敏锐地察觉到必须做好院感防控。防护装备紧张，他发动亲朋在网上募集。在现有条件下，他还对重症监护室（ICU）进行了简单分区改造，最大限度地进行污染区和清洁区的分区，预防医护人员发生院内感染。

重症医学科和呼吸内科护士配备分别只有 11 人和 8 人，而两个科室仅有 4 名医生，人员极度紧张，但他们咬牙坚持，进行着高强度和高风险的医疗救治工作。截至 2020 年 2 月底，呼吸内科共收治新冠肺炎患者 49 人，其中 20% 为重症及危重症患者。重症医学科收治新冠肺炎患者 21 人，全部为危重病例，其中 19 人接受呼吸机辅助呼吸，并有 2 人接受气管插管及有创机械通气。

为避免交叉感染，孙惠文制定制度，禁止家属探视。面对患者家属的焦虑、激动情绪，孙惠文与患者家属加为微信好友，每天告知患者的病情变化及治疗情况，安抚他们的情绪。

连续作战一个多月，团队成员们都有些身心疲惫，孙惠文常常鼓励大家，他说："你们放心，我经历过'非典'，现在的医疗技术比那个时候好多了，我们一定能够战胜病毒。"

[武汉钢铁（集团）公司第二职工医院　供稿]

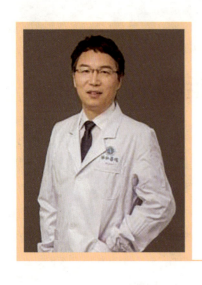

孙 鹏

这场战"疫"，我们无路可退，只有向前

孙鹏，华中科技大学同济医学院附属协和医院急诊内科副主任，西院门急诊党支部书记，中国共产党党员，主任医师，副教授。

新冠肺炎疫情暴发以来，孙鹏始终牢记自身使命和职责，勇于担当，甘于奉献，用实际行动践行初心使命。

面对疫情，孙鹏带头坚守危重症救治定点院区——华中科技大学同济医学院附属协和医院西院的发热门诊，24小时待命。发热门诊高峰时一天接诊400余人次，哪里有抢救，哪里就有他的身影。2020年除夕，当晚8点多才下班的孙鹏接到科室电话，立刻冒雨返回医院抢救患者，一直忙到凌晨1点。他常说："这场战'疫'我们无路可退，只有向前。"

抗疫之初，医疗资源紧张，患者住院困难，"患者性命相托，我们想尽办法，多留观一个是一个。"孙鹏主动添加患者微信，线上帮患者看片子，分析结果，指导用药。不论多晚，只要手机一响他就会接听："陌生电话大都是求助的患者，哪怕只是说几句安慰的话，也能给他们莫大的鼓励。"

每天，孙鹏都提醒同事互相检查隔离服、口罩、帽子和手套是否穿戴到位。查房时，他习惯站在同事的前面去面对患者；有同事身体不适，他主动要求去顶班："我们要保证队伍不出现战斗减员。只要我们防护到位，就不会被感染！"

"吾坚信没有一个冬天不可逾越，病毒肆虐的当下，亦如是"。除夕之夜女儿写给孙鹏的家书感人至深，带着这份坚定的信念，孙鹏在这场抗击疫情的大考中交出了自己的答卷。

（华中科技大学同济医学院附属协和医院　供稿）

杜荣辉

勇担使命，
巾帼热血战疫情

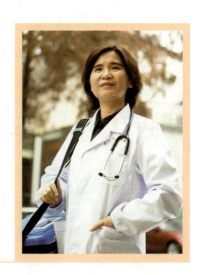

杜荣辉，武汉市肺科医院呼吸科主任，中国共产党预备党员，主任医师。

武汉市肺科医院呼吸科主任杜荣辉，在 2020 年疫情防控中获"全国卫生健康系统新冠肺炎疫情防控工作先进个人""湖北省五一劳动奖章"等荣誉称号。

杜荣辉是抗击疫情的"前沿哨"。2020 年 1 月 3 日，武汉市肺科医院收治了 6 例不明原因肺炎患者，杜荣辉凭借多年的工作经验和扎实的专业知识，认定这个疾病极有可能具有传染性，并迅速向院领导提出建议，启动医院二级防护措施，保护了科室医务人员无一感染。

杜荣辉是防治疫情的"金刚钻"。在病毒威力尚不明朗之时，杜荣辉勇担使命挑大梁，作为疫情专家组的组长，她负责全院患者的诊疗，每天穿梭在 5 个隔离病区，参与全院隔离病区患者查房、会诊和救治，形成了一套卓有成效的治疗方法，她和团队发现的"在人体过度免疫反应前进行适量激素干预"方案，阻断了数以百计的轻症患者转向重症，这一重要发现还被刊登在《柳叶刀》杂志上。

杜荣辉是居家患者的"主心骨"。在床位最紧张的时刻，她公开联系方式，通过微信指导患者治疗；她坚持 10 年自驾 60 000 公里为通城百姓义诊；她积极向党组织靠拢，在抗疫一线火线入党，用实际行动书写忠诚与担当。

20 余年的躬身践行，沉淀为精神的沃土。面对新冠肺炎疫情，杜荣辉不畏风险、勇担使命，逆向而行投身隔离病区，点燃了一个又一个患者的希望，得到广大患者的高度赞誉。

（武汉市肺科医院　供稿）

李文亮

等病好了，还上一线

> 李文亮，生前系武汉市中心医院眼科医师，中国共产党党员。

李文亮，2014年起在武汉市中心医院眼科工作。在新冠肺炎疫情初期，他不畏危险，勇于近距离接触患者，凭借专业素养和职业操守，至生病住院前一直坚守在工作岗位。

2020年1月10日，李文亮开始发热，入院就诊，确诊感染新冠病毒，后期病情逐渐加重。2月7日凌晨，李文亮经全力抢救无效，不幸离世。

李文亮医生自新冠肺炎疫情以来，始终坚守岗位，在为患者诊疗过程中不幸被感染。接受隔离治疗期间，躺在病床上的李文亮还在时刻关注一线医护人员抗击新冠肺炎疫情的情况。他心态乐观、积极配合，由于插管呼吸无法说话，他打字表示"等病好了，还上一线，不想当逃兵。"在李文亮的身上，闪耀着医德之光。他是广大医务工作者的优秀代表，是我们身边的平凡英雄。

2020年3月6日，国家卫生健康委、人力资源社会保障部、国家中医药管理局追授李文亮"全国卫生健康系统新冠肺炎疫情防控工作先进个人"称号。2020年4月，李文亮被评定为烈士，追授为第24届"中国青年五四奖章"抗疫个人。

（本文由编者根据国内权威专业媒体刊载的相关资料内容整理而成）

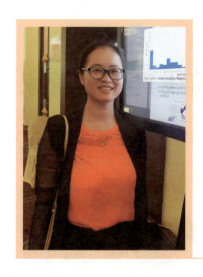

李 旦

冲锋在前，
疫病现场勇担当

李旦，荆门市疾病预防控制中心传染病防治所所长，中国共产党党员，副主任技师。

新冠肺炎疫情发生以来，从事多年传染病防控工作的李旦冲锋在前、日夜奋战，每天不停转换角色。

她是疫情分析师。新冠肺炎疫情暴发后，李旦充分发挥专业优势，坚持每天24时疫情数据一出就开始分析，每3天判断一次疫情走向，为荆门市疫情防控决策提供科学、精准的专业意见，特别是针对病例来源的溯源分析，为精细化开展社会化管控提供"点穴式"指导，保障了全市疫情防控工作向好发展。

她是疫情处置员。从荆门市发生第一例新冠肺炎病例开始，李旦不顾个人安危，战斗在流行病学调查的最前沿，通过敏锐的专业视野，努力把密切接触者找准、找全、找彻底。聚集性疫情发生后，第一时间赶到现场，深挖传播链条，"精准把脉"处置，及时剖析典型案例，举一反三完善防控措施，使全市聚集性疫情呈现连续下降态势。

她是疫情诊疗员。作为一名妻子、一名母亲，李旦舍小家、顾大家，24小时奋战在疫情防控"火线"，哪里有需要，就出现在哪里，40余天未回过家。参加工作以来，她凭借出众的专业能力，斩获"2019年湖北省卫生应急技能竞赛暨军运会省市联合卫生应急演练"流行病学调查专业第一名等奖项。

疫情防控的工作繁重冗杂，李旦身兼数职，为抗击疫情做出了重要贡献。

（荆门市疾病预防控制中心　供稿）

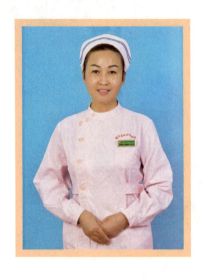

李明惠，湖北省妇幼保健院儿童保健科护士长，中国共产党党员，主管护师。

李明惠

督察员·前线兵·大管家

李明惠是第一批进驻武昌方舱医院的医疗队副队长，连续参加了两家方舱医院的筹建工作。她既要奋战前线，又要统筹后方，被大家称为"督察员、前线兵、大管家"。

武昌方舱医院是武汉市最早一批收治新冠肺炎患者的方舱医院，为保障进舱工作的相关人员"零感染"，李明惠当起了督查员。为此，她多次邀请专家对医护人员进行培训，首设"院感督查员"，每日安排专人严格检查入舱人员的防护措施、出舱人员的消杀安全。她还率先实行电子排班，被武昌方舱医院护理部作为模版推行。

作为湖北省妇幼保健院医疗队的副队长，李明惠反复进舱实地查看工作情况，及时获取患者的各项需求，持续优化流程设置。2020年2月20日，她转战武汉体校方舱医院，根据现有条件培训医护人员进出舱、收治患者的流程，制定方舱护理工作制度。开舱第一天，她进舱参与患者收治，带领5省护理领队进行查房，规范抢救室设置与护士站布局，梳理了患者各区的划分。

50岁的李明惠几乎包揽了医疗队所有的后勤保障工作。没有理发师，进仓第一天她为多名队员剪短了头发；没有办公区，她在简陋的环境中搭建出工作区。大到物资筹措发放，小到一餐一饭，她都能想到前面，落到实处。在她的带领下，队员们很快适应了方舱医院的流程。

作为方舱医院的开舱筹建者、闭舱见证人，李明惠坚守到送走最后一个患者，用专业和温暖守护了这条"生命之舟"。

（湖北省妇幼保健院　供稿）

李　欣

她说她只是在尽一名医生的职责

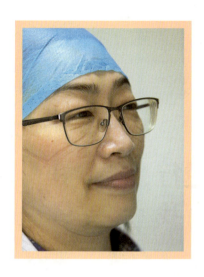

李欣，华润武钢总医院呼吸与危重症医学科主任，中国共产党党员，主任医师。

　　从 2019 年 12 月底开始，李欣就敏锐地发现，在她的患者中出现了不明原因肺炎病例。此后，随着新冠肺炎疫情的蔓延，她进入了"日夜不停，没有休息"的工作模式。

　　李欣认真组织专家团队分析病情，制定诊疗方案，安排有限的医护人员应对接踵而至的挑战和不断增加的病患。对经治疗陆续出院回家休养的疑似患者，她反复叮嘱其要做好防护，有问题一定要来医院复查。

　　为保证诊断的准确性，李欣亲自采样。对于核酸检测阳性确诊的重症患者，她亲自护送转院，有时跟车护送 3 趟，一直忙到凌晨 4 点才拖着疲惫的身体返回科室，短暂休息 2 个小时后，就再次投入到临床工作中。

　　在科室医务人员抽调去外派支援的情况下，李欣增加了自己的倒班频次，坚持自己多承担点，让其他员工能够轮休，直到最后在医院强制命令下才休息。即便在休息时，她也时刻放不下科室的工作，每天电话询问指导，网上阅片诊断，还时常去医院查房，指导危重患者的治疗。

　　每天查房，李欣都会问患者非常细节的问题，这些问题不仅仅局限于呼吸道。她深知，不放过任何一丝细节总是稳妥的。在间歇时，她查阅各类医学文献、专业著作，看最新的疫情研究情况，不断对比各类数据。她明白，只有自己做到心中有数，才能给患者带来最大的痊愈希望！"

（华润武钢总医院　供稿）

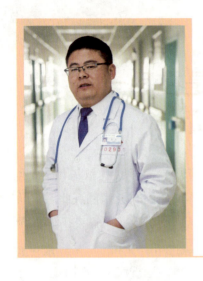

李 波

白衣执甲逆行，
只为功成有我

李波，襄阳市枣阳市第一人民医院呼吸内科主任、内科第一党支部书记，中国共产党党员，副主任医师。

2020年1月21日，李波接诊了一位武汉返乡发热患者，成为了枣阳市第一个与新冠肺炎患者"零距离"接触的人。

枣阳疫情一触即发，他临危受命，担任医疗救治专家组副组长，承担全市发热患者的会诊，最高峰的时候，一天会诊近400人，诊断符合率100%。由于每日大量地阅片，2月6日，他的眼睛出现暂时性失明，但他拒绝了领导与同事要他休息的好意，仍然坚守岗位，一边滴眼药水，一边阅片、会诊。

"我的岗位需要我，当前的任务需要我，只要我的眼睛能睁1分钟，就要为患者工作60秒。"

在会诊患者的同时，李波又转战隔离病房，每天在发热门诊、隔离病区和专家组之间奔波。他精研指南，针对患者病情，科学制定救治方案，精准施治每一位患者。结合平时治疗病毒性肺炎的经验，他提出了对新冠肺炎危重症患者使用高流量湿化氧疗的观点，有效地控制了患者病情，枣阳市第一例危重患者痊愈出院。他率先给病危者实施血液净化，让患者病情转危为安，自此血液净化技术在重症新冠肺炎患者中得到普遍应用，并作为先进经验在襄阳市介绍推广，从而大大降低了患者死亡率，提高了治愈率。

不仅如此，李波还扛起了枣阳市所有定点医院医护人员培训的重任。他顽强拼搏，日夜奋战，坚守岗位90天，直到枣阳市新冠肺炎患者清零才"下火线"。他用生命护佑患者，用实际行动践行作为医务工作者的使命与担当。

（襄阳市枣阳市第一人民医院　供稿）

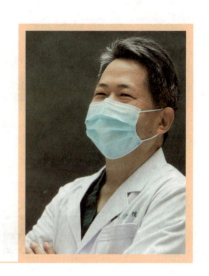

李树生
急诊科的"定海神针"

李树生，华中科技大学同济医学院附属同济医院急诊与重症医学科主任，中国共产党党员，教授、主任医师。

自新冠肺炎疫情暴发，华中科技大学同济医学院附属同济医院急诊与重症医学科是最早接诊发热患者的科室，堪称"一线中的一线"。李树生调配人员、优化重症患者救治流程、科学安排资源，一边高效保障本院区5个病区的常规工作；一边参与兄弟院区的相关工作，并落实驰援金银潭医院任务。尽管肺癌术后康复不久，他仍请命在一线工作，坚持进行院内外诊疗查房、会诊指导。他亲自管理并指导体外膜肺氧合（ECMO）上机6人，气管插管42人。

在李树生的带领下，团队创造了一个又一个的奇迹：重症监护病房（ICU）内86岁的危重患者康复出院了；备受关注的武汉中心医院易医生，经过重重难关后康复出院了；新冠肺炎患者施用ECMO 81天，且连续使用呼吸机155天后，顺利撤机了。

面对"提高治愈率，降低病死率"的艰巨任务，他组织危重病例讨论，制定个体化方案，使院区危重症患者治愈率达76.59%。

伴随着新冠肺炎疫情在海外的升级，李树生多次与海外专家视频连线，将其参与制定的《新冠肺炎诊疗快速指南》无私分享，为临床诊治提供"同济方案"。"他不仅是我们急诊科的领头羊，更是我们的'定海神针'。""他的信任，给了我们很大的空间去发挥。"低调务实、担当尽职，这是所有人对李树生的一致评价。

李树生说："我们必须信心满满，因为总有一缕阳光会照耀我们。再努力一点，再细致一点，再用心一点，我们就可能会创造奇迹。"

（华中科技大学同济医学院附属同济医院　供稿）

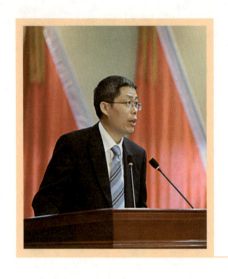

李雪锋

情系大山深处，
谱写大医精诚

李雪锋，十堰市太和医院内分泌科主任，主任医师、教授、博士、硕士生导师，九三学社十堰市副主委，兼任神农架林区人民医院（太和医院神农架林区医院）院长。

2020年初，时值己亥岁末，新冠肺炎开始在武汉肆虐。农历年前，李雪锋就开始了相关布局：迅速向上级部门汇报，召开疫情工作部署会，叫停拟拆除的旧病区，改造为发热门诊和隔离病区，作为预备场所；紧急成立防控领导小组、专家救治小组；开展相关知识和专业技能培训，亲自带队深入临床科室督导检查，并做好消杀物资、相关药品及个人防护物资等储备。

作为医疗专家，李雪峰事无巨细，安排心理医师对一线医务人员和确诊患者进行心理疏导，免费提供新冠预防中药煎剂；他组织开展院内疫情"相互监督"模式，每天安排专人对职工开展体温监测，每日两次对公共区域、重点区域进行例行消毒，敏感区域随时污染随时消毒；他倡导严格门卫管理，要求职工做好家属的自身防疫和宣教工作。

作为院长，李雪峰既担负着救治责任，也担负着全区防控重任。为安抚群众，他迅速开通热线电话、微信公众号问诊；成立疫情防控服务队，对一线职工、警察、社区工作者、志愿者等开展免费体检。

经中西医结合个体化治疗，神农架林区人民医院11例新冠肺炎患者顺利康复出院，率先在全省实现住院患者清零，医务人员零感染，实现了救治患者零死亡率的目标，坚定了全区为战胜疫情夺取全面胜利的信心和决心。

（神农架林区人民医院　供稿）

杨亚东
与死神较量的人

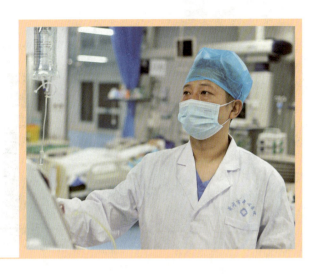

杨亚东，黄冈市中心医院（大别山区域医疗中心）重症医学科主任，中国共产党党员，副主任医师。

69天！这是杨亚东离开家人、与"疫"魔战斗的时间。60多天来，他以医院为家，坚守在被誉为"前线的前线"的重症医学科，与时间赛跑，与死神搏斗，帮助70多位命悬一线的患者转危为安，他被称为"与死神较量的人"。

2020年1月18日，黄冈市中心医院重症医学科迎来了首位新冠肺炎患者。凭借个人经验，杨亚东察觉到，该疾病病情变化快且危重患者器官功能损害较重，有别于往年救治的病毒性肺炎。于是他立即要求科室医护人员做好个人防护及流程重建，提高医护人员防护级别，快速疏散病房的其他患者，并做好随时应对疫情扩大的准备。精准的判断、及时的行动，守护了科室医护人员的健康。虽然身处风暴的中心，但他所在科室的20多名医护人员大多幸免感染。

共产党人是"一块砖"，哪里需要哪里搬。1月28日，黄冈版"小汤山"——大别山区域医疗中心启用，杨亚东又带领团队转战至大别山医疗中心，他率领100多名医护人员，新组建重症"特战队"，驻守南二楼5区重症监护病房（ICU），亲自将70多名重症患者，从死亡线上拉了回来！

自战斗打响的那天起，杨亚东每天穿着厚重、密不透气的防护服和成人纸尿裤，穿梭在患者之间，一工作就是八九个小时，一天下来，经常是全身酸痛、脖子僵硬，身上经常湿了干、干了湿。杨亚东说："虽然身体很疲惫，但只要能抢回患者的生命，一切都值得！"

（黄冈市中心医院　供稿）

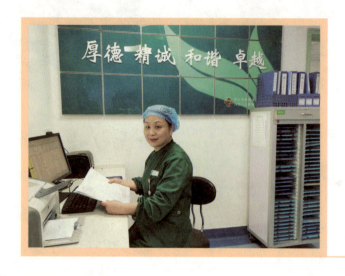

杨玲，武汉市黄陂区人民医院感染性疾病科护士长，中国共产党党员，主管护师。

杨 玲

做最美逆行者

新冠肺炎疫情发生后，2020年1月24日，杨玲所在的感染科被确定为定点收治确诊病患的科室，是救治患者的最前线。她每天早上要参与专家组会诊，到每个病房进行查房交班，根据专家和医生的意见调整患者的护理治疗方案，往往凌晨两点才能睡下，日以继夜连续奋战成为常事。

大年初一的凌晨，一直在科室忙碌了20多天的杨玲刚刚在值班室躺下，就听见呼叫铃传来护士一声呼叫，"412床患者神志不清。"听到呼叫后，她没有一丝犹豫，立即投入抢救工作。由于长时间超负荷的工作，她终于累倒了，但她并没有因此离开自己的岗位，仍然以科室为家带病工作。在护士值班室里，她一边打着点滴，一边电话协调感染科各楼层的护理工作，只要有需要，她总是第一个冲出值班室。

感染科陆续收治了确诊病例，但有的患者对感染科的工作不理解、不配合，她与患者逐一进行耐心细致的沟通，安抚患者情绪。疫情期间，感染科事务繁杂，工作任务重，虽然每天都累到精疲力尽，但她说："每治愈1名患者，心里的欢喜是无法形容的，很有成就感，这份工作是累，但是我依然热爱它。"

在这场艰苦的疫情防控阻击战中，杨玲迎难而上，不计得失，不顾个人安危，无私无畏，以实际行动诠释了白衣天使的神圣使命和共产党员的责任与担当。

（武汉市黄陂区人民医院　供稿）

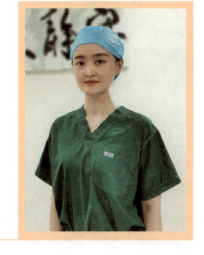

杨萍，华中科技大学同济医学院附属同济医院麻醉科医生，中国共产党党员，主治医师。

杨 萍

与病毒"面贴面"的女侠

2020年初，新冠肺炎疫情暴发，面对"大考"，杨萍冲锋在前、义无反顾。疫情初期，防控措施不明朗，她实施全身麻醉的一名患者被确诊感染新冠病毒，所幸，她只有结膜炎的局部感染症状。在隔离期内，她响应科室号召，第一时间申请隔离之后继续参与一线工作。隔离期满，她立即成为了医院"插管小分队"的一员，并成功完成了华中科技大学同济医学院附属同济医院光谷院区（以下简称光谷院区）"插管小分队"组建后的第一例气管插管操作。在院区新冠肺炎患者清零前，她多次进入污染区为危重患者实施气管插管，每隔三到四天就要值班24小时。她单日最多在污染区为8名患者实施气管插管，累计穿防护服10小时，成为光谷院区"插管小分队"中工作天数最长的医生。在三级防护极大的呼吸阻力下，她坚持为十几名患者完成气管插管，且无一例失败。

实施气管插管时，麻醉医生近距离直面患者呼吸道，暴露声门瞬间，大量病毒气溶胶喷出，相当于与病毒"面贴面"。

"要求气管插管，意味着患者一脚已踏进鬼门关。必须争分夺秒，从死神手里抢人。"

"给麻醉医生的机会只有一次，必须一次成功。"

至光谷院区新冠肺炎患者清零，近两个月的时间，杨萍放弃轮休、坚守岗位，冒着高感染风险与死神搏斗，为患者争取最后生机，用实际行动诠释了"救死扶伤、敬佑生命、甘于奉献、大爱无疆"的医者精神和"严谨求实、开拓创新、一心赴救、精益求精"的同济精神。

（华中科技大学同济医学院附属同济医院　供稿）

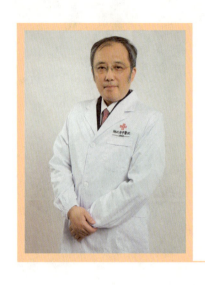

杨　毅
越是艰险，越要向前

杨毅，湖北省中医院肺病科学科主任，主任
医师。

在抗击新冠肺炎疫情期间，杨毅率领湖北省中医院肺病科全科医护人员积极、有
序地投入一线工作，敢担当、有作为，主动承担起医院隔离病房的负责工作。

作为医院新冠病毒专家组成员，杨毅保持电话 24 小时畅通，随时待命，经常凌晨
接到会诊电话后第一时间赶赴会诊现场进行疾病诊断、治疗工作，顾不上担心被感染，
亲自问诊患者；作为区域内的专家组成员，他多次赴武汉市金银潭医院及武汉市其他定
点医院参加疑似或确诊患者的会诊、救治工作。在科室人员紧缺的情况下，主动兼顾
起病房的日常诊疗工作。

杨毅始终坚持把中医药优势和特色放在突出位置，运用中医药方法救治患者。在
医院领导指导下，他积极参与制定在全院施行的中医药防治新冠病毒肺炎协定方；作为
副组长，他参与制定《湖北省新型冠状病毒感染的肺炎中医药防治方案（试行）》，同
时参与制定《湖北省防治新型冠状病毒肺炎西医诊疗方案》中的中医部分；在湖北省卫
生健康委的领导下，他多次与国家卫生健康委专家组成员进行交流、沟通，将湖北省
中医院在诊疗新冠肺炎患者的第一手临床资料同国家卫生健康委专家组成员——首都
医科大学附属北京中医医院院长刘清泉教授、中国科学院院士仝小林教授等专家进行
交流，为国家制定防治诊疗方案、打赢疫情保卫战作出重要贡献。

（湖北省中医院　供稿）

肖 俊

坚守岗位的烈士

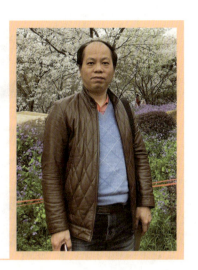

肖俊，生前系武汉市红十字会医院普外科主治医师。

肖俊自1991年进入武汉市红十字会医院工作后，他的刻苦就给同事们留下了深刻印象，每一项新技术引进后，他都积极地去学习，并且总是认真地和同事们讨论每位患者的情况。

2020年初，新冠肺炎疫情突如其来，肖俊始终坚守在工作岗位上。由于接诊了疑似的发热患者，肖俊于1月19日开始发烧。科主任曾经不止一次催过肖俊休息，但当时，来医院就诊的发热患者越来越多，大家都非常忙碌。20日下午，肖俊才抽空去做了CT检查。当时，肖俊正在值24小时班，从20日早上8时一直工作到21日早上8时。科主任直截了当地通知他："你现在马上回去休息，我找人来顶班。"这一次，在工作中"从不扯理由"的肖俊找了借口："结果还没出来，明天再说。"科主任拗不过他。第二天下班后，肖俊才去放射科取了报告。

1月21日，武汉市红十字会医院被指定为发热患者定点诊疗医院。由于医院开展改造工作，肖俊不想给医院添麻烦，直到1月26日，他才因病情加重，正式住院治疗；1月27日，转入武汉市金银潭医院治疗；1月28日，肖俊已经退烧，但没想到，两天后突然病危，接受了抢救。2月8日，肖俊因抢救无效离世。

疫情来临之时，肖俊不顾个人安危，敢于担当，无私奉献，用生命践行了为人民服务的初心使命，被党和国家授予"烈士"称号。

（武汉市红十字会医院　供稿）

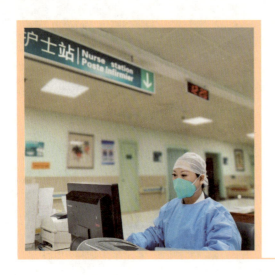

吴长蓉
逆行者的勇气和职业担当

吴长蓉，武汉大学中南医院呼吸与危重症医学科科护士长，中国共产党预备党员，主管护师。

抗击新冠肺炎疫情战斗打响后，吴长蓉始终坚守在第一线。武汉大学中南医院接管了具有 2 000 张床位的武汉客厅方舱医院，她全力投入到方舱医院筹建工作中，每天休息不到 4 小时。她运用丰富的临床实践与管理经验，参与建立起一套顺畅运转患者的系统，确保了对患者的顺利收治，保障了良好的诊疗环境。

方舱医院开诊当晚，吴长蓉在巡查时发现一名男性患者面色晦暗、双眼上翻，她凭借多年临床经验判断该患者病情危重，于是立即上前抱住患者，并呼叫周边医护人员及时采取心肺复苏、除颤等一系列的抢救措施，使患者脱离危险，被平安送至定点医院救治。

吴长蓉时刻护佑患者的心理健康，通过开办患者读书会、带领患者跳洗手舞、做呼吸操等多种方法，丰富舱内的精神文化生活，达到了很好的效果，也得到了患者的一致好评。

投身抗疫工作后，吴长蓉连续一个多月没有回家，她的丈夫被确诊感染新冠肺炎并高热十余天，为了不影响工作，她一直没有向上级报告，全身心坚守在对患者的诊疗工作中。

呼吸与危重症医学科作为医院最早收治发热患者的隔离病房之一，陆续收治了 40 多例新冠肺炎患者，吴长蓉带领科室护理人员不断完善护理流程、改进护理工作，实现了全科百余名医护人员"零感染"。

（武汉大学中南医院　供稿）

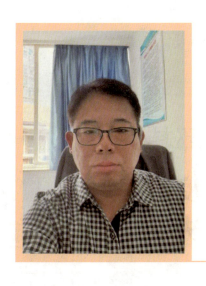

吴忠泽

平凡的岗位，
不平凡的人生

吴忠泽，生前系武汉天安医院体检部主任。

作为一名普通的基层医务工作者，吴忠泽具备强烈的工作责任心，在武汉天安医院体检部主任的工作岗位上，以出色的管理能力，带领部门每年超额完成各项工作任务，以独特的人格魅力深受员工爱戴和上级好评，部门和个人连续多年被评为先进模范。

2020年2月4日，接武汉市硚口区卫生健康局通知，因疫情防控工作需要，紧急征调医务人员支援一线防疫工作。接到通知后，院方迅速作出反应，组建医疗小分队，由吴忠泽任后勤组长，负责两处隔离酒店医务人员的生活后勤保障工作。由于天安医院大量医护人员均在外地，因政策管制措施不能返回武汉，吴忠泽参与了大量烦琐的协调调度工作，于2月5日至15日之间，往返于街道、社区、区行政审批局办理返汉人员登记通行手续，陆续接送市内医务人员迅速到达指定岗位。在整个疫情防控工作中，大量的后勤工作需要安排协调，医护人员的衣食住行，他都亲力亲为，往返于医院、隔离点为医护人员采购生活物资，协调后勤保障工作。2月19日上午，吴忠泽突发脑溢血，倒在工作岗位上，经医治无效，于2月20日病逝，终年49岁。

作为抗击疫情医疗小分队成员，吴忠泽具有强烈的工作责任心，不辞辛苦，任劳任怨，为保障前线抗疫工作作出了巨大的贡献，在平凡的岗位上书写了不平凡的人生！

（武汉天安医院　供稿）

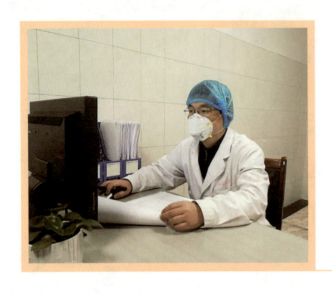

邱其武

疫情不退，
决不撤退

邱其武，荆门市第一人民医院感染科主任，中国共产党预备党员，副主任医师。

2003 年"非典"肆虐时，刚踏上工作岗位两年的邱其武自愿投身到疫情最严重的一线；2009 年甲型 H1N1 流感来袭时，他仍旧是那个勇敢的前行者；2020 年春节前新冠肺炎疫情突发，他再次站了出来，与科室同事一同写下"请战书"，按下红手印，义无反顾地加入到新冠确诊患者及疑似感染者的救治工作中。

邱其武是荆门市第一人民医院最早投入抗疫的先锋队员之一，三过家门而不入的他，始终坚守在疫情防控第一线。会诊、查房、询问病情、填写报表、确定治疗方案、实施人员隔离……邱其武一天 24 小时基本被工作填满，有时忙到连吃饭、喝水、上厕所都成为奢侈。

作为科室领头羊，在抗击新冠肺炎的战斗中，邱其武带领科室一班人喊出了"疫情不退，决不撤退！"的最强音，用实际行动践行着一名医者的职责与一名科室负责人的担当。2020 年 2 月 16 日晚，荆门市第一人民医院举行抗击新冠肺炎疫情火线入党仪式，邱其武在内的 12 名一线医务人员庄严宣誓，成为中国共产党预备党员。

"不计回报、逆风而行、舍身忘我、甘于奉献"，这是同事及广大患者对邱其武的一致评价，由于工作表现突出，他被评为"全国卫生系统新冠肺炎疫情防控工作先进个人""湖北省委组织部疫情防控先进个人"。

（荆门市第一人民医院　供稿）

邱 飚

妻子给他唱歌，他无法拉她的手

邱飚，生前系武汉市硚口区古田街社区卫生服务中心副主任，中国共产党党员，主治医师。

如果没有这场疫情，或许他还只是一位再平凡不过的医生，一个孝顺的孩子，一个和蔼的父亲。一场疫情，让他成了我们心目中的英雄！

邱飚牺牲前在武汉市硚口区古田街社区卫生服务中心工作。新冠肺炎疫情发生后，2020年1月25日，邱飚发了一条朋友圈："今天是大年初一，原本应该发个拜年海报之类给大家拜年。但是，作为一位医务工作者，看到朋友圈里转发的各种南北方医生，甚至解放军驰援武汉的消息，我的眼眶湿润了，同时也深感肩上的责任更大……"

疫情期间，邱飚不畏困难和危险，积极参与到抗疫工作中。1月25日，他不想吃饭，测体温39.8℃，晚上开始吃药，第2天退烧，他又去上班，晚上再次发高烧。第3天，妻子怀疑邱飚可能感染新冠肺炎。2月2日，他被确诊，当天住院，短短8天后，他最终因病情加重于2月10日去世，年仅51岁。

他的妻子悲伤至极！"我给他唱歌，他只知道流泪，但是手不能抓我，没有劲儿了。"妻子忆及邱飚人生最后一刻。"他很开朗，工作很负责，都在一线工作，社区的一些活动或晚会都是他策划，他唱歌很好听。"同事评价邱飚。

（本文由编者根据国内权威专业媒体刊载相关资料内容整理而成）

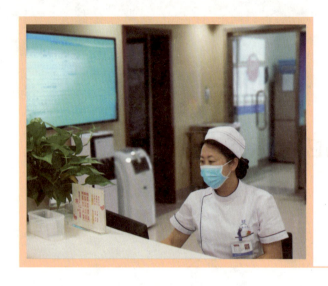

何芳，武汉科技大学附属天佑医院大内科护士长，中国共产党党员，主管护师。

何 芳

坚守一线是我的职责所在

面对突如其来的新冠肺炎疫情，何芳第一时间要求前往发热病区，成为冲锋在前的"逆行人"。当患者被病毒折磨得萎靡不振时，具有心理咨询师资格的她，又主动上前，为患者排解心中无助，给予心理疏导。

科室的医护大多是"90后"，在何芳眼里，她们就像自己的孩子，保护好她们同样重要。她每天不厌其烦督促她们上报体温，反复叮嘱穿戴好防护用品，还亲自负责清洁区消杀工作，只为不落下一个死角，不忽视一个细节。

2020年2月15日，本已进入轮休的何芳，听到医院即将成立新隔离病区的消息后，不顾家人同事劝阻，返回医院二度请缨，要求再入病区，希望用自己前期积累的经验，做好救治工作，保护好每一位奋战在一线的同事。

积极、乐观、有担当，是病区每个人对何芳的评价。在她的带领下，在保障隔离病区各项护理工作有序进行的基础上，还开展了许多独特的护理服务，为患者送上一杯奶，帮过生日的患者"定制"一碗长寿面……隔离病区的患者们都逐渐放下紧张和焦虑，乐观面对疾病，积极配合治疗。

经过1个多月的奋战，隔离10病区也正式画上句号。但何芳却没有放下重担，在完成交接工作后，又义无反顾接手康复病区，只为能让其他姐妹好好休息。"作为党员，我们就要承担的比别人重一点，想的比别人多一点，走得比别人前一点。"她这样说道。

（武汉科技大学附属天佑医院　供稿）

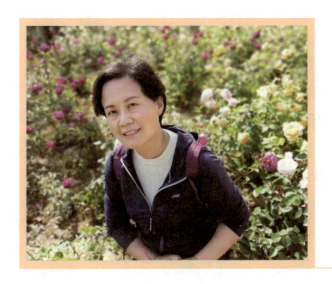

何细飞，华中科技大学同济医学院附属同济医院内科总护士长，中国共产党党员，副主任护师。

何细飞

武汉保卫战里的坚韧与柔情

何细飞，一名在新冠肺炎疫情中拼命与时间竞速的"急先锋"，在同事们惊叹于她的高效工作的时候，她却说"患者等不了，我们必须更快"。

2020年1月23日，何细飞成为火神山医院护理筹备组的一员，在不到24小时的时间里，结合传染病防治要求和医院护理管理经验，配合筹备组成员，在除夕之夜拿出了整套方案。进驻施工现场后，48小时不眠不休，创造了用6小时准备好94间病房的奇迹。在之后的7天时间里，完成了后续包括重症监护病房（ICU）、手术室在内的15个标准护理单元，近800张床位及配套设施的布置，顺利交付使用。

2月16日，何细飞又受命赶往光谷会展中心方舱医院担任临时护理部主任。为保证拥有840张护理床位的方舱医院顺利开舱，她带领5个国家医疗队预演收治患者的整套流程，以缩短各医疗队的磨合期，开舱两日就收治患者796人。

何细飞坚持进舱"查房"，解决前一天各医疗队提出的工作需求及患者意见；她设立24小时诉求热线；她发动党员病友及志愿者协助舱内患者领取生活物资，为医务工作者留出更多治疗护理时间。她还开设暖心广播站，布置病患沟通文化墙；她加入出舱患者群，解答患者回家后遇到的各种问题；她建立24小时应急物资供应处，解决队友对防护物资的后顾之忧……

从1月23日到3月6日，何细飞恪尽职守，在战"疫"篇章里刻下自己的坚韧与柔情。

（华中科技大学同济医学院附属同济医院　供稿）

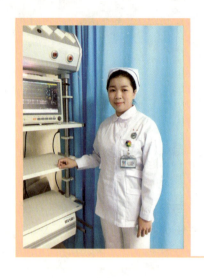

何 雯
只为守护更多生命

何雯，湖北省中西医结合医院急诊医学科护士长、急诊医学科党支部纪检委员，中国共产党党员，主管护师。

急诊医学科是医院的前哨堡垒。2020年1月初，新冠肺炎疫情袭来，湖北省中西医结合医院急诊医学科门诊量激增，较往常翻了5倍多，何雯带领护理团队"逆行而上"，迅速投入到抗击疫情的战斗中，誓与新冠病毒决战到底。

抗疫初期，在院领导的大力支持下，2天内在急诊医学科建立了急诊隔离区，并因地制宜不断优化就诊流程，尽量缩短患者等候时间，避免轻症转为重症。何雯积极指导医护人员穿脱防护服和消毒防护用具，带领全体护理团队从最初的预检分诊，到为每一位重症患者吸氧、输液、吸痰，配合医生抢救，进行气管插管、呼吸机治疗、心肺复苏，再到对危重患者进行评估和安全转运，对患者进行心理疏导，她都全力以赴，尽自己最大的努力救治每一位患者。

由于连续工作的劳累，何雯身体开始出现了早期感染的征象，她迅速上报情况并将自己隔离。隔离期间仍坚持在家指导工作，在得知全院所有病区全部征用为隔离病房，护理人力资源紧张时，何雯在排除自身新冠肺炎后，又迫不及待地重新回到岗位，再度出征。她将家里两个孩子托付给老人，"轻装上阵"投入急救一线，用实际行动践行初心使命，被授予"全国一线医护人员抗疫巾帼英雄"荣誉称号，被同事们誉为"战'疫'天使""最美女神"，成为全院护理人员学习的楷模。

（湖北省中西医结合医院　供稿）

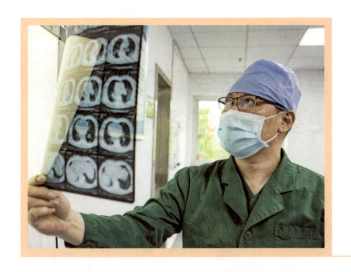

余　婷
不忘初心，
医者仁心

　　余婷，武汉市金银潭医院（武汉市传染病医院）北二病区副主任，中国共产党党员，主治医师。

　　余婷从事传染病临床医疗工作 20 年。一直兢兢业业工作的他，凭借过硬的业务能力和高尚的医德仁心，得到病患的一致好评。

　　新冠肺炎疫情发生后，作为党员的余婷主动请缨，成为第一批与新冠病毒抗击的医务人员。身为科室主任，他上下协调、统筹安排，每天查房、逐床问诊，积极参与和指导临床医疗救治，经常忙得模糊了时间概念，顾不上吃饭。同时，他还积极参与治疗新冠肺炎的药物临床研究和新冠肺炎患者遗体解剖工作。针对患者心理负担重等情况，他在做好认真检查、进行药物治疗的基础上，为患者提供心理安慰、思想疏导服务，并对患者目前的情况进行耐心细致的讲解，尽最大努力消除他们的心理恐惧，缓解他们的精神压力，帮助患者树立战胜疾病的信心，更好地配合治疗，逐渐从重症转为轻症，直至出院。

　　为了全力以赴抗击疫情，余婷将年幼的女儿交给家中老人。他和作为护士的妻子，持续近 2 个月，以院为家，奋战在抗击新冠肺炎疫情一线，彰显了医者仁心仁术、大爱无疆的精神，树立起一个共产党员敢于人先、无私无畏的光辉形象。

（武汉市金银潭医院　供稿）

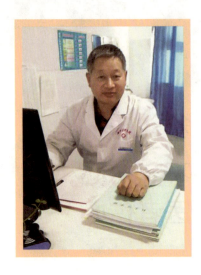

汪周华，武汉市新洲区中医医院内三科主任，主任医师。

汪周华

当好"发令员"，更要当好"领跑员"

在新冠肺炎疫情来袭之际，湖北省武汉市新洲区中医医院迅速建立隔离病区。内三科主任汪周华第一个站出来，组建临时科室，首批进入隔离病区。在工作中，他带头冲锋在前，奔走在隔离病房；在科室管理上，他当好"发令员"，更当好"领跑员"。

正月初一，汪周华带领医院第一批医护人员进入隔离病区，收治并安抚患者，在详细了解患者病情后，结合自己在春节前看过的几例发热咳嗽病例（后被确诊为新冠肺炎）的症状、舌象、咽喉象及肺部听诊情况，参考网上资料，迅速拟定了治疗方案。

正月初二他们开始将中药普遍用于临床，其中1号方对低热、咳喘疗效好，2号高热方治疗高烧患者一两天体温就能降下来，3号方针对病程长、体质差的患者。后来他们又针对患者的不同证型辨证施治，缩短了病程，改善了症状，减轻了患者的痛苦，并使几例核酸检测持续阳性的患者迅速转阴。

正月初二，汪周华还为进入隔离病区的医护人员拟定备急方，后又为全院人员拟定自备方，用于预防和备急使用，由医院统一监制。所有服用过的人员均无新冠病毒感染发生。

在医院8个隔离病区中，汪周华先后主持了3个病区的工作，其中开创两个新病区。作为医院专家组的牵头人还参加会诊、指导和评估工作，以及危重症患者的救治工作，成为抗击新冠肺炎疫情的先锋和中坚力量。

（武汉市新洲区中医医院　供稿）

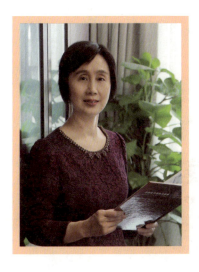

汪晖，华中科技大学同济医学院附属同济医院护理部主任，中国共产党党员，主任护师。

汪 晖

最危险的，我们上

"最危险的，我们上！"

华中科技大学同济医学院附属同济医院是武汉市新冠肺炎重症救治主阵地，作为该院 4 000 多名护士的领头人，护理部主任汪晖义无反顾地冲上了第一线。

"疫情发生在武汉，我们是中部最好的医院，同济要冲锋在前，护理更要冲锋在前。"为提高效率、尽快收治更多患者，她第一时间组织、培训医院 7 批共计 1 000 多名专业重症护士，投身抗疫工作。

咽拭子采集是病情诊断的关键一环，主要由发热门诊的护士们操作。采集时，护士直接对着患者，患者张开嘴，配合呼吸，再取患者唾液，有极大暴露感染风险。为消除恐慌，这位拥有 25 年党龄的老党员自己先上。她耐心讲解规范操作流程和注意事项，帮助年轻护士战胜恐惧。为减少护士暴露，汪晖不断创新，在门诊固定一个采集咽拭子的操作区域，在操作台面上做一个玻璃窗，挖两个洞，护士取咽拭子时将双手穿过洞再取，防止呼吸道的飞沫。"多隔离一层，就能多一份安全。"由她创新设计的发热门诊咽拭子采集平台发挥了巨大的作用，护士实现"零感染"。

2020 年 1 月 24 日，火神山医院启动，受武汉市政府邀请，汪晖带领同济护理人参与医院的建设，负责所有护理相关环节的建设和采集。在武汉市抗击新冠肺炎的最前线，始终有着汪晖的身影，她用专业和奉献赢得了同行和武汉市政府的尊敬与肯定，成为团队不倒的精神支柱。

（华中科技大学同济医学院附属同济医院　供稿）

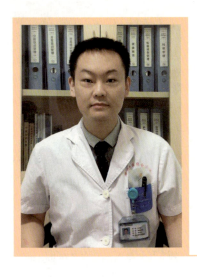

宋 林

三赴战"疫"一线的 "拼命三郎"

宋林，湖北省中西医结合医院神经内科三病区主任，中国共产党党员，副主任医师。

在武汉抗击新冠肺炎疫情期间，湖北省中西医结合医院神经内科三病区主任宋林主动请缨，于 2020 年 1 月 23 日，临危受命担任湖北省中西医结合医院支援武汉市红十字会医院的医疗队队长，带领 50 余名医护人员义无反顾投身抗疫一线，是最早投身战"疫"的工作者之一。

武汉市红十字会医院是武汉市第 1 批 7 家发热定点医院之一，每日发热门诊量高达 1 700 余人次。2 月初，宋林不顾全髋关节置换术后不满 2 个月带来的行动不便，再次请战，带领全科医护人员接管该院呼吸与危重症 1 病区。病区患者长期维持在 35~40 人左右，多为高龄危重患者。宋林接手工作后深入病房，了解患者病情，积极探索中医药在新冠肺炎治疗中的作用。他和团队一起，与援汉的广东省中医医疗队比肩作战，坚持一人一方，一天一方，中西医结合治疗显著，取得 20 天"零死亡"、20 余位患者康复出院的优秀业绩。

2 月 18 日，随着疫情发展，医院需要扩张新病区，宋林又不顾连续 1 个月在一线工作的疲劳，带领团队承接新病区，利用 1 天时间对病房进行改造，第 2 日持续工作至凌晨，顺利收治 40 余名病患，并继续坚持工作不休息，抢救新入院的危重患者……宋林带着一股"拼命三郎"的狠劲，带领一群在特殊岗位上默默坚守的医护人员，换来了更多人的健康与团圆，用生命和热血，奏响了一曲新时代白衣天使"大爱无疆，护佑生命"的凯歌。

（湖北省中西医结合医院　供稿）

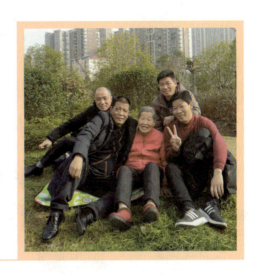

张军浩
疾控战线上的
"老黄牛"

张军浩（左二），生前系黄冈市疾病预防控制中心预防医学门诊部副主任，主管技师。

张军浩长期从事临床检验一线工作，在平凡的岗位上，他任劳任怨，尽职尽责，从不计个人得失，是疾控战线上名副其实的"老黄牛"。

2019年底，面对突如其来的疫情，张军浩和黄冈2.6万名疫情防控医护人员一道，战斗在疫情防控前沿。他坚守一线，不分昼夜指导社区消杀和联防联控督导，白天奔波在各社区，进行现场培训，指导疫点消毒，落实医疗机构、集中隔离区、集贸市场、超市宾馆等公共场所的地毯式消毒，夜晚还要逐一核查消杀用药量、消杀点位数、消杀面积等数据。大家考虑他年纪大，让他休息，他总说："我是老疾控，我可以！"

社区工作事无巨细，从社区消毒、人员进出管理、体温测量、对发热患者的排查，到废弃口罩处理、宣传发动、党员干部包保落实到位等情况，张军浩都一一过问、认真查看。扛着患有心脏病、糖尿病、甲亢的身体，每天跑遍十几个小区，常常累得迈不动腿、喘不过气，但却从未叫苦叫累。在疫情防控一线连续工作了16天后，张军浩因劳累过度突发心梗，经抢救无效离世。

张军浩倒下了，但他忠诚无私、默默奉献的"黄牛精神"，引领着一群群平凡普通的疾控人在这场看不见硝烟的战场上，谱写着一曲曲无私奉献、守卫健康的赞歌……

（黄冈市疾病预防控制中心　供稿）

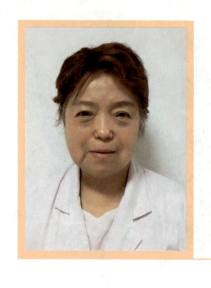

张抗美

平凡的岗位，
不平凡的生命

张抗美，生前系武汉市硚口区宝丰街社区卫生服务中心医生。

张抗美自 2007 年 5 月起，一直担任武汉市硚口区宝丰街社区卫生服务中心全科诊室临床内科医生。虽已是退休年龄，但她从来不输后辈，在工作中任劳任怨，时刻不忘初心，在平凡的岗位上默默奉献，全力守护社区居民的生命健康。2020 年 1 月初，武汉市新冠肺炎疫情暴发，张抗美主动向组织申请，要求到最危险的第一线，承担发热诊室患者预检分诊工作。在疫情高危期，硚口区宝丰街道确诊和疑似患者达到数百人，张抗美为使患者得到及时有效的治疗，努力克服年老体弱、人手紧缺、防护装备不足、病毒传染风险高等重重困难，不计工作条件、不计工作时间、不计劳动报酬，常常连续工作十多个小时，日均接诊发热患者二十余人。

1 月 24 日（农历大年三十），张抗美还在工作岗位上坚守。直至 1 月 25 日（大年初一），她不幸感染新冠肺炎，病倒在了抗疫一线。在确诊治疗期间，她仍多次向医院领导表示，希望能尽快痊愈，重回一线。由于病毒感染严重，经过武汉协和医院（西院）全力救治，张抗美终因抢救无效，于 2 月 14 日不幸殉职。

张抗美在平凡的工作岗位默默坚守，用平凡的人生书写了不忘初心、牢记使命的壮丽篇章，用珍贵的生命诠释了一位医务工作者对党、对祖国、对人民的无限忠诚。

（武汉市硚口区宝丰街社区卫生服务中心　供稿）

张利琼
"铁肺军团"里的女汉子

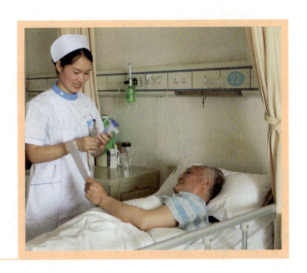

张利琼，武汉市红十字会医院呼吸内科、胸外科、耳鼻喉科护理单元副护士长，中国共产党预备党员，主管护师。

新冠肺炎疫情发生以来，张利琼所在的武汉市红十字会医院呼吸内科首当其冲站在了防控疫情的第一线。她带领护理团队从 2019 年底开始就保持着高强度的工作模式，让一批又一批新冠肺炎患者得到积极有效的治疗和护理，同事们都叫她"女汉子"。按照国家的防控标准，她事无巨细地安排、指导并参与危重症患者的救护和隔离防控。她以医院为家，自始至终奋战、守护在这片没有硝烟的战场上。因为病情特殊，她清退了病区所有陪护人员，主动承担起患者的生活护理，翻身、喂饭、擦澡、大小便等，忙完已是深夜。她也顾不得休息，利用晚上时间积极想办法优化工作流程，因为她们面对的是成倍增加的治疗量、护理量和感染风险。

在张利琼的努力下，科内人员无一人发生院内感染。后来因为救治需要，她所在科室改造成重症监护病房，她又带领呼吸内科护理团队迅速转换工作模式，投身到急危重症患者的抢救治疗中，争分夺秒地将患者从死亡线上拉回。她的母亲因骨折卧病在床，她没有回家看望过一眼。

"大疫面前必须有大义"，张利琼是这么说的，也是这么做的。她用对患者的贴心服务诠释着医者的大爱无疆，在"风暴眼"中坚守，践行党旗下的铮铮誓言！

（武汉市红十字会医院　供稿）

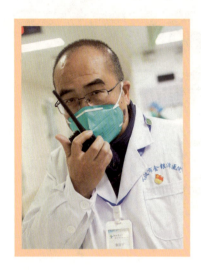

张定宇，武汉市金银潭医院（武汉市传染病医院）党委副书记、院长，中国共产党党员，主任医师。

张定宇

冲锋在前的逆行者

面对突如其来的新冠肺炎疫情，张定宇雷厉风行、毅然决然带领全院 600 余名医护人员战斗在抗击新冠肺炎疫情最前沿，用血肉之躯为新冠肺炎患者筑牢了生命通道，为社会燃起生命的希望之光。

2019 年 12 月 29 日，首批不明原因的病毒性肺炎患者转入武汉市金银潭医院，凭着多年在传染病领域的专业经验，张定宇当机立断，第一时间组建隔离病区，并带领大家率先采集了 7 名患者的支气管肺泡灌洗液送检，为确定病原赢得"先手"。在治病救人的同时，他与全国援鄂专家们一起不断创新临床诊疗方案、开展药物研究，探索实行康复患者恢复期血浆输入疗法，为重症患者带来生的希望。为弄清新冠病毒致死的病理机制，他组织动员死亡患者家属捐献遗体，仅用 10 个小时改造湖北首个应急手术室，进行全国首例新冠肺炎逝世患者遗体解剖，为掌握病毒导致的病理改变奠定了坚实基础。

自疫情伊始，作为医院领头人的张定宇，顾不上自己身患渐冻症的身体，也顾不上自己感染新冠病毒的妻子，通宵达旦的忙碌让他的双眼布满血丝，他也仍然眼神坚毅、沉稳。他说："身为共产党员、医务工作者，非常时期、危急时刻，必须不忘初心、勇担使命，坚决顶上去！"

在这场没有硝烟的战场上，张定宇用自己渐冻的生命，与时间赛跑，生动诠释了希波克拉底誓言。

（武汉市金银潭医院　供稿）

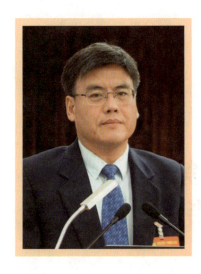

张祥明，武汉市第三医院医务部主任，九三学社社员，副主任医师。

张祥明

用心做好每一件"小事"

武汉市第三医院被确定为新冠肺炎患者收治定点医院后，作为医务部主任的张祥明，比平时更忙了。他频繁往返于相距数十公里的光谷、首义两个院区，参与落实繁重的新冠肺炎医疗救治工作。面对呼吸专业医护人员不足的情况，他一方面积极调动其他科室的内科医生，另一方面紧急培训眼科、口腔科及外科医生，迅速充实一线力量。回忆 2020 年 1 月份的那段日子，他说："几乎每天只能睡 2 到 3 个小时。"

疫情暴发之初，医院的防护用品严重不足。张祥明积极寻求外援，成立专门对外联系捐赠的"物资小组"，对国内外捐助的医用物资统一接收、登记、统计。当检验科检测能力不够时，他又第一时间协调区疾控中心等单位，帮助医院解决核酸检测难题。在 2 月初疫情高峰阶段，医院有近 200 名危重症患者需要吸氧，他又立即参与到氧气补给、氧站建设等协调工作中。

作为武昌区政协委员，张祥明积极履行参政议政职能，及时反映战"疫"过程中发现的问题。针对需进行血液透析的新冠疑似患者的救治问题，他提交《关于建立疑似患者定点透析医院的建议》，呼吁充分利用定点医院的血透室，接收相应患者。

当得知自己被评选为"全国卫生健康系统新冠肺炎疫情防控工作先进个人"时，张祥明说："这些都得益于我们整个团队，在这次战'疫'中，没有一个人叫苦叫累。我做的都是很琐碎、很平淡的小事。"

（武汉市第三医院　供稿）

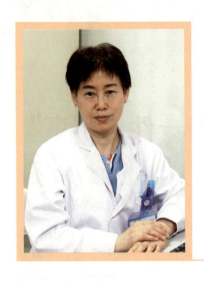

张继先
"疫情上报第一人"的使命与担当

张继先，湖北省中西医结合医院呼吸内科主任，内科党总支书记，中国共产党党员，主任医师，教授。

张继先，是武汉市第一个上报新冠肺炎疫情的临床医生，也是一名从抗击"非典"战斗中走出来的老将。2019 年 12 月 26 日上午，张继先接诊了因发烧、咳嗽就医的两位老人，他们胸部 CT 片呈现出与其他病毒性肺炎完全不同的改变。接连两天，医院又陆续收治了四位有相同病症的患者。经过对华南海鲜市场就诊患者发病及诊疗情况一系列盘梳，凭着对传染病疫情的高度敏感，她第一时间意识到问题的严重性，及时向医院作了汇报，医院随即上报市、区疾控中心。张继先以坚持追求医学真理、尊重医学规律、恪守职业道德的专业精神，揭开了新冠病毒的神秘面纱，为武汉及时采取有效防控措施、打破病毒传播链、防控疫情和救治生命赢得了宝贵的时间。

在最早收治新冠肺炎患者住院时，张继先当即作出决定，在呼吸内科病房隔出一块与其他区域相对独立的地方，建立了有 9 张病床的"隔离病房"。自此她就成为医院肺炎救治的"组长"。在医院成为第三批新冠肺炎治疗定点医院，改造成立了 6 个病区后，张继先作为呼吸内科主任，每天要对所有病区进行查房、了解病情、制定诊疗方案。遇到危重患者，她带领团队通宵达旦抢救，24 小时守护，自疫情以来夜以继日地奋战在抗击疫情第一线。

在这场没有硝烟的战场上，张继先始终把党的信念和患者的生命安危放在首位，把生命救治作为自己最大的职责和最高的使命。

（湖北省中西医结合医院　供稿）

张 敏

铁肩柔情担使命

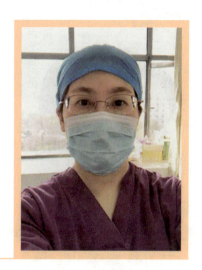

张敏，孝感市中心医院神经血液片区科护士长兼神经内科一病区护士长，中国共产党党员，主任护师。

张敏，从事临床护理工作32年，从事护理管理工作20余年，2003年参加过抗击"非典"战斗。

新冠肺炎阻击战打响后，张敏主动请战去危重症隔离病房工作。2020年1月31日，孝感市首个危重症隔离病房成立，她临危受命担任病房护士长，兼任危重症隔离病房临时党支部书记。到岗后，她带领同事立即按照传染病防控要求对病区进行改造，对科室环境进行全面消杀；开展重症隔离病房设备应用及传染病消毒隔离与防护培训；对收治的危重症患者展开积极救治。

"共产党员代表的就是一种先进性，在关键时刻能站出来！现在人民需要我们，患者等着我们，我作为一名老党员、老护士长就应该冲上去，干在前！"张敏身先士卒，每天深入病房了解患者病情，指导并参与各项护理工作，事无巨细，亲力亲为，有效保障了危重症患者救治工作的顺利进行。初期，防护物资不足，她带领大家用透明文件袋自制面屏；没有保洁员，她承担起全部保洁工作；每天提前放好热水，备好食物，供换岗下来的队员使用；每次换班，她都要亲自检查他们的防护是否做好。

"我们的目标，除了全力救治患者，还要保证医护人员的安全，我带他们进来了，就要安全地把他们带出去"。最终，她带领的团队实现了医务人员"零感染"。

张敏坚守一线两个多月没回家，出色完成了三轮危重症隔离病房的护理管理工作。

（孝感市中心医院　供稿）

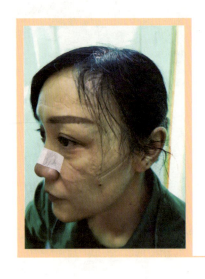

张 琦

恪尽职守，
巾帼英雄显担当

张琦，疫情期间任湖北六七二中西医结合骨科医院感染三病区护士长，中国共产党党员，副主任护师。

面对新冠肺炎疫情，张琦第一时间写下请战书。虽然骨折尚未痊愈，但带领 16 名护士奋战 48 天，收治患者 103 名。

由于护士们普遍年轻，传染病护理和自我防护经验比较缺乏，面对生死考验，张琦总是冲在最前面。医院收治了一名 42 岁男性患者，入院当天状态还好，但第 2 天就病情加重，抢救无效去世。突然面对死亡，护士们有些恐慌，张琦刚从隔离区出来，又立即穿好防护服进去，按消毒隔离要求，做好了逝者的料理工作。第 2 天，感染三科有名护士确诊新冠肺炎。护士们哭成一团，张琦克服自身恐惧，一方面安排好确诊护士后续工作与生活事宜，另一方面安抚同事，调整工作，平复心态，确保工作顺利开展。

疫情期间，张琦还带领团队积极开导、鼓励患者，和他们一起唱歌、绘制卡片，把捐赠给医护人员的牛奶和水果送给患者，用细致贴心的服务消除患者的心理恐慌，帮助他们树立战胜病魔的信心。一位 80 多岁的老人出院时，热泪盈眶，拉着张琦的手，深深鞠躬，说等疫情结束后一定要到医院来，看看照顾她的张护士长"长什么样"。

2020 年 3 月 18 日，感染三科正式关科，但张琦的脚步没有停歇。征尘未洗，她又一次向医院提交了请战书，申请加入武汉六七二医院援外医疗队，奔赴巴基斯坦战"疫"前线。

（湖北六七二中西医结合骨科医院　供稿）

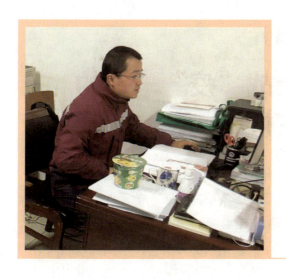

张　皓

阻击病毒传播的
防疫尖兵

张皓，宜昌市疾病预防控制中心传染病防制所所长，中国共产党党员，副主任医师。

张皓，从事传染病现场调查一线工作，中国疾病预防控制中心现场流行病学培训项目（CFETP）第 11 期学员，汶川地震期间曾参加湖北省对口支援四川汉源的卫生防疫工作。

新冠肺炎疫情防控期间，张皓与团队一起赴现场开展并指导新冠肺炎疫情现场流行病学调查，对重点人员进行流行病学调查，详细了解其旅居史、接触史、暴露史，排查传染源，判定和追踪密切接触者。

他带领团队指导全市的新冠肺炎疫情报告与管理，全天候关注全市疫情网络直报平台，在两小时内严格按照省-市-县三级报卡系统对市-县报卡进行准确审核，及时开展疫情分析，掌握疫情动态，撰写疫情报告并上报，为宜昌市新冠肺炎疫情防控指挥部的科学决策提供了重要依据。疫情期间，张皓参与了新冠肺炎疫情风险评估与趋势研判，参与撰写"宜昌市新型冠状病毒肺炎疫情研判报告"28 篇，为市委市政府的政策制定提供了科学依据。

张皓始终身先士卒、恪尽职守，全心全意做好新冠肺炎疫情防控工作，以专业能力、敬业态度、职业精神诠释了疾控人的责任和担当。

（宜昌市疾病预防控制中心　供稿）

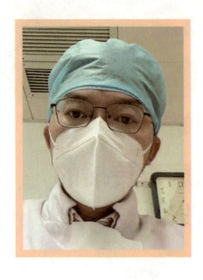

张瑞光，华中科技大学同济医学院附属协和医院肿瘤中心医生，中国共产党预备党员，主治医师。

张瑞光

两上战"疫"一线的扶贫博士

2020年1月18日上午，张瑞光收到电话通知，医院收治了很多不明原因肺炎的患者，相关科室人手紧张，急需支援。他上午接到通知，下午接受培训，晚上就进了隔离病房。对于第一批次进入隔离病房的张瑞光，去了以后，才知道疫情的严重程度以及病毒的凶险。

除夕当晚，按照武汉市疫情防控指挥部的指示，要将病区的患者整体转运至武汉市红十字会医院。那天的工作最辛苦、也最危险。因为病区基本上都是重症患者，一个患者就需要一辆救护车，车上必须配医生、护士各一人。那天晚上，张瑞光和同事从晚上6点开始转运，一直到第二天凌晨2点才转运完最后一位患者。

在一趟车上，一位患者突发心跳骤停，张瑞光和一位随车护士立刻对其进行心肺复苏，一路从协和医院附近按压到了红十字会医院。中途因为车厢里空间狭窄，他又很心急，按压的时候动作一大，不小心碰掉自己的防护面罩，却也无暇顾及。

后来医院又陆续来了许多新患者，其中有一位待产的年轻妈妈，一直发烧，呼吸逐渐困难，可她害怕对未出世的宝宝有影响，一直不做CT，更不愿意用药治疗。只是后来病情越来越重，血氧饱和度降到八十几。张瑞光一直做她工作，说现在不治疗，大人都保不住了，更别提肚子里的孩子。经过规范治疗，很快她的情况就有了明显好转。

张瑞光用实际行动，践行了医者的责任与担当。

（华中科技大学同济医学院附属协和医院　供稿）

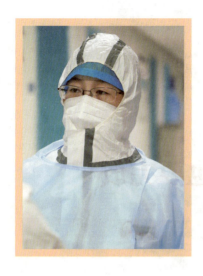

张翠平，湖北省第三人民医院（湖北省中山医院）呼吸内科副护士长、发热门诊护士长，中国共产党预备党员，主管护师。

张翠平
用"霸道"的爱坚守职责

新冠肺炎疫情发生后，张翠平临危受命，担任发热门诊护士长，带领从临床各科抽调的30余名护士，在预检分诊、门诊接诊、留观输液、重症护理、院感防控等诸多方面，做了许多行之有效的工作，用良好的业务素质与过硬的管理能力，践行了南丁格尔的誓言。

"我只是在做自己的本职工作，即使我不上，别的同事也会顶上去。"疫情暴发，她奔赴一线，与两个年幼孩子数月未见，当3岁的小女儿再次见到妈妈时，突然说："妈妈，我也想感染病毒，因为只有这样我才能见到你，我们才能天天在一起。"听到这些，她只能默默流泪。

作为发热门诊护士长，她身先士卒，全身心投入到疫情防控和病患救治工作中，积极与同事研讨救护方案，提高患者救治效果，想方设法改善医护人员生活及工作环境，及时进行心理疏导。在同事眼里，她有时候挺"霸道"，总是时时刻刻紧盯大家做好防护、按时吃饭、注意休息。正是这份"霸道"的爱，让大家勇敢前行，无所畏惧。

为帮助患者树立信心，她成了患者的心理辅导师，无论什么时候电话咨询，她都耐心指导。在医院刚开始进行核酸检测时，面对患者的迫切心理和无序就诊，她立即投身其中，去引导、安抚，创造了有序的就诊环境，得到了市、区各相关单位和患者及家属的一致好评。

（湖北省第三人民医院 供稿）

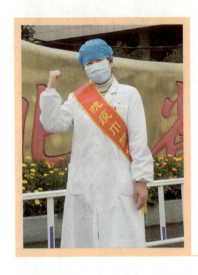

陆定波

拄着双拐也要完成我的使命

陆定波，湖北省中医院肝病二科主任，中国共产党党员，主任医师。

在新冠肺炎疫情发生前，陆定波就不慎双腿受伤。但作为有着30多年感染科从医经验的医生，陆定波主动报名，坐着轮椅、拄着双拐仍然坚守在隔离病房："拄着拐，我也必须要冲在一线。"

疫情发生初期，医院紧急增设了发热门诊和几个隔离病区，每天都要接诊大量发热患者，医护人员每天都是小跑着工作。拄着双拐的陆定波没有想过放弃，从早上8点穿上防护服开始，给发热患者采样、给危重症患者联系转院……一直要忙到第二天凌晨。防护服厚重，常人穿脱起来都费时费力，更何况是双腿受伤的陆定波。为了减少穿脱防护服的麻烦，她白天都不敢喝水。

湖北省中医院发热门诊接诊和住院的新冠肺炎患者，中医药的治疗比例很高。在隔离病房，陆定波发挥中医药解毒增效、缓解西药副作用的独特优势，辨证施治。很多患者在一个方剂的疗程结束后，都会主动催促医生要下一个阶段的中药治疗，想到患者对中医药疗效的认可，陆定波的欣慰溢于言表。

从设立发热门诊和隔离病房一直到医院新冠肺炎患者清零，陆定波一次家都没回，住在医院里24小时待命："这样病房和门诊有什么事情，我能及时赶过去处理。"身为一名医生，陆定波最牵挂的始终还是患者的安危。"我是医生，是门诊和病房的负责人，也是一名党员，这个时候当然是我先进去。"在陆定波看来，疫情来临时，选择冲向一线，是医生这个职业的职责所在。

（湖北省中医院　供稿）

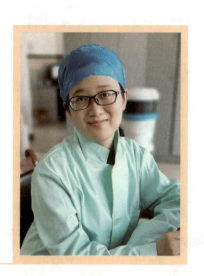

陈 凡

那双永不疲惫的
美丽眼睛

陈凡，天门市第一人民医院急诊科护士长，中国共产党党员，护师。

2020年1月21日，得知新冠肺炎疫情形势严峻后，陈凡第一时间主动向组织申请前往抗疫一线。接到医院疫情防控指挥部通知后，她毅然将5岁的儿子和因意外肋骨骨折的老公托付给家里的老人，义无反顾投身疫情防控第一线，24小时待命，27天未下火线。

发热门诊是疫情防控主战场，陈凡负责门诊消毒工作。她每天和同事抬着30多斤重的消毒液，对门诊进行"无死角"洗刷拖抹式消毒，完成一次消毒需要数个小时，尽管春寒料峭，她却常累得汗湿衣衫。在日接诊量最高达900余人时，她既是护士也是心理疏导者，更是"检验员"。每天监督医务人员防护服的穿戴情况，认真落实防护服的脱卸流程，力求"零感染"。为节约时间，她经常三餐并做两餐甚至一餐，一天下来嗓子嘶哑疼痛，脸颊也被口罩压出水泡，耳朵被勒出深深的伤痕。

2月5日，陈凡临危受命成为新冠病毒咽拭子采集组组长，接受日采集量约200人次、最高达近千人次的采集任务。这项工作伴随巨大的危险：采样人用压舌板压住患者舌头，将取样棉棒探入咽部，这个动作极易引起患者不适，继而干呕、咳嗽、甚至呕吐，由此产生的大量飞沫、污物会直接喷溅到工作人员的护目镜或者身体上，即便全副武装，也可能给工作人员造成感染。

一个党员，一面旗帜。在这场人民群众生命保卫战中，我只是做了一名党员应该做的事——陈凡如是说。

（天门市第一人民医院 供稿）

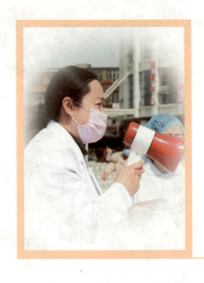

陈秋香
白衣执甲，大爱无疆

陈秋香，潜江市中心医院副院长，中国共产党党员，副主任护师。

2016 年底，陈秋香出任湖北省人民医院托管医院潜江市中心医院副院长。在新冠肺炎疫情大考中，作为潜江市首批定点医院，陈秋香及其同事不仅为全市疫情防控守好了"桥头堡"，也圆满完成了市域内专家的指导重任，向党和人民交出了合格的答卷。

2020 年 1 月 17 日，医院全面启动应急预案后，陈秋香立即率队对重点区域、科室进行培训，并制定日常消毒措施及分级防护要求等相关流程共 13 个，实现医护人员"零感染"。启动一级防护下发热患者筛查、启动发热门诊 24 小时接诊、腾空感染科病房作为隔离病区、组建 2 个隔离病区护理梯队、组建 4 个应急医护人员梯队……一系列安排使收治、隔离疑似患者迅速进入有序状态，为全市防疫工作腾出了准备的时间和空间。

随着疫情变化，市委、市政府先后征用其他医院作为隔离病区。陈秋香率队进行病区分布、收治流程设计、医务人员培训和消杀指导工作，并组建专家组前往各病区、乡镇进行巡查和技术指导，拟定危重患者会诊与转诊流程，为全市形成指定医院收治、确认危重症患者、多所医院收治普通患者格局打下基础。

她常说：自己不光是妻子、母亲、女儿、媳妇，更是医务工作者，是党员！是党员就要冲锋在前、是党员就要责任担当！

在陈秋香和全院干部职工的共同努力下，潜江市中心医院全体医护人员正以饱满的精神状态迎接更严峻的挑战。

（潜江市中心医院　供稿）

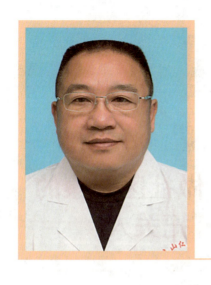

陈清山

负重前行、付出生命的英雄

陈清山，生前系荆门市京山仁和医院医务科主任，主治医师。

　　在新冠肺炎疫情防控工作中，陈清山克服时间紧、任务重、防控物资奇缺、正值春节假期等困难，在医务人员极度紧缺的情况下，不分昼夜地进行防控人员调配，并对各专业技术人员进行工作协调、人员调配，搞好衔接工作。他安排发热门诊人员24小时排班，强化发热门诊职责；加强门诊部、急诊科等科室就诊患者的体温检测和就诊分诊工作；对传染病区进行强化管理，安排患者会诊，参与制定诊疗方案。

　　面对突如其来的新冠肺炎疫情，陈清山马不停蹄地奋战在抗疫一线，在高负荷的工作中不幸感染新冠病毒，于2020年1月23日入院治疗，终因病情逐渐加重，经医治无效，于1月28日因公殉职，年仅57岁。

　　陈清山一家人都是医务工作者，妻子是妇产科医生，儿子也曾感染新冠肺炎，后治愈出院。他们与每一个平凡的我们一样，是家人的子女或父母，更是在平凡生活中为我们负重前行、乃至付出生命的英雄。

（京山仁和医院　供稿）

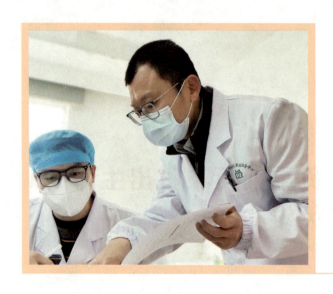

罗 浩

做社区健康的"把关人"

罗浩，武汉市硚口区六角亭街社区卫生服务中心主任，中国共产党党员，医师。

自 2020 年 1 月 20 日收到第一个密切接触者名单起，武汉市硚口区六角亭街社区卫生服务中心正式吹响了阻击疫情的号角。中心主任罗浩第一时间到街道办事处向街道领导报告，发出预警。在硚口区 11 条街道中，六角亭街最早启动与布置了疫情防控工作。

从 1 月 26 日（大年初二）开始，罗浩就在办公室搭了一张行军床，随时听候指挥部安排，积极参与各项疫情防控工作，包括为发热患者分诊、指导用药，到高度疑似病患家中开展环境消杀，对密切接触对象医学观察，护送高度疑似病患到隔离点，陪护重症病患收治到定点医疗机构等。他的手机也成了居民、患者的"24 小时热线"。

自 1 月 24 日《武汉市新冠肺炎防控指挥部通告（第 7 号）》发布以来，罗浩成为硚口区六角亭街社区卫生服务中心的"把关人"。疫情期间，他全面掌握 9 个社区的发热居民动态，在发热门诊医疗资源相对紧张的情况下，筛选出符合发热门诊条件的患者，及时转诊到定点医疗机构，将有限的医疗资源最大化利用，带领团队协助将 200 余例患者送到发热门诊，协助转运确诊患者 100 余例，协助转运临床诊断患者 50 余例，被社区工作人员和患者称赞。

自发生新冠肺炎疫情以来，罗浩带领全体医护人员奋战在抗击疫情的一线，为辖区百姓健康保驾护航，用他至臻至纯的医德医风、义无反顾逆行而上的赤诚，谱写了一名医务工作者的勇敢与担当。

（武汉市硚口区六角亭街社区卫生服务中心 供稿）

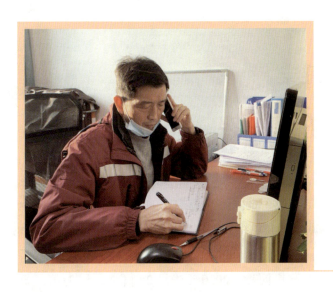

金小毛

疫情不结束，
我们不撤退

金小毛，武汉市疾病预防控制中心卫生应急办公室主任，中国共产党党员，副主任医师。

金小毛是第一批近距离深入武汉华南海鲜市场开展流行病学调查与应急处置的专家，他敏锐地察觉到事态非同一般，遂立即向医疗机构及上级卫生行政部门提出防控建议。2019年12月29日晚，金小毛参与成立了应急处置工作领导小组及工作专班，紧急计划充实应急物资储备。"我先表个态，把最难啃的骨头给我"，他主动担任了应急处置及防控工作专班综合协调组组长，兼任武汉市疫情防控指挥部疾控组流调组联络员。

在综合协调工作中，金小毛紧密与国家省市联合专家组及上级部门对接，策划并协调疾控10个工作组制定应急处置及防控方案，指挥调度流调、密切接触者追踪、实验室病原学溯源与检测、消杀与院感防控等现场工作，组织协调完成省市领导交办的武汉市近5万病例、近7万密切接触者日清日结、核酸百分百检测等攻坚任务。在一次例会上，金小毛说，"我们做得好是应该的，做不好可能会被追责，但是只要疫情不结束，我们就不能撤退"。在疫情防控的重要时期，他更是不顾风险深入一线，下社区督导、赴医院调查，为各级医疗卫生机构提出许多建设性的整改意见。

这位有着23年党龄的老党员始终在行动中践行着一名共产党员的初心使命和矢志不渝。他一路走来，用行动扬起旗帜，用忠诚印证初心。

（武汉市疾病预防控制中心　供稿）

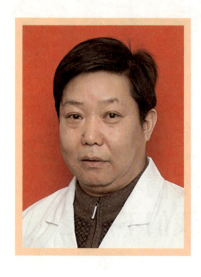

周宗德，生前系武汉科技大学附属天佑医院后勤电工，中国共产党党员，高级工。

周宗德

任劳任怨，坚守岗位

周宗德任职于武汉科技大学附属天佑医院后勤部电工班，是医院建院初期的老职工，长期承担全院用电设备的维修工作，并担任电工班班长多年。

天佑医院于 2019 年 12 月 31 日被确定为武汉市首批发热门诊，2020 年 1 月 25 日被征用为第三批新冠肺炎定点收治医院。周宗德 1 月份全月一直在岗值班。1 月 29 日他值班 24 小时，一直坚守岗位，没有丝毫疏漏，顺利地完成了维护全院电力设备正常运转的本职工作。1 月 31 日上午，周宗德因身体不适向医院电话请假，表示自己有喘息、胸闷症状，并自行前往发热门诊就诊，经检查 CT 报告显示"双肺呈斑片状磨玻璃影"。2 月 1 日上午，周宗德被收入医院的隔离二病区进行相应治疗，2 月 4 日被确诊感染新冠肺炎，后因病情危重转入重症监护病房，2 月 11 日经抢救无效逝世。

自新冠肺炎疫情发生以来，周宗德一直保持高负荷运转，积极投身到疫情救治与防控工作中。他作为后勤保障的一份子，全力保障医院电路设备正常运转，始终坚守在工作岗位，科室维修随叫随到，任劳任怨！

（武汉科技大学附属天佑医院　供稿）

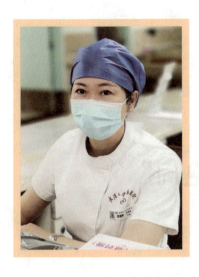

周俊辉，武汉大学中南医院大内科总护士长，中国共产党党员，主管护师。

周俊辉
方舱医院的战"疫"先锋

2020年1月22日，周俊辉主动要求投入武汉市第七医院发热门诊工作。为整合优化护理资源，她组织制定了发热门诊、抢救室、1-2楼留观室、预检分诊室、采样室等部门职责和工作流程，使第七医院仅在一周内就走上正轨，保证了安全有序地大规模收治发热患者。

2月5日，周俊辉根据医院安排转战武汉东西湖方舱医院，担任护理副院长，从应急管理、安全开舱到规范管理、移动宣教、文化护航，保证了方舱医院安全有序运行。开舱第1晚，周俊辉连续奋战12小时，组织大家接收患者近400名，守护5名重症患者直至病情稳定。在无经验、无借鉴的情况下，她带领14名护理领队在开舱仅3天就制定出《东西湖方舱医院护理工作手册》、各项工作制度、各类人员职责和工作流程。她以身作则，带领护理领队进舱开展护理督查，保障了患者的安全。同时引入床头二维码搞好宣教，带领患者学习相关知识，了解患者心理状态并及时疏导。带领护理人员完成出院患者电话随访2 604人次。

周俊辉时刻关心一线医护人员的安全，悉心进行院感培训，做好援助护理团队的思想工作，使大家紧密地团结起来，以平和的心态、高昂的斗志投入到抗疫工作中。

周俊辉用40余天的战"疫"实践诠释了共产党员的先锋模范作用，展现了医务工作者的大爱无疆。

（武汉大学中南医院　供稿）

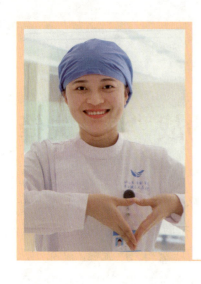

周 婷
她叫"闪电周"

周婷，武汉市东西湖区人民医院（协和东西湖医院）护士，护师。

周婷长期从事临床一线工作，曾在心血管内科、感染科承担护理工作近 10 年。面对突如其来的新冠肺炎疫情，她第一时间主动请缨，作为第一批志愿者加入到感染科抗疫一线。

2020 年 1 月 3 日至 3 月 2 日，周婷深入感染科隔离病房连续服务 2 月有余。初到感染科支援，因人员缺乏等原因，她每天工作 12 个小时以上，无暇照顾家庭，5 岁的幼子也只能托付给年迈的父母代为照料。为节约防护服，她单次进入隔离区至少工作 5 小时以上才肯出来，因防护服不透气且工作量巨大，她每次出来里面的衣服几乎全部湿透。不到一周的时间，她瘦了十斤，同事们都开玩笑地叫她"闪电周"。因为对滑石粉过敏，她频繁接触手套和手消，每天手背都有一片片红红的疙瘩，又疼又痒，她无暇顾及，依然奋战在抗疫一线。

在感染科工作期间，周婷全力协助护士长制定隔离病房护理工作职责、工作流程及工作内容，督促各班在完成工作内容时更要做好自我防护；她还主动协助护士长为大家进行呼吸机、高流量等仪器的操作培训，在最短时间内提高护士的专业技能，提升护理服务质量。

有人说星星很亮，是因为他没有看到这些护士的眼睛。以周婷为代表的护士们，就是最亮的星，越当黑夜来临，越能看到那一个个平凡而闪亮的灵魂。

[武汉市东西湖区人民医院（协和东西湖医院） 供稿]

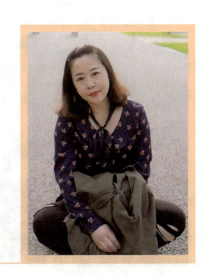

郑丽娟
战斗在抗疫一线的白衣天使

郑丽娟，武汉市金银潭医院（武汉市传染病医院）北六病区护士长，中国共产党党员，主管护师。

郑丽娟有着 10 多年传染病重症医学科护理工作经验。2019 年底，本在家休养小产假的她，听闻医院收治"不明原因肺炎"患者、重症监护病房（ICU）人力资源紧张的消息后，毅然决然地主动中断休假申请回 ICU 工作，与同事们一起投身抗击新冠肺炎疫情的最前线。

当新冠肺炎疫情不断蔓延，需增开 ICU 病区时，郑丽娟临危受命，迎难而上，承担起紧急筹建北三 ICU 病区的督导工作。从医护人员防护穿戴和防护知识的培训，到呼吸机的使用，她用自己过硬的专业技术指导、帮助每一位同仁。

随着疫情形势的不断严峻，收治患者日益骤增，郑丽娟又被抽调到北六病区代理护士长。她吃住在科室，一心扑在病区。小到病区通道的优化和每位医护人员的防护细节，她都认真以待，环环考虑，层层把关，防止院内感染的发生。同时，她以自己的重症护理工作经验，言传身教，用最短的时间，对全科人员进行重症护理相关内容专项培训，大大提升了每位护理人员的护理水平和能力。

在郑丽娟的带领下，北六病区护理团队用最温情的服务、最精湛的业务，让一例例危重患者转危为安，康复出院。她以白衣天使的情怀，诠释着新时代青年无私奉献、勇于担当的大无畏精神。

（武汉市金银潭医院　供稿）

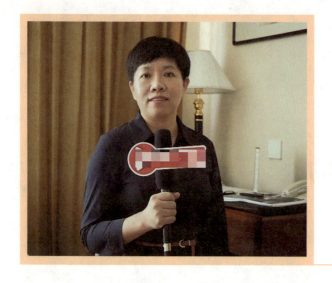

官旭华,湖北省疾病预防控制中心传染病防治研究所所长,中国共产党党员,主任医师。

官旭华

恪守预防为主和救死扶伤的社会责任

官旭华作为湖北省疾病预防控制中心新冠肺炎疫情防控一线指挥长,于 2019 年 12 月底第一时间带队赶赴华南海鲜市场和隔离病房,调查早期聚集性病例的传播链、暴露史等,为病原确认和疫情研判提供了详细准确的流调信息,结果发表在《新英格兰医学杂志》;2020 年 1 月中旬,她通过监测与调查,准确判断、及时预警了武汉市之外的新冠肺炎社区流行,为国家防控策略转变提供关键依据;2020 年 1 月底在全国疾控中心和全省地市疾控中心视频会商会上,她第一时间发出专业预警:"'新冠'社区传播静悄悄",为全国和全省节约了宝贵的防控窗口期。

应国务院应对新冠肺炎疫情联防联控机制(科技攻关组)办公室要求,官旭华带领团队承接了新冠疫苗临床试验项目,与军事科学院军事医学研究院和江苏省疾病预防控制中心团队一道,开启了全球首个重组腺病毒载体新冠疫苗临床试验,在武汉完成了志愿者招募和项目实施,结果率先发表在《柳叶刀》杂志。

疫情期间,官旭华率队先后完成了多起暴发疫情控制、感染谱调查、医务人员感染调查、全省死亡分析、全省风险评估、血清学流调等多项关键任务,高效促进了湖北省疫情的防控工作,荣获 2020 年"全国卫生健康系统新冠肺炎疫情防控工作先进个人"和第 12 届"中国医师奖"。她和团队的事迹先后在中央电视台、人民日报、中国日报等媒体进行报道。

(湖北省疾病预防控制中心 供稿)

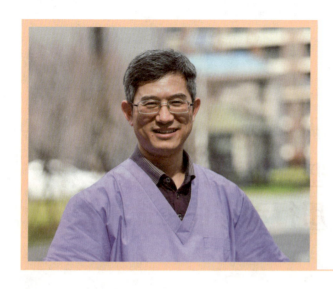

胡克，武汉大学人民医院呼吸内科副主任，无党派民主人士，教授，主任医师。

胡 克

无畏艰险勇冲锋，为国献策护健康

胡克作为呼吸内科专家，在疫情大考中冲锋在前、全程抗疫。他被评为"全国卫生健康系统新冠肺炎疫情防控工作先进个人"，并作为湖北省抗疫医务人员代表，受到习近平总书记亲切接见。

作为湖北省新冠肺炎疫情防控综合专家组医疗救治专家，胡克始终战斗在抗击新冠肺炎的临床第一线，不仅多次承担武汉市各定点医院及综合性医院新冠肺炎患者的会诊和临床诊治，而且先后负责武汉大学人民医院呼吸与危重症医学科二科、武汉大学人民医院收治新冠肺炎重症患者的东院第十一病区的医疗救治工作，以实际行动彰显医者本色。

胡克数次参加中央指导组主持的国家、省、市三级疫情防控会议，完成省、市防控指挥部指派的工作任务30余次，从疫情分析与判断、发热患者集中管理、诊疗方案和出院标准讨论与制定、无症状感染者特殊人群管控等方面积极建言献策，并多次向国内外媒体介绍防控经验。

在疫情初始，胡克作为副主编参与编撰《新型冠状病毒肺炎预防手册》，先后承担多项国家、省、市新冠肺炎的应急研究项目，积极探索新治疗药物和治疗方法。其中，作为主要参加单位完成的国家重点研发计划新冠肺炎应急项目子课题连花清瘟胶囊相关临床试验，为确立中医药治疗新冠肺炎的重要地位及走向世界做出重要贡献。

（武汉大学人民医院　供稿）

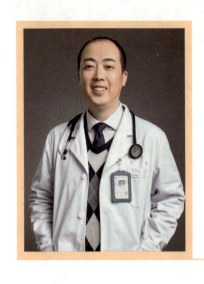

胡 轶

坚守堡垒，奋战一线，
用行动守住生命希望

胡轶，武汉市中心医院呼吸与危重症医学科党支部书记、科室负责人，中国共产党党员，副主任医师。

胡轶长期在临床一线专攻呼吸介入，带领呼吸与危重症医学科党支部抗"非典"、战"甲流"，素有湖北省气管镜"梦之队"之称。面对突如其来的新冠肺炎疫情，"梦之队"又一次吹响集结号，33 名党员、160 名医护人员协同作战，日夜冲锋陷阵，帮助危重呼吸疾患闯过生死关，使患者重燃信心。

胡轶时刻不忘入党和从医初心，带领医护团队践行初心和使命，整合病区，合理调配医务人员和医疗资源。从 2019 年 12 月 29 日起，他每天工作 16 个小时左右，来回奔波，排查病情、参加会诊、讨论危重患者的治疗方案，没有一天休息。最忙的时候，熬过几个通宵。一个多月来，他瘦了 13 斤。他常给患者开"心灵处方"："不要怕，信心比药物更重要。"面对精神焦虑、意志低沉的患者，胡轶会给患者鼓劲："这个病就像爬山，一定要有信心，不要怕，我们会和你一起努力加油，一起慢慢爬过这座山，就能战胜病毒。"他还会多啰嗦几句，跟他们喊话："一定要打起精神，吃好睡好，才有力气斗病毒，这比单纯的药物治疗更重要！"

胡轶在朋友圈里为自己和一线的同事们加油："再艰难的时刻，我们也要保持微笑，去迎接曙光的到来！"在抗击疫情这个没有硝烟的战场上，他带领科室团队冲在最前线，用实际行动践行着自己的入党誓词。

（武汉市中心医院　供稿）

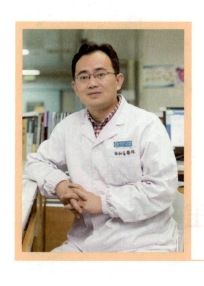

胡 泉

与病毒抗争，与死神赛跑

胡泉，武汉市江夏区第一人民医院（协和江南医院）重症医学科主任，中国共产党党员，副主任医师。

疫情即是命令。2020年1月21日晚，江夏区第一人民医院重症医学科主任胡泉带领五名医生，在医院感染科成立重症感染隔离病区，专门收治新冠肺炎重症患者，开启了为期80余天与病毒抗争、与死神赛跑的艰苦战"疫"。

作为一名党员，胡泉冲锋在前，在离疫情最近的地方战斗。重症感染隔离病区收治的患者病情重、医护人员感染风险高，他每天都会亲自带领团队查房，调整治疗方案。气管插管、心肺复苏、深静脉置管等高风险操作，他总是身先士卒，将风险留给自己，将安全留给大家。作为主任，胡泉随时关注院感、医务人员自身防护以及患者心理护理、疏导等工作。

厚重防护服下"由里及外"湿透、布满盐碱的衣襟是他抗击疫情工作最真实的写照；重症患者叮嘱他注意身体、注意休息的关心话语是他收获的最大感动；大年三十极其短暂的视频通话，妻儿"愿疫情快些过去，平安回来"的简单话语是他在忙碌艰辛中最温馨的慰藉。

疫情期间，胡泉带领的团队收治了80多位重症患者，其中60多位患者经过精心治疗，康复出院。疫情过后，获得救治的患者送来了一面面锦旗，还有道不尽的感谢，这些不仅感动了胡泉的内心，也让他明白了自己工作的意义："正是患者与医生的这种守望相助，才让我们坚持到了最后并战胜了疫情，我很开心，也很骄傲"。

（武汉市江夏区第一人民医院　供稿）

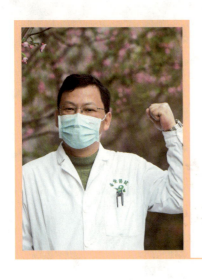

胡勇钧

勇挑重担，做疫情激流中的压舱石

胡勇钧，武汉市第四医院古田院区心内科党支部副书记兼纪检委员、古田院区心内1科副主任，中国共产党党员，主任医师。

在疫情最为危急的关头，胡勇钧主动请缨坐镇抗击疫情最前线，作为武汉首批发热定点院区发热门诊留观室负责人，在巨大的困难和压力面前，他率领团队实践出一条战时临床路径，做到救治危重患者近400例，"零事故""零纠纷"。

因时间紧、任务重，临时改建的发热门诊留观室设计床位17张，但每天需要安排重症或危重患者近30例。胡勇钧协调医疗团队7名医生高负荷运转，严谨配合，用门诊模式完成相当于住院治疗的救治任务。

当部分危重患者需要心肺复苏时，胡勇钧率领的团队早已顾不上这是最容易发生气溶胶感染的环节，贴身衣物湿了干、干了又汗湿是常事。他们常常一遍遍了解病情、核对医嘱，希望将治疗效果发挥到极致。在第一批为期两周的值班任务中，胡勇钧考虑到团队内科医生数量少、经验缺乏，24小时待命做好团队总靠山，随时参与急危重症抢救。轮休结束后，他又主动请战，继续冲上前线。

奋战抗疫一线期间，胡勇钧念高三的儿子正值学习攻坚期，独居汉阳的母亲也身患多种疾病，当家中老小需要依靠他的时候，他舍小家、保大家，将家中重担交给爱人，用实际行动践行医者担当。

（武汉市第四医院　供稿）

胡　曼

守护健康，从点滴出发

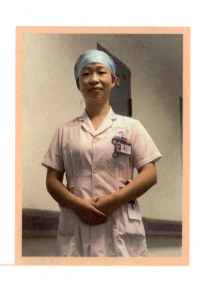

胡曼，武汉市普仁医院骨关节外科护士，护师。

胡曼从事临床护理工作12年，一直在武汉市普仁医院骨关节外科担任护理组长。作为高年资护士，不论是心理素质，还是业务水平，她都十分过硬。医院新建感染病区时，她主动请缨报名参加一线救护工作；之后招募医务人员支援定点医院时，她又一次主动报名。在接到支援武汉方舱医院的任务后，她半个小时整理行李，深埋对幼子的牵挂与对爱人的不舍，笑着挥手道别，奔赴战场。上车后，想起爱人那句"有我在你放心吧，保护好自己，放心工作，家里有我！"她的眼眶湿润了。

在方舱医院的前两周，胡曼主要负责患者入院登记和预诊分诊工作，每次登记时她都会对患者详细介绍方舱的环境及入院注意事项，让他们能快速适应。体格娇小的她每天要说很多话，特别是遇到年龄偏大的患者，更是耐心、温柔地反复强调各种环境设施，每次下班嗓子又哑又痛。

为了确保工作人员安全出舱，胡曼还负责指导所有出舱人员脱隔离防护用品，避免污染。之后她调入C仓工作，每天帮助患者进行生活护理、核酸检测，协助患者进行CT检查和出入院患者检查指导等工作。只要有事情，她都会抢着做，她心里只有一个目标，就是希望患者都能早日健康出院。

抗击疫情，她满怀信心；守护健康，她责无旁贷；奋战一线，她义不容辞。在抗疫期间，她没有丝毫松懈，用专业技能为一名又一名的患者守护着健康，保卫着生命，给他们带来了最大的安全感。

（武汉市普仁医院　供稿）

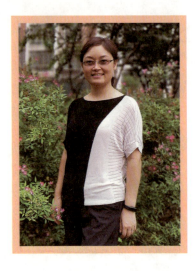

胡傲容

抗疫战场上逆行的
"铿锵玫瑰"

胡傲容，湖北省随州市疾病预防控制中心疾控党支部书记，传染病防治所所长，中国共产党党员，主治医师。

湖北省随州市新冠肺炎疫情发生以来，胡傲容带上多年从事疾病防控工作的知识储备和责任心，率先出发，战斗在疫情防控一线。

2020年1月18日，胡傲容对临时成立的流调组进行了专业知识和个人防护知识的培训。每次流调，她都在严格检查完每一位队员的个人防护后，第一个进入病房。她用严谨和果敢，逐渐消除了队员们的焦虑，为及时高效地完成流调工作奠定了坚实基础。

2020年1月22日，她在流调中发现两例疑似病例参加了"广场舞联谊会"。考虑到聚集性疫情发生的可能，她迅速对相关人员开展流调，了解其及家人健康状况，通知社区进行隔离观察配合工作，使该事件涉及的百余人均做到早发现、早隔离、早治疗，有效防止疫情扩散。

2月20日，在审核一份流调报告时，她再三分析也找不出感染的风险点，于是再次开展调查，最终找出了关键信息，并及时向医院反馈，提示医院要加强患者的依从性管理，以降低医院内感染风险。夜以继日，她投入抗疫工作，吃住均在办公室，深入现场，争分夺秒，从海量信息中追踪病毒的来龙去脉。

"疫情就是命令、防控就是责任。不容退缩，不容打折扣。"胡傲容以丰富的专业知识和强烈的责任担当，与同事们同心协力，为遏制疫情竭力尽智，诠释着一名共产党员、一名疾控卫士的初心和使命。

（湖北省随州市疾病预防控制中心　供稿）

柳 帆

巾帼不让须眉，
平凡中显担当

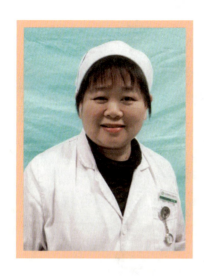

柳帆，生前系武汉市武昌医院梨园街社区卫生服务中心护士，中国共产党党员，副主任护师。

2020年1月4日，武汉市武昌医院梨园街社区卫生服务中心启动预检分诊工作，同时承担发热门诊筛查工作。柳帆作为该社区卫生服务中心高年资护理人员，冲锋在前，坚守岗位，竭尽全力保护人民群众的生命安全和身体健康，为新冠肺炎防控工作做出了重要贡献。2月6日早上，柳帆身体出现发热等不适症状，经全面检查，于2月7日被确诊为新冠肺炎，因病情变化，2月14日经抢救无效病逝。

自疫情开始以来，柳帆一直在输液室工作，随着就诊患者的不断增多，注射室的工作量较前翻了一倍，她忙碌的身影在输液室不停穿梭，皮试、雾化、输液忙个不停，常常一上午连喝口水的时间都没有，中午也是匆忙扒几口饭，就继续投入下午的工作。虽然她年龄偏大，还患有高血压和糖尿病等慢性病，但从不叫苦、叫累，加班、加点毫无怨言，以高度负责的精神服务于每一位患者，不但出色完成了注射室各项工作，还经常受到患者高度评价。

柳帆在工作中几十年如一日，恪尽职守，平凡中显担当，不但保持着"零差错"和"零投诉"的记录，还因为对护理事业的热爱和坚守，递交了延退申请。她的一生是奉献的一生、光荣的一生，在灾难来临时，她步履坚定，逆行而上，以实际行动彰显了白衣天使忠于职守、爱岗敬业的高尚情怀，践行了一名共产党员的责任与担当。

（武汉市武昌医院　供稿）

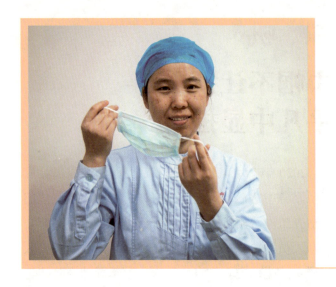

钟小锋，武汉市肺科医院ICU病区护士长，中国共产党党员，主管护师。

钟小锋

坚守在重症病房的"抗疫尖兵"

24小时不出舱、每班超10小时，心脏复苏、面罩给氧、气管插管……新冠肺炎疫情发生后，钟小锋带领武汉市肺科医院重症监护病区（ICU）护理团队坚守"生命最后一道防线"长达150余天。在抗疫期间，钟小锋作为武汉唯一护士代表登上国新办记者见面会，其本人获评"全国卫生健康系统新冠肺炎疫情防控工作先进个人"等荣誉称号。

武汉市肺科医院是武汉最早接收新冠肺炎患者的医院，2020年1月3日迎来第一位新冠肺炎患者，6天后ICU 10张病床就已全部收满。春节前后是疫情暴发期，其他省市的支援力量还未到，只能靠钟小锋和同事们连轴转。ICU病区患者病情危重，100%要用有创呼吸机，体外膜肺氧合（ECMO）使用率也高达50%，家属无法陪护，患者吃喝拉撒都需要护士照顾。钟小锋带领团队克服人手短缺等困难，悉心照顾患者，为患者喂饭、翻身、护理，经常忙碌得没空吃饭喝水。

在ICU工作16年，钟小锋深知ICU的工作就是与死神赛跑，是生命最后一道防线，所以她平时特别注重团队建设和文化建设，注重技术操作和配合演练，每个操作、每个环节，都关乎患者生死，不能有丝毫马虎。她自信地说："我们是一支经过严格训练和打磨、具有极强战斗力的队伍，我们一定会带着希望与疫情抗争到底，直至最后的胜利。"在患者眼中，她不仅是生命的"守护者"，更是无畏的勇士。

（武汉市肺科医院　供稿）

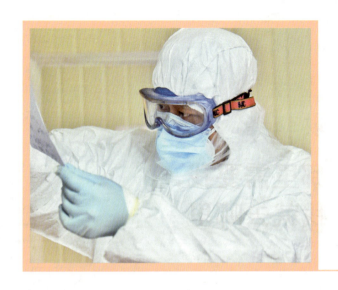

姜雪强，国药东风总医院感染性疾病科主任，湖北医药学院第二临床学院传染病教研室主任，十堰市感染病学会副主任委员，中国共产党党员。

姜雪强

做患者生命安全的守护人

作为十堰市疫情防控医疗小组成员、新冠肺炎隔离病区总负责人、疫情防治一线临时党支部书记，姜雪强和团队先后收治122名新冠肺炎患者，人称"病毒终结者"。

一开始，患者只进不出，姜雪强挺着急，想着快点治愈一批患者，腾空房间收治更多的患者。2020年2月3日，首批两例治愈患者出院，整个病区、医院的人高兴坏了。"打赢这场疫情防控阻击战，我们志在必得。"姜雪强说。

首日出院的一位年轻患者，让姜雪强记忆深刻。"这个小伙子很阳光，我和护士长送他走出隔离病区时，小伙子非常激动，除了些感谢的话，还说'可以到操场上跑20圈'。"后来，这位小伙了解到康复者血浆对治疗有效后，主动联系捐献了400毫升血浆，说要将医护人员对他的爱传递下去。

像这样护送出院患者的场景，已成为姜雪强的规定动作。3月12日，姜雪强送最后一位治愈患者出院，标志着国药东风总医院实现新冠肺炎患者清零。

为什么要亲自送治愈的患者出院？姜雪强说，就是要跟患者再交代出院后注意事项，比如如何服药、隔离时间、注意事项等具体要求。同时，进一步解除他们的一些心理负担，让他们更放松，以便更好地融入社会。

（国药东风总医院　供稿）

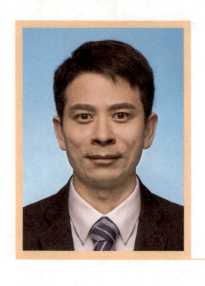

洪李锋

哪里需要我，
我就去哪里

洪李锋，武汉市第五医院副主任医师，中国共产党党员。

疫情期间，武汉市第五医院作为武汉市中心城区首批发热定点医院，直面最危险、严峻的疫情形势。1月21日被确定为发热定点医院当晚，洪李锋即被任命为发热四病区的主任，带领全科迅速"转型"，24小时内完成病房改造接诊患者；发布全院第一版新冠肺炎诊疗方案；积极抢救危重患者，主持完成医院第一台危重新冠肺炎的体外膜肺氧合（ECMO）救治。

面对众多患者和紧缺的物资，洪李锋既要出诊发热门诊，又要进行病区管理。他一套防护服穿七八个小时，不吃不喝，不上厕所。想到可以多看一位患者，多拯救一个家庭，他就争分夺秒，与病魔抢时间。

洪李锋还参与组建了汉阳方舱医院，并承担了制定诊疗方案，医用设备、防护物资及药品保障任务，同时，参与了舱内布局设计、指挥部信息数据管理及医疗专家组等相关工作，为方舱1 028位患者提供保障。紧接着，洪李锋又迅速投入了新冠肺炎康复期患者的收尾工作。3月20日，武汉市第五医院成为康复定点医院，他在负责康复期患者管理的同时，陆续组织复工复产，主导特殊时期急性心梗患者的急诊介入治疗。

整个疫情防控过程，洪李锋参与了轻症、重症、康复等几乎所有类型新冠患者的防控管理，90多个日夜，一直坚守岗位，足迹遍布三镇一方，整个团队为守护汉阳地区居民健康冲锋陷阵，用行动践行了医者初心，用大爱彰显了责任与担当。他本人也荣获"全国卫生健康系统新冠肺炎疫情防控工作先进个人"光荣称号。

（武汉市第五医院　供稿）

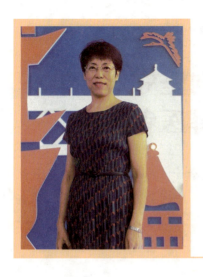

袁文玲

不忘初心，
勇往直前

袁文玲，华中科技大学同济医学院附属梨园医院重症医学科护士长，中国共产党党员，主管护师。

袁文玲，一位年满 52 岁从事 33 年临床护理工作的护士，面对突如其来的新冠肺炎疫情，她视疫情如命令，视病房如战场，带领重症医学科全体护理人员逆风而行，救治患者。

2020 年 1 月 17 日，首例疑似"新冠肺炎"患者收治至医院重症监护室（ICU）隔离病房，由于对疫情认知不足，大家都很恐慌，袁文玲带头做好科室医护人员思想工作，稳定大家的情绪，提醒大家注意防护，全力做好患者救治工作。ICU 早期收治的疑似患者李某，进隔离病房后情绪极度焦虑，袁文玲每天带领护士到床边做好心理疏导，消除他的恐惧感，直至患者康复出院。她总是说："我是一名共产党员，一名医务工作者，在这种非常时刻，必须冲在前面，以挽救更多的生命！"

疫情暴发初期正值春节，防护物资紧缺、工作人员也严重不足，袁文玲带头工作在最前沿，为插管患者清理呼吸道，为患者喂食、治疗、清理大小便，哪里有危险，哪里就有她的身影。从疫情开始，她就一直坚守在 ICU 病房，每天工作时间长达十几个小时。直到连续高强度地工作二十多天后累倒在岗位，才不得不离开。休息期间，她心里还时时牵挂着科室的战友，不忘叮嘱大家："要保护好自己，等我康复早日归队。"

袁文玲常说："因为见过了太多生离死别，才能珍惜生命的可贵，即使再辛苦、劳累，也无法拒绝患者对生存的渴望，挽救一个人的生命是我们的职责。"

（华中科技大学同济医学院附属梨园医院　供稿）

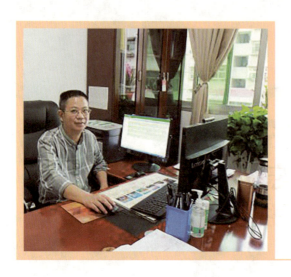

袁念芳

逆向坚守 33 年，诠释医者仁心

袁念芳，黄石市大冶市人民医院副院长，中国共产党预备党员，主任医师。

袁念芳从医三十余年，始终如一地坚守在感染科临床第一线。2020 年 1 月初，了解到武汉市发生不明原因的肺炎后，他凭借多年从事传染病防治工作的经验，敏锐感觉到该疾病来势凶猛、传染性大，当即提出发热门诊要仔细询问发热患者流行病学史，严密开展筛查，并建议医务人员加强隔离防护措施，成为大冶市第一个"吹哨人"。1 月 19 日，在收治大冶市首例疑似患者后，他提出接触过患者的医护人员不要与家人朋友接触，不要聚会，第一时间减少了交叉感染的风险。

2020 年 1 月 24 日（除夕当天），大冶市人民医院紧急成立金湖隔离病区，收治新冠肺炎患者。作为大冶市新冠肺炎防控专家组组长，当晚 8 点，袁念芳安排好本院区医疗救治工作后，又赶往 20 公里外的金湖病区查房、会诊、采样。大年初一凌晨，大冶首例重症病例在金湖院区发现，他与黄石市专家组、大冶市专家组抢救患者长达 5 个小时，直至患者病情平稳才返回本院区。从 1 月 19 日到 3 月 13 日疑似、确诊病例"双清零"，50 多个日夜，袁念芳没有回过一次家。

袁念芳坚持每天上午查房、会诊、制定治疗方案，下午和晚上参加专家组讨论和专家组会诊，同时做好发热门诊工作安排，统筹协调各支医疗队伍的诊疗工作，每天 24 小时处于备战状态。由于担心科室年轻医护人员经验不足导致感染，他每次都抢着去隔离区内查房，去看最危重的患者，做高风险的检查，践行着初心与使命。

（黄石市大冶市人民医院　供稿）

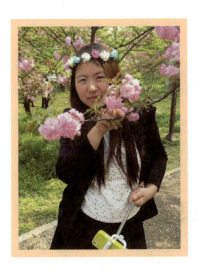

夏思思，生前系武汉市蔡甸区人民医院消化内科医生。

夏思思

践行医者誓言，书写无悔青春

11年前，夏思思选择报考江汉大学临床医学专业时，对同为医护人员的父母说："我想成为一名医生，一名好医生。"毕业后，夏思思以综合第一名的成绩考进了华中科技大学协和江北医院，成为消化内科的一名管床医生，也是消化内科最年轻的医生。

"有事叫我，我来。"这是夏思思的口头禅。在领导和同事的心目中，她是一位认真负责、乐于助人、深受大家喜爱的"小思思"。

有一位孤寡老人，经常因病到消化内科住院，每次都点名要夏思思管床，她对这位老人格外上心，经常帮他订饭、买生活用品。从医五年来，面对繁重的医务工作，夏思思从没喊过苦，没叫过累，对每位患者都尽心尽责。

2020年1月15日，一名70多岁的老人病情加重，刚下夜班的夏思思主动返回医院参与救治，随后几天，她一直陪护在病房。

1月19日下午4点，夏思思突然高烧至39℃，经CT检查被诊断为高度疑似新冠肺炎。2月7日，夏思思病情突然加重，呼吸、心跳骤停，医院连夜组织抢救，随后她被紧急转至武汉大学中南医院救治。2月23日，经多方抢救无效，29岁的夏思思离世。夏思思是位母亲，她没来得及给孩子最好的爱；夏思思是个妻子，她没能履行与丈夫白头偕老的约定；夏思思是名医生，她用生命谱写的抗疫战歌响彻华夏大地。

灾难虽已过去，但离开的人永远离开了，数不尽的怀念，留在了这个冬天。

（武汉市蔡甸区人民医院　供稿）

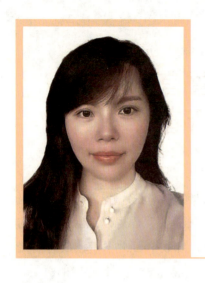

夏燕枝

坚守一线只为患者需要

夏燕枝，武汉亚心总医院手术区科护士长，医院基建处设计部经理，主管护师。

夏燕枝从事一线工作 20 年，在武汉亚心总医院所属集团内多家医院先后担任手术室、消毒供应中心、内镜室护士长。2020 年 1 月，武汉新冠肺炎疫情暴发，由于传染病医院收治能力有限，发热患者不能及时救治，她接到指令，迅速主导了新冠肺炎收治病房的改造工程，一期紧急改造隔离病床 80 张，于 1 月 21 日开科接收第一批患者。从接到隔离病区护士长任务的那一刻起，她来不及和家人商量，顾不上给还在手术后恢复期的母亲过生日，也顾不上照料病床上癌症晚期、生命垂危的公公，更顾不上一人在家的孩子，毅然奔赴战"疫"前线。

特殊时期临危受命，开科就是打仗，面对新开启科室人员的物资协调、患者收治的千头万绪，夏燕枝带领团队一一克服了疫情重、物资紧等各种困难。为使患者早日入院，她在安顿好患者后，常常已是凌晨。

随着疫情暴发，亚心总医院二月初被政府征用，医院提供床位 450 张，一期区域成为重症病房区，要对部分重症呼吸衰竭或其他器官衰竭患者进行气管插管、气管切开、体外膜肺氧合（ECMO）等有创治疗，为保证隔离区环境安全，夏燕枝多方联系国内医院感控领域专家沟通了解疫情一线消毒隔离难点，落实污染区气流管控及处理措施。

在这场疫情阻击战中，作为亚总第一批隔离病房护士长，夏燕枝坚守一线，配合医疗，服务患者，无怨无悔，因为她知道隔离病区患者没有家人陪伴，更需要关爱！

（武汉亚心总医院　供稿）

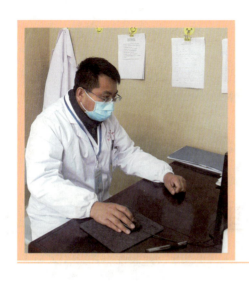

徐武敏
勇当先锋，全力抗疫

徐武敏，咸宁市通山县人民医院内五科（呼吸内分泌科）主任，中国共产党预备党员，副主任医师。

2020年1月14日晚，通山县人民医院呼吸内科收治了一例从武汉返回的发热患者，徐武敏凭着多年呼吸科工作的敏感性，判断该病例与武汉不明原因肺炎有高度疑似。他快速安排患者做CT，发现与患者先前在武汉检查的影像对比有明显进展，呈现病毒性肺炎改变。他立即向医院报告，将患者快速转至感染病区隔离治疗，从接诊本县第一例可疑患者到启动传染病应急响应不到12小时。

疫情发生后，徐武敏在抗疫一线连续工作，担负着几乎所有门诊患者的诊断把关。他常常和专家组成员讨论到深夜两三点，躺下休息三四个小时后又爬起来参加新冠肺炎病区早交班，还要进入隔离病房进行查房，和专家组成员讨论会诊。他还带头冲入一线救治重症患者，主张尽早给重症患者用上无创呼吸机，成功挽回多名重症患者。不仅如此，他还负责会诊通山县其他医院可疑患者。经过数个日夜的艰苦努力，通山县抗击新冠肺炎疫情工作取得了治愈率达100%、患者"零死亡"、医务人员"零感染"的好成绩。

在新冠肺炎疫情阻击战中，徐武敏顾不上患有乳腺癌、住院需要照顾的妻子，一直奋战在抗疫一线。妻子给了他最大的支持："现在医院更需要你，你守护好病患，我照顾好自己，我们一起努力早日战胜疫情！"在妻子的鼓励支持下，他肩负重任，全力投入抗击疫情的战斗中，这种舍身忘我，勇于担当的精神书写了对党和人民的忠诚。

（咸宁市通山县人民医院　供稿）

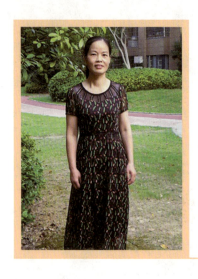

高春柳

她的手里承载着希望

高春柳，武汉市汉南区人民医院感染科主管护师，中国共产党党员。

从正式收治第一例病毒性肺炎患者开始，就陆续不断地有患者进入武汉市汉南区人民医院治疗。当时疫情不明，信息不全，医生护士压力巨大。作为共产党员，高春柳身体力行，从严要求。在疫情初期，防护物资缺乏，但她对患者的治疗和医护人员的防护都一丝不苟，严格要求。

在疫情初期，由于对疾病的恐惧，很多患者情绪激动，拒绝治疗，高春柳耐心安抚患者，对他们进行心理疏导，提高治疗依从性。夜深了，还能够看到她忙碌的身影，那是她在给病房做终末消毒。在最艰难的时期，加班加点成为常态。

高春柳在武汉沌口体育中心方舱医院的工作中，与各个医疗队院感科工作人员对接，商讨院感规划、流程、区域布置，及时关注医护防护是否到位，出现的问题得到及时解决，主动配合各个援鄂医疗队的工作；她更关注那些发扬奉献精神的志愿者队伍、环卫工人队伍等非专业人员，不厌其烦为他们进行院感知识培训，示范如何进行规范防护，检查每一个人是否能独立、合格地穿脱防护用品，讲解污染区域重点注意事项，避免发生污染和感染事件。

在方舱医院，她一岗多能，除了经常进舱督导，高春柳还担负着送检患者核酸标本的任务，每天按要求及时将当天的取样标本送检，她的手里承载着希望。

"疫情期间医院缺人手，我义不容辞！让医院的战友每天能平安回家，不受感染，这就是我的责任和义务。"高春柳面对疫情毫不退缩，身体力行，不论分工、不讲条件，只要能做的，她都视为自己的分内之事。

（武汉市汉南区人民医院　供稿）

郭文萍

不怕牺牲，为生命抢时间

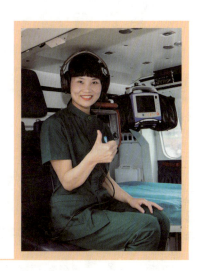

郭文萍，十堰市人民医院急危重症中心急诊 EICU 护士长、国家级急诊专科护士、中国首批空中医疗急救员，中国共产党党员。

在面对新冠肺炎这场突如其来的灾难时，郭文萍视疫情如命令，在关键时刻挺身而出，临危不惧。2020 年 1 月 23 日，她主动请缨驰援武汉，来到抗击新冠肺炎疫情最前线——武汉市金银潭医院。

在重症监护病房，郭文萍穿上密不透风的防护装备，一连工作 12 个小时，等脱下防护服、口罩时，贴身衣物早已全部湿透，都能拧出水来。她面部、耳后都是长时间佩戴口罩受挤压而形成的水泡，用手一碰，更是钻心地痛。但她从不畏惧和抱怨，总是积极投入到各项救治工作中，将自己的专业发挥到极致，拼尽全力救治每一例患者。

在支援武汉市金银潭医院期间，郭文萍甘于奉献、勇于担当，克服种种困难，以高尚的医德和高超的医术为新冠肺炎患者解除病痛，切实履行了白衣天使大爱无疆、救死扶伤的神圣使命，用实际行动赢得了受援医院和患者们的一致好评。

2020 年 2 月 12 日，《人民日报》以"尽全力，为生命抢时间"为题报道了郭文萍驰援武汉市金银潭医院的先进事迹，随后人民网、新华网、光明网、中国青年网、新浪网等各大媒体相继转载。2020 年 3 月 5 日，郭文萍获得"全国卫生健康系统新冠肺炎疫情防控工作先进个人"荣誉称号。

（十堰市人民医院　供稿）

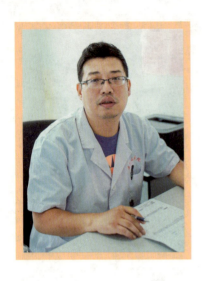

黄文军，生前系孝感市中心医院呼吸内科副主任医师，中国共产党党员。

黄文军

以生命赴使命，用热血铸忠魂

2020年1月21日，孝感市中心医院启动抗击疫情总动员后，黄文军主动请缨，并在请战书上写道："苟利国家生死以，岂因祸福避趋之，我申请去隔离病房，共赴国难，听从组织安排。"到达疫情防控一线后，他坚守呼吸科门诊、发热门诊这两个感染风险极高的岗位，还要兼顾病房查房。

作为呼吸内科总住院医师，黄文军积极协助全院乃至全市新冠肺炎会诊与救治工作。在繁重的工作面前，他几乎没有时间休息。他忘我工作，舍小家顾大家。对于长期超负荷的劳动强度和紧张工作，他淡然地笑着说："疫情就是命令，防控就是责任，我比任何时候都坚定自己是一名共产党员！"

实验室人员来呼吸与危重症病区采集咽拭子标本，黄文军主动提出"我来吧"。他不顾危险，一口气采集了12个标本，之后检测结果发现里面有6例呈阳性。

2020年1月26日，黄文军被邀请到云梦和安陆两个地方巡诊，27日凌晨巡诊返回家中后，他感觉不适，CT检查结果显示双肺感染，他马上居家隔离。29日，他被查出新冠病毒核酸检测呈阳性，被送到隔离病房。进ICU时，他对同事说"谢谢你"。准备插管时，怕传染同事，他在纸上写下："不插管，我还好。"

经多方抢救，医治无效，黄文军于2020年2月23日不幸牺牲，卒年42岁。2020年3月黄文军被追认为"烈士"。

（孝感市中心医院　供稿）

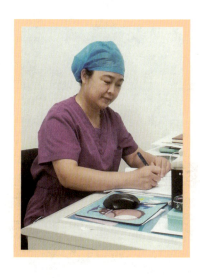

黄芹，武汉市第四医院古田院区手术室护士长，中国共产党党员，主管护师。

黄 芹
为上万人打通生命通道

新冠肺炎疫情来袭，黄芹临危受命，担任武汉首批发热定点院区发热门诊输液室护士长，筹备发热门诊输液室工作。在疫情最紧急的关口，门诊患者曾每天聚集上千人，空间密闭逼仄，很多患者情绪在失控的边缘。她率领12人的团队，不断安抚患者，忙中不乱，为患者及时输液，打通生命通道。

在隔离防护服闷出一身汗，护目镜容易起水雾的情况下，更增加了注射难度。黄芹运用自己的丰富经验，带领团队克服困难、加班加点，毫无怨言。在防护物资紧缺的条件下，不能吃东西、不能喝水、不能上厕所，基本每天只能睡四五个小时，脚肿到小腿，鞋都穿不上。作为护士长，她认真检查每位护士的防护服，做好每名护士身体防护和心理疏导，确保战友们一个都不掉队，实现整个团队"零感染"。

从古田院区成为收治新冠肺炎定点院区开始，到2020年3月21日，61天内，黄芹仅中途因身体不适休息调整了几天，其余时间一直都在输液室的工作岗位上，坚守使命、抗击疫情。用实际行动诠释着"白衣天使"的责任与担当。

（武汉市第四医院　供稿）

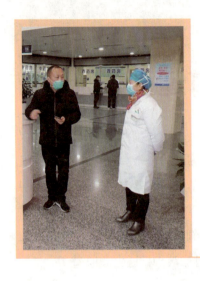

崔 靖
用生命诠释坚守

崔靖，生前系湖北省荆门市京山市卫生健康局党组成员，京山市指挥部医疗救治和专家组成员，中国共产党党员。

2020年1月23日，京山市新冠肺炎疫情防控指挥部成立，崔靖主动请缨，承担起医疗救治和专家组的相关工作。从这一天起，他带着8名组员走进了一间不足20平方米的办公室。

不放过一个密切接触者、不漏掉一个疑似病例、不放弃一个确诊病例……根据医疗机构提供的就诊名单和检查情况，电话核实密切接触人员，建立确诊病患接触人群时间线，再安排镇乡逐一上门排查……从1月23日开始，崔靖回家的时间一天比一天晚，晚上10点、11点，凌晨1点、2点、3点，最晚忙到凌晨4点。连续熬夜，他的脸色越来越差。

"2月初，大家就发现他站不直了，右手按着腰，弓着背走路。"同事多次催崔靖去医院看看，他说应该是结石引起的，问题不大。2月5日，他疼得脸色发白，中午抽了点时间去医院。医生要求他住院治疗，结果他开了药又返回了办公室，一直忙到夜里11点。他的办公桌上，放着《新型冠状病毒肺炎防控方案（第四版）》，60多页的方案，纸边已经有了磨痕；笔记本里，按时间顺序记录着最新的各项工作要求。

他的疼痛越来越严重，2月24日，崔靖被同事送到京山市人民医院。CT结果显示：双肾结石，左肾重度积水。晚上8点10分，崔靖突然出现心脏骤停，经过一个半小时抢救，最终于当晚不幸去世，生命定格在57岁。

（湖北省荆门市京山市卫生健康局　供稿）

章军建

勇担重任，创新打造生命之舱

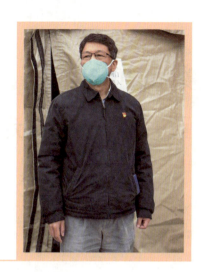

章军建，武汉大学中南医院副院长，中国共产党党员，主任医师，教授。

2020 年 2 月 4 日，武汉市规模最大的东西湖方舱医院由武汉大学中南医院牵头接管，章军建任方舱医院院长、党委副书记，他以高度的政治责任感和勇于担当的精神，迅速率领团队带领全国各地 21 支医疗队、1 200 多名医务工作者和各方支援者，仅用 3 天将总面积 16 000 平方米的空旷展厅改建成拥有 1 461 张床位的、专门收治轻症新冠肺炎患者的医院，极大地缓解了武汉市新冠肺炎患者"一床难求"的危局。

自 2 月 7 日开舱到 3 月 8 日休舱，武汉东西湖方舱医院累计收治患者 1 760 例，出院患者 868 例，创造了患者"零死亡"、医护人员"零感染"、安全生产"零事故"、入驻人员"零投诉"、治愈人员"零复发"的战绩，患者满意度高达 99.44%，为及时、有效地控制武汉和湖北疫情做出了应有贡献，受到广大患者和社会各界的广泛赞誉，打造了生命之舱、安全之舱、和谐之舱。

回望这 34 天走过的路，章军建说："专业、务实和担当是我们完成这一艰巨任务的核心理念，同时我也深切感受到了人性的光辉和巨大潜能，感受到了党员的先锋模范作用和政府的制度优势。面对困难，医务人员一马当先，医患守望相助，共同筑起了这艘'生命之舱'。"

在新冠肺炎疫情防控阻击战中，章军建扛起政治责任，始终坚守一线，带领团队日以继夜、连续奋战，用实际行动诠释着一名党员干部的崇高品格与责任担当。

（武汉大学中南医院　供稿）

梁武东

正月初一，他走了

梁武东，生前系湖北省中西医结合医院耳鼻喉科退休医生，退休后在武汉亚心总医院返聘，中国共产党党员。

2020 年 1 月 16 日，湖北省中西医结合医院耳鼻喉科退休医生梁武东，因体感不适到湖北省中西医结合医院就诊，疑似感染新冠肺炎，收治隔离病房住院治疗，于 1 月 18 日转往武汉市金银潭医院继续治疗。1 月 25 日不幸去世，终年 62 岁。

梁武东曾是湖北省中西医结合医院眼耳鼻喉科主任医师、教授，退休后，被返聘为武汉亚心总医院耳鼻喉科主任医师。

从医数十载，梁武东救治过无数患者，但最终没能救活自己。他的生命永远定格在 2020 年 1 月 25 日（大年初一）。

让我们记住他的名字，记住这些生命绽放出的温暖光辉。

（本文由编者根据国内权威专业媒体刊载相关资料内容整理而成）

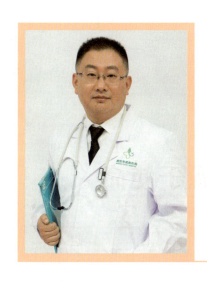

谌　思

请缨抗疫排头兵，
无怨无悔坚守者

谌思，武汉市优抚医院骨外科主任，中国共产党党员，副主任医师。

武汉市优抚医院与华南海鲜市场仅一墙之隔，属于疫情重灾区。身为骨外科主任的谌思，在第一时间作出了科学、迅速的反应，对科室住院患者进行全面筛查，为符合出院条件者办理出院手续，积极腾退病房。在武汉关闭离汉通道的前3天，他率先带领外科全体医护人员向院党委递交请战书，主动要求到抗疫最前线的隔离病房，他说："我科室的所有患者全部安排妥当了，我们要申请去一线，哪怕当一名管床医生也行。"

随着疫情迅速发展，医院组建了第二个隔离病房，他"接令"任隔离病房主任，要在2天时间内完成病区组建和全部准备工作。他带领科室所有医护人员一头扎进病房，一干就是38个小时，提前完成隔离病房所有的筹备工作。他结合前期在隔离病房的工作经验，建立了一套详细规范的病房消毒隔离及管理制度，只要有危重患者的抢救总是冲在最前面。

2020年3月中旬，国家援鄂医疗队陆续从优抚医院撤离，谌思又主动接管留院的新冠肺炎确诊患者。他果断决策，将所有患者分区集中救治，再次带领医护投入救治工作中，随着核酸转阴患者逐渐出院，喜悦与微笑渐渐替代之前焦虑与疲惫的工作氛围。脱下防护服的他，已是满头白发。

谌思在抗疫一线3月余，累计收治患者391人，带领隔离病区的医务人员"零感染"，他用实际行动书写着一名党员医生的英雄事迹。

（武汉市优抚医院　供稿）

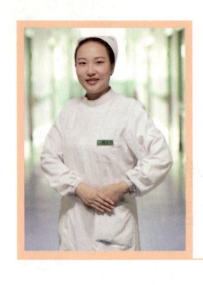

彭 欢
我的动力源于使命

彭欢，荆州市第二人民医院肝病二病区护士长，中国共产党党员，主管护师。

新冠肺炎疫情阻击战打响后，彭欢主动请缨带领第一批护理团队进驻隔离病房。在隔离病区的几十个日日夜夜，她不仅冲在抗疫一线，还要统筹科室护理工作的方方面面，梳理和制定隔离区的工作流程，与医院感染办公室等相关部门协调沟通，落实全院防护培训等。每天晚上她都亲自对当天收治的新入院患者情况进行详细了解、认真梳理，便于医护人员当班时重点关注，等全部工作忙完后经常已是深夜了。

为了方便佩戴防护帽，同时降低被感染的风险，进入隔离区前医护人员一致决定：剪短头发！彭欢的丈夫谭祥学是发型师，得知妻子的决定后，他二话不说拿着剪发工具来到医院，亲自帮这群英勇的"战士"剪发。咔嚓、咔嚓……秀发应声落地。镜头里的她们，眼里噙着泪花却依然笑得灿烂！

高强度的工作和封闭式的隔离环境，彭欢担心大家吃不消，每天都会通过例会及时了解科室人员的思想动态，不停地鼓励大家。对于所付出的一切，彭欢总是谦虚地说："我是感染科护士长，也是一名党员，疫情当前责无旁贷，没有后退的理由。"

彭欢说，她的工作动力源于肩负的责任和使命，源于齐心协力并肩作战的队友，更源于身后的坚强后盾——团结奋进、无私奉献的荆州市第二人民医院团队！

（荆州市第二人民医院　供稿）

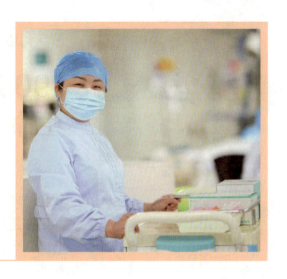

彭丽清
战"疫"中的
"铿锵玫瑰"

彭丽清，武汉市第一医院重症医学科护士长，中国共产党党员，主管护师。

武汉市第一医院重症医学科作为此次抗疫的关键科室，既承担院外支援又肩负院内危重症护理。从专业培训到院感落实，从重症护理到生活照护，无一不是重症医学科护士长彭丽清忧心牵挂的重点。在医院的统筹下，彭丽清带领团队成立危重症隔离病房、重组四个重症感染病区，累计参与 500 余名危重患者的治疗和护理，呼吸机带管转运成功率 100%。她每天进舱查房，示范核酸采集、气道护理、俯卧位通气这些高风险的操作，并规范院感防护。在保证护理质量的同时，实现护理团队"零感染"。医院开展体外膜肺氧合（ECMO）技术的当天，彭丽清穿着厚重的防护服在病房坚守了一整夜，观察各项指标，保证患者安全。

为缩短呼吸机带管日和减少呼吸机相关性肺炎的发生，促进肺康复，彭丽清带领呼吸治疗师，组建"肺康复护航队"，动态调试参数、促进人机协调、保障重症转运。"护航队"的足迹遍布于急危重症患者救治的每一个科室。鉴于插管后的气溶胶会增加传染概率，她改良呼吸过滤器和传统的有创呼吸回路，并把呼吸过滤器更换时间、冷凝水倾倒方法、密闭式吸痰方法拍成视频，推广普及。

面对一个又一个挑战，彭丽清与她的团队始终秉持"敬佑生命、甘于奉献"的精神，与病毒顽强斗争。

（武汉市第一医院　供稿）

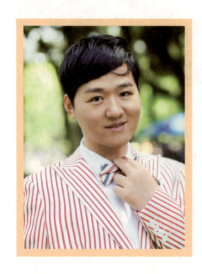

彭银华，生前系武汉市江夏区第一人民医院（协和江南医院）呼吸与危重症医生，住院医师。

彭银华

"90后"抗疫烈士用生命诠释医者初心

新冠肺炎疫情发生后，作为呼吸内科医生，彭银华深知"有场硬仗要打"，于是他主动放弃年休假，将婚礼延期，主动投身抗疫一线。彭银华坚守隔离病区一个多月，吃、住都在医院。2020年1月24日（大年三十），同事们心疼他，让他回家休息，多陪陪妻子，他微微一笑："让更多有家室的同事多休息，我年轻，我先顶上。"

"我是男孩子，身体好，可以多收一些患者。"彭银华作为"90后"医生，冲锋在前、奉献在先，心中想的是病患、同事的安危，唯独没有自己，他用"心中无我"的实际行动诠释着医者初心。

2020年1月25日，彭银华不幸感染新冠肺炎。确诊后，他的第一反应不是退出一线进行治疗，而是提出申请，让自己留在病区，让其他医生在清洁区外面。他说自己可以边治疗边照看其他患者，减少同事感染风险。

在与病毒顽强抗争了27天后，彭银华因病情恶化，经抢救无效，于2020年2月20日在武汉市金银潭医院去世。

2月2日，他在朋友圈里写下"虽然只是一名普通的医生，但是我也要向这些积极分子学习，申请入党，在共产党的带领下，打赢这场没有硝烟的战争"的入党誓言，"隔空"向组织递交入党申请书，盼望着病愈第一时间回归"战场"与同事并肩作战。彭银华在危难关头挺身而出，不计生死、义无反顾、勇往直前，用生命向党递交了一份满怀深情的入党申请书。

（武汉市江夏区第一人民医院　供稿）

董 健

疫情中的坚守，
彰显责任与担当

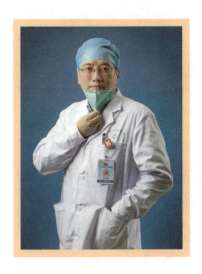

董健，华中科技大学协和江北医院（武汉市蔡甸区人民医院）医务科主任、大内科主任，主任医师。

2020 年 1 月 4 日，董健接诊了一名不明原因肺炎患者（后在武汉市金银潭医院确诊为新冠肺炎，为该地区第一例患者），患者在家发热 1 周，一直到出现呼吸困难才到医院就诊。询问病史时，他敏锐地觉察到该患者所患疾病可能就是新冠肺炎。于是他迅速向医院领导汇报，领导立刻组织专家组会诊并通报疾控机构。

随着病情发展，患者呼吸困难逐步加重，连话都说不出来，董健冒着被感染的危险，在只有普通防护下给患者上了呼吸机辅助呼吸，后该患者被转运到感染科隔离病房。董健向院领导积极请缨，在隔离病房连续工作 72 小时，患者病情逐步缓解后，他陪同患者将其顺利转运到金银潭医院。

在疫情初期，被感染患者越来越多，董健和团队夜以继日收治患者，短短 20 余天内收治了 90 多例患者。他在领导支持下，将原有呼吸科患者迅速出空或者转院，将整个呼吸科变为相对隔离病房，并积极对患者及家属进行科普教育，防止交叉感染。同时积极组织科室人员开展院感培训，将 1 级防护升级到 2 级防护。此次疫情中，医院呼吸内科医护人员没有一例发生感染。

在抗击新冠肺炎疫情中，董健不仅承担了济和病区 5 层楼的医疗技术指导工作，还将自己负责的感染病区作为危重患者集中病区，减轻了兄弟病区的医疗风险，并将自己的经验心得毫不保留地传授给兄弟单位的医疗团队，做到了责任感和担当感并存。

（华中科技大学协和江北医院　供稿）

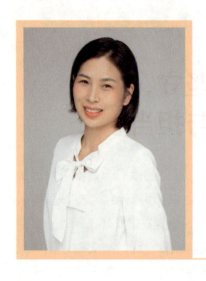

韩 英

驻扎在医院的护理部"大管家"

韩英，武汉市汉口医院（武汉市康复医院）护理部主任，中国共产党党员，主管护师。

武汉市汉口医院是武汉市首批三家收治新冠肺炎患者定点医院之一，作为医院护士队伍的"大管家"，韩英从 2020 年元旦过后就进入"战时状态"。从病区筹建、护理队伍人员调配，到制订关于新冠肺炎护理管理相关制度、优化传染病管理的各项护理流程等工作，她都面面俱到。

随着收治患者越来越多，形势越来越严峻，护理队伍超负荷地奋战在临床一线，韩英看在眼里，急在心里。她心系每一位医务人员和患者的安危，为了实时了解各病区的状况，及时协调、解决好临床一线面临的困难，她干脆住在办公室里。在疫情最严峻的时候，她每天与一线护士战斗在一起，哪里人员不足，她就会亲自顶上去。她多次在门诊大厅负责协调、分诊、指导，在输液大厅负责巡视、打针、配药……

忙到深夜的韩英困了累了，常常是一张折叠床简单凑合一下，办公室俨然成了她临时的家。领导关心她，为她在医院附近酒店准备了休息的房间，她却把房卡留给了有需要的护士。她说："必须要让我的勇士们有一个好的休息环境。医院就是我的阵地，勇士们在前方冲锋陷阵，我是她们的主心骨，必须坚守在这里。"

韩英在抗疫一线连续作战近 3 个月，期间没回过一次家。她知道，在这场战"疫"面前，"逆行"是医务工作者义不容辞的责任。患者生命相托，护士英勇无畏。她最大的愿望就是保护好每个人，让他们都能安全回家。

（武汉市汉口医院 供稿）

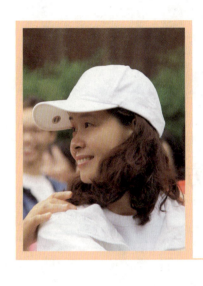

程 芳
为"大家"舍"小家"

程芳，武汉市金银潭医院（武汉市传染病医院）北六病区护士长，中国共产党党员，主管护师。

程芳，一个有着 25 年传染病护理工作经验的护士长，在面对新冠肺炎疫情的严峻形势下，不惧风险、迎难而上、逆风而行，带领护理团队，冲锋在抗击疫情的第一线。

当武汉市金银潭医院被确定为新冠肺炎定点收治医院，收治的新冠肺炎患者越来越多时，程芳带领团队，马不停蹄地利用了一天的时间，疏散原有病患，腾空病区，接收新冠肺炎患者。而当武汉市金银潭医院被指定为武汉市新冠肺炎重症和危重症患者收治医院，收治危重症患者与日俱增时，她又带领着团队，也是仅用一天的时间，完成了普通病区到次级重症监护病房（ICU）的改建。从人员分配、仪器设备、环境布局，她亲力亲为、事无巨细；从隔离消毒、防护穿戴、质量把控，她严谨认真，一丝不苟；从气管切开、吸痰、危重抢救，她身先士卒，冲锋在前。50 多天未回过家的她和同为医院医生的爱人，默默坚守在各自的岗位上，为"大家"舍"小家"，无私奉献，勇于担当，以实际行动，践行初心使命，展现出当代共产党员的英雄本色。

（武汉市金银潭医院　供稿）

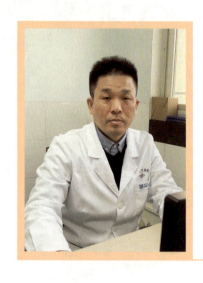

程真顺

坚守疫情防线，为生命保驾护航

程真顺，武汉大学中南医院呼吸与危重症医学科主任，九三学社社员，主任医师。

在新冠肺炎疫情开始之际，程真顺在第一时间向医院汇报了有关情况，并牵头制定了新冠肺炎疑似病例院内报告及诊治流程，协助建立院内防控体系，并担任医院医疗救治专家组组长。同时制作了《新型冠状病毒感染的肺炎诊疗方案（试行）》课件，组织全院培训。

作为武汉新冠肺炎疫情防控专家组成员，程真顺积极参与武汉市金银潭医院专家组值班，到多地多家医院排查、会诊，积极开展省新冠肺炎（NCP）远程会诊，同时担任雷神山医院专家组组长，负责疑难危重症的诊治、会诊和各项协调指导工作。他多次参加湖北省政府主持的专家咨询讨论会、新闻发布会，参与国家、省新冠肺炎诊疗方案制定，以及新冠肺炎重症救治、气道管理等多个指南、共识的撰写。他还积极开展临床研究，参与科技部新冠肺炎重症优化救治应急攻关项目，与国内专家合作在《美国医学会杂志》（The Journal of the American Medical Association，JAMA）、《柳叶刀》（LANCET）杂志发表相关论文。

在医务人员紧缺以及救援物资缺乏的艰难条件下，程真顺亲临一线进行各项有创操作，在防疫一线驻扎了一月余，诊治新冠肺炎患者数百人，重症近100人，为众多受病毒感染的生命保驾护航。

"作为呼吸专业医务人员，当国家和人民需要我们的时候，应当站在防疫最前线，这是我们的职责与使命。"程真顺勇于担当、主动作为、冲锋在前，为坚决打赢疫情防控的人民战争作出突出贡献。

（武汉大学中南医院　供稿）

鲁　丽

重任在肩头，使命在心间

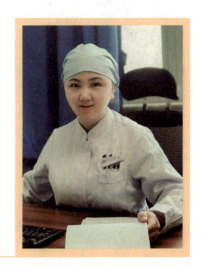

鲁丽，武汉大学人民医院（湖北省人民医院）东院呼吸内科护士长，中国共产党党员，主管护师。

鲁丽是坚守在新冠肺炎重症患者定点救治医院的医务工作者，她不畏艰难，冲锋在前，用实际行动诠释医务工作者的职责与担当。

武汉大学人民医院东院呼吸内科作为最早收治新冠肺炎患者的科室之一，早期接诊和收治了大量患者。当时在对新冠病毒毫不知情、毫无防护的工作环境中，鲁丽不惧危险，勇敢沉着，坚守一线。她在改造病房的过程中因摔伤手臂骨折，依然不下火线，主动申请取消病休假，带伤坚守一线防疫工作。她第一时间完成所分管病区的分区布局、医护人员的院感防护培训。

隔离病房建立以后，鲁丽带领护理团队承担东院区一个重症单元的护理救治工作。她合理排班，优化工作流程，督促院感制度的落实。为减少其他同事的感染机会，她主动接替他们完成一些抢救工作。她不惧感染风险，绑着摔伤后的手臂，配合医生完成多例新冠肺炎危重症患者的气管镜检查。

在疫情的最后阶段，部分从雷神山医院、金银潭医院等转来的合并严重基础疾病的疑难危重患者，最后又都集中在她分管的病区内，她兢兢业业、无怨无悔，在患者身边开展心理咨询与疏导，为他们提供"有温度"的优质护理服务，陪伴着这些患者治愈出院，帮助他们回归社会，重拾美满生活。

"穿上防护服，我们就有责任帮患者赢下与死神斗争的每一个回合，因为生命只有一次。"鲁丽用实际行动践行着共产党员的初心与使命。

（武汉大学人民医院　供稿）

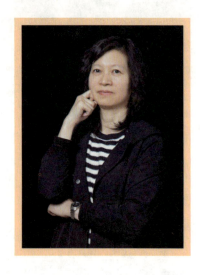

曾玉兰，华中科技大学同济医学院附属梨园医院呼吸与危重症医学科主任，临床一总支书记，中国共产党党员，主任医师。

曾玉兰

衣带渐宽终不悔，为"疫"消得人憔悴

自新冠肺炎疫情发生以来，曾玉兰积极响应党中央号召，主动投入到最前线，为打赢疫情防控阻击战贡献出自己的力量。

2020 年元月，新冠病毒来袭，作为华中科技大学同济医学院附属梨园医院（以下简称梨园医院）抗疫医疗专家组组长、临床一党总支书记，曾玉兰在疫情初期即带领呼吸与危重症医学科医护人员义无反顾冲在抗击疫情第一线。发热门诊、病房、重症监护室到处都能看到她忙碌的身影，最多的时候一天要打 160 多个电话，多次在凌晨三四点赶到医院组织抢救危重患者。除了参加医院抗疫指挥部安排的各项日常管理工作，她还承担了全院发热患者的会诊及危重症抢救工作。

梨园医院被武汉市政府确定为新冠肺炎救治的定点医院后，曾玉兰再次主动请缨承担了感染科的工作，从病房改造、医护人员值班室的安排到患者安全转运，她都亲力亲为，不放过任何一个安全漏洞。她每天都要带领医生进入隔离病房查房，时刻关注每个患者的病情变化和心理情况，认真审阅每一张 CT 片，科学安排患者的每一项治疗，协调每一位患者的入院和出院安排。

疫情开始以后，她没有休息过一天。"怎么会不累？只是穿上白大褂，我就不觉得累了。我是一名共产党员，看到这么多患者在痛苦之中，我怎么能够休息，这个时候我必须起到共产党员的先锋模范作用。"曾玉兰以她全部的爱心、踏实进取的行动践行着"健康所系，性命相托"的医者使命！

（华中科技大学同济医学院附属梨园医院　供稿）

谢 芳

"疫火"丹心映芳华

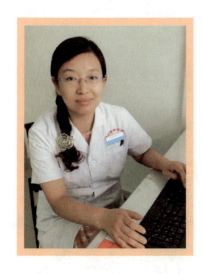

谢芳，鄂州市中心医院呼吸与危重症医学科（RICU）主任，副主任医师。

鄂州市中心医院呼吸与危重症监护病房（RICU）主要负责人谢芳，在战"疫"一线忘我工作，在救治生命的最前沿坚守职业初心，在"疫火"淬炼中绽放芳华，以自己的爱心、耐心、责任心托起患者康复的信心与希望。

"我院RICU刚成立才两个月，而我原本也是呼吸专科医生，虽然曾进修了几个月的呼吸危重症，但对重症这块的知识依旧觉得还有欠缺。本打算春节后去进修，没料到疫情来了。"

呼吸科本是这次疫情防控战役的前沿，而RICU则是前沿中的先锋，是全院最先纳入新冠肺炎救治的监护病房，患者大多需要行气管插管、气管切开、支气管镜检查等高风险操作，近乎零距离接触病毒，谢芳习以为常。

两个月中，谢芳废寝忘食，上午守在RICU病房，下午参加疑难危重病例、死亡病例讨论，晚上在住宿点学习新冠及重症医学的知识。

RICU是守护生命的最后一道防线，医护人员每天都与死神较量，这既考验身体素质又考验心理承受能力。"我们总想把患者从危险的边缘给拉回来，但这个病来势汹汹、病毒非常狡猾。每当院领导说'大家尽力了'，我都忍不住想哭。"谢芳说。

无情未必真豪杰，怜子如何不丈夫？谢芳哭过，因此更懂得生命可贵；她自责过，因此更明白与"疫魔"赛跑一秒也不能输；她更在默默攒劲，因为她知道，每一个生命的奇迹都是在大家永不放弃的坚持中造就的，与病毒的较量没有句号……

（鄂州市中心医院 供稿）

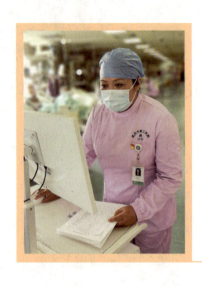

蔡利萍
留下，守护"孩子们"

蔡利萍，武汉市第三医院光谷院区重症医学科护士长，中国共产党党员，主管护师。

蔡利萍是武汉为数不多的取得呼吸治疗师（RT）证的护师。2019年11月，她刚做完颈椎手术，脖子上一道深深的手术印记仍清晰可见。然而大病未愈，疫情来袭，面对突如其来的疫情，她立即放弃休假，请愿投身到这场没有硝烟的战斗中。2020年1月23日，蔡利萍接上级通知，医院被征用为武汉市第二批发热定点医院。她马不停蹄地和同事一道完成危重患者转运安置任务，又转身投入到筹备发热重症病区的工作中。蔡利萍带领的团队是一群以"90后"为主力的护士，她平时一直把她们视为"孩子们"。除了自己身体力行以外，蔡利萍对护理团队的要求也非常严格，她叮嘱团队对使用呼吸机的患者要每小时巡查，对血透的患者要守候床边，对极危重的病例要每小时上报监测数据。严格要求的同时，她也全力保护着"孩子们"。进入病区前，她一遍遍重复院感规范要求，检查"孩子们"的隔离衣、防护具穿戴情况，并在衣服上画些卡通形象、写上鼓励话语。

就在蔡利萍全身心投入到抗击新冠肺炎疫情中时，得知同为医务人员的丈夫也感染了新冠肺炎，她毅然放弃了照顾他的念头，始终坚守在抗疫一线，"我不能走，我走了孩子们就没了主心骨"。

蔡利萍坚守着自己的初心、使命和担当，用实际行动向人民诉说了在"大家"与"小家"之间，一名共产党员的选择。直至痛失丈夫的最后一刻她才匆匆赶到，留下无尽遗憾。

（武汉市第三医院　供稿）

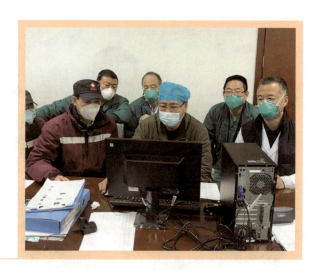

谭蕴喆

默默无闻
鞠躬尽瘁

谭蕴喆，武汉市第九医院心血管内科主任，中国农工民主党党员，主治医师。

谭蕴喆，从事医疗临床工作 20 余年，获得多项医院及区级荣誉。2003 年曾带队奋战在抗击"非典"疫情的第一线，荣获个人三等功，所带领的支部获"中国农工党中央'抗击非典先进集体'"称号。

2020 年新冠肺炎疫情暴发，武汉市第九医院被定为武汉市新冠肺炎定点救治医院后，谭蕴喆立即接管医院八楼危重病区，投入危重患者的救治工作。

谭蕴喆深入病区，每天天不亮就到病区查房，认真对待每一位患者，保证治愈率、减少病死率。自疫情防治工作开始以来，他没有休息一天，经常深夜还要抢救患者。接到组建青山方舱医院的命令后，他毫不犹豫，争分夺秒工作，为确保方舱医院运转平稳、有序，他亲自安装抢救设备，亲自部署青山方舱医院的医疗救治程序。方舱医院工作极其繁杂，每天都要连续工作 14 小时以上，随时解决患者遇到的问题。身为方舱医院专家组成员之一，他每天都认真审阅病历资料，针对每一位患者制定个性化的治疗方案，细致到位的工作确保了方舱医院患者"零死亡"、医护人员"零感染"、出院患者"零回头"，为方舱医院的顺利休舱做出了重大贡献。他那颗为人民服务的心始终未改，为人民健康逆行的志，始终不变！

（武汉市第九医院　供稿）

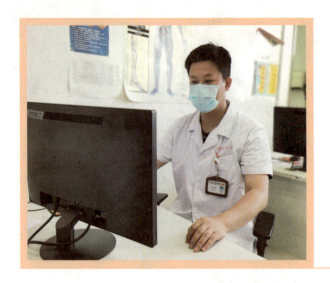

熊伟，武汉市第一医院普胸血管外科副主任，中国共产党党员，副主任医师。

熊 伟

为生命"方舱"保驾护航

新冠肺炎疫情发生后，顾不上刚满百日的幼子，熊伟主动向医院申请到发热门诊支援。在武汉市第一医院对口支援武汉市第五医院后，他又被调至武汉市第五医院参与新冠肺炎患者救治。完成支援任务后，熊伟紧接着又主动向医院申请加入雷神山医疗队，后服从医院统一安排，前往江汉区武汉国际会展中心方舱医院参与医疗救治工作。

作为方舱医院医疗组组长，熊伟建立队长负责制，将其负责的三百五十多张病床进行分组，责任分工到每张病床，他自己在负责整体医疗工作的同时，保持手机 24 小时在线，保证第一时间赶到病情发生变化的患者身边。他带领组员制定工作制度，优化查房、病例讨论和诊疗流程，加快检查检验速度，保障转院和出院流程畅通。为方便工作联络，熊伟将自己闲置的手机捐出作为固定联络号码，建立舱内舱外联络专号，保障信息畅通。每天完成患者的诊疗工作后，熊伟还主动补位，帮助其他岗位医护人员完成医疗工作，提高团队整体工作效率。他还挤出时间，对医疗队员进行集中院感和医疗操作培训，提高队员操作精准率、降低感染风险。

在他的带领下，武汉国际会展中心方舱医院西区出院患者数量在江汉区排名十分靠前。

（武汉市第一医院　供稿）

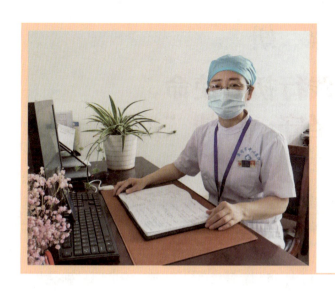

熊合明，黄冈市中心医院（大别山区域医疗中心）护理部主任，中国共产党党员，副主任护师。

熊合明

"5 加 2"，"白加黑"，构建抗疫堡垒

熊合明，长期从事临床护理一线工作，疫情发生后，她第一时间迅速组织成立新冠肺炎防控护理小组，明确分工，有序调配，带领护理团队用时 3 天将荒废的传染病医院改造成隔离定点医院。

熊合明身先士卒，勇于担当，2020 年 1 月 22 日传染病医院正式收治患者当天，她从 15 点穿上防护服至次日凌晨 6 点，先后接诊安置 60 余例患者，来不及洗漱，又接到指挥部筹建新病区的通知，继续投入到紧张的工作中。48 小时筹建 8 个病区、700 张床位，对每一个电源插座、每一个氧气插孔、每一个下水管路都进行了检查和调试。对院感要求的每一处隔离设施、每一件防护用具、每一个病区消杀保洁都进行指导与督办，制定新冠肺炎患者住院须知、出院告知书及各项管理制度和流程，最大程度保证患者及医护人员的安全。

熊合明每天工作 16 小时以上，每天下班前都要到各病区全面巡查，询问急救防护物资是否备齐、住院患者病情及需求是否得到关注、值班护士生活及工作是否适应等情况，患者和护士的安危就是她心中的牵挂。

自疫情防控工作启动以来，熊合明持续战斗在临床一线 70 余天，先后组建 2 个院区，29 个病区，配置 1 200 张床位。白天组建病区、收治患者，晚上筹划物资、调配人员，为黄冈市新冠肺炎患者应收尽收、有效隔离做好了充分准备，是黄冈市护理人员的榜样。

（黄冈市中心医院　供稿）

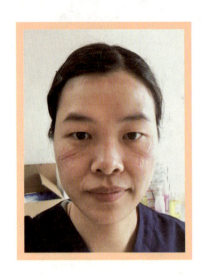

熊妍，武汉市中医医院重症医学科护士长，中国共产党党员，主管护师。

熊 妍

践行初心使命，坚守一线战"疫魔"

2020年伊始，新冠肺炎疫情肆虐，武汉市中医医院重症医学科护士长熊妍不惧风险，以身作则，毫不犹豫地冲在救治新冠肺炎重症患者的最前线，成为了第一批战"疫"急先锋。

1月25日，武汉市中医医院汉阳院区被确定为新冠肺炎救治定点医院，熊妍争分夺秒带领全科护士当天即完成病房改造，将科室20张床位，12台呼吸机调配就绪，科室规划达到收治患者、保护医护的条件，为抢救患者争取到了宝贵时间。重症医学科负责救治全院的急危重患者，长期从事临床救治工作的熊妍细致入微，科学护理，将病区所有患者的病情变化熟记于心，把患者当作自己的亲人对待，最大程度地减轻他们的痛苦，帮助他们树立战胜疫情康复的信心。作为护士长，她高度重视院感防护工作，亲自监督指导科室护理人员穿脱防护服，不厌其烦地讲授防护要点，疫情期间，科室无一例感染事件发生。

"我不做谁做，我不上谁上！"

"我始终放心不下，我带领的护理团队大多都是'90后'，平时在家都是父母的宝贝，现在交到我的手上，我身上的责任就有千斤重。"

患者的救治和"姐妹"的照护都是她不愿推卸的责任。初心易得，始终难守。熊妍始终坚持以实际行动践行作为医务工作者的初心和使命，不惧风险，不计得失，党旗所向，白衣为袍，为打赢武汉保卫战发挥了中坚力量。

（武汉市中医医院　供稿）

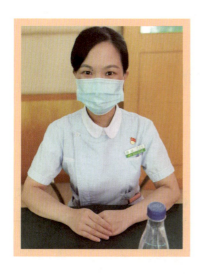

熊焱，武汉市武昌医院呼吸与危重症医学科护士长，中国共产党党员，主管护师。

熊　焱

柔肩挑重任，巾帼显担当

在抗击新冠肺炎疫情前线，熊焱守土尽责。呼吸内科作为医院抗击新冠肺炎的主战场，哪里忙碌，哪里就有她的身影。为落实患者安全，每天她会将所有患者生命体征及心理动态铭记于心；为保障医护人员安全，她时刻检查护士们的装备是否安全到位，每天在工作群交流心得，彼此鼓励。

在与患者相处中，她用心用情，积极组建"心灵加油站"。新闻联播报道的102岁熊巧姑奶奶被成功救治的故事，正是发生在她所在的科室。刚入院时的熊奶奶精神状态特别差，也不愿意配合治疗。在她的带领下，护士们轮流照顾老人的衣食住行，还每天帮熊奶奶用手机与家人视频。在护士们精心的照顾下，熊奶奶身上一个压疮都不曾有过。出院时的熊奶奶哭着握住熊焱的手不肯松开，直至出院后，家属还打来电话说，"老母亲现在每天总念叨，等疫情过去了，一定带她来认认你们的脸"！

在"大家"与"小家"之间，熊焱选择坚守疫情一线。2020年1月初，在与父亲视频通话时她得知父亲因胆囊结石做了手术，然而疫情暴发后，她毅然退了火车票，委婉地告诉父母，春节又不能回家了。为避免父母担心，她微笑着安慰他们："要相信女儿扛得起这份责任，安心等待胜利归来！"

熊焱用实际行动践行着医者仁心，救死扶伤的大爱无疆，她是千千万万个抗疫一线人员的缩影，没有豪言壮语，只有拳拳报国心的坚定步伐！

（武汉市武昌医院　供稿）

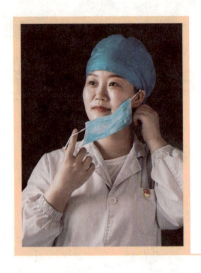

樊 星

在疫情抗击一线
奉献青春

樊星，湖北省长江航运总医院感染科护士长，中国共产党党员。

她是无惧无畏的逆行者！作为一名护士长，为了让自己没有后顾之忧，樊星与双亲商量好将孩子送回家乡，自己毅然冲向战"疫"最前线，连续50多天没有休息。每次上班前，她都尽量少喝水、少吃东西，以节约防护用品；每次下班后，卸下口罩，她的脸上是一道道深深的印痕，防护服下全身早已湿透。

她是严谨求实的"专业者"。作为武汉市第一届感染性疾病护理专业委员，樊星带领团队深入领会治疗方案，亲自示范严格防护的操作项目，消除年轻护士的恐惧心理。密切关注每一个重症患者，事无巨细地解决护理问题。同时检查护理质量、确保患者安全，督导护理防护工作。为缺乏生活物资的患者提供帮助，对患者进行心理疏导，帮助患者树立战胜病魔的信心。

她是兢兢业业的"实干家"。樊星带领团队严格落实护理治疗，在疫情最为严重的时期，经常连续工作15个小时。她对同事反复强调做好防护，在物资紧缺的时期，为了节约宝贵的防护物资，她制定计划，每天严格管理发放防护用品，以确保科室人员充分防护。从抗疫工作开始以来，实现科室"零感染"，保障了团队的持续战斗力。

樊星在抗疫工作中充分发挥着一名共产党员的先锋模范作用，她坚守着"燃烧自己，照亮别人"的初心，与疫情奋战到底，为武汉、为湖北、为中国作出了英勇无畏的努力和贡献！

（湖北省长江航运总医院　供稿）

潘瑞红

身先士卒战"疫魔"，科学创新结硕果

潘瑞红，随州市中心医院护理部主任，中国共产党党员，主任护师。

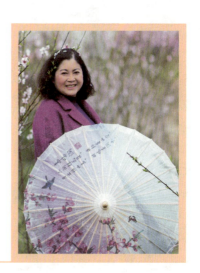

2020年1月22日，随州市中心医院护理部吹响"集结号"。短短1个小时，一支52人的护理团队组建完毕，奔赴战"疫"前线。从那一天起，护理部主任潘瑞红就没有离开过医院。

"高峰时期，我们以一天一个区的速度来开病区，全力以赴提高收治率。"潘瑞红介绍，疫情防控中，医院先后开设门诊、留观、疑似、确诊、重症病区和观察点20余个，为抗击疫情提供充足的床位保障。

作为护理人员的"大管家"，潘瑞红每天都在临床一线指挥、协调、沟通，处理临床工作中遇到的种种困难。隔离病房、发热门诊、重症监护室（ICU）……哪里有需要，哪里就有她的身影。

隔离病房工作强度大，护理人员经常长时间不吃不喝不上厕所，身体和心理受到双重挑战。潘瑞红在关心大家日常生活的同时，还担当起心理辅导员。她的手机成了护士们的"心理热线"，微信群里大家发来的各种信息，她都一一回复，及时给予关怀。为了将紧缺的防护用品用在"刀刃"上，她通过实地观察医护人员穿脱、更换、丢弃流程，规划出最为经济、有效的操作路径，把物资消耗降到最低点。

咽拭子标本采集过程中，护士们面临很大风险。为了完善防护措施，潘瑞红与院感处、基建科等部门负责人一起，找来报废的新生儿保温床挡板，改建采集操作台，实现护患分离，减少暴露风险。这一"巧用新生儿暖箱门板改造鼻咽拭子采集间"的窍门，被主管部门推广。

（湖北省随州市中心医院　供稿）

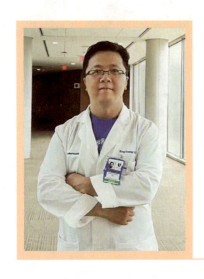

瞿星光

暗夜中的星光，重症患者的希望

瞿星光，宜昌市中心人民医院副主任医师、重症医学科二病区副主任，中国共产党党员。

瞿星光从 2009 年毕业来到宜昌市中心人民医院后，一直在重症医学科工作。新冠肺炎暴发以来，他不顾自己冠心病刚治愈出院，正处于康复治疗期的身体状况，揣着硝酸甘油，第一时间主动请缨，加入到发热门诊等医院防控工作的最前线。

在医院被确定为定点救治医院后，瞿星光又冲锋在前、舍身忘我，率领团队组建危重症病房，收治新冠肺炎危重症患者。由于医护人员紧缺、救治任务繁重，他和医护团队一起 24 小时连轴转，每次从重症病房出来，他穿在里面的衣服早已湿透，但他从未有半句怨言。

瞿星光带领团队率先在宜昌市使用体外膜肺氧合（ECMO）技术。有一次在操作的紧要关头，他左手食指突然不慎被缝合针头扎出血，虽然深知不赶紧处理伤口，感染新冠病毒的风险会很高，但他无暇顾及，继续埋头操作，等到 ECMO 机器顺利运转后，才去冲洗消毒伤口。事后，他解释道，危重患者 ECMO 的操作关键在于争分夺秒，时间就是生命，容不得丝毫的犹豫和退缩。

在新冠肺炎患者的救治中，气管插管就是到离病毒最近的地方，然而，瞿星光毫无畏惧，凭借专业娴熟的操作，他和搭档组成"插管三人组"，负责江南院区所有新冠肺炎危重症患者的气管插管操作，让大部分危重症患者转危为安，有效降低了死亡率，提高了治愈率。经过艰苦卓绝的奋战，江南院区的整体救治成功率远高于湖北省内平均水平。

（宜昌市中心人民医院　供稿）

湖南省

付 敏

付精益行事，怀至真敏行

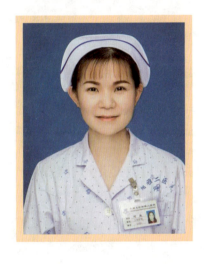

付敏，中南大学湘雅二医院呼吸与危重症医学科 ICU 护士长，中国共产党党员，主管护师。

2020 年初新冠肺炎疫情暴发，2 月 8 日，付敏写下请战书，毅然奔赴武汉，在华中科技大学医学院附属同济医院中法新城院区重症病房负责新冠肺炎患者的救治和护理工作。

到武汉后，付敏作为第一护理小组组长，带领 25 人的护理团队立即开展工作。她以最快的速度熟悉团队中的每一位护理人员与病房工作，当天夜里井然有序地收治了 30 余位重症患者。在连续工作十余个小时后，仍坚持将工作中遇到的问题和经验整理汇总，发到微信群里交流分享。

工作之外，付敏还主动负责起驻地酒店的消毒防控工作，通过查阅相关资料、咨询院感防控专家，制定驻地消毒防控工作流程、划分医务人员上下班通道和在酒店生活的清洁通道，进行洗浴房间的清洁维护，规范外出工作生活着装等，为队员们提供安全舒适的环境。

截至 3 月 15 日，付敏所在的医疗队共收治 76 名新冠肺炎重症患者，实现重症患者零死亡，57 人治愈出院，治愈率超过 75%，付敏也被评为"全国卫生健康系统新冠肺炎疫情防控工作先进个人"。

"因为有最优秀的团队，才有优秀的我们。"付敏表示，荣誉是属于大家、属于团队的。先有国再有家。我们国家是伟大的，祖国是我们强大的后盾，国家有召，我们就召之即来，来之必胜，不辜负国家和人民对我们的期望。

付敏用医者的大爱诠释着她对责任使命的担当，更充分展现了中国共产党党员不忘初心，无私忘我的情怀。

（中南大学湘雅二医院　供稿）

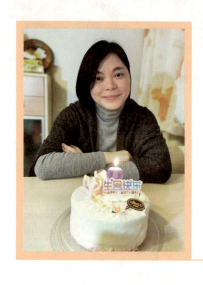

刘 纯

不怕苦累，
弘扬湘雅精神

刘纯，中南大学湘雅三医院呼吸与危重症医学科副主任，中国共产党党员，副主任医师。

作为中南大学湘雅三医院援鄂医疗队党总支副书记、副队长，华中科技大学同济医院中法新城院区 B7 西病房主任，从 2020 年 1 月 15 日参加完湖南省卫生健康委第一版诊疗方案培训，成为省新冠肺炎防治专家组成员起，刘纯的日程表上满满当当，连续工作 76 天，没有完整休息过一天。除了完成院内日常的医疗工作、院内新冠肺炎防控制度和流程的制定、落实和培训外，她还要对长沙、常德、益阳、永州等地的多家医院进行督导，参加对新冠肺炎重症患者的远程视频会诊。

2 月 7 日得知医院要组队支援武汉，刘纯第一时间请缨，2 月 8 日移交永州新冠肺炎救治专家组组长工作后驰援武汉，2 月 9 日晚上接管同济医院中法新城院区 B7 西病房，到 2 月 10 日凌晨短短 5 个小时就收治新冠重症和危重症患者 48 人。她与全体医疗队队员一起，弘扬湘雅精神，不怕苦累，不惧危险，众志成城，尽心尽力救治每位患者，每天风雨无阻亲自去病房查房和管理患者，落实病房各项管理工作，如医护大交班、三级查房、疑难危重病例讨论、质量控制和感控制度等，使得医疗工作得以高质、高效开展。在武汉，刘纯所在的团队共收治 86 名重症、危重症新冠肺炎患者，治愈好转率达 90% 以上，全体医护人员零感染，圆满地完成了任务。刘纯获得第一批"全国卫生健康系统新冠肺炎疫情防控工作先进个人"荣誉称号。她以自己的行动诠释了抗疫战上的中坚力量。

（中南大学湘雅三医院　供稿）

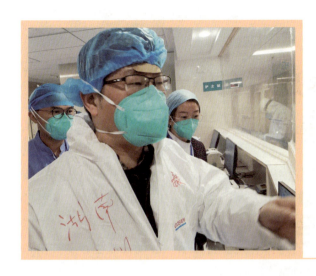

刘 毅

悬壶入荆楚，
白衣做战袍

刘毅，株洲市中心医院呼吸与危重症医学科主任，中国共产党党员，主任医师。

2020年1月25日，作为湖南第一批援鄂医疗队株洲队队长，刘毅带领株洲队75名队员深夜抵达湖北黄冈。为了迅速进入战斗状态，刘毅很快熟悉救治点环境，重新规划隔离区和污染区的划分，加班加点完成患者收治流程及院感处置流程等。看到当地医院的医护人员连续奋战，身心已严重透支，刘毅和同事们商量，果断请示指挥部全面接管龙王山医院。

1月30日，按指挥部统一部署，刘毅带领株洲队所有救援队员挺进大别山区域医疗中心。次日，病区便收满58个患者，其中重症和危重症患者9例。刘毅迅速建立完善科室架构，实行每日晨间大交班、晚间病区巡查小交班等制度，明确各班职责。同时，组织队员学习最新诊疗方案，规范诊疗。针对患者对医生不熟悉、对病情焦虑恐慌的情况，拟定了"爱心纸条"方案，让患者感受到医生对他们的关心和负责。在湖北黄冈奋战58天，刘毅带队治愈出院74名患者，其中重症危重症19名，实现队伍"零感染"。

作为湖南医疗队临时党委委员、株洲队临时党总支书记、株洲市中心医院党支部书记，刘毅发出"支部是堡垒 党员做先锋"的号召，并身体力行，在救治危重症患者时，总是身先士卒，冲在第一位。在繁忙的工作之余，坚持组织生活，组织党员学习习总书记讲话精神，交流思想状态和工作进展情况。支部团结一心，共克时艰，真正让党旗在疫情防控一线高高飘扬！

（株洲市中心医院　供稿）

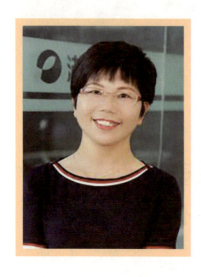

李丽，中南大学湘雅医院临床护理学教研室副主任，中国共产党党员，副主任护师。

李 丽

本是潇湘小女子，勇上武汉当"大丈夫"

作为医疗队护理领队，从疫情开始，李丽便夜以继日地投入到了这场没有硝烟的战斗中。从长沙到武汉，从湘雅到协和，一路奔波一路战斗，李丽忙碌的身影一直没有停歇，战场在哪里，身披白色战袍的她就在哪里。

2020年2月7日晚，中南大学湘雅医院第三批支援鄂医疗队抵达武汉。来不及片刻修整，李丽那小小的身影出现在立即"开战"的病区里。组建临时护理小组，讨论分工合作、安排熟悉病房、落实物资准备、分头制定流程、护理人力安排、规范工作制度、强化防护培训……2天，2个病区，99个患者安全有序接收。

物资管理是一项艰巨而细致的任务。心细如发的李丽，一边在前线病区做好物资分类摆放，安排专人清点记录，一边关注后方物资调度补充。每次物资紧缺或需要调度时，她总能及时出现。

面对陌生的环境，李丽像妈妈一样呵护着医疗队里的每位护理人员。队伍里的小伙伴因为咳嗽、低热，情绪波动比较大。为确保安全，李丽全程陪同前往医院就诊，所幸只是感冒，虚惊一场，小伙伴特别感动地说："有李丽的陪伴，就像有家人陪伴的感觉。"

队员说："李丽用她的一言一行诠释了什么是责任、爱和力量。"患者说："我看不见你温柔的面孔，却看得见你善良的心灵；我辨不出你的身份和年龄，却感受到战士的激情。你是人间最美的天使，我要深情把你歌唱！"

（中南大学湘雅医院　供稿）

李湘湘

跟着共产党员上战场，像共产党员一样去战斗

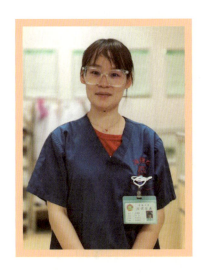

李湘湘，中南大学湘雅医院重症医学科主管护师，中国共产党入党积极分子。

回想起在武汉市金银潭医院遇到的新冠肺炎患者，回想起那段紧张忙碌的岁月，李湘湘的内心依然觉得充实。那些日子收到的"谢谢"，比之前参加工作十年都来的多——这是她在这60多天里最大的感受，也是最大的收获。

因为家属不能贴身照顾，除了常规护理，李湘湘和队友还需照顾患者的生活。监护室里有一位余阿姨，因为病情没有转好的迹象，在重症监护室已住了约1个月。

李湘湘在工作的时间都会护理余阿姨，她之前一直是高流量吸氧，吃饭都要喘着粗气，吃吃停停，更别说其他日常生活行为了。阿姨人很和善，每次为她做点小事她都会对李湘湘说一声谢谢。过了一段时间阿姨的情况明显好转，吃饭也比之前轻松很多。有一天，阿姨对她说："我们都认识一个多月了吧！""哈哈，是哦，我们都成老相识了哦！"

3月中旬，很多医疗队已踏上归程，李湘湘所在的医疗队也收到返回的通知，在最后一个晚班，她告诉余阿姨，过两天她就要回长沙了，祝福她早日康复，早日转回普通病房里，阿姨含着泪说："你们可以回去休息了，我很开心，可是突然换了人我也挺不放心的，怕她们不了解我的情况，而且大家在一起一个多月了，挺舍不得的。"这些话虽然朴实，但是对李湘湘来说是极大的肯定。

后来，余阿姨特意给李湘湘打来电话，告诉她自己已经康复转院，在深深的医患情中，李湘湘的任务也画上了完美的句号。

（中南大学湘雅医院　供稿）

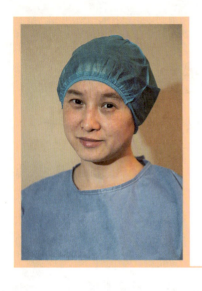

杨晶，怀化市第二人民医院普外三病区护士长，中国共产党党员，副主任护师。

杨 晶

体弱志坚竞风流

杨晶体质偏瘦弱，面对武汉严峻的新冠肺炎疫情，在医院请战护士志愿者中并不占优势，但她以自己的 17 年党龄、重症医学科的优异表现和出色的护理管理经验坚决请缨，请院长答应她上湖北一线战"疫"战场，院党委没能"拗"过她，同意了她出征援鄂的请求。

在湖北黄冈一线，杨晶临危受命、勇挑重担，担任湖南二队临时党委委员、湖南战地护理组组长、总护士长，负责护理质量管理、人员派班、科室建设等工作。面对初到黄冈医疗队物资管理混乱的局面，她引入"6S"管理方法，改善了医务人员工作环境及患者住院环境，有效提高了管理效率。同时，她作为"尖刀连"与"突击队"战士，带领战士们第一批进入隔离病房，近距离接触患者，详细摸排情况；后来又第一个进入"湖南 ICU"病房开展护理工作。事事抢在前，招招比人先，把湖南妹子好强的"辣味"展现得淋漓尽致。

在病房里，经常看到她和蔼可亲地与患者面对面沟通。治疗之余，她还给患者挨个做心理疏导，耐心地鼓励他们积极配合医务人员的治疗。打针、换药，她抢在第一个；擦洗、护理，她丝毫不躲避；送饭送菜，她也主动包揽。

在生与死的较量中，杨晶用一颗济世仁心，串联起所有队员的赤胆忠心；她用一双回春妙手，网结成湖南医疗队护理组坚不可摧的血肉长城，为湖北黄冈抗击疫情交上了一份满意答卷。

（湖南省怀化市第二人民医院 供稿）

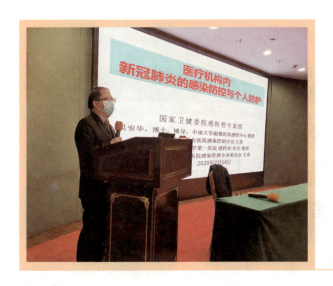

吴安华，中南大学湘雅医院感染控制中心首席专家，名誉主任，中华预防医学会医院感染控制分会主任委员，中国共产党党员，主任医师。

吴安华

勇挑重担，为医护人员筑起第一道安全"防护墙"

2020 年 1 月 21 日，在新冠肺炎疫情尚不明朗之时，中华预防医学会医院感染控制分会主任委员、中南大学湘雅医院感染控制中心吴安华教授临危受命，作为国家卫生健康委新冠肺炎医疗救治组（中央指导组医疗救治组）专家组成员，奔赴武汉指导战"疫"工作。吴安华也成为湖南省首位北上援鄂的逆行者。

在整个援鄂抗疫期间，吴安华辗转武汉各区，为 1.5 万名援鄂医务人员现场讲课，最多 1 天培训 7 场，讲课 450 分钟，指导感染防控、个人防护，为"创造全国支援湖北医疗队员 4.2 万余人无一人感染的'中国奇迹'"做出了卓越贡献。他还牵头、参与起草 4 项新型冠状病毒感染肺炎疫情综合防控指南和 1 项专家共识。

4 月 16 日，隔离期刚满的吴安华未来得及与家人相聚，又匆匆奔赴东北地区继续指导新冠肺炎疫情防护工作。在整个抗击新冠肺炎疫情过程中"打满全场"。

"多看患者，多解难题，多做贡献"是吴安华常说的一句话，"院感无小事，保证医患安全是我们的目标"是吴安华做事的准则。作为共产党员，他时刻向着自己的目标奋斗，用自己的平凡演绎共产党人的不凡。

（中南大学湘雅医院　供稿）

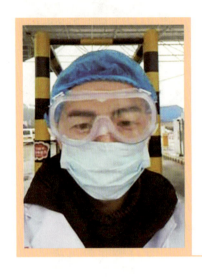

宋英杰

最美逆行者——
青春之光永不灭

宋英杰，生前系湖南省衡阳市衡山县东湖镇马迹卫生院药剂组副组长，中国共产党党员。

在抗击新冠肺炎疫情的工作中，湖南省衡阳市衡山县东湖镇马迹卫生院药剂组副组长宋英杰始终坚守在防控一线，在岳临高速东湖高速路口收费站为过往驾乘人员进行体温检测排查，并负责卫生院仓库医疗物资分发。2020年2月3日凌晨，他下班回到宿舍后突发心源性猝死，因公殉职，为抗击疫情献出了年轻而宝贵的生命，年仅28岁。

虽然宋英杰参加工作时间不长，但他恪尽职守，模范践行了医者仁心，坚守了初心和使命，用自己年轻的生命响亮地回答了"为了谁"。新冠肺炎疫情阻击战打响后，他从2020年1月25日（大年初一）起，主动放弃与家人团聚的机会，坚守在岳临高速东湖高速路口收费站第一线，不畏风险、不惧风雨、不舍昼夜，无怨无悔。

从事卫生院药剂工作以来，宋英杰虚心好学，主动担当，始终坚持"以患者为中心"，从不嫌苦叫累，每次把药房调配好的中药送到住院患者床前时，总是不厌其烦地向患者及其家属说明用法和注意事项，全心全意为患者和临床各科室服务；卫生院地处偏远山区，气候潮湿，他经常把库存药材拿出来晾晒，妥善保存，保证了医院药品的及时供应补给。2019年，马迹卫生院药政工作在全县20多个医疗机构中排名前三，卫生院被评为全县先进，宋英杰也被评为卫生院先进个人。

"他的青春是短暂的，也是最美好的！他快乐的言语、灿烂的笑容，就像一首没有写完的诗……"在同事和亲友心中，宋英杰音容笑貌犹在，青春之光不灭！

（湖南省衡阳市衡山县卫生健康局　供稿）

张 辉

生命中的最后 16 天

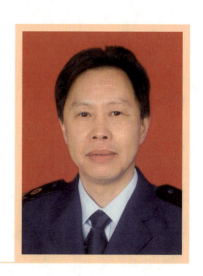

张辉，生前系湖南省卫生计生综合监督局党委书记、局长，中国共产党党员。

张辉参加工作 30 余年来，恪尽职守，一心为民，模范践行了中国共产党党员的初心使命。

坚守岗位，冲锋在先，全力以赴抗击疫情。抗击新冠肺炎疫情阻击战打响以来，张辉始终站在战斗的第一线。自 2020 年 1 月 19 日以来，张辉先后 4 次深入疫情一线，亲力亲为，靠前指挥，带病坚持高强度连续奋战，每天连续工作 14 小时。在他的指挥调度下，湖南省卫生监督系统抗击疫情的工作机制迅速建立，作用得到有效发挥。2 月 1 日凌晨，张辉因劳累过度，突发心梗抢救无效，不幸逝世，终年 56 岁。

坚守初心，始终如一，彰显共产党员本色。张辉总爱讲一句话：基层党委先进不先进，关键在书记。书记把党务工作做扎实了，班子搞坚强了，党的各项工作就能落到实处，人民群众就能获得利益。张辉在关键时刻顶得住压力，打得了硬仗，经得住磨难，一直奋斗到生命的最后一刻。

淡泊名利，严于律己，发挥党员干部表率作用。张辉一生身处领导岗位 17 年，始终服从组织安排，从不为自己谋私利，从不向组织提要求。他正直不阿，两袖清风，始终坚持一切从大局出发，切实发挥了党员领导干部的表率作用，使任职单位形成了团结奋进、各尽其责的良好局面，为任职单位建设发展做出了突出贡献。

张辉是新时代共产党员的优秀代表，在他身上体现了新时代共产党员一心为党、矢志不渝的理想信念，勇于担当、勤勉履职的敬业品质，躬身实干、无我忘我的为民情怀，奋勇向前、不怕牺牲的革命斗志。

（湖南省卫生计生综合监督局 供稿）

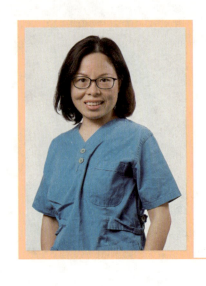

陈金兰

生命至上，勇往直前

陈金兰，中南大学湘雅二医院心血管外科重症监护专科主任，中国共产党党员，副主任医师。

庚子年春，新冠肺炎疫情来袭。陈金兰毅然请战，于 2020 年 2 月 8 日（元宵节）跟随中南大学湘雅二医院第三批援鄂医疗队前往华中科技大学医学院附属同济医院中法新城院区抗疫。

医疗队整建制接管的是中法新城院区临时由骨科病房改造而成的重症隔离病房。2 月 9 日晚，陈金兰和队友参观病房时就接到指挥部的命令，须连夜开放病房接收患者。陈金兰带领第一医疗组毫不犹豫地请战。

首战是艰难的，医生护士们还未穿好防护服，患者就已到了门口。陌生的病房，传染性强的病毒，不太熟悉的病情……作为组长，陈金兰默默地顶着巨大压力，既要收治好患者，也要保护好同事。她有条不紊地检查组员们穿好三级防护再进入隔离区。虽然防护装备让大家步履艰难，呼吸费力，护目镜起雾……但陈金兰说，比她们更难的是患者。陈金兰带领团队按照病情从重到轻收治的原则，安顿患者卧床休息、吸氧等，给患者心理安抚。经过 13 个小时的通宵达旦，顺利收治患者 37 人。

2 月 10 日上午病房收满 50 个患者，接下来的治疗工作要更全面、严谨、有序。陈金兰带动整个医疗队团结、严谨、务实，最终协助医疗队交上了患者"高治愈率""零死亡率""零回头率"的满意答卷。

经历这次战"疫"，陈金兰深切感受到国家的强大，"咱们的共产党，咱们的国家，值得去爱！"

（中南大学湘雅二医院　供稿）

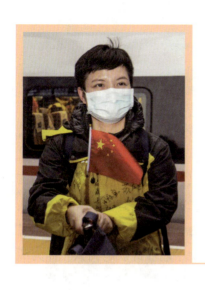

钟竹青
动人以行不以言

钟竹青，中南大学湘雅三医院护理部副主任，中南大学湘雅三医院援鄂国家医疗队护理队长，中国共产党党员，主任护师。

2020年2月8日（元宵节），钟竹青作为中南大学湘雅三医院援鄂医疗队护理队长，带领130名医护人员奔赴武汉防控疫情第一线。

她是一名共产党员。当疫情出现后，她多次请战，充分发挥了党员的先锋模范带头作用，带领"新湘雅人"冲在救死扶伤第一线，铸成了防疫前线最坚固的长城。

她是一名领导者。到达武汉当天，她立即排兵布阵，组织护士分批、分组地完成新冠肺炎防控的理论和操作培训；带领"首战"队员与同济医院同事进行交接、收治患者；面对急危重症新冠的老年患者，制定成组包干的"新湘雅"整体护理模式，得到中华护理学会行业内推广。

她是一名护理专家。在驰援武汉期间，坚持每日查房，针对患者所需，给予呼吸治疗、心理护理、饮食指导等个性化护理措施。在同济52天护理的89名急危重患者，无一例护理并发症。

她是一位大家长，时刻叮嘱大家按时吃饭睡觉，在微信群里推送防护注意事项，夜班送大家坐班车、节日给大家送祝福。因此，尽管大家离开家乡、告别亲人，面对未知的病毒与恐惧，但没有谁孤单哭泣！

她带领百名护理战士冲锋一线，用自己的行动诠释了初心与使命，责任与当担。她，动人以行不以言，用真情和行动诠释了一位驰援武汉"新湘雅人"的样子。

（中南大学湘雅三医院　供稿）

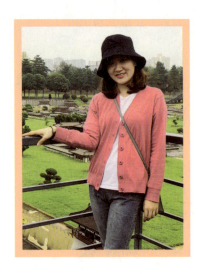

钟晓平，中南大学湘雅二医院血液净化中心护师，中国共产党党员。

钟晓平

不惧逆行，献好自己的那份力量

2020年1月，武汉疫情告急，中南大学湘雅二医院（以下简称湘雅二医院）紧急征调一批医护人员奔赴武汉支援。作为一名医护工作者，钟晓平义无反顾，随着队伍踏上了前往武汉的高铁。作为湘雅二医院首批支援武汉的医护人员之一，钟晓平被分配到武汉市金银潭医院重症监护病房工作。

在重症监护室的65天内，钟晓平的主要任务是开展连续性肾脏替代治疗（CRRT）。危重症患者病情变化快，每天需要有效治疗时间长，其中不乏有24小时不间断治疗，这就需要CRRT护士时刻坚守在患者身边，监测生命体征、各种治疗参数、机器压力参数、凝血情况、患者电解质等等，一刻也不能放松。

刚开始时，钟晓平很不习惯，虽说有防护服、护目镜和口罩的多重防护保障安全，但是这样的保护也让手脚灵活度大打折扣，甚至还有些喘不过气来，平常一两分钟干完的小事，现在需要多花费几倍的时间，衣服和裤子也是湿了干，干了又湿。但是最终都挺了过来。

护士这一职业，让钟晓平早已见惯生死，但这次疫情给她带来了巨大的冲击和感动。能被这么多人同时需要，她比以前更体味到职业带给她的使命感和归属感。

作为一名青年党员，钟晓平在救死扶伤的岗位上拼搏奋战，做到了不忘初心，展现了青年医务工作者的责任与担当与护士这个职业所赋予的职责与使命。

（中南大学湘雅二医院　供稿）

贺兼斌

为了让黄冈恢复热闹和喧嚣

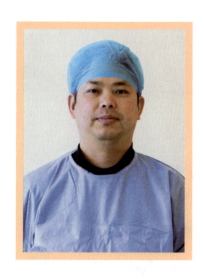

贺兼斌，怀化市第一人民医院呼吸与危重症医学综合科主任，中国共产党党员，主任医师。

2020年1月28日，贺兼斌受命前往湖北黄冈抗击新冠肺炎疫情，担任湖南省第二批援鄂医疗队临时党委委员，黄冈大别山区域医疗中心六病区总主任，首席医疗专家。

当时黄冈疫情危急，当地的医疗系统已不堪重负。1月31日，贺兼斌带团队挺进大别山区域医疗中心，一场时间与生命赛跑的特殊战"疫"就此打响。他第一时间进入隔离病区收治患者，向队友示范收治流程。在最初的30个小时，他带领团队收治新冠肺炎患者104例，明显缓解了黄冈的救治压力。

作为病区主任，贺兼斌和领队做了以下工作：①做好战前充分准备；②明确目标和任务，保证精准施策；③做好战前动员，使所有战友全心投入医疗救治工作；④第一时间成立临时党委，充分发挥党组织的战斗堡垒和党员的先锋旗帜作用；⑤完善病区医疗架构，对医疗组、护理组、院感组进行了详细分工；⑥第一时间成立中医专家组，中医普及率达98%以上；⑦率先开展了6S管理（整理、整顿、清洁、规范、素养、安全）。

经过艰苦卓绝的工作，病区共收治确诊新冠肺炎患者235人，其中重症29人，危重症8人，治愈231人。

在黄冈的55个日夜，贺兼斌坚持每天进入病区查房，制定治疗方案，抢救危重患者。每天长时间不间断工作，挑战生理极限，体现了湖南人"不怕苦，不怕累，耐得烦，霸得蛮"的医疗湘军精神。

（怀化市第一人民医院　供稿）

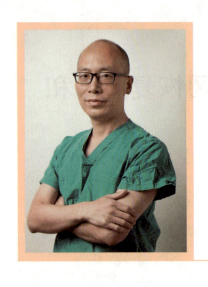

钱招昕
艰难困厄更显医者担当

钱招昕，中南大学湘雅医院办公室主任，中国共产党党员，副主任医师。

2020年2月6日，钱招昕主动报名参加湘雅医院第三批援鄂医疗队，被委任为医疗队队长兼临时党总支书记。2月7日晚率队抵达武汉协和医院西院，2月8日即迅速开放第一个病区，开始收治重症患者，并于2月9日开放第二个病区。

在时间紧、任务重的情况下，作为医疗队的核心决策者，钱招昕充分发挥其多年从事急诊临床工作经验及曾经作为医务部主任的医疗运行管理经验，迅速带领管理小组因地制宜建立合理、便捷的医疗流程与制度，在3天内即实现了两个病区满负荷状态下的有序运行。所建立的隔离病区主任领导下的诊疗组长负责制、病区大查房制度、临时ICU诊疗模式、"临时家属"护理关怀模式、以个人防护装备专岗为特征的医院感染防护方案等系列规范高效落地；在紧张忙碌的抗疫前线临时病区成功建立起常态式医疗质量管理与优质护理模式，在保障临时病区安全、优质运行中起到了关键作用。

钱招昕作为医疗队临时党总支书记，充分发挥战斗堡垒作用，党建工作有声有色，将"支部建在分队上"，率领党员在抗疫一线积极发挥先锋模范作用。所率领的中南大学湘雅医院第三批援鄂医疗队作为国家重症救援医疗队，在武汉协和医院西院累计执行任务55天，先后收治重型和危重型患者157例，治愈率达94.3%，取得了"高治愈""零感染"的满意成绩。

（中南大学湘雅医院 供稿）

徐军美

万马千军战疫情，
至最至美济世心

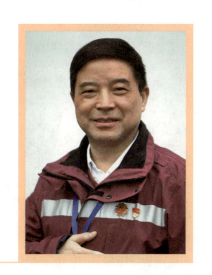

徐军美，中南大学湘雅二医院副院长，湖南省临床麻醉中心主任，中国共产党党员，主任医师，教授。

2020 年 2 月，正值武汉市疫情暴发危重之际，中南大学湘雅二医院响应国家卫生健康委的号召，紧急派遣国家紧急医学救援队出征武汉，徐军美主动请缨，带领一行 42 人和 10 辆车，为全国第一支抵达武汉的紧急医学救援队。

在武汉战"疫"最前线，作为中南大学湘雅二医院援鄂医疗队前方指挥部指挥长、湖南省援鄂医疗队总指挥的徐军美，被武汉市委组织部任命为武昌方舱医院医疗院长。在建设、管理和运行武昌方舱医院的过程中，他始终秉承"公勇勤慎、诚爱谦廉、求真求确、必邃必专"的湘雅精神，从千头万绪中找到主线，形成了一套高效的"方舱医院湘雅模式"，即"院感把关，医护同行；中西结合，心理疏清；小儿兼顾，内外同行；制度药剂，党建支撑"。

武昌方舱医院医疗队负责住院床位 249 张，共收治确诊新冠肺炎轻症患者 394 人，转出重症患者 104 名，出院治愈患者 290 名，治愈率 73.6%，居各方舱医疗队前列。他带领团队完成了党和政府要求的医护人员"零感染"轻症患者"零死亡"出舱人员"零复发"的目标。相关经验被确定为武汉其他方舱医院的参照模板。

在这次疫情中，充分体现了徐军美及湘雅二医院"听党指挥、闻令而动、精诚团结、科学高效、勇于担当、不计得失"的抗疫精神。

（中南大学湘雅二医院　供稿）

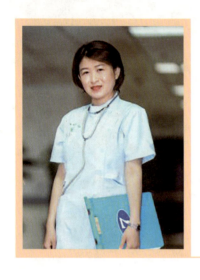

唐肖春
生死战"疫"爱无疆

唐肖春，湖南省衡阳市中心医院泌尿外科护士长，中国共产党党员，主管护师。

2020年1月25日（大年初一），唐肖春主动请缨，随湖南省第一批援鄂医疗队奔赴湖北黄冈，并担任重症组医疗队副队长、湖南省援鄂医疗队临时党委组织委员、衡阳市中心医院医疗队临时党支部组织委员。

唐肖春高度重视医疗队党建工作，她发扬"不畏生死、不计报酬"的抗疫精神，带领党员冲锋在前，让党旗在抗疫一线高高飘扬。在她的带领下，医疗队员纷纷向党员看齐，向党组织靠拢，71名医务人员积极向湖南省援鄂医疗队临时党委递交入党申请书，经过充分考察，吸收预备党员37名。

抗击疫情，培训先行。到达黄冈后，唐肖春负责对全体医疗队成员进行新冠肺炎院感防控培训，确保人人过关。1月27日，唐肖春进入黄冈市惠民医院工作。该院有90多名新冠肺炎患者，唐肖春在参与救治的同时还负责黄冈市重症患者的会诊及抢救工作。

1月29日，湖南省援鄂医疗队奉命从黄冈市惠民医院转移到黄冈市中心医院大别山区域医疗中心工作。唐肖春带领队员快速开辟病区，在12小时内成功转移54名新冠肺炎患者，包括9名重症患者及3名危重患者。她以"提高治疗率和治愈率、降低感染率和病死率"为目标，坚持集中优质护理力量，不断完善护理计划，对危重患者实施"一人一护理方案"。经过不懈努力，截至3月18日，病区112名患者痊愈出院，最终实现了"医务人员'零感染'、医疗事故'零发生'"的目标。

（湖南省衡阳市中心医院　供稿）

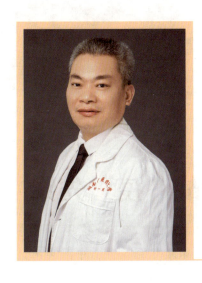

戴飞跃
方舱里温暖的"大白"

戴飞跃，湖南中医药大学第一附属医院重症医学科主任，中国共产党预备党员，副主任医师。

戴飞跃拥有 10 多年重症医学临床救治经验，新冠肺炎疫情来临之际，他第一时间义无反顾地投入到抗疫工作中。他说："我是搞重症医学的，抗击疫情义不容辞。"

2020 年 2 月 10 日，戴飞跃入选湖南第三批援鄂国家中医医疗队，和战友们被安排在武汉市江夏区大花山方舱医院，并被任命为湘五病区主任。他带领战友们将湖湘抗疫经验应用到方舱之中，在方舱"统一协定方"的基础上，按照"一人一策、精准施策"的原则，制定精准辨证施治诊疗方案；同时尽快在方舱内开展太极拳、正气抗疫操、经络拍打、针灸等中医特色治疗，并结合心理疏导，取得了良好效果。

2 月 26 日，方舱医院首批 23 位出院患者中，湘五病区有 14 名。一位 51 岁胡姓患者以前不相信中医，经过戴飞跃和战友们耐心细致的工作，打消了她的顾虑，短短几天治疗后症状明显缓解。她出院时感动地说："谢谢你们！我虽然看不清您的面容，但我记住了您的名字。"这样的事例还有很多，在患者眼中，戴飞跃是那么细心体贴，他习惯用他标志性的微笑和柔和的声音，给予患者无微不至的关怀。

在出征武汉前夕，戴飞跃曾深情写道："凡为医者，奉命于病难之间，受任于疫疠之际！国有难，召必至，战必胜！"他没有违背自己的诺言，在这场没有硝烟的战斗中，中医湘军骁勇善战，表现出坚强的战斗意志，取得了优异的战果。

（湖南中医药大学第一附属医院　供稿）

王 磊

优秀的白衣战士，杰出的战"疫"先锋

王磊，广东省湛江中心人民医院内科重症监护室（ICU）副主任，中国共产党党员，副主任医师。

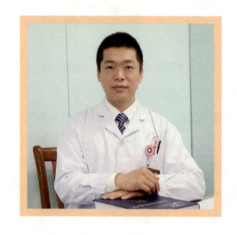

2020年1月25日（大年初一），王磊接到命令"支援感染科ICU"。他没有犹豫，直接冲到抗疫一线，负责起感染科5楼重症患者的救治工作。

2月8日，王磊接到消息"湖北告急，需要支援"。此时的他已经半个月没有回家了，但他没有犹豫，第一时间报名请战。第2天，他作为广东省湛江市第一批援鄂医疗队队长，带队驰援武汉。到达目的地后，团队与广东其他单位共308人组成了广东医疗队（第一批方舱），他被任命为临时党委委员，分管医疗工作。短短两天时间完成整合后，他带领99名医生（约占整个方舱医院医生人数的2/3）第一时间入舱工作。

在东西湖区方舱医院工作期间，王磊担任医务部副主任，A厅（614张床）舱内负责人，也负责管理和协调广东医生工作。他一直坚守在抗疫第一线，为改善救治流程、筛选重症患者、组建医院专家团队做出重要贡献；他首次开启并流程化"舱内 - 专家团队 - 院外"三方远程会诊，实现精准施策。

抓好医疗工作的同时，王磊还参与协调成立舱内病友临时党支部和志愿者团队，使党建工作深入末梢。他所在东西湖区方舱医院实现了患者"零死亡"、医护人员"零感染"、安全生产"零事故"、进驻人员"零投诉"、治愈人员"零复发"，真正打造了生命之舱、安全之舱、和谐之舱。

（广东省湛江中心人民医院　供稿）

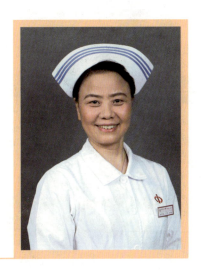

成守珍
战"疫"一线的老护理人

成守珍，中山大学附属第一医院党委委员、护理部主任，中国共产党党员，主任护师。

成守珍，从事护理事业40年，多次参与突发公共卫生事件应急救治，曾参与抗击"非典"并创新密闭式人工气道护理技术，踏遍高原戈壁援疆援藏。新冠肺炎疫情发生后，她三度请缨前往武汉。2020年2月7日，她被任命为广东省援鄂医疗队临时党委委员、中山大学援武汉医疗队临时党委副书记、中山大学附属第一医院（以下简称中山一院）医疗总队临时党总支书记，带领中山一院131名队员驰援武汉协和医院西院区，"快救治、早康复、暖民心、稳人心"，实现了"打胜仗、零感染、零意外"目标。同时她积极开展党建工作，63名医疗队员递交入党申请书，54名同志先后火线入党。

在援助武汉的61天里，成守珍带领团队开辟"高级生命支持单元"，指导护理团队开展俯卧位通气、密闭式吸痰、静脉中等长度导管留置术、超声下鼻肠置管等先进重症救治技术，开展医护联合查房，提高重症患者的救治成功率。她和团队累计收治患者246例，其中重症危重症比例超过90%。

武汉归来，成守珍再度出征塞尔维亚，受到塞国政府和人民的高度信任和认可，获塞尔维亚国防部最高荣誉勋章。

"我是一名共产党员，我带的姑娘小伙们在最危险的前方奋战，我怎能不跟他们一起并肩战斗？呼吸与危重症护理是我的专业，当党和国家需要我出征时，我职责所在，责无旁贷。"成守珍以实际行动谱写壮丽篇章。

（中山大学附属第一医院　供稿）

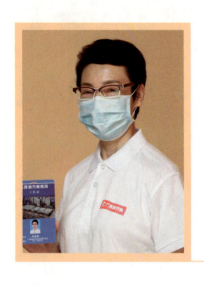

师清莲
"红色血脉"永不褪色

师清莲，广东省东莞市茶山医院党总支委员、副院长，东莞市护理学会理事长，中国共产党党员，主任护师。

师清莲出生于革命家庭，红色血脉造就了她坚强不屈的优秀品质。她被誉为广东东莞护理事业的拓荒者、领航人。2020年2月9日，她两次请缨终获批，带领东莞第二批医疗队火速驰援武汉。

到达武汉，师清莲身兼数职，同时担任广东省援鄂医疗队第四临时党总支部委员、第十一批医疗队护理领队、武汉客厅方舱医院护理副院长等职务。广东省第十一批医疗队是客厅方舱医院最大的一支队伍，要保证医疗队"零感染"，尽快完善各项工作流程，护理好舱内每一位患者……她深感责任重大。师清莲凭借丰富的专业知识和管理经验，迅速建立医疗队各项感控制度和护理组织架构，有序安排队员入舱工作。她坚持白天进舱，晚上总结，每天从早晨七点工作到深夜凌晨，她说："看到患者焦虑的眼神，我恨不能使上全身解数帮他们尽快康复。"

师清莲加强队员个人防护，疏导患者焦虑情绪，在舱内组织张贴"小林漫画"，成立心理护理干预团队，开展"同心抗疫"诗朗诵活动，让人文关怀照亮方舱。

3月8日，医院休舱，师清莲坚守"疫情不退，我们不归"的信念，与队友再次递交了"请战书"。一线奋战41天，她出色完成任务，用自己的实际行动践行了共产党员的初心和使命，获得"全国卫生健康系统新冠肺炎疫情防控工作先进个人"及"东西湖方舱医院先进标兵"荣誉称号。

（广东省东莞市茶山医院　供稿）

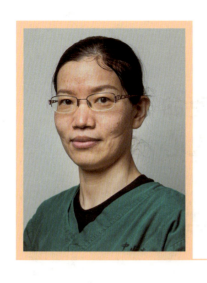

刘爱红
"90 后"白衣天使的
"红姐姐"

刘爱红，中山大学附属第六医院大外科护士长，中国共产党预备党员。

2020 年 1 月 26 日，当接到医院要派第二批医疗队驰援武汉的通知时，刘爱红马上给护理部发信息：我报名，让我去，我是湖北人！她将祖国和人民的寄托、医务工作者的责任扛在了肩上。她说："看到支援力量从全国到达武汉，我就知道必将战胜疫情！"

到达武汉的第二天，需要立即成立护理组，并确定负责人。来自不同地区、18 家医院的 96 名护理人员，大多数都是"90 后"。作为护理队伍里年龄最大、年资最高的护士，刘爱红主动请缨："我来当护理组总负责人。"

刘爱红所在的医疗队接管的武汉市汉口医院是危重症患者集中的医院，她总是奋战在第一线，主动承担危重症患者的护理，重活、累活、脏活抢着干。观察护理薄弱环节，在短短的时间内，她利用下班时间制定护理工作的各项制度、工作职责、流程等近 200 条。她关心队友，在她的鼓励和帮助下，队友们都亲切称她为"红姐姐"。

在武汉的经历让刘爱红备受震撼，她在入党申请书中写道："我渴望成为一名共产党员，我懂得共产党意味着责任、奉献……" 3 月 3 日，经党组织批准，刘爱红在前线光荣入党。

刘爱红说："正是国家制度的优越，全社会的支持，才让我们背后有了坚定的力量！"

（中山大学附属第六医院　供稿）

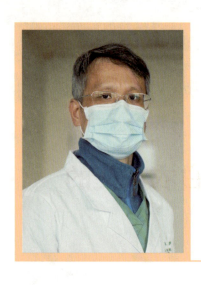

许可慰

为人民担使命，以行动慰人心

许可慰，中山大学孙逸仙纪念医院党委副书记、副院长，中国共产党党员，教授、主任医师。

2020年初新冠肺炎疫情肆虐之际，许可慰作为医院援鄂医疗队总领队及临时党总支书记，率领151位队员星火驰援武汉。

他是前线部队的"主心骨"，制定"四不"（防护用品不达标准不入病房、防护培训考核不过关不入病房、防护穿戴不合格不入病房、下班后各自隔离不串门）防护铁纪，领导队员防护在先，冲锋在前，将党组织的政治优势和组织优势转化为抗击疫情的强大战斗力。

他是事无巨细的"勤务员"，对上对接资源渠道和接受指导检查，对下统筹队员的衣食住行和团队作战方案。面对高强度的医疗救援工作，许可慰早早意识到谈心谈话的重要性，经常跟队员们交流，舒缓队员压力；他指导各临时党支部创建党群小组，在严格遵守疫情防控的前提下，适度开展小范围集体活动，守望相助。

他是武汉一线上的"拼命三郎"。在驻点的武汉协和医院西院区，他带队新开辟一个重症病区，同时协助另外两个病区的医疗工作，病区患者的救治情况他都掌握得一清二楚。他还在"红区"推行多学科协作和医护一体化查房，搭建了前线-后方远程会诊平台，为每位患者制定最优诊疗方案。

许可慰率领医疗队坚守至最后一刻，积极创造良好的条件接收其他撤离医疗队负责的重症患者，啃下一块块医疗救治的"硬骨头"。他带领的医疗队临时党委在火线发展了165名同志为预备党员，为党组织补充了听党指挥、对党忠诚、纪律严明、能打胜战的生力军。

在队员眼里，许可慰不仅是医疗队的领队、总指挥，更是大家的家长，是医疗队员们的"知心大哥"，是一名优秀的共产党员典范！

（中山大学孙逸仙纪念医院　供稿）

杨 扬

他带领团队创重型 /
危重型患者病死率新低

杨扬，中山大学附属第三医院肝脏外科暨肝移植中心主任，中国共产党党员，主任医师、教授。

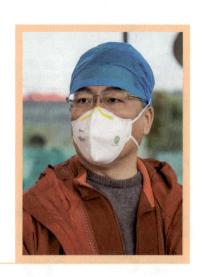

　　杨扬，从事医疗工作 26 年。庚子新春，疫情汹涌。元宵夜接到国家紧急通知后，杨扬主动请缨，担任医院援鄂医疗队队长，24 小时内率 132 人医护团队飞抵武汉，接管华中科技大学同济医学院附属同济医院（以下简称同济医院）光谷院区的一个重症病区。

　　在武汉，杨扬搭建了高效的医疗管理架构，抵达 48 小时内便完成了医疗流程、感控规定和应急预案的制定。在"患者'零死亡'、医护'零感染'"的工作目标之下，依托多学科团队优势，结合重症新冠肺炎患者病情特点，带领团队打造了"多学科、立体、个体化综合救治模式"，并取得显著成效。在武汉战"疫"的 50 天里，医疗队负责的病区收治 90 例患者，重型或危重型 77 例，平均年龄 61.8 岁。治愈出院 73 例，死亡 2 例，2.6% 的重型 / 危重型病死率远远低于文献报道。在救治大量患者的同时，团队保持"零感染"。

　　受益于高效的救治模式和团队管理，中山大学附属第三医院医疗队充分展现了国家队水平，工作得到了同济医院光谷院区和国家卫生健康委指导组的高度认可，创新实施的救治模式获国家推广。

　　隔离休整期间，杨扬牵头与医疗队队友一起组织编写了关于重型 / 危重型新冠肺炎患者救治、护理以及医务人员感染防控等 3 个推荐方案，均发表于《中山大学学报》，将重症新冠肺炎系统化救治方案分享给全社会借鉴，以造福更多患者。

（中山大学附属第三医院　供稿）

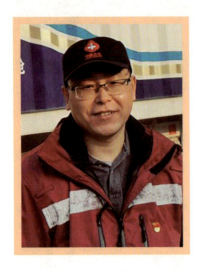

何翔，广东省公共卫生研究院副院长，中国共产党党员，研究员。

何 翔

方舱战"疫"，专业所系，职责所在

何翔，长期从事艾滋病分子流行病学研究，曾参加汶川大地震抗震救灾卫生防疫工作。自新冠肺炎疫情发生以来，他以一名公共卫生专家的敏锐密切关注疫情进展，跟踪了解新冠病毒研究的相关信息。在获知广东省疾病预防控制中心组织检验队伍驰援湖北后，滞留在宜昌的他立刻向组织主动请战，终于在当地疫情防控指挥部帮助下到达武汉，与队友汇合，成为冲锋在前的逆行者。

在长达一个半月的援鄂工作中，何翔所在的广东疾控移动 P3 检测队先后转战武汉江汉方舱和江岸方舱医院，承担出院患者的核酸检测任务。他充分发挥资深专家作用，与相关人员协调梳理样本的采集、包装和运送流程，确保送样过程的安全顺畅；在保证生物安全和检测质量的前提下，与队友持续优化核酸检测流程，确保检测工作的持续进行；他夜以继日奋战在第一线，为方舱医院患者提供了专业、快速和便捷的核酸检测服务，有力支持了医院诊疗工作。他发挥党员先锋模范作用，带动队员积极克服困难，保证了援鄂任务的顺利完成，书写了对人民的责任和对党的绝对忠诚。

"抗击新冠肺炎疫情，专业所系，职责所在！"何翔坚守信念、勇于担当、恪尽职守，以满腔的热情，义无反顾投身这场没有硝烟的战"疫"，用过硬的本领践行"一切为了公众健康"的宗旨，以无限忠诚兑现党旗下的誓言。

（广东省公共卫生研究院　供稿）

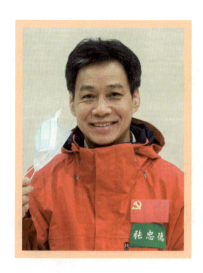

张忠德

忠诚卫士德怀患者，英勇逆行竖中医标杆

张忠德，广东省中医院党委委员、副院长，中国共产党党员，主任中医师、教授。

新冠肺炎疫情突袭，张忠德作为国务院联防联控中医科技专班临床救治组副组长、国家中医药管理局应对新冠肺炎疫情防控工作专家组副组长，连续奋战在武汉抗疫一线73天，带领医疗队坚持中西医并重，充分发挥中医药特色优势，践行医者誓言。

心怀使命，危急时刻舍身忘我。张忠德抵达武汉后，主动要求接管病情重、患者多的病区。作为第二支国家中医医疗队广东团队临时党总支书记，他带领党员第一批进入隔离病区，感召带动37名队员在抗疫一线入党。

心怀患者，中西医并重疗效突出。张忠德打出中西医"组合拳"，有效改善患者症状，中医药使用率100%。他带领医疗队整建制接管湖北省中西医结合医院、武汉雷神山医院5个病区187张床位，共收治患者348例，临床救治成效突出。

心怀大局，守正创新科学防治。张忠德深入武汉5家定点收治医院筛查重症患者1 000多例，参与制定国家新冠肺炎诊疗方案；开发的"扶正解毒颗粒"获评广东省抗疫重大成果；牵头实施我国唯一治疗新冠肺炎的中药创新药物"化湿败毒颗粒"Ⅲ期临床研究；主编《新型冠状病毒肺炎中医医案精选》等。与多国分享中西医协同治疗方案，为国际抗疫提供中国智慧和中医经验。

"我是一名共产党员、一名医生，患者在哪里，我的战场就在哪里。"他用生命践行初心使命，谱写医者大爱。

（广东省中医院　供稿）

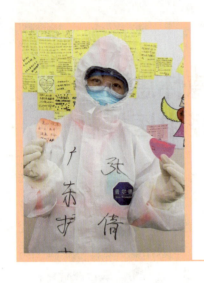

张 倩

前脚出负压病房，
后脚奔武汉驰援

张倩，广东省第二人民医院产科助产士，中国共产党预备党员，主管护师。

张倩是"80后"，她所在的广东省第二人民医院是全省新冠肺炎患者定点收治医院，从2020年1月20日开始，这里的战"疫"就打响了。医院刚刚组建起病区时，张倩就第一时间报了名，参与一线救治。从1月29日（大年初五）进入负压病房，张倩协助完善病区工作流程，全力做好患者的救治工作。出征武汉那天，她刚刚从隔离病区下班，情况紧急，容不得一丝一毫迟疑，物资准备、人员出发都要在3小时内完成，张倩甚至来不及跟家里人解释为什么工作的病房从广州变成武汉了。

2月4日当天，张倩和队友抵达武汉，接管江汉方舱医院的227张床位，他们在这里累计收治了298例患者。2月21日，根据国家调度，张倩又与同事转战武汉江汉开发区方舱医院。

在转战中，张倩是"广东经验"——广东省第二人民医院首创的"感控观察员"制度在方舱应用的实际执行人。她主动承担起队内所有医护及后勤人员的穿脱防护培训工作，同时还培训了吉林应急医疗队感控员。她与院感专员一起规划建立了驻地的半污染区、清洁区，协助制定感控观察员职责，有效加强了队员们的防护意识。厚厚的防护服、紧绷绷的多层口罩与护目镜，让人感觉缺氧、头痛、行动受限，但张倩和队友对患者的细致照顾并没有减少，他们及时了解患者的需求，给予患者优质的护理与心理疏导。

（广东省第二人民医院 供稿）

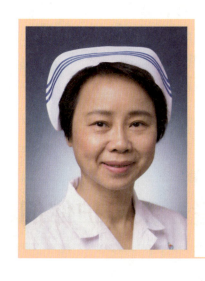

陈妙霞
"疫"线女"霞"

陈妙霞，中山大学附属第三医院护理部主任，中国共产党党员，主任护师。

2020年，新冠肺炎疫情暴发，中山大学附属第三医院被列为广东省新冠肺炎患者定点收治医院。作为护理部主任和2003年曾参与抗击"非典"战役的"老兵"，陈妙霞夜以继日对各院区病房进行腾空改造，迅速建立规范的隔离病房、发热门诊和临床支持系统，同时组织护士培训，调配人力，迅速理顺院内相关护理工作，统筹新冠肺炎疑似和确诊患者的护理工作。

2月9日，陈妙霞挑选99名护理骨干，亲自带队，与33名医生组成国家医疗队奔赴武汉，接管华中科技大学医学院附属同济医院光谷院区的一个重症病区。9日夜间抵达武汉后，她马不停蹄开展工作，感控培训、病区感控设置、工作流程制定、人员排班、物资保障……抵鄂后48小时，病区顺利收满患者，护理工作顺畅开展。

工作中，陈妙霞总是将护理团队的护士们喊作"姑娘""小伙"，她说："我把姑娘小伙们带过去，就必须确保能够完整地带他们回来！"她带领队员主抓院感，深入隔离病区，根据患者病情开展分级、联合管理，为患者进行基础、危重、技术、营养、肺康复、心理护理等立体与个性化护理，病区病死率远低于报道数据。

作为医疗队临时党支部书记，陈妙霞时刻冲锋在前，带领党员发挥先锋模范作用。在抗疫一线，50多名队员递交了入党申请书，党建工作取得了良好成效。

（中山大学附属第三医院　供稿）

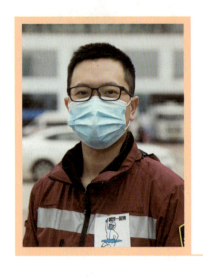

林宇坤
你守护患者，我守护你们

林宇坤，广东省第二人民医院（广东应急医院）医教部院感科科员，公卫医师。

新冠肺炎疫情发生后，林宇坤和科室同事密切关注疫情进展，学习新冠肺炎相关院感防控指引，通过现场演练、实操考核等多种方式组织医护人员培训，提高医护人员对新冠肺炎的认识。面对国家征召，他主动请缨，随国家紧急医学救援队（广东）逆行而上，驰援武汉。

在武汉方舱医院，林宇坤结合医院隔离病区的防疫措施和诊疗流程，主动与医院院感管理组联系，推荐广东省第二人民医院已成功实施的"感控观察员"制度，经过实践，这一制度被方舱医院指挥部采纳实施并推广，取得了较好效果。同时，根据方舱医院的工作特点，林宇坤编写了《感控观察员工作职责》等工作指引，确保各项感控工作有章可循，并培训其他队员组成观察员小组，共同为本队及其他救援队进舱队员提供院感监护，降低感染风险。他与后勤队员一起承担驻地酒店的消杀任务，避免出现队内交叉感染。

新冠肺炎传染性强，部分队员存在焦虑心态，林宇坤从新冠肺炎防控要点出发，协助队员把握防控细节，及时疏导队员心理压力，缓解精神紧张，纠正队员的过度防护，做到科学防控。

"你守护患者，我守护你们。"在抗击新冠肺炎的战场上，林宇坤与一线医护人员守望相助，始终把人民群众生命安全和医疗队员身体健康放在第一位，为"医护人员'零感染'"这份目标贡献自己的力量。

（广东省第二人民医院　供稿）

罗益锋

守护生命，医者天职

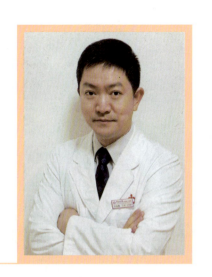

罗益锋，中山大学附属第一医院呼吸与危重症医学科副主任，中国共产党党员，副主任医师。

罗益锋，长期从事呼吸与危重症临床一线救治工作。他在战"疫"最吃劲时抵达武汉。作为医疗队副队长，与队长朱庆棠迅速响应"应收尽收，应治尽治"的号召，全面开放病区，与全体队友全力收治、抢救患者。

面对重症监护室（ICU）床位有限，许多需要有创通气的患者无法转入的不利局面，他马上组织医疗队医护专家们组建前方重症"救火队"，迅速在普通病房内建立了5张床位的"高级生命支持单元"，为危重症患者搭建"绿色生命岛"，积极开展各项先进的重症救治技术。

作为全队医疗工作负责人，罗益锋是团队的主心骨。对临床救治工作，他勤于思考总结。面对大量重症、危重症患者，他在队内率先提出仔细甄别，将治疗关口前移的策略——对重症患者进行筛查，发现其中易发展为危重症的患者，对其提早进行强化呼吸支持治疗，降低其发展为危重症的风险。病区按此方案治疗后，促进了患者病情好转，从而降低了病死率。

除日常查房、救治患者外，罗益锋还兼顾病区工作制度建立、医疗质控、人力安排等工作。他还参加医院疑难危重病例会诊及死亡病例讨论等。虽然工作非常繁忙，但他无怨无悔，他说："在党、国家和人民需要我们时，作为党员，我要冲在前线，作为医生，我要守护生命。"

（中山大学附属第一医院　供稿）

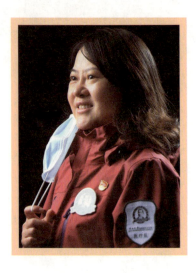

周雪贞，中山大学孙逸仙纪念医院护理部副主任，中国共产党党员，主任护师。

周雪贞

信仰，让她逆行而上

周雪贞曾荣获广东省及广州市抗击"非典"三等功。17年后面对新冠病毒的肆虐，她再一次勇挑重担，带领团队圆满完成了抗疫支援任务，荣获2020年"全国卫生健康系统新冠肺炎疫情防控工作先进个人"称号。

作为有着14年党龄的护理专家，周雪贞积极响应紧急增援号召，参加中山大学孙逸仙纪念医院第二批医疗队并兼任副队长，率领百人精英护理团队在元宵节前夕驰援武汉；次日，医疗队就正式整建制接管了全部都是重症患者的武汉协和医院西院东7楼病房。

她身先士卒、冲锋在前，立即建立可靠的临战管理制度，恢复病区正常状态；迅速组织建立协作机制、防护指引、团队管理制度、安全防护和后勤保障等相关体系；因地制宜创建了"逸仙重症监护室（ICU）"，集中火力救治重症患者；为患者开启医疗、护理、康复三位一体的护理新形式；制定严格的感控活动指引、学习视频与管理制度，确保医护人员不被感染；制定"一对一"精准化患者救治及康复护理方案。

她带领团队开展多种形式的活动，对患者进行心理关怀与疏导；构建随访系统，追踪做好延续护理，通过创建的"逸仙护理"模式提高了治愈率。

在抗疫一线，周雪贞展现出扎实的专业水平，高效的管理素养，顽强的工作作风。她是前线坚强的战士，团队可敬的家长，患者可爱的亲人，新时代最美逆行者。

（中山大学孙逸仙纪念医院　供稿）

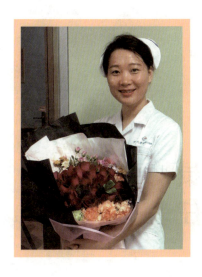

段孟岐

温暖治愈，微笑担当，她是"平安"队长

段孟岐，中山大学附属第三医院儿科重症监护室护士长，中国共产党党员，副主任护师。

2020年1月24日（除夕），段孟岐第一时间报名驰援武汉，抵鄂后迅速开展工作。在条件艰苦的汉口医院，病房布局不符合传染性疾病感控要求、医疗设备缺乏、收治的都是重症或危重症患者，她带领大家迎难而上，克服困难。

段孟岐带头组织制定了广东省医疗队护理排班模式，优化护理人员工作流程；根据汉口医院接管病区的实际情况，带头制作约束带、改造治疗车；提出隔离病房胃管可视化操作方案，为新冠肺炎危重症患者提供营养支持，改善预后，提高治愈率。她还负责沟通协调和后勤物资管理工作，是医疗队的"大管家"。

除诊疗和护理操作外，段孟岐更强调对患者开展早期心理护理，鼓励患者表达诉求，疏导患者心理问题。患者信任的眼神和开朗的微笑是她最深的期盼。

段孟岐的温暖治愈同样时刻感染着身边的队友们，不管多忙多累，她都会活力满满地出现在队友面前。上下班的路上，她总是和大家有说有笑，驱赶疲劳。隔离病房的工作压力不小，她却像一股强劲有力的绳将队友们紧紧拧在一起。

她利用休息时间编写《儿童新型冠状病毒肺炎防护》，作为国内首本抗疫一线医护人员参与编写的儿童疫情防控图书迅速出版，帮助大众在特殊时期提高科学防护的意识和能力。她还总结新冠肺炎救治一线的工作经验和患者病例，撰写多篇科研论文。

温暖治愈，微笑担当，她是"平安"队长，护佑医疗队员和患者平安。

（中山大学附属第三医院　供稿）

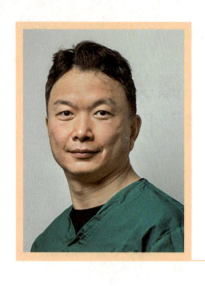

姚 麟

保护好队员，平安告捷是我的责任

姚麟，中山大学附属第六医院副院长，中国共产党党员。

2020年1月28日，姚麟作为广东省援鄂第二批医疗队党总支书记，带领147名来自广东5个地市18家医院的医务人员踏上支援武汉的征途。

搭建团队，筑好"篱笆"。姚麟带领的队员年龄最大的59岁，最小的22岁，年龄差距大，需要尽快磨合，尽快让大家熟悉起来，成为一个共同作战团队的第一要务。在飞机上，姚麟就告诉大家"打开舱门，就是战友"。到达武汉后，姚麟带领团队第一时间进入病房，改建"三区两通道"以满足院感需求。这些方案随后在广东省各批医疗队中推广。

直击生死，与"死神"赛跑。作为武汉第一批定点医院之一，在汉口医院，姚麟和团队从氧疗方式、营养支持、标准治疗方案、人文关怀等多方面进行了调整完善，鏖战55个日夜，共接收患者189例，其中危重症159例，仅死亡12例（均发生在前两周）。中央电视台曾专门在直播中介绍了广东经验。

红色先锋，暖心有爱。队员同样存在着心理压力，需要疏导。姚麟通过"心灵鸡汤"加运动等多种方式保持队伍的战斗热情。依靠在抗疫一线的59名党员，迅速建立起1个临时党总支和11个临时党支部。截至3月22日返粤，医疗队中有83人向党组织递交了入党申请书。所在医疗队获评"武汉市工人先锋号"。

（中山大学附属第六医院　供稿）

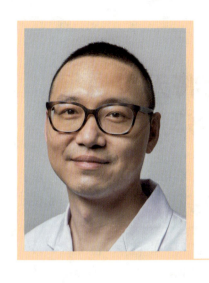

桑 岭

广东驰援武汉第一人，把该做的事做好

桑岭，广州医科大学附属第一医院重症医学科医生，中国共产党党员，主任医师。

桑岭是一名"80后"，在重症医学临床一线深挖细耕16年。2020年1月23日（农历腊月廿九），桑岭被选派参加国家卫生健康委抗击新冠肺炎专家支援队，毅然奔赴武汉市金银潭医院参与一线救治。到达武汉，他立即投入治疗工作。

面对"缺兵少将"、缺乏医疗物资等重重困难，桑岭竭力创造条件，使患者的生命体征趋于平稳，确保患者的生命安全。经过不懈努力，桑岭分管病区的一例危重症患者成功拔管，成为金银潭医院重症监护室（ICU）"开战"以来第一位成功治愈的危重症患者。

桑岭争分夺秒与病毒战斗，汗水朦胧了护目镜，却不能熄灭他心中的熊熊斗志。面对严重的急性呼吸窘迫综合征患者，他沉着冷静，时刻关注患者各项生命体征，及时给予患者镇静镇痛、肌松剂等，采取俯卧位通气、肺保护性通气策略，做好循环动力学的维护、继发感染的评估。无数次惊心动魄的紧要关头，他用身经百战的学识和十年一日的耐心帮患者战胜病魔。

桑岭置身疫情"暴风眼"76天，身负重任，展现医者担当，一天都没有停下来休息，"我是组长，负责带领整个团队参与战斗，我不上谁上？"作为钟南山院士的学生，他不负重托，将"奉献、开拓、钻研、合群"的"南山风格"带到了武汉战场，践行了一名共产党员的初心与使命。

（广州医科大学附属第一医院　供稿）

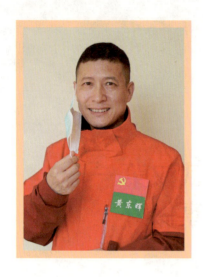

黄东晖，广东省中医院珠海医院呼吸科主任，中国共产党党员，主任中医师。

黄东晖

"抗非"老将无畏逆行，抗疫一线书写忠诚

黄东晖作为国家援鄂第二支中医医疗队广东省中医院团队临时党支部书记、队长，英勇奋战在武汉抗疫一线。

党员先锋，危急时刻舍身忘死。17 年前，黄东晖连续作战在抗击"非典"一线，长期极度疲劳后感染了"非典"，病情一度危重，康复后又马上回到工作岗位参与救治工作。17 年后，他又毫不犹豫地投身抗击新冠肺炎疫情的战斗中，率先请战驰援武汉，对口支援湖北省中西医结合医院。

中医卫士，中西并重疗效显著。在武汉隔离病区，黄东晖带领医疗队接管 2 个病区 70 张床位，收治患者 130 人，其中危重症 16 人、重症 72 人。他积极发挥中医特色优势，有效减轻患者症状，降低患者病情恶化的风险。面对危重症患者，他严格辨证施治，确保一人一方，连线后方专家进行会诊。中医传统疗法是他手中的"法宝"，患者出现胸闷、心悸、气促等症状，他主动教授他们练习"八段锦"、养生操、穴位按摩、耳穴压豆等中医疗法，取得良好效果，受到患者青睐。

仁心仁术，一线书写大医精诚。黄东晖常常以自己感染"非典"并痊愈的经历鼓励患者，增强患者战胜病魔的信心，给忐忑不安的患者注入强心剂。

"疫情当前，绝不退缩，众志成城，守护武汉！"黄东晖坚守信念、勇担重任、忠于职守，以满腔热血践行着共产党员的初心和使命。

（广东省中医院　供稿）

黄妙珊

哪怕前路未知，也要无畏向前

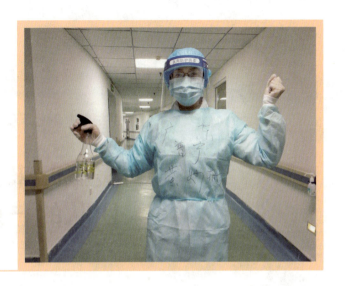

　　黄妙珊，广东省揭阳市普宁市人民医院神经内科二区护士长，中国共产党预备党员，副主任护师。

　　黄妙珊长期从事临床医疗一线护理工作，2020年1月28日至3月31日，她率领由普宁市人民医院和高州市人民医院共10名护士组建的护理组随广东省第二批援鄂医疗队赴武汉市金银潭医院，支援抗击新冠肺炎疫情救治工作。

　　在金银潭医院，黄妙珊奋战在抗疫最前线。她带领全体队员克服困难，与时间赛跑、与病魔搏斗，在隔离病区实施各项临床护理工作，密切配合医生在生死关头抢救生命；她配合病区护士长开展临床护理及管理工作，领物资、领药物、传递一次性用品到隔离病房，每天往返奔跑于隔离病区和仓库五六趟；她协助医护人员穿脱隔离服，严格落实防护措施，"你过来，我帮你看看防护服穿好了没有"，这是她对队友最常说的一句话。

　　在隔离病房，黄妙珊胜似患者的亲人。在开展临床护理的同时，她热情地为患者实施生活护理，帮危重患者喂饭、端尿端屎、更换尿不湿等。每天高强度、高负荷地连续工作数小时后，她才能取下面罩和护目镜休息一下。

　　作为组长，黄妙珊还充当队员的"知心大姐"，耐心细致地帮队员解决工作和生活上的难题。在她的带领下，大家很快适应了异地生活环境，克服了繁重的工作压力，顺利完成了各项救护任务，为打赢"武汉保卫战"贡献了医护力量。

（广东省揭阳市普宁市人民医院　供稿）

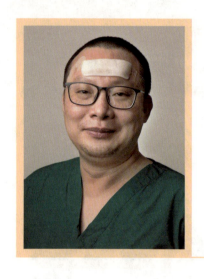

黄敬烨

援藏归来又援鄂，护理团队的一面旗帜

黄敬烨，广州医科大学附属第一医院重症医学科护士长，中国共产党党员。

2020年1月10日援藏归来后，黄敬烨又投入到新冠肺炎患者救治工作，从除夕开始，他连续两天都奔波于广州、深圳两地，参与新冠肺炎危重症患者的会诊及体外膜肺氧合（ECMO）置管和护理。2月1日，在结束一晚紧张忙碌的夜班工作后，他主动响应号召，逆行武汉。

黄敬烨于2月2日凌晨到达武汉，并于当天下午立即投入工作，来到武汉协和医院西院区，与当地医院领导及重症监护室（ICU）医护人员讨论新冠肺炎患者收治的相关工作。由于当地ICU不符合收治传染性极强的新冠肺炎患者的标准，黄敬烨积极出谋划策，参与ICU改造工作，根据院感要求及患者特点，从缓冲区建设、病区区域划分、人力、仪器设备、物资、制度流程等多方面进行改进和完善。

黄敬烨结合新冠肺炎危重症患者的临床需求，将自己的专业技术引入ICU护理团队的管理中，每天坚持4~6小时的床边护理查房，从临床药物使用、气道管理、液体管理及肾脏替代治疗、院感防控等方面着手，与临床一线护士共同面对问题、解决问题，不断提高临床护理水平。

在武汉的工作中，黄敬烨发扬"南山风格"，全身心投入到临床一线的工作中，参与病区管理、人员培训和危重症患者的救治工作。"武汉这里的工作很难，但只要有一线希望，我们都要全力以赴！"

（广州医科大学附属第一医院　供稿）

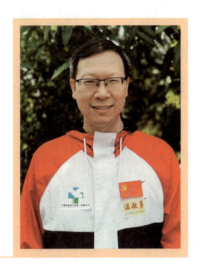

温敏勇
"抗非"援疆多磨砺，
驰援武汉显身手

温敏勇，广州中医药大学第一附属医院重症医学科副主任，中国共产党党员，副主任中医师。

温敏勇曾抗击"非典"（简称"抗非"），也曾参与援疆工作。2020年初，新冠肺炎疫情告急，他再次白衣执甲，逆风前行。作为医院首批国家援鄂中医医疗队队长，温敏勇带上队员，踏上驰援湖北省中西医结合医院的征程。

刚到武汉，人员紧张，物资匮乏，隔离病房需改造……温敏勇带领医疗队，争分夺秒优化就诊流程，分层管理患者，调整病区感控布局，因地制宜提出一系列改进措施，加强感控培训。

面对"无药可治"的困局，发挥中医药优势抗击新冠刻不容缓。但中医辨证施治，必须"望闻问切"，与患者近距离接触，感染风险大大增加。结合当地新冠肺炎患者的发病特点和传染病区实际，温敏勇带领队员们理清思路，制订出一套满足中医药诊疗需求的隔离病区工作方案，保证每位患者都有"专属中医档案"，确保为患者开出"一人一方"的专属中药处方。

在新冠肺炎治疗上，中西医各有所长。他带着"抗非"的实战经验，探索形成了以中医药为主导、中西医协同的救治新方案，打好中医特色"组合拳"，协同西医生命支持、营养支持及对症等治疗相得益彰。

鏖战了54个日日夜夜，温敏勇带领医疗队接管的两个病区患者全部清零，累计收治患者119例，中医药使用率100%。战"疫"告捷，面对各种赞誉，他却说：自己只是做了党员和医生该做的事。

（广州中医药大学第一附属医院　供稿）

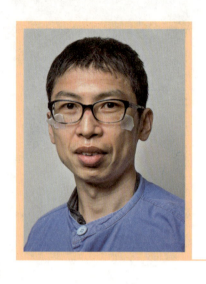

谢佳星

心疼患者，更加要拼命治病救人

谢佳星，广州医科大学附属第一医院呼吸内科医生，副主任医师。

经历过"非典"疫情的谢佳星心里清楚新冠肺炎疫情的严重性，他知道随时会下达支援任务，时刻备战。2020年1月24日（除夕）之夜，驰援湖北的集结号吹响，他马上报名，连夜奔赴武汉。

当地医院氧气供给紧缺，谢佳星想尽办法整合资源、争取外援，与队员一起把募集来的氧气罐一个个地搬置到位。武汉病区的无创呼吸机品种繁多，管道非常复杂，其他医疗队不太熟悉操作，谢佳星主动协助管理和支持其他医疗队使用呼吸机，把平日扎实的基本功和实战经验都用上。

上午班查房，制定治疗策略，修改医嘱；下午班完成医疗病历，收患者；上夜班则查房，重点看危重患者，再新收患者；而凌晨班需要重点应对突发情况。这不仅是谢佳星的一天，也是医疗队很多医生的一天，"总之，对患者有好处的，什么都干。"

厚重的防护服，通常要穿7小时以上，增加了很多医疗操作的难度，电脑打字也变慢，就连写病历、开医嘱也困难。不能喝水，不能上厕所，身上穿的成人纸尿裤也是为了预防万一，"最开始非常不适应，但慢慢也就习惯了。"

谢佳星说，他牢记"奉献、开拓、钻研、合群"的"南山风格"。在这场战"疫"中，他用自己的行动诠释着钟南山院士当年的教诲。

（广州医科大学附属第一医院　供稿）

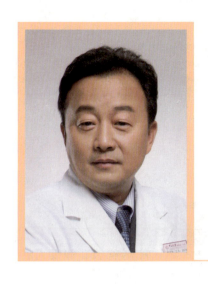

管向东

三战三捷，真切感受"生命至上、人民至上"的国家力量

管向东，中山大学附属第一医院重症医学科主任，中国共产党党员，教授、主任医师。

新冠肺炎疫情发生后，作为中华医学会重症医学分会主任委员，管向东率先向全国重症医学同道发出"齐心协力，拯救生命，打赢疫情阻击战——致全国重症医学专业同道倡议书"，号召全国重症同行积极响应、勇于担当，争取做打赢疫情阻击战的前沿战士，倡议书在全国同道中反响热烈，截至 2020 年 2 月中旬，1.1 万名重症专业医务人员驰援湖北，占总支援人数 1/3，占全国重症医务人员的 10%。

临危受命，作为国家卫生健康委"国家级专家组"成员，管向东于 2 月初到达武汉，圆满地完成了每一项工作。除了临床一线查房参与床边救治，他还协助湖北各地的新冠肺炎收治中心，特别是重症收治中心开展指导、督导、巡查工作。在繁忙的医疗工作之余，他积极组织全国重症专家编写《新型冠状病毒肺炎重型、危重型病例诊疗方案》，为全国的临床治疗提供有力依据。

从 2 月初到 4 月 7 日，管向东始终坚守在武汉各大医院，同行们亲切地把他和其他 7 位同样坚守武汉的专家一起称为"重症八仙"。

武汉的工作结束了，管向东仍在抗疫之路上奔走，从黑龙江省绥芬河市到新疆维吾尔自治区喀什市，每一个出现疫情的地方，都留下了管向东的身影，体现了重症人为抗疫不懈努力的精神。

（中山大学附属第一医院　供稿）

韦 球

使命在肩，勇往直前

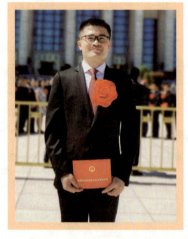

韦球，南宁市第一人民医院副院长、呼吸内科二区主任，中国共产党党员，主任医师，副教授。

新冠肺炎疫情来势汹汹，韦球作为呼吸内科专家，一边奋战在广西壮族自治区南宁市第一人民医院抗击疫情一线，一边默默关注着全国各地医务人员驰援湖北的情况。

2020年1月28日，当看到组派广西壮族自治区第二批援鄂医疗队的通知时，韦球第一时间请战。他担任医疗队队长和医疗队临时党支部书记，带领南宁市一队出征湖北。2月4日，医疗队正式挺进武汉江汉方舱医院。

第一个夜班，韦球穿着密不透风的防护服，听着头罩里自己分外清晰的呼吸声，看着方舱中井然排列的数千张病床，油然生出一股斗志："我来了！我就在这！打一仗吧！"值班至当夜凌晨4点，韦球和队友们已经不停歇地接收了200多例患者，此后的每一班都是战斗状态。除了肩负日常工作，到了换班时间，韦球还要整理诊疗日志，反馈当班情况。

医者不但救人，也要救心。为鼓舞患者士气，韦球和队友利用网络平台向社会直播方舱医院的工作和生活。2月18日，韦球第一次当上了"主播"，向大众介绍了方舱医院的内部景况、广西医疗队的特色、患者的救治情况。这场直播收获了近50万粉丝，吸引了91余万人观看。

韦球说："我出生在并不富裕的农民家庭，一路走来，得益于社会的帮助和医院的培养，才有了今天的我。"逆战武汉，是医者的职责，是党员的初心！因为使命在肩，所以勇往直前！

（广西壮族自治区南宁市第一人民医院 供稿）

张丽艳

勇赴战"疫"一线
"铿锵玫瑰"显担当

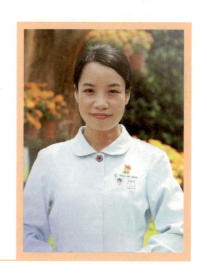

张丽艳，广西医科大学第二附属医院风湿免疫科护士长，主管护师。

张丽艳有着多年的急诊和重症医学科历练，面对新冠肺炎疫情，她带领全科护理人员第一时间向医院请战支援武汉。她临危受命，担任广西壮族自治区第二批援鄂医疗队护理分队总队长，带领全区 7 家区直医疗单位、8 个市（县）17 家综合医院共 100 人的护理队伍前往武汉投入战"疫"一线，护理患者 399 人，出院患者 202 人。

接管武昌方舱医院后，张丽艳率先成立院感小组，设立感控监督员，制定院感相关职责和制度，在武昌方舱医院首批实施，同时也被感控专家列为规范标准，在多个方舱医院推广。进舱后，她主动带领患者进行消防演习，与来自各省市的领队讨论修订护理制度和流程，协调解决后勤服务；主动了解年轻队员身心状况和工作困惑等问题，让队员们倍感温暖。她代表广西参加全国疫情新闻发布会，表现出色广受赞誉；带领广西护理队（方舱）荣获"全国卫生健康系统新冠肺炎疫情防控工作先进集体"称号，本人荣获"全国卫生健康系统新冠肺炎疫情防控工作先进个人""广西青年五四奖章（新冠肺炎疫情专项）"荣誉。

在抗疫一线，张丽艳对党的理论方针政策有了深刻认识，被共产党员在关键时刻挺身而出、紧要关头勇于担当的作为打动，在抵达武汉的第二天，便写下了入党申请书。在阻击疫情的每时每刻，她都以党员的标准严格要求自己，以实际行动践行新时代白衣战士的神圣使命。

（广西医科大学第二附属医院　供稿）

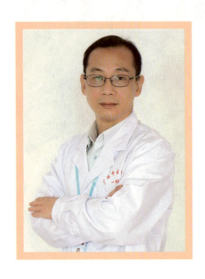

陈平，广西中医药大学第一附属医院呼吸与危重症医学科医生，中国共产党党员，主任医师。

陈 平
基层战"疫"，中医有方

作为广西援十堰市竹溪县医疗队临时党支部书记、队长，陈平信念坚定，有强烈的使命感和责任感，每天除了处理党务、队务和医疗工作，还要接洽县里各部门、医院等各方面工作，几乎每天都是凌晨3点左右才能休息。他发扬战斗精神，保质保量完成每项工作。

陈平医德高尚，悲悯为怀。在新冠肺炎隔离病区，负责所有患者的总体治疗方案。他对每位患者进行中医望闻问切和西医体格检查，详细了解病情，充分发挥中医整体观念和辨证论治的优势，中西医结合，一人一方案，精准施治。他重视中医怡情易性，顶着压力为儿童患者实施纯中药治疗，更显党员担当和医者的仁心仁术。他不辞辛劳，积极开展呼吸机、感控等知识培训，提出到县里其他隔离点、乡镇卫生院巡查诊治，指导感控，并受邀为妇幼保健院儿童患者进行中医诊治，为当地多做事、做好事，社会反响很好。

竹溪地处边远，隔离病区条件艰苦，物资有限。陈平深入调查，因地制宜解决问题，优化感控环节，取得实效，受到感控专家高度好评。

陈平严格管理好医疗队，确保队员生命安全和身心健康，充分发挥队员的积极性和创造性，与当地医务人员并肩作战，实现了患者全部治愈、医务人员"零感染"，圆满完成任务。

（广西中医药大学第一附属医院　供稿）

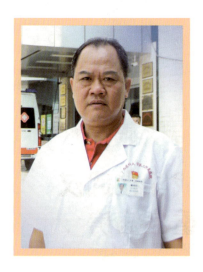

秦明钦，广西医科大学第二附属医院重症医学科医生，副主任医师。

秦明钦
用行动践行医者初心

秦明钦是一位有着30余年丰富临床经验的医者，从事重症医学诊疗工作16年。此次战"疫"，他担任广西壮族自治区第四批援鄂医疗队首席医疗专家、武汉沌口方舱医院的病区主任。在武汉，他越发感受到党组织的光荣和伟大。医院党校开设的网上空中课堂，让他进一步加强了对党的服务宗旨的认识，54岁的他虔诚地写下了入党申请书。作为医疗队"大家长"，他用高标准尽全力守护着团队的安全，带领队员平安归来！

秦明钦积极参与医院临床工作的管理，每天除了查房、诊疗、统筹、协调等事务，还要负责整个医院的运行。他每天早上都要参加病区晨会和各省医疗队联席会议，讨论医院的运行情况、患者收治情况、治疗进展、待出院病例等，研究解决存在的问题和实际困难，保障战"疫"工作顺利进行。他每天事无巨细地做好统筹安排，并随时关注每位患者的病情变化。

在团队的共同努力下，2020年2月20日，他所率领的医疗队迎来了第1例出舱患者！"这是整个方舱医院的第1例出舱患者，而且是在广西医疗队负责的病区！"秦明钦的声音里透出一丝兴奋和自豪。

秦明钦就是这样一名无私无畏、恪尽职守、勇于担当的医者，用血肉之躯与病魔搏斗，用笃定信念守护群众的生命健康。

（广西医科大学第二附属医院　供稿）

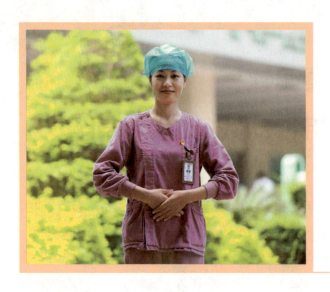

朗秋燕

战斗在武汉
重症病房

朗秋燕，广西医科大学第一附属医院重症医学科一病区副护士长，中国共产党党员，主管护师。

2020年1月27日（大年初三）晚10时，朗秋燕随队出征抵达武汉。看着空荡荡的英雄城，只有救护车及物资车辆在马路上奔驰，她知道，战斗开始了！

1月28日下午，作为广西壮族自治区首批援鄂医疗队护理组组长，朗秋燕带领全体护理队伍接管武汉黄陂区中医医院2个新冠肺炎普通病区，收治了近120例确诊患者。当天晚上，朗秋燕和队员连夜制定了7项护理规章制度，让护理工作有章可循。

为尽可能将重症患者收治入院，防治轻症患者转为重症患者，建立新冠肺炎重症监护病房势在必行。朗秋燕带领护理队伍配合医疗组，边申购仪器边收治患者，于1月30日中午建立了中医院第一个重症监护病房。没有耗材，朗秋燕求援广西生产厂家千里邮寄；没有仪器，她立即申购并及时培训护理人员，确保第一时间能够使用。在她和团队的共同努力下，中医院由起初仅有3台呼吸机的监护室逐步变成同时拥有17台呼吸机的监护病房。

女子本弱，但医护的天职练就了朗秋燕刚强的性格！此次战"疫"经历，让朗秋燕看到了和谐的医患关系，看到了勇敢的武汉人民，也看到中国同胞们"一方有难，八方支援"的团结力量！

（广西医科大学第一附属医院　供稿）

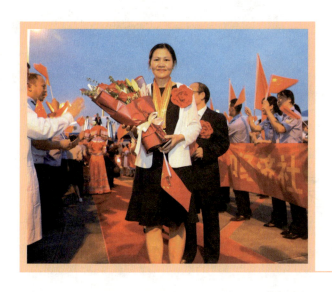

温汉春
我出生在武汉，强烈要求参战

温汉春，广西医科大学第一附属医院重症医学科一病区副主任，中国共产党党员，主任医师。

"我自愿申请参加救援队，我出生在武汉，强烈要求参战！"新冠肺炎疫情暴发后，当看到其他省份医疗队驰援湖北的消息时，温汉春没有任何犹豫，立即主动请缨。

2020年1月27日(大年初三)，作为广西壮族自治区首批援鄂医疗队党总支副书记、医疗组组长，温汉春带领医疗队星夜驰骋、速达武汉。次日，医疗队入驻武汉市黄陂区中医医院开展工作。仅2天时间，温汉春率团队完成了传染病收治病房的改造工作，并开始陆续收治病患。

忙碌是温汉春的工作常态，拼搏是她的奋战宣言。她不但要收治患者，每天查房、诊治患者，还要培训当地医务人员的传染病防护知识、总结汇报工作、布置新任务。深夜，队员们休息了，她还要去询问重症患者的病情，处理突发事件。不仅如此，她还经常抽空参加线上会议，研究探讨新冠患者的救治。据统计，温汉春带领队员们先后收治新冠肺炎确诊及疑似患者397例，收治危重症确诊、临床诊断患者87例，会诊危重症患者60多例……

3月18日，出征52天后，温汉春率队全员凯旋。在这场没有硝烟的疫情阻击战中，温汉春始终率先垂范、攻坚克难，以实际行动践行着党员的初心，坚守着医护工作者"敬畏生命、救死扶伤、甘于奉献、大爱无疆"的精神。

（广西医科大学第一附属医院　供稿）

邓艳梅

以忠诚赴使命，秉初心显担当

邓艳梅，海南省定安县人民医院护理部副主任，中国共产党党员，主管护师。

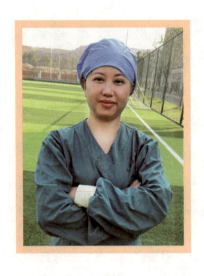

"我是党员，关键时刻必须冲锋在前。"这是海南省定安县人民医院邓艳梅早已铭刻于心的职业誓言。年迈的父亲以一名老党员的身份给予支持："国家有需要，共产党员就得全力以赴，孩子有我们照顾，你安心工作。"父亲坚毅的眼神更加坚定了她的信心。

在光谷方舱医院，除了正常的护理外，邓艳梅还是定安县首批援鄂医疗队联络员，她身上肩负着与其他市县援鄂医疗队协调沟通的重任。那时光谷方舱医院刚建立，为了使护理工作尽快走上正轨，邓艳梅征集大家在护理工作中遇到的问题，与各市县联络员反复开会讨论，解决工作中存在的问题，及时明确各班岗位职责、工作流程。

邓艳梅的细心和热心，还体现在照顾患者上。光谷方舱医院收治的大多是轻症患者，心理疗愈对他们而言和药物治疗一样重要。当患者生日时，他们会同唱《生日快乐》歌，并送上采购不易的蛋糕。他们还和患者一同宣誓，全力以赴共同打好这场新冠肺炎疫情阻击战。针对情绪低落的患者，她主动添加微信拉起家常，为患者解答疑惑，以积极乐观的心态引导患者。

在新冠肺炎疫情阻击战中，邓艳梅以实际行动实现了"带好头、作表率"的初心使命，充分发挥党员先锋模范作用，圆满完成援助工作任务，让鲜红的党旗在战"疫"一线高高飘扬。

（海南省定安县人民医院　供稿）

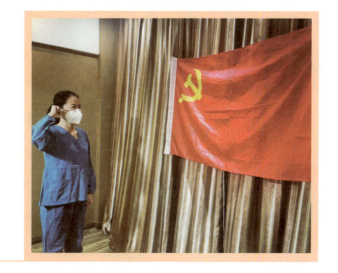

刘莉，海南省人民医院重症医学科副护士长，中国共产党党员，副主任护师。

刘 莉

柔情"女汉子"

如果不是翻看手机，刘莉已记不清自己在新冠肺炎疫情防控一线奋战了多少个日夜。

"当我穿上防护服的那一刻，就是战场上的战士。"刘莉语气中充满了力量。2020年1月27日，刘莉主动请缨，作为海南第一批援鄂医疗队队员赴湖北抗疫。

到达湖北后，刘莉主动申请到当时疫情最重、危重患者最多的洪湖市。作为医疗队护理组组长，刘莉承担起"管家婆"的角色：对病区格局进行调整、严格按照感控要求重新划分并完善"三区两通道"的改建、规范穿脱防护服流程、防护用品消杀流程……戴护目镜和手套会严重影响视野和精细操作，帮患者做无创通气、静脉穿刺、雾化治疗等精密护理及病情观察是一个巨大挑战，而对在急危重症护理一线工作了12年的刘莉来说，她几乎没有失误过。

"面对未知和风险，有过担忧、害怕，但湖北需要急重症护理人员，我想去、我要去，这是身为医护人员的职责和使命。"刘莉始终以党员标准要求自己，因优秀的表现而被党组织火线发展入党。

刘莉的内心是柔软的，她把更多关心给了自己的队友。"检测后大家无恙，我悬着的心才放下来了。"刘莉说，那一刻大家哭成了泪人，这份患难之交终生难忘。刘莉的内心又是坚强的，和所有与病毒抗争的医护人员一样。"每当我穿脱隔离衣多一分熟练时、当患者气色好转并健康出院时，我就更有力量和信心。"

（海南省人民医院 供稿）

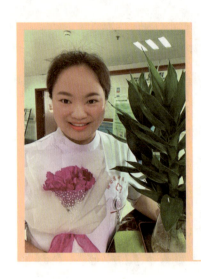

李 丽
她从"家乡"驰援家乡

李丽，海南省中医院外一科主管护师。

"我是湖北人，当然要回去贡献自己的力量。"这是海南省中医院主管护师李丽，在请战成为海南第三批援鄂医疗队一员后的心声。

进驻武汉江汉方舱医院的当晚，李丽负责接收陆续转运过来的新冠肺炎患者，为方便开展工作，她把自己的岗位移到冷风呼啸的方舱医院门口，为患者测量体温、监测血氧饱和度、帮着提送行李。这天晚上，李丽在寒风中坚持了整整 3 个小时，预检分诊患者 700 多人次，接收患者超过 600 名。"方舱医院只接受轻症患者，我们要询问每一位患者，留下适合在方舱医院治疗的患者。"李丽回忆。

在方舱医院工作期间，李丽对待患者细心又贴心。早上到岗的第一时间，她会亲切问候每一位患者，了解他们的病情改善情况。除了护理工作，李丽还会及时收集每位患者的动态救治资料，并主动担起患者的一日三餐、生活用品的发放工作。

"如果说护理工作是'速度与激情'，那医患关系就是'浪漫和温情'。"李丽笑道。为帮助新冠肺炎患者树立战胜疾病的信心，她和同事专门买来康乃馨装饰病房、改善住院环境，还带着大家一起练习八段锦、经络操等，遇到情绪低落的患者，李丽总能及时发现并给予心理疏导。

"好多朋友听说我到湖北支援，都问我怕吗？怎么可能不怕？！但医护人员在这时候不能退缩，要告诉湖北的同胞，'你们并不孤单，我们并肩作战'！"李丽说。

（海南省中医院　供稿）

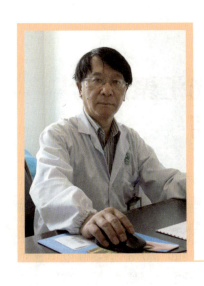

张汉洪

17 年后，"老兵"
投身新战"疫"

张汉洪，海南省中医院急危重症医学部主任，中国共产党党员，主任医师。

早在 2003 年，张汉洪就参与了"非典"疫情防控工作，之后又经历了甲型 H1N1 流感、登革热等重大公共卫生事件。此次新冠肺炎疫情中，张汉洪以一名老兵的身份投入新战"疫"。

疫情发生伊始，张汉洪就被任命为海南省中医院医疗专家组副组长，负责对新冠肺炎疑似患者的初步诊治。

春节期间，张汉洪主动放弃与家人团聚的机会，坚守一线岗位，加强预检分诊、发热门诊建设。他带领下的急危重症医学部，全员报名支援湖北防控新冠肺炎疫情。同时，张汉洪还参与制定、修订海南省新冠肺炎中医诊疗方案，并亲自赶赴各医疗机构指导方案落实，还通过各类媒体传播中医防疫知识，对推动全省实现中医中药全程参与新冠肺炎治疗发挥了重要作用。

2020 年 2 月 18 日，张汉洪接到国家中医药管理局通知，紧急赶往武汉加入新冠肺炎重症救治专家组，开展对重症病例的中西医结合巡诊工作。在武汉，张汉洪以饱满的热情深入定点医院巡查，指导对新冠肺炎重症及危重症患者的中医药治疗工作。3 月 3 日至 5 日，张汉洪所在的重症巡诊专家组对湖北十堰、襄阳、宜昌、仙桃 4 个地市的 9 家医院进行了巡查指导。张汉洪向每一位患者耐心询问病史、查舌摸脉，与同组的西医专家默契配合，认真探讨、制定最佳中西医协同救治方案，为危重症患者提供个性化诊疗服务。

（海南省中医院　供稿）

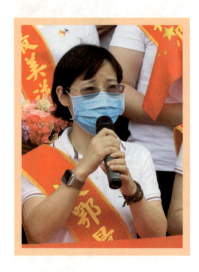

陈涛，海南省人民医院副院长，中国共产党党员，主任医师。

陈　涛

用萤火之光汇聚成希望的星河

"这世界没有超级英雄，不过是有一份热，发一份光，萤火汇聚成星河。"海南省人民医院副院长陈涛正是星河中的璀璨星光。

回忆起战"疫"期间的点点滴滴，陈涛饱含热泪地说："我们都是为了生命而战。"作为海南省人民医院医疗工作业务副院长、医院疫情防控救治专项工作领导小组副组长，自2020年1月6日起，陈涛便梳理院内流程、走访重点区域、严防重要环节、组织"每日两会诊"……铺开省内抗疫"作战图"。

在湖北告急之时，陈涛挺身而出，受命担任海南省支援洪湖疫情防控医疗队队长驰援洪湖。在充分走访调研后，她制定了医疗救治、发热患者及密切接触者的处置、集中隔离医学观察等流程。陈涛说，对患者多一分关心，就多一份生命的希望。她带领医疗队整合资源，深入一线调研，实行规范化、标准化、个体化治疗，10天内将重症患者由20人实现清零，援鄂半个月内治愈出院58人，死亡0人。

每天工作16个小时是陈涛抗击疫情的工作常态。陈涛率团队先后会诊定点医院210人次、基层卫生院489人次，通过堵源头、防增量从根本上抑制疫情增长，受到了洪湖市委、市政府的高度肯定。

"我不去想身后会不会袭来寒风冷雨，既然目标是地平线，留给世界的只能是背影；我不去想未来是平坦还是泥泞，只要热爱生命。"陈涛说，无悔这段难忘的抗疫岁月，愿以此身担使命，不负初心为逆行。

（海南省人民医院　供稿）

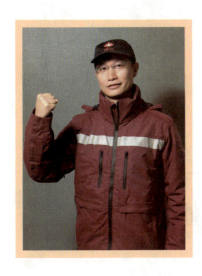

谢海，海南医学院第一附属医院麻醉科医生，九三学社社员，主任医师。

谢 海
当医生的理应冲在前面

2020年2月4日，武汉新冠肺炎疫情告急，国家紧急医学救援队（海南）发出紧急集合令，号召队员们立即报名，并在12小时内准备完毕，随时待命，驰援武汉。而谢海在2019年12月底被查出肝脏有一个较大的血管瘤，再过几天就是原定的手术期。

"你就别去了，万一血管瘤破裂了怎么办？最好马上动手术！"

"注意点应该没事，这个时候最急的就是疫情。"

面对疫情，他毫不犹豫，报名请"战"。"国家需要咱们的时候到了，当医生的理应冲在前面！"

2月5日，谢海和57名队友奔赴武汉前线，成为第一批进驻江汉方舱医院队伍中的一员。在当地奋战的34天里，他任劳任怨，每班至少7～9小时。一次夜班，一名患者上厕所时突然晕倒在地，生命体征相当危急，作为一名麻醉师，他深知此时操作的感染风险极高，但他没有犹豫，马上给患者进行人工辅助通气，同时备用气管插管设备。经过紧张的抢救，患者病情得到缓解。

有些患者在治疗期间出现烦躁、恐惧等负面情绪，不利于康复。谢海多次与患者耐心沟通，还一起跳舞、跳操，给患者过生日、送祝福……"十多个日日夜夜的精心陪护，我们渐渐康复，看不清你的面容，却能感受到你的温暖，不是亲人胜似亲人。"一名新冠肺炎患者在出院时给谢海送上了封感谢信，字里行间充满了感激之情。

（海南医学院第一附属医院 供稿）

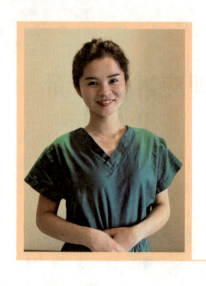

薛梅丽
战"疫"一线的
"红旗小姐姐"

薛梅丽,海南西部中心医院感染科护理组长,中国共产党入党积极分子,护理师。

2020年初,面对突如其来的新冠肺炎疫情,薛梅丽主动请战,作为海南首批援鄂医疗队队员,毅然奔赴湖北战"疫"一线。作为一名入党积极分子、医务工作者,在国家最危难的时刻,没有撤退可言。她不忘初心,牢记白衣天使的使命,冲锋在前。

2020年2月5日,进入江汉方舱医院后,薛梅丽发现舱里的患者充满恐慌、焦虑,情绪低落,病房气氛十分沉重。为改善舱里的气氛,她不顾个人安危,帮助患者们舒缓情绪,让他们以轻松的心态面对疾病。在病区里,她身穿防护服,手持国旗,在胸前和头上写着"中华儿女"四个字,带领患者手拉着手唱起了自己家乡欢快的儋州调声、练习瑜伽,教患者儋州方言,帮助患者驱散恐惧、焦虑和不安等情绪。

在疫情最危险的时刻,薛梅丽用自己的积极乐观让患者看到重生的希望,帮助患者树立战胜疾病的信心,也展现了危难时刻中国人民永不服输的精神,被患者及广大网友称为全国最美的"红旗小姐姐"。

(海南西部中心医院　供稿)

重庆市

王 杰

国家有难，不能独善其身

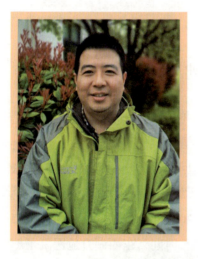

王杰，重庆市中医院呼吸与危重症医学科副主任，中国共产党预备党员，副主任中医师。

"出于职业敏感，我觉得此次疫情并不简单。我是呼吸科医生又是科室负责人，应该冲锋在前，责无旁贷。我不是在重庆的隔离病房就是在武汉的隔离病房。"

2020年1月27日（大年初三），王杰主动请缨参加重庆市首批援鄂医疗队，并被任命为医疗队队长，援驰孝感市第一人民医院。在他的带领下，医疗队克服困难，第一时间接收隔离病区、进驻隔离病房、收治患者……迅速融入到孝感抗击新冠肺炎最前线。

为了更好地救治患者，王杰深入病区，第一个在新病区开展呼吸支持治疗，第一个开展重庆、武汉、孝感和病区的三地四方远程会诊，第一个开展重庆市中医院和孝感市第一人民医院的放射诊断远程会诊……同时，他还承担了孝感市第一人民医院和孝感市中医院的巡诊和疑难危重症会诊工作，参与会诊100余人次，受到当地医护人员的高度评价。

作为中医专业出身的医生，王杰积极开展中医药治疗，发挥中医药优势。他开展"中药热奄包"改善患者胃肠道反应，开展"八段锦"和"五行音乐疗法"改善患者的负面情绪，治疗效果显著，深受欢迎。援鄂的58天中，他带领的医疗队诊治新冠肺炎确诊患者98人，患者"零死亡"，医务人员"零感染"。

"选择了医学也就选择了奉献！"这是王杰的铮铮誓言，他在援鄂一线火线入党，用实际行动践行和诠释了"敬佑生命、救死扶伤、甘于奉献、大爱无疆"的职业精神！

（重庆市中医院　供稿）

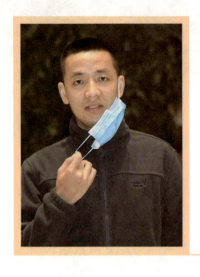

代 涛

哪里有需要，我就去哪里

代涛，重庆医科大学附属第一医院急诊科护士，中国共产党党员，护师。

新冠肺炎疫情肆虐时，代涛正被借调在重庆市卫生健康委，其主要工作是及时、准确地收集和上报全市疫情数据，为领导进一步决策部署提供信息。在得知重庆医科大学附属第一医院人手紧缺时，他第一时间向领导申请回到最危险的急诊科工作。从战"疫"后台服务迅速投入到临床一线，加班加点，极大缓解了医院的人手紧张。

在科室同事陆续解除隔离后，代涛主动申请援鄂。2020年2月5日，作为重庆市援鄂医疗队联络员，他带领医疗队驰援武汉，抵达后第一时间到东西湖方舱医院了解情况，建言献策，提出了很多建设性意见。针对方舱医院的工作特点，他组织了院感培训，制定了院感防控标准，被之后多支援鄂医疗队学习借鉴。物资短缺，他就步行20多公里进行采购。在他的不断努力下，医疗队成为第一批进舱医疗队。

代涛所在医疗队还参加了沌口方舱医院的建设工作，并作为唯一援鄂医疗队同武汉亚洲心脏病医院一起改进医院布局，制定运行流程，利用东西湖方舱医院的经验成功完成了沌口方舱医院的新建工作，直至沌口方舱医院顺利闭舱。

在援鄂期间，代涛既是负责医疗队日常管理服务的联络员；又是临床护理一线的工作人员。作为一名共产党员，哪里有需要，他就去哪里。

"苟利国家生死以，岂因祸福避趋之"。在国家和人民需要他的时候，代涛舍小家为大家，砥砺初心，彰显本色，倾尽全力为党和人民作出贡献。

（重庆医科大学附属第一医院　供稿）

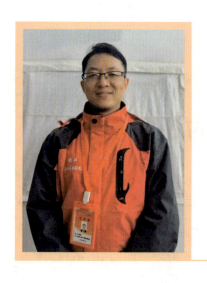

刘碧翠

我是党员，
我应该去一线

刘碧翠，重庆市璧山区人民医院副院长，呼吸内科副主任，中国共产党党员，副主任医师。

面对突如其来的疫情，刘碧翠说："我是党员，我应该去一线！"他24小时吃住在一线，对每一份病历，他不遗漏任何细节；对每一位患者，他带领团队认真筛查，制定详细诊疗方案。有一名高度怀疑新冠肺炎的患者，4次核酸检测均为阴性，但刘碧翠没有"放行"，要求团队反复留取送检标本、更换多种检测方法，在第五次检测时发现该患者核酸检测呈阳性，成功阻止了感染扩散。正是这样一丝不苟的工作态度，璧山感染病区无一例漏诊，做到了应收尽收，应治尽治，确保了患者"零死亡"、医务人员"零感染"。

2020年2月4日，刘碧翠带领医院13名队员，作为璧山第二批驰援武汉的医疗队，进驻东西湖方舱医院、沌口方舱医院开展救援工作。克服多重压力，他们主动请战第一梯队入舱收治患者，从方舱医院"新手"逐渐摸索前行，参与制订方舱医院医疗核心制度、工作流程，推动方舱医院顺畅运行，被当地医院的医护人员称为"半个东道主"。

43天，刘碧翠带领队伍参与了1 000余例患者的分检收治。作为医务部副主任，他参与编写了东西湖方舱医院13项医疗核心制度、3项医疗流程，实时跟进诊疗指南，这些制度和工作要点为方舱医院平稳运行提供了保障，被国家卫生健康委现场指导组领导称赞，并列为学习的"样板"。刘碧翠获得"全国卫生健康系统新冠肺炎疫情防控工作先进个人"荣誉称号。

（重庆市璧山区人民医院　供稿）

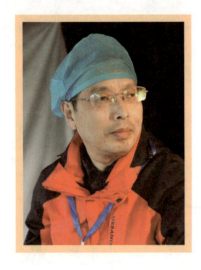

杜先智，重庆医科大学附属第二医院呼吸与危重症医学科副主任，中国共产党党员，主任医师，教授。

杜先智
出征援鄂的逆行勇士

新冠肺炎疫情暴发以来，杜先智作为 1 名具有 31 年党龄的老党员，重庆医科大学附属第二医院医疗专家组组长，一直积极参与制定院内新冠肺炎诊治流程。得知医院要组建援鄂医疗队的消息，杜先智没考虑 20 个月前自己肺部曾经做过手术，安顿好家中 90 高龄的母亲和患重度阿尔茨海默病失智卧床的岳母，他第一个主动请缨上前线，被任命为医疗队的医疗组组长和专家组组长，重庆市第三批援鄂医疗队临时党支部委员。

2020 年 2 月 2 日到武汉后，杜先智同团队进驻武汉大学人民医院东院，接管两个重症病区——十二病区和十三病区，担任两病区大主任、国家医疗队联合专家组成员。他身先士卒、勇挑重担，不顾疲惫连续奋战 57 天，在医疗规范管理、医疗质量管理、危重和疑难病例讨论与救治、远程医疗会诊等方面做了大量工作，保证了病区高效、规范、高质量运行。

在武汉期间，杜先智率队共收治患者 126 例，其中重症 69 例、危重症 25 例、轻症 32 例，年龄最大为 95 岁，危重症治愈率达 94%，十二病区连续 43 天病死率为零，十三病区连续 30 天病死率为零，所有病区完全清零。杜先智所在的重庆市第三批援鄂医疗队是重庆援武汉重症病房坚持最久、撤离最晚的一批队伍。

"工作 30 年了，去一线既是医生的本能，也是党员的责任。"杜先智说。

（重庆医科大学附属第二医院　供稿）

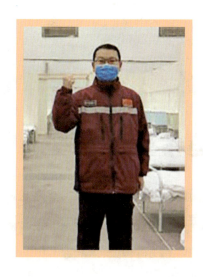

张立明，中国科学院大学重庆医院（重庆市人民医院）呼吸与危重症医学科医生，中国共产党党员，主治医师。

张立明
战"疫"一线的"开荒牛"

新冠肺炎疫情暴发后，正在支农的张立明主动请命参加援鄂医疗队，成为全科室、全支部冲在第一个的人。2020年2月4日，他随重庆市援鄂医疗队驰援武汉，同时，他身为检验医师的妻子也同样奋战一线。

尽管只是一名普通的呼吸科医生，但张立明具有丰富的呼吸科传染病诊疗经验。从东西湖区武汉客厅方舱医院到蔡甸区沌口方舱医院，他如"开荒牛"一般从展厅到仓库，忙碌在不同的方舱医院。方舱医院患者的特点是症状轻但数量大，每班查房就要管理100~200名患者，但饥肠辘辘、大汗淋漓、生理尿急以及防护服的憋闷，都不能阻挡张立明的步伐。每班进舱工作实际需要10小时左右，从查看患者到制定方案，从讲解新冠肺炎知识到疏导患者心理，以及带领患者锻炼身体，从第一批进驻到最后一个夜班撤离，从头至尾，他都坚守在岗。

整个援鄂期间，张立明发挥共产党员优秀作风，不怕苦不怕累，主动挑重担，多次向队长申请加任务，多次放弃休息时间加入应急班承担诊疗工作。

"作为一名医务工作者，国家、人民培养了我，特殊时期理应冲锋在前。作为一名党员，更应为人民的健康保驾护航。"这是张立明援鄂出发时对同事说的，他用实际行动践行了自己的诺言，书写了新时代青年医务工作者的担当。

（重庆市人民医院　供稿）

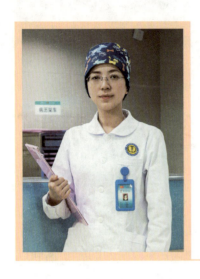

张 晞

用爱，铸造希望的堡垒

张晞，重庆市急救医疗中心老年科/全科医学科护士长，中国共产党党员，主管护师。

2020年1月28日（大年初四），张晞作为重庆第二批援鄂医疗队队长兼临时党支部书记，率队抵达武汉。

作为领队，张晞身兼数职，完成每场护理战"疫"下来，她的后背都是湿漉漉的，双手被汗水浸泡发白，脸上都是深深的口罩勒痕。在忙碌中，张晞始终把自己"铆"在了前线，留给大家的是坚毅奋战的背影。

有一位患有阿尔茨海默病的阿婆不愿接受治疗，张晞和队员就一次次和她零距离促膝长谈；还有一位79岁高龄，双目失明、行动不便的爷爷，张晞和队员不眠不休，一直陪伴床边……这样的故事很多，张晞带领队员用平凡而细腻的爱，践行着自己的初心和使命。

一次生死支援，不仅锻造了一支技术过硬的医疗护理团队，更铸造了一个有信仰的战斗堡垒。在出征前一天晚上，张晞所带领的队伍成立了"临时党支部"，抗疫期间，她充分整合党员力量，发挥支部战斗堡垒作用，在危险时刻，党员同志们都会说"我是党员我先上"！正是这样的向心力、凝聚力，感召了另外9名队员，他们在完成繁重工作之余，积极提交了入党申请书，凯旋时全部"火线入党"，成为一支100%的"党员医疗队"，用实际行动让党旗高高飘扬在战"疫"一线！

（重庆市急救医疗中心 供稿）

罗晓庆

在战"疫"前线砥砺初心

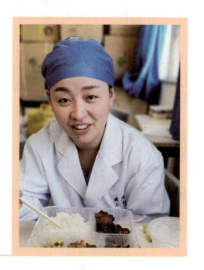

罗晓庆，重庆医科大学附属第二医院呼吸内科副护士长，中国共产党党员，主管护师。

新冠肺炎疫情暴发后，罗晓庆请缨出征，被任命为重庆市第三批援鄂医疗队护理组组长，在医疗队中发挥了党员的先锋模范作用。

进驻当晚，为了保证病区的有序运行，罗晓庆第一个冲上战场，工作了整整 19 个小时；她排兵布阵，以重庆第三批援湖北医疗队护理组组长、重庆医科大学附属第二医院（以下简称重医附二院）的 6S［即整理（SEIRI）、整顿（SEITON）、清扫（SEISO）、清洁（SEIKETSU）、素养（SHITSUKE）、安全（SECURITY）］管理理念，对治疗室、护士站、休息区尤其是病区环境进行了分区、分类管理，提高了团队人员的工作体验和工作效率，在武汉大学人民医院护理部质量检查中得到提名表扬。医疗队接连接管了两个重症病区，最高峰时收治了 75 例患者，在罗晓庆的带领下，护理团队连续高负荷运转，她也被大家称作病房里的"定心丸"。

罗晓庆定期进行医护联合查房，对生活不能自理的患者，她总是亲自为患者翻身，清理大小便；为防止患者压疮的发生，她制定了一系列预防压疮的措施并在工作中进行指导和落实；为防止脑梗死患者偏瘫肢体的废用性萎缩，她制定了肢体康复锻炼方案，并亲自指导和督促患者进行锻炼。由于新冠肺炎往往会导致肺功能下降和肺纤维化，为了提高患者的肺功能，罗晓庆利用重医附二院呼吸内科的优势项目"肺康复"以及多媒体平台，对患者实施多种方式的健康教育。罗晓庆还特别关注大家的职业防护和心理健康问题。她优化护理流程，减少了职业暴露的时间，同时也便于医护沟通。

这位护理团队的"定心丸"，用付出和坚守，获得队员和病患的称赞。

（重庆医科大学附属第二医院　供稿）

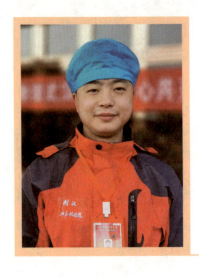

钮柏琳

方舱医院年轻的
"大家长"

钮柏琳，重庆医科大学附属第一医院急诊与重症医学科主治医师，中国共产党党员。

2020年2月3日晚11时，钮柏琳接到紧急通知，让他做好准备，随时支援武汉。次日，他被任命为重庆市第四批援鄂医疗队队长，带队逆行抵汉。

在方舱医院，许多工作都是从零开始，最初的5天，钮柏琳合计睡眠不足12小时，坚定的信念使他始终打足精神站在最前线。

作为方舱医院副院长，钮柏琳率先主持编写了东西湖方舱医院医疗核心制度，为方舱医院的平稳运行提供了制度保障；后续又在规范方舱医院中医药汤剂使用、保障舱内患者安全和医务人员"零感染"等方面提出了一系列重要的建议。

2月16日，钮柏琳再次请战到条件更艰苦的沌口方舱医院，充分发挥已有经验，在硬件环境改进、院感防控、医疗运行、流程优化等各方面积极献策，其倡导的管理运行模式，提升了工作效率，被指导组专家称赞为"样板"。他提出的进出口通道可视化方案等系列建议，均发挥了重要作用。在一线，他分检收治患者390余人、巡诊240余例，有力地支援了方舱的医疗工作。

作为临时党支部书记，钮柏琳积极开展党务工作，充分发挥了支部的战斗堡垒作用，3位队员"火线入党"。

2003年，一场"非典"促使钮柏琳走上学医道路，十余年来，他多次执行应急任务，也曾带队援藏。2020年新冠肺炎疫情肆虐，他再次请战出征。他说："这是使命所在，职责使然！"

（重庆市卫生健康委　供稿）

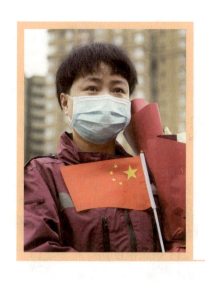

徐樱月

为爱坚守，不负芳华

徐樱月，重庆市璧山区人民医院老年病科护士长，中国共产党党员，主管护师。

2020年2月4日，徐樱月驰援武汉，成为东西湖方舱医院护理部副主任。来到武汉后，徐樱月做的第一件事就是深入方舱医院，走遍每一个角落，记住每一个细节，记录每一处风险，然后赶回驻地和队友们分享，反复商讨感染预防方案、明确医护人员洗消流程，并且严格要求战友练习防护用品穿脱、洗消，对每一个步骤都严格把关。

高强度工作、高风险感染，对于长时间与确诊患者接触的护士来说都是极大的挑战。进驻方舱医院的头几天，徐樱月主动承担起每名队员们的督促督导和后勤服务，丝毫不敢放松警惕，连续3晚没有睡觉。

2月16日，徐樱月和队友转战沌口方舱医院，支援其建设和运行。面对一个又一个问题，徐樱月虽然感受到巨大的压力，但她迅速将前期东西湖方舱医院的成功经验沿用到新的"战场"，经过持续20多个小时的接力战斗，沌口方舱医院终于在2月17日晚达到了开院标准，顺利开舱。

作为护理部副主任，徐樱月比其他医护人员承担了更多更重的工作任务，天天加班，对此她毫无怨言。她说："冲锋在前，也是因为职责所在。我们有经验，就应该多担当一些。"

在疫情的最前沿，徐樱月竭尽所能完成救援队的各项任务，没有辜负党组织多年的培养，用实际行动践行使命，关键时刻成为了"逆行的英雄"。

（重庆市璧山区人民医院　供稿）

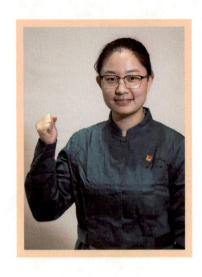

阙秋红，重庆市合川区人民医院急诊医学科护士长，中国共产党党员，副主任护师。

阙秋红
我是党员我先上

面对突如其来的新冠肺炎疫情，阙秋红主动请缨，作为重庆市第九批援鄂医疗队护理组长，带领重庆市合川区人民医院14名同伴赴武汉支援，承担武汉沌口方舱医院二舱共213个床位的医疗救护工作。

方舱工作不同于病房，各种突发状况导致工作推进困难。作为医疗队护理组长及沌口方舱三支部书记，她及时收集问题、不断与指挥部和其他医疗队沟通、主动思考解决措施，没有电脑、打印机，她手写整理出方舱医院护理工作方案。为及时传达上级党组织政策文件精神，传递党的声音，切实解决患者所需所急，她深入到病区逐一摸排党员信息，建立病区患者沟通机制，组建党建阵地。经过努力，病区逐渐步入正轨，队员们的身心逐渐调试到位，护理救护工作有序开展。

面对患者，阙秋红也给予关心和关爱。患者张阿姨，丈夫因新冠肺炎去世，入院后，因牵挂家中孩子，情绪极不稳定，经常独自落泪。她将情况上报指挥部，为张阿姨请来心理医生，主动承担起张阿姨日常心理辅导工作，号召大家把自己的防护物资拿出一部分，经社区送到张阿姨的孩子手中。

"身为共产党员、医务工作者，非常时期、危急时刻，我先上！""只有舍小家，才能顾大家，只有保障了祖国大家庭的安全，才能赢得自己小家庭的安宁。"初心使命、责任担当在阙秋红身上体现得淋漓尽致。

（重庆市合川区人民医院　供稿）

四川省

田永明
抗疫路上的坚守，重症患者的希望

田永明，四川大学华西临床医学院 / 华西医院重症医学科科护士长，中国共产党党员，主任护师。

田永明预见性关注新冠肺炎疫情发展，严密防控院内感染，四川大学华西临床医学院 / 华西医院重症医学科 200 余床位、600 余医护技工实现"零感染"；有计划储备主要防护物资，充分保障临床医疗物资，有效缓解医院物资消耗压力；分层级部署护理梯队，快速建立 255 人外派重症护理人员库，开展院感防护和重症技能强化培训，为华西医院抗疫重症护理人员的顺利派出打下坚实基础。

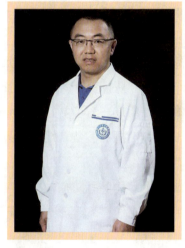

田永明通过顶层设计，实现武汉、华西同质管理。他与同事接管的武汉大学人民医院东院两个病区，移植了华西护理管理模式，建立科护士长 - 护士长 - 护理组长 3 级管理构架，保障护理质量；医护协同，对危重患者进行"红黄绿"3 级管理，保障患者安全；沿用华西护理质控标准，严格护理评估、规范护理记录、管理危急值，充分保障武汉病房拥有华西重症病房的高水平护理质量。

田永明组织参与了第 1 例床旁气管插管、第 1 例气管插管拔管、第 1 例俯卧位通气、第 1 例鼻肠管安置、第 1 例有创机械通气患者转运外出 CT 检查；在隔离病房将教学培训与重症护理相结合，带出一支实力强劲、医护配合默契的精锐之师，创造出一个又一个生命救援的奇迹。所在的华西医院第三批援鄂医疗队累计救治新冠肺炎重症患者 230 人，治愈出院 106 人，好转转出 119 人。

（四川大学华西临床医学院 / 华西医院　供稿）

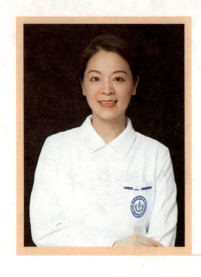

冯 梅

危难时刻，勇挑重担

冯梅，四川大学华西临床医学院 / 华西医院呼吸与危重症医学科副护士长，中国共产党预备党员，副主任护师。

2020 年 1 月 25 日，冯梅担任华西医院第一批援鄂医疗队护理团队组长。

医疗队接管了武汉红十字会医院的 3 个发热病房，护理团队由来自 26 家不同医院的护士组成。为了更好更快地服务患者，避免因不熟悉医院环境和运作流程导致人力资源和时间的浪费，她在对医院环境、收治患者病情程度、护士能力进行摸底调查和考评后，对病房护理工作进行了改革，包括构建护理质控小组，兼顾人员优势组合排班，实施无缝隙院感防控，制定应急抢救流程等一系列举措，实现病房管理流程规范、各级护士工作有条不紊、抢救配合默契，达到保障患者安全和尊严的最优效果。

医疗队在工作初期面临的最突出的困难就是氧气压力不足，为解决这一难题，冯梅和团队克服搬运困难，使用"氧气瓶＋中心供氧"双保险以保障患者用氧安全。身先士卒在冯梅身上得到了完美的诠释，在危重患者抢救时，为了让通气效果更好，她不顾气溶胶暴露的高风险，双手固定患者面罩和下颌，开放气道。为了进一步加强不能自理的重症患者的生活照顾，冯梅深入一线与护士一起落实治疗护理，带头为危重患者进行喂食、排便、翻身、尿管护理等操作。

作为先遣部队，冯梅和团队整理成文的关于医疗队驻地管理、护理团队建设等方面的报告为后来的同事提供了充分的参考。

（四川大学华西临床医学院 / 华西医院　供稿）

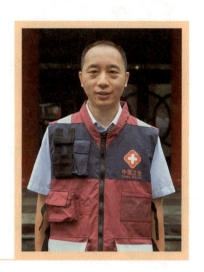

乔 甫

四川逆行武汉新冠肺炎
疫情最前线的第一人

乔甫，四川大学华西临床医学院／华西医院医院感染管理部综合科科长、党支部书记，中国共产党党员，主管技师。

2020年1月25日，乔甫抵达武汉后立即投入到当地新冠肺炎疫情防控工作，并参与指导各省驰援武汉医疗队的感控工作。

乔甫走遍对口支援的武汉大学中南医院每一个科室，优化现有制度和流程，培训、指导医务人员落实手卫生、清洁消毒、个人防护用品规范使用等感控措施。在该院被征设为新冠肺炎救治定点医院后，他又设计整体的医患流向，并对住院大楼进行流程再造，使其基本符合收治传染病患者的要求；同时他对8支来院医疗队进行培训，带领大家熟悉病区设置和感控流程，并推动成立联合院感委员会和联合院感办，落实各项院感防控工作。

乔甫参与武汉客厅方舱医院筹建，从感控角度提出设计上应注意的问题，特别提出床间距应不小于1.1米、进行区域隔断等建议，及时对入驻医疗队的感控人员进行培训，确保各医疗队顺利进驻。

乔甫指导并参与雷神山医院感染防控工作，首先构建了雷神山医院感控工作体系，对临时组建的院感团队进行培训和工作分工，设计、优化全院感控流程和通道，制定感控手册、职业暴露应急预案，建立医院感染监测体系，为医疗队使用个人防护用品提供正确指引；他还对进驻的医疗队、工勤人员进行现场培训和悉心指导，使其熟悉院区、病区设置和感控要求。

作为四川支援湖北前线的第一人，乔甫用专业能力和实际行动为抗疫贡献了自己的力量。

（四川大学华西临床医学院／华西医院　供稿）

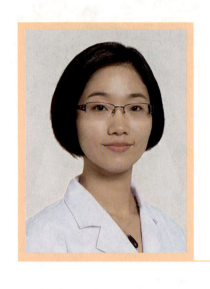

刘 丹

风华正茂，勇往直前

刘丹，四川大学华西临床医学院 / 华西医院呼吸与危重症医学科副主任，中国共产党党员，副教授。

2020 年 2 月 2 日，四川省第三批援鄂医疗队出发赴武汉支援，刘丹任医疗队长及支部副书记。刘丹的丈夫是四川省人民医院检验科的一名医生，在发热门诊从事检验工作。疫情暴发后，孩子只能暂时交给爷爷奶奶照顾。

工作中，刘丹一方面向外界讲述武汉一线的不易，寻求各地医疗人员的帮助；另一方面，她和队员们一起，根据第一批医疗队员总结的经验，完善工作流程，以期圆满完成战"疫"工作。

刘丹所在的医疗队需要接管武汉市人民医院东院区五、六两个病区的重症患者，每个病区 15 张床位，随后又接到指令增加到 40 张，当时的人力、物资和设备非常紧缺，床护比仅为 1∶1，远远低于国家重症病房的要求。刘丹带领团队将病房的重症患者再次划分为轻、重和危重 3 个等级，根据病情程度实行不同的医疗和护理。同时参照华西管理模式，实行医疗组长负责制，建立病房管理制度、查房制度、交接班制度、一线医生轮岗制度、疑难及死亡病例讨论等。医疗队率先将呼吸治疗师带到前线，并成立呼吸治疗小组，专门负责病区内患者的呼吸支持管理，开展患者早期俯卧位通气，加强呼吸支持治疗及肺康复，提高重症患者的治愈率。

抗疫一线，刘丹和团队用实际行动诠释"不忘初心、牢记使命"的铿锵誓言，她表示："作为一名党员干部，肯定要担当起责任，冲在最前面，也更需要我们充分发挥专业能力，救治更多的患者"。

（四川大学华西临床医学院 / 华西医院 供稿）

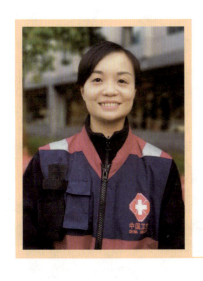

张文婷

临危受命，弱肩挑大梁

张文婷，四川省医学科学院·四川省人民医院医院重症医学中心代理护士长，中国共产党党员，主管护师。

个子娇小的张文婷扎根重症一线工作10余年，曾多次参与到地震救援、高原救援及甲型H1N1、H7N9禽流感等突发公共卫生事件救援一线。新冠肺炎疫情发生后，她主动请缨加入四川省第三批援鄂医疗队，于2020年2月2日出征武汉。疫情当前，作为四川省医学科学院·四川省人民医院第二批援鄂医疗队队长，她临危受命，配合四川省第三批援鄂医疗队队长全力参与武汉大学人民医院东院救治工作，担任五病区副护士长。她牵头对院感防控流程重新梳理，做到科学布局、消毒规范，确保医护患人员安全；组织制定护理工作流程和岗位职责，保证工作高效运转，以患者为中心，不断提升护理质量。她勇于担当，第一个进入隔离病房，全面了解第五病区情况和患者病情；对于危重症患者，她主动护理，面对吸痰、俯卧位通气、呼吸机护理等高风险操作，从不退缩，全身心投入到抗击疫情的工作中。她关心患者，常将生活物资无偿送给患者，并握手温言安慰；她关爱队员，把队员的健康和精神状态放在心里，及时进行心理疏导。

作为四川省第三批援鄂医疗队临时党委副书记，四川省医学科学院·四川省人民医院第二批援鄂医疗队临时党支部书记，张文婷带领党员同志持续坚守在抗击疫情的最前线两个月，与病毒抗争，与时间赛跑，勇往直前，救护生命，激励带动3位年轻同志火线入党。

（四川省医学科学院·四川省人民医院　供稿）

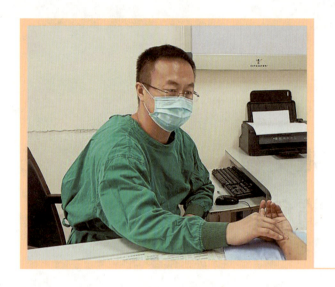

张传涛，成都中医药大学附属医院（四川省中医院）呼吸科副主任，中国共产党党员，副主任医师。

张传涛

与病魔斗争的中医勇士

张传涛长期从事中西医结合治疗呼吸与传染病的临床科研工作，带头报名组建成都中医药大学附属医院（四川省中医院）第一批援鄂医疗队，援助武汉红十字会医院，任四川省第一批援鄂医疗队临时党委委员、成都中医药大学附属医院第一批援鄂医疗队队长。

抵达武汉红十字会医院后，张传涛第一时间来到病区，积极参与医院感控改造及救治方案制定，降低病毒传播风险，遏制疫情扩散。他积极解决医疗队生活和防护物资问题，强化防护措施，疏导队员心理压力，实现队员"零感染"的可喜成绩。同时他充分结合专业优势，牵头四川、武汉两地优势医护队伍组建中西医结合病房，任总负责人；牵头成立中医会诊专家组，推动落实国家中医药治疗新冠的政策方针，在全国率先开展"五禽戏"、穴位贴敷等传统特色康复疗法，使中医参与率提升到 92% 以上，显著提高医院救治能力和救治成功率。

张传涛视患者如亲人，每天奔走在病床旁与患者一对一交流，有效缓解他们的负面情绪，被团队形象地称为"话疗"。作为医疗队的临时党委，他坚持召开前线组织生活会，在紧张阴冷的环境中给队员们带来温暖。作为研究生导师，他停课不停教，在武汉战"疫"期间，仍坚持指导研究生学习。而这位以身作则、冲锋在前的抗疫战士在想念远方年迈的父母时，也会展现脆弱一面，但只要一想到身上肩负的使命，他便又是那个无坚不摧的抗疫先锋。

（成都中医药大学附属医院 供稿）

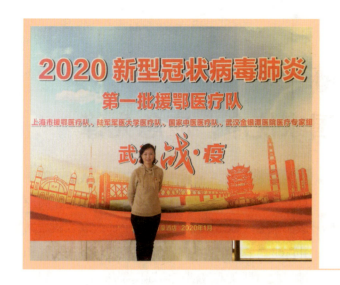

陈萍，成都市公共卫生临床医疗中心艾滋病治疗管理办公室主任，中国共产党党员，副主任医师。

陈　萍

不忘初心，不辱使命，筑牢防疫堡垒

2014年，作为国内首批援外公共卫生医师，陈萍承担了赴几内亚比绍埃博拉疫情防控知识培训任务。曾经历过"非典"疫情、人感染H5N1禽流感、地震、甲型H1N1流感、人感染H7N9禽流感等多起突发公共卫生事件应急处置。

新冠肺炎疫情发生时，陈萍按照国家、省市卫生健康委的指示，按照医院的要求，立即启程前往武汉支援，驻点武汉市金银潭医院。该院是湖北省武汉市新突发传染病定点收治医院，是危重症患者集中收治医院。到达医院后，她积极投入工作，迅速摸清医院感控情况，协助医院完成病区流程规范设置、防护用品使用管理、消毒药械临床使用指导建议等，使医院在经历突发应急、资源整合阶段后，各方面工作基本理顺，可以进行进一步精细化管理。她协助医院优化流程、标化管理，最大限度降低感控风险，为"武汉保卫战""湖北保卫战"的全面"总攻"做好充足准备，工作得到金银潭医院的认可与肯定。同时，她接受武汉市精神卫生中心的支援申请，多次前往，指导其改建新冠肺炎隔离病区。

作为医务工作者，陈萍希望把自己长期从事传染病院感管理工作、长期承担传染病应急工作的实践经验毫无保留地传递给武汉的医务人员，切实履行共产党员的职责，履行感控工作者的职责，最大程度保障医务人员安全。

（成都市公共卫生临床医疗中心　供稿）

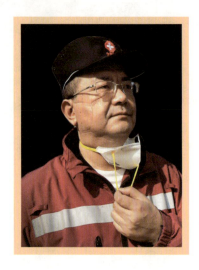

陈康，四川省医学科学院·四川省人民医院医院急诊科（急救中心）医生，中国国民党革命委员会会员，副主任医师。

陈 康

国家使命，应急先锋

作为国家（四川）紧急医学救援队队长，陈康与团队完成了世界首例 5G+ 直升机航空救援、高原体外膜肺氧合（ECMO）+ 直升机 + 梯级联合救援案例；引领建立了四川省灾难医学救援现场工作模式和西部地区救援队伍实战演练培训模型。

面对新冠肺炎疫情，陈康临危受命，带领国家（四川）紧急医学救援队 72 名队员、12 辆专业车辆组成的车载移动医院，昼夜奔袭，驰援武汉。在他的带领下，团队先后完成了武汉客厅方舱医院和汉阳方舱医院的改建和开舱收治工作，创立了一套完善的临时性医院设置管理模式和运行控制流程，带领队伍共计救治患者 1 553 例，实现了"患者零死亡、医疗零事故、人员零感染、患者零返舱"，尤其是快速、高效、高水平建成汉阳方舱医院。

陈康带领队伍主导方舱医院的医疗、护理、感控、信息、检验、影像、药事的组织和流程管理工作，涉及院感控制、患者收治、医护协同、医技辅助、药事供给、后勤保障、安保维持、环境维护、信息统计、转院出院等环节；团队创新采用批量患者分级分区分程医疗管理、整体性医疗干预、全环境多维防控、舱区医患互助管理、多维群体性心理干预、方舱云医院信息系统（HIS）管理与多学科协作、康复患者互联网追踪管理模式，形成了"方舱医院四川经验"。

（四川省医学科学院·四川省人民医院 供稿）

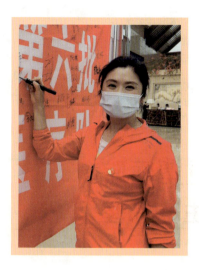

聂春萍

用温情守护医疗队员的"聂妈妈"

聂春萍，四川省德阳市旌阳区中医院医院感染管理科科长、行管后勤党支部书记，中国共产党党员，副主任护师。

聂春萍曾出色完成 2003 年抗击"非典"疫情及 2008 年汶川地震医疗救援任务。当新冠肺炎疫情日趋严峻时，她火速向党组织递交了请战书，在 46 岁生日当天，毅然奔赴武汉最前线，挺进汉阳方舱医院。身担四川省第六批援鄂医疗队感控组长，她克服困难、迅速行动，为方舱医院及驻地酒店制定了一套行之有效的感染防控方案，对可能导致交叉感染的高风险诊疗，及时采取果断而严格的干预措施，尽最大努力降低感染风险。开展医疗队员健康问卷调查 8 000 余人次，追踪并及时干预各种心理症状近 300 人次。面对年轻护士难以承受压力时的低泣诉说，面对担心感染而整宿失眠的一线医生，她从防护技术讲解和心理疏导两方面入手，将队员们紧张、焦虑的负面情绪逐一缓解，她的手机也总是被咨询电话和微信"刷屏"。作为德阳医疗队临时党支部书记，她带领党员发挥先锋模范作用，火线发展预备党员 20 名，在抗疫"大熔炉"里淬炼出党组织的新生力量。

"你们守护患者，我来守护你们！"在武汉的 37 天，聂春萍不停穿梭于方舱医院和驻地酒店，几乎每天工作到凌晨两三点，从制度规范到措施落实，从培训督导到健康宣教，从后勤保障到安全管理，她总是踏着匆忙的脚步，时而严苛、时而温柔，赢得了全体战友的充分信赖，被亲切地称为"聂妈妈"。

（四川省德阳市旌阳区中医院　供稿）

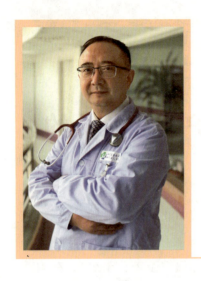

黄晓波

7天改建重塑医院，
只为患者生的希望

黄晓波，四川省医学科学院·四川省人民医院重症医学中心主任，中国共产党党员，主任医师。

作为四川省医学科学院·四川省人民医院重症医学中心主任，黄晓波带伤上阵，主动请缨担任医院第一批援鄂医疗队队长，在四川省抗击新冠肺炎疫情指挥部的统一指挥下，带领队员奔赴武汉。他冲锋在前，勇于担当，带领队员用7天时间将武汉红十字会医院改建成为传染病医院，为保障新冠肺炎患者的生命与健康做出了突出贡献。

面对复杂情况，在黄晓波的积极建议下，武汉红十字会医院果断停诊3天，甄别患者，切断传染源；严格重塑院感防控流程，再次切断可能存在的传染源。他和医疗队与武汉市红十字会医院的医护人员相互磨合适应，建立了高效工作机制。医疗队所接管的重症监护病房和呼吸科病房，在57天内共收治患者189例，在医院率先开展体外膜肺氧合（ECMO）等高端生命支持技术。他组织募集资金，建立新冠肺炎患者远程生命体征数据管理系统，为患者生命体征数据库建立做出了重要贡献，实现患者出院后远程生命体征管理和随访；并与武汉红十字会医院结成"重症数据管理专科联盟"，实现短时支援和长久帮扶相结合的目标。

黄晓波还参与国家卫生健康委重症救治巡查指导工作，涉及危重患者筛查转院、死亡病例讨论、诊断流程制定、院感控制等方面，得到国家卫生健康委医政医管局领导的好评。

（四川省医学科学院·四川省人民医院　供稿）

康　焰

"重症八仙"里的
"康师傅"

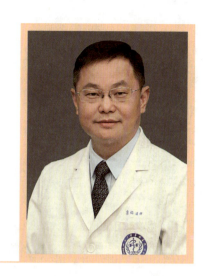

康焰，四川大学华西临床医学院／华西医院重症医学科主任，中国共产党党员，主任医师。

2020 年 2 月 7 日，康焰作为华西医院第三批援鄂医疗队临时党总支书记兼队长，带领 130 名队员支援武汉大学人民医院东院，任华西 - 武大新冠肺炎重症救治中心主任兼病区主任。他带领团队奋战 60 天，交出亮眼成绩，新冠肺炎重症患者救治成功率高达 97.8%。他在湖北省疫情防控新闻发布会介绍的重症患者"分级救治＋多学科支撑"的华西模式得到了广泛的借鉴和应用。

为最大限度保证队员免受新冠病毒感染，康焰冒着未知风险亲自参与医疗队第 1 例床旁气管插管、第 1 例深静脉置管、第 1 例气管拔管、第 1 例俯卧位通气、第 1 例体外膜肺氧合（ECMO）患者外出 CT 检查等。一位前线医疗队员在描述他时说道："康师傅（同事们对康焰的爱称）就是一个很好的、期望中的、全面的重症监护室（ICU）医生的模样，我每天都从他那里一点点学习到知识点、思维方式、治疗决策的取舍和权衡，以及一个不言放弃的 ICU 医生的坚韧、自信和担当。"康焰和团队一直坚守到援鄂医疗救援的最后时刻，他也被称为"重症八仙"之一。

在此次新冠肺炎疫情中，康焰提出了公立医院重症救治应该实现"平战结合""区域联动"的发展模式；基于网络与信息技术实现区域救治力量的整合，使重症救治日常工作达到同质化、规范化；应对突发事件时第一时间完成重症救治力量的快速拓展，真正实现重症患者应收尽收、应治尽治的总目标。

（四川大学华西临床医学院／华西医院　供稿）

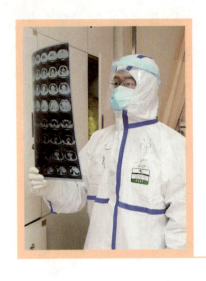

曾 茄

逆行担当使命，
热血书写忠诚

曾茄，四川省广元市中心医院呼吸与危重症医学科主任，中国共产党党员，主任医师。

新冠肺炎疫情发生后，作为四川省广元市应对新冠肺炎医疗专家组成员的曾茄不假思索，第一时间向医院党委报名出征武汉，担任广元市第一批援鄂医疗队临时党支部书记、医疗队队长。

到达武汉后，曾茄带领的医疗团队迅速与来自四川大学华西临床医学院/华西医院、四川省医学科学院·四川省人民医院的医疗队一起，在3天内完成了"三区两通道"改建，7天内完成了重症病区改建设置，整合医疗资源，重建重症病房，规范医疗流程，与红十字会医院建立"战时"联合救治模式，制定了重症患者"多学科、个性化、高给氧、三合理"救治方案，定期开展死亡病例、疑难病例讨论，持续优化治疗方案。

作为队长，曾茄除了参与一线值班，带组收治患者，还负责病区查房、拟定治疗方案、抢救危重患者、开展高流量氧疗及无创或有创呼吸机治疗，工作任务十分繁重。同时，他还时刻关心每位医疗队员的生活和身体健康情况，开展心理疏导，对战友进行心理减压。作为支部书记，曾茄经常对医疗队的党员和非党员进行思想教育，带领医疗队员发扬"智勇坚定、排难创新、团结奋斗、不胜不休"的红军精神，在疫情防控斗争中当先锋，做表率，履职尽责。

"灾难面前别无选择！"面对肆虐的疫情，身为共产党员的曾茄选择了迎难而上，牢记使命，主动担当，以自己沸腾的热血，挥毫书写对党和人民的无限忠诚。

（四川省广元市中心医院 供稿）

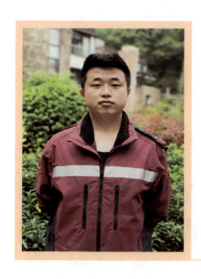

蒲洪亮
冲锋在救治患者生死线上的排头兵

蒲洪亮，四川省自贡市第三人民医院重症医学科护士、外科团支部书记，中国共产党预备党员，护师。

2020 年春节，蒲洪亮不顾自己胆结石发作，毫不犹豫主动请缨到抗疫前线。1 月 28 日，他毅然告别父母、妻子和 1 岁多的孩子，担任四川省自贡市第一批援鄂医疗队队长，参加四川省第二批援鄂医疗队奔赴武汉，成为武汉市红十字会医院重症病区的一名护士。

重症病区接收的都是危重患者，蒲洪亮毫不畏惧，冲锋在前，勇当排头兵。他连续多天上班不休息、为队员顶班、值夜班，就是胆结石发作也忍着疼痛不下火线。他主动承包了病区的氧气罐搬运、危重症患者翻身、大小便清理等重体力活、脏活，主动协助插管护理、危重患者抢救等最危险的操作和体外膜肺氧合（ECMO）、血液净化等较复杂的护理技术操作……

奋勇当先、舍己为人的蒲洪亮赢得了同事们的赞扬，而他却说："作为男护士，体力上有优势，脏活重活肯定当仁不让。"抗疫期间，蒲洪亮以顽强的毅力克服疾病困扰，坚守一线，直到回到自贡才做了胆结石手术。

蒲洪亮穿刺技术过硬，患者亲切称他为"蒲一针"。除此之外，他总能敏锐而准确地捕捉到患者的心理状态并给予积极疏导、安抚，被患者称为"知心小哥哥"。蒲洪亮肩上还承担着许多队务工作，他积极指导和帮助队员进行心理疏导，开设防护安全网络课，确保医疗队员身心健康，始终保持旺盛的战斗力，为夺取抗击新冠肺炎疫情斗争胜利竭尽全力、不负使命。

（四川省自贡市第三人民医院　供稿）

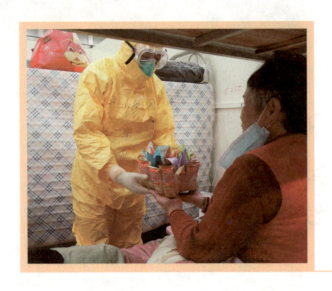

缪显龙

火线淬初心，
战"疫"显忠诚

缪显龙，四川省攀枝花市中心医院呼吸治疗师，中国共产党预备党员，护师。

在很多男孩心中，都有一份家国情怀和一腔报国热血。缪显龙始终怀着不变的赤子之心，用他的铁汉柔情书写"南丁格尔"的使命与担当。

接到医院组派医疗队赴湖北武汉援助新冠肺炎救治的通知后，缪显龙没有丝毫犹豫，立即写下请战书。抵达武汉驻地后，缪显龙主动请缨担任护理大组副组长，带领组内70余名护士井然有序地投入到各项救治工作中。在驻地，缪显龙带领组内党员协助酒店感控人员对驻地及出舱医务人员进行消毒，协助领队收集数据、填报工作表，组织组员搬运和协调各种生活、医疗物资。

在方舱医院工作时，缪显龙作为小组长带领组内14名队员共同承担舱内400余例患者的护理工作。面对全新的工作模式和挑战，他查阅资料，和战友们线上线下不断地讨论学习，制定新的流程和工作方案，周而复始。同时，身为呼吸治疗师的他，充分发挥自己的专业特长，时刻关注着患者的病情，仔细评估每一位患者的呼吸状态以及影像学改变，为他们制定相应的康复计划。他主动建立微信群，每天在群里督促和鼓励大家进行康复训练，为他们提供专业的解答和帮助。

缪显龙还主动请缨参加了心理干预团队，利用休息时间跟着团队进入舱内，为情绪低落的患者做心理干预，陪他们聊天，倾听他们的故事，给予心理干预措施。面对疫情，"90后"的他没有一丝畏惧和退缩，一直冲在战"疫"最前线。

（四川省攀枝花市中心医院　供稿）

贵州省

王治美
众志成城，共抗新冠肺炎

王治美，贵州医科大学第二附属医院重症医学科护士，护师。

王治美自 2014 年入职以来，秉持着"以患者为中心，一切为患者"的服务理念，认真完成工作任务，熟练科室的各种技能操作，尽力做好各项护理工作，较好地履行了岗位职责，得到了科室主任及医院领导的认可。2020 年武汉发生新冠肺炎疫情，她毅然提交了请战书。当医院领导找她谈话，问她愿不愿意支援湖北时，她当时坚定地说"去"。身为"重症人"，王治美觉得应该时刻冲锋在最前线。

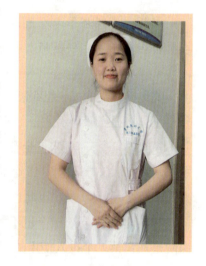

2020 年 2 月 1 日，王治美先被分配到湖北省鄂州市鄂钢医院肾病消化内科，后因工作需要又调整到重症医学科。在紧急学习连续性肾脏替代治疗（CRRT）后，她立即进到舱里，为患者进行 CRRT 治疗。当时这项操作只有她与另外一名同事能掌握，所以每天他们两个都忙得像陀螺，虽然有被感染的风险，很苦很累，但是一想到患者期盼的眼神、同事的鼓励和医院领导的嘱托，王治美还是克服了一切困难，坚持了下来。

在前线时，王治美向临时党支部递交了入党申请书，她说自己要向党组织靠拢，听从党组织的号召，随时随地为人民服务，哪里需要就往哪里上。

（贵州医科大学第二附属医院　供稿）

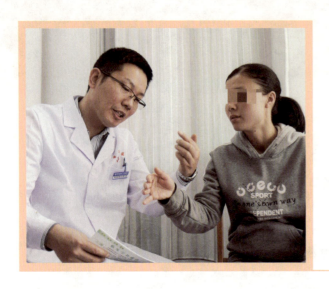

刘 辉

贵州援鄂"天使团"的"主心骨"

刘辉，贵州省第二人民医院显微外科（创伤显微骨科）主任，中国国民党革命委员会会员，副主任医师。

临危受命赴武汉，组织静候我凯旋！2020年2月4日，贵州省第二人民医院显微外科（创伤显微骨科）主任刘辉接到了担任贵州省第二批援鄂医疗队（护理专业医疗队）领队的命令，率领来自全省9个市（州）、县级医院的99名专业护理人员奔赴武汉，承担起武汉江汉方舱医院15个病区、356张床位患者的救治任务。该医疗队99名护理人员中有83名女队员，因此也被称为"娘子军"和"天使团"。

"援鄂医疗队员，一个也不能少！"这是刘辉选择接受领队任务的初衷。江汉方舱医院是武汉第二个投入使用的临时医院，为保证医疗质量和队员安全，刘辉与护士长牵头制定了一套安全防护和护理流程，杜绝院内感染的发生。一个月来，99名白衣战士在他的带领下，充分发扬团结奋进、苦干实干的"贵州精神"，共收治患者449例，总计护理7 536例次，成功治愈了279例新冠肺炎患者，创造了患者"零回头、零病亡"的奇迹，陪伴江汉方舱医院的患者度过了与病毒鏖战最艰难的时光，累计收到患者赠予的91封感谢信和17面锦旗。

因表现突出，贵州省第二批援鄂医疗队获得"全国卫生健康系统新冠肺炎疫情防控工作先进集体"荣誉称号。刘辉获得"全国卫生健康系统新冠肺炎疫情防控工作先进个人"荣誉称号。

（贵州省第二人民医院　供稿）

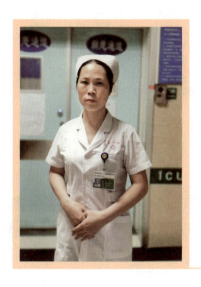

苏 娟

若有战，召必应，不论报酬，不计生死

苏娟，贵州中医药大学第二附属医院重症医学科护士，中国共产党党员，主管护师。

当全国上下都在为抗疫而奋战时，苏娟毫不犹豫地第一时间递交了请战书，义无反顾奔赴湖北鄂州"战场"。苏娟说，在国家最需要的时候冲锋上阵，是她作为一名党员和医护人员的职责所在。

苏娟被派遣到鄂州市中心医院神经内科监护室，收治的都是危重型患者。这里大多数病房设施达不到重症监护室（ICU）的要求，她和同事一边忙着完善病房建设，一边进行基础护理治疗以及抢救工作。对于重症患者，他们采取了很多紧急的抢救措施，比如血液透析，俯卧位通气等。采集患者痰标本，需要断开呼吸机的管路，感染风险极大，遇到这些操作，苏娟果断地挑起了护理的大梁。这种干练、自信，胆大心细、勇担重任的工作态度，她从进入 ICU 第一天起一直坚持到最后一天。

尽力救治患者，有时更需要从心灵上抚慰患者。医护人员通常会对危重症患者进行呼吸机辅助吸氧治疗。部分意识清醒的患者会扯掉呼吸机，造成越不呼吸就越难受的恶性循环，出现焦躁情绪。遇到这种情况，苏娟便耐心地安慰患者。

在这场疫情阻击战中，在巨大的风险挑战面前，在众多未知的情况下，在祖国和人民最需要的时候，苏娟与贵州中医药大学第二附属医院的同仁，白衣执甲，逆向而行，义无反顾奔赴抗疫一线，用实际行动践行了"大爱无疆、大医精诚"的职责！

（贵州中医药大学第二附属医院　供稿）

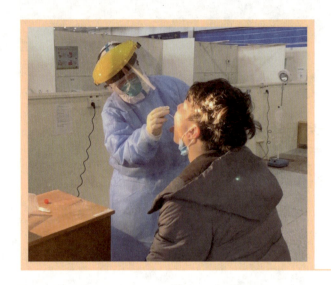

张碧霞，贵州省安顺市中医院护士，中国共产党预备党员，主管护师。

张碧霞

把安全留给大家，把危险留给自己

　　张碧霞是贵州省第二批援鄂医疗队小组长。面对突如其来的新冠肺炎疫情，她主动请缨，义无反顾赴荆楚，白衣作战袍、慷慨上战场，与英雄的武汉人民同呼吸、共命运、并肩作战、携手抗疫。

　　援鄂期间，张碧霞始终牢记政治责任和使命担当，坚决响应习近平总书记和党中央的号召，不畏艰险，救治病患。她时时不忘"健康所系、性命相托"的铮铮誓言，用自己的实际行动践行了谦恭、谨慎、仁爱、担当的医者品格。

　　在小组里，她主动与队员沟通交流，尽其所能照顾到每一位医务人员，帮助其他队员解决工作和生活中的困难，为大家加油鼓劲，时刻提醒队员要互相帮助、互相监督、做好防护，带领着忙碌的护理团队井然有序地开展救治工作，全力以赴与新冠肺炎作斗争，充分发挥团队优势。

　　面对患者，张碧霞无微不至，把患者当做亲人。在工作中，她总是承担最急、难、险、重的任务。她一次最多采集了80多个患者的核酸样本。穿着厚重的防护服，呼吸困难、操作不便，汗水不停地流下来，防护服里的衣服全部湿透，护目镜被雾气笼罩，一片朦胧，但她咬牙坚持，与时间赛跑，生怕慢一些就会影响到患者的救治和方舱工作的整体进度。

　　"把安全留给大家，把危险留给自己"，迎难而上、忘我工作，张碧霞的身上体现了医务工作者"敬佑生命、救死扶伤、甘于奉献、大爱无疆"的崇高精神。

（贵州省安顺市中医院　供稿）

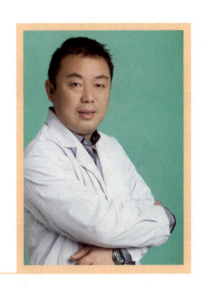

傅小云，遵义医科大学附属医院重症医学一科党支部书记、主任，中国共产党党员，主任医师。

傅小云
战"疫"场上的尖刀先锋

新冠肺炎疫情暴发后，傅小云作为贵州省第一批援鄂医疗队队员驰援湖北鄂州，此后的 60 个日夜里，他作为鄂州市中心医院呼吸重症监护室（RICU）负责人和贵州省第一批援鄂医疗队临时党支部书记，尽心履职，用实际行动践行了共产党员的初心和使命。

面对鄂州严峻的疫情形势，傅小云立即开展调研工作，结合当地 4 家医疗机构情况，制定危重患者诊疗计划和医务人员配备方案。主动申请带领 24 名援鄂医护人员接管危重患者最多的中心医院重症监护病房。

傅小云冒着极高的感染风险，开展了鄂州市首例气管插管、气管切开术、血液净化、体外膜肺氧合（ECMO）治疗。提出了"降氧耗、调免疫，勤雾化、强引流，重细节、保稳态"的治疗原则，倡导"早插管、早气切、缓撤机"的关口前移理念，对收治的 46 例重型、危重型患者制定个性化治疗方案，共进行气管插管 23 次、气管切开 15 次、深静脉穿刺置管 40 次、血液净化治疗 30 次，有效降低了鄂州危重患者死亡率，实现了医务人员"零感染"。

傅小云积极履行临时党支部书记职责，在他的带领下，支部全体党员同志冲锋在前，纷纷把投身抗疫一线作为践行初心使命、体现责任担当的试金石。在党员先锋的示范引领下，第一批援鄂医疗队先后有 58 名医务人员递交入党申请书，并被党组织按程序吸收为预备党员。

（遵义医科大学附属医院　供稿）

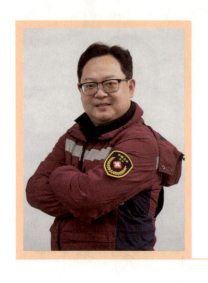

穆 茂

用生命作担当，
为深爱的祖国而战

穆茂，贵州医科大学附属医院感染科医生，中国共产党党员，副主任医师。

2020年2月9日，穆茂随贵州省第三批援鄂医疗队驰援武汉，用实际行动践行初心。2月12日，穆茂作为武汉体育中心方舱医院医疗组组长冲锋在前，带领贵州和安徽的医务人员5个小时共收治新冠肺炎患者377例。整个收治过程井然有序，首战告捷。

穆茂主抓方舱医院的医疗质量管理工作，通过"制方案""立制度""定标准"等措施，规范诊疗、精细研判，确保方舱医院内患者的医疗安全。穆茂根据患者的病情制定精细的中西医结合诊疗方案，取得良好的临床疗效；组建方舱医院抢救室，及时对重症患者进行观察和治疗；对每一位患者的出院标准或转诊指征逐一判定，有效避免了患者在舱内病情加重或出舱后病情复发的情况。穆茂所管病区共收治患者80例，治愈64例，转出16例，抢救25例，抢救成功率100%。实现了医护人员"零感染"，患者"零病亡""零回头"，方舱内空间及物体表面核酸检测"零阳性"。

世界卫生组织专家组在武汉体育中心方舱医院考察期间，穆茂用英文重点介绍了方舱医院内患者的诊断、中西医结合治疗、院感防控和医疗质量管理等方面的情况。世界卫生组织专家高度赞赏了中国为抗击新冠肺炎疫情所做的努力，表示将把武汉方舱医院的经验介绍给其他国家，为全球防控新冠肺炎疫情提供有益的帮助，同时还表达了对中国医务工作者崇高的敬意。

（贵州医科大学附属医院 供稿）

文光芬
心中有信仰，战"疫"有力量

文光芬，云南省中医医院（云南中医药大学第一附属医院）风湿病中心二病区护士长，中国共产党党员，主管护师。

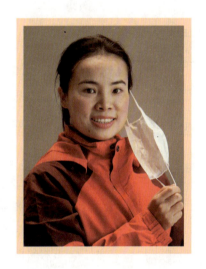

2003年，文光芬曾参加医院"非典"医疗队。2008年，她作为云南省第二医疗队成员之一，赴重灾区北川参与汶川地震救援。面对新冠肺炎疫情，她主动请缨，第一时间报名奔赴疫区，与队友一起战斗在湖北省咸宁市第一人民医院感染科重症监护室（ICU）。她说："彝族人从不怕吃苦，更何况我是一名中国共产党员，我不怕病区的苦和累，只希望能帮助更多患者。"文光芬不仅有娴熟的护理技术，还充分发挥中医护理特色优势，在病区积极开展中医药治疗、护理，功法锻炼，情志调护等。

在重症病区里，吸痰是呼吸道传播风险最高的工作。患者的呼吸道开放，插管引起的喷嚏、咳嗽，将数以亿计的病毒喷射出来，直接涌向负责插管操作的护士面部。因此，对新冠肺炎患者实施吸痰术的护士承担着巨大的风险和心理压力。但文光芬顾不上这些，她说："让我靠近点，再靠近点！因为口腔就那么大，越靠近视野越开阔，越能看清。我希望用手中的吸痰管，从死神那里抢下更多生命！"

作为一名援鄂战"疫"的共产党员，文光芬信仰马克思主义，牢记"随时准备为党和人民牺牲一切"的铮铮誓言；作为一名援鄂战"疫"的医护人员，她牢记南丁格尔誓言"健康所系，性命相托，救死扶伤是我们的责任"。正是因为心中有了信仰，所以获得了力量，哪怕身处黑暗，仍然迸发火光；哪怕面对逆境，仍然心怀希望。

（云南省中医医院　供稿）

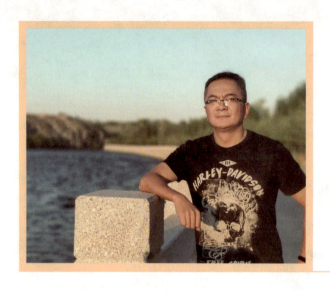

何健林
不破此"疫"
终不还

何健林，云南省第二人民医院呼吸与危重症医学科副主任，九三学社社员，副主任医师。

何健林作为云南省首批援鄂医疗队队员，受命担任云南省援鄂医疗队通山医疗队队长和云南省第二人民医院援鄂医疗队队长。医疗队于2020年1月27日出征，3月22日返回，在湖北省通山县奋战56天，实现患者"零死亡"，医疗队员"零感染"。

队伍刚抵达通山县医院，何健林就亲自为1例气管插管的危重患者进行了支气管镜检查，清理患者气道，以配合呼吸机治疗，患者症状得到缓解。

工作初期，由于医护人员短缺，何健林不仅要负责医疗队的全面工作，还承担具体的诊疗工作。其间最大的挑战是对1例96岁确诊患者的救治。这位患者入院时情况危重，神志不清，生活不能自理，三餐和大小便都需要护理。何健林针对性地采取了护理为主的思路，安排专人照顾，加强营养，终于使其转危为安顺利出院。该患者是云南省援鄂医疗队治愈出院年纪最大的患者。

随着发病患者的增加，何健林提出了对重症病例进行筛查的理念，设定筛查流程，高度关注可能进展为重症患者的人群。提出以影像学检查为主，辅助以血气分析等其他结果的手段，在轻症患者的中早期就识别出可能进展为重症的患者，并提前进行医疗干预。这些做法为通山县成为咸宁市第一个将疫情风险等级降为低风险的地区，以及咸宁市成为湖北省第一个实现"双清零"的州市，发挥了积极作用。

（云南省第二人民医院　供稿）

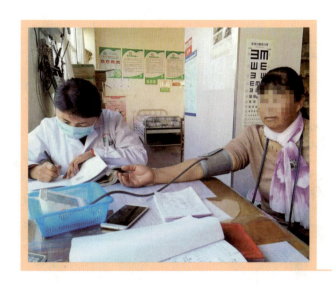

宋云花

平凡岗位上的不平凡一生

宋云花，生前系云南省保山市隆阳区青华街道办事处太平社区卫生服务站乡村医生。

宋云花在云南省保山市隆阳区青华街道办事处太平社区卫生服务站做了一辈子乡村医生，她用心对待每一位患者，和他们交心、谈心，成了朋友；她用心做好本职工作，和同事默契地履行好工作职责。在基层的18年，她默默无闻地服务居民，保障着居民的基本医疗和公共卫生健康。

太平社区有170余名65岁以上老年人，144名高血压患者，28名糖尿病患者，还有21名严重精神障碍患者，对这些老人和患者的管理，虽烦琐，她却做得细致入微；社区500余居民的日常问诊，虽平凡，她却做得深得人心。她是居民们无话不谈的老熟人，她是新手妈妈张健美的"好大姐"，她是独居老人何进仙的密友，她是社区卫生服务站3名村医的好战友。宋云花的工作和为人得到了同事和居民的认可。

2020年1月23日，为开展新冠肺炎防控工作，宋云花和同事全部回到了工作岗位。她和同事主要负责服务站患者的预检分诊以及湖北（武汉）返隆、入隆人员的筛查登记和居家隔离观察，协助街道和社区干部做好外来人员排查等工作。

1月31日11点左右，宋云花在中午换班回家吃饭的途中突发交通事故，抢救无效，不幸离世。

在新冠肺炎战"疫"进行时，青华街道基层医护人员一直是冲在"前线"的一支队伍，他们没有退缩，始终坚守在维护居民安全、协助疫情防控的岗位上，用平凡的实干书写不平凡的赞歌。

（云南省保山市隆阳区青华街道社区卫生服务中心　供稿）

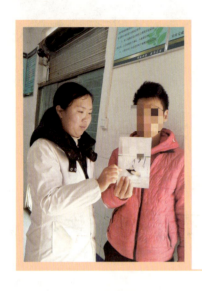

陈　健
永远缺失的全家福

陈健，生前系云南省昭通市彝良县奎香苗族彝族乡寸田村卫生室乡村医生。

　　陈健，1993 年出生，于 2017 年 4 月进入云南省昭通市彝良县奎香苗族彝族乡寸田村卫生室从事乡村医生工作，先后负责孕产妇健康管理、儿童健康管理、卫生监督协管服务和基本医疗服务等公共卫生服务项目。

　　新冠肺炎疫情发生后，根据疫情防控指挥部防控方案，陈健负责寸田村石坎组、石板组、文营组、瓦厂组、姚湾组、堡堡组、上街组、中街组等区域的疫情防控工作。由于医务人员紧缺，陈健起早贪黑，不辞辛苦。为了做好湖北入滇及省外务工返乡人员的体温监测，步行、骑车，一个来回就是 46 公里左右，一天奔波在防控工作的道路上，任劳任怨，每天回到家里都是疲惫不堪，更没有时间照看自己哺乳期的小孩，然而陈健却没有一句怨言。

　　2020 年 2 月 12 日，陈健在下乡开展新冠肺炎疫情防控工作途中不幸发生交通事故，受重伤经抢救无效牺牲。

　　陈健留下了两个年幼的孩子，留下她未竟的乡村医生事业，生命永远定格在了 27 岁。她的手机相册里，除了两个孩子，就只有她穿着白大褂的工作照。春节期间，她曾跟丈夫提到，等疫情过去，想一家四口去拍张全家福。还没来得及，她就离开了。陈健去世半个月后，她的丈夫还在到处问人："能不能帮我们 PS 一张全家福？"

　　在新冠肺炎疫情阻击战中，陈健献出了自己的生命。安息吧，我们的白衣天使，你是我们学习的榜样，我们永远的骄傲，你永远活在我们的心中。

（云南省昭通市彝良县奎香苗族彝族乡卫生院　供稿）

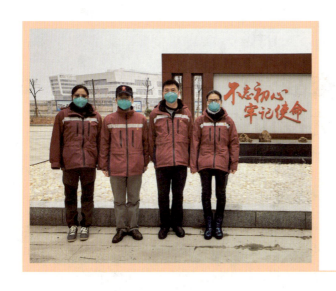

陈 敏
在离病毒最近的地方坚守

陈敏（右二），云南省疾病预防控制中心性病艾滋病防制所副所长，中国共产党党员，副主任技师。

陈敏在奔赴湖北省十堰市途中接到临时通知，转战至黄冈市。黄冈市当时的疫情严重程度仅次于武汉市，前期已经积压了大量需要进行新冠病毒核酸检测的样品，而现场流行病学调查、临床救治和指挥部又都在等待着检测结果。陈敏到达黄冈市后便投入了工作，参与制定检测流程、风险点排查、生物安全评估和培训等准备工作，还参与《黄冈工作组安全手册》和《黄冈工作组新型冠状病毒检测工作方案》讨论和修改。

陈敏不惧与病毒零接触，克服防护物资严重不足，实验室条件不达标，检测设备通量低和故障频发等一系列困难，和队友一起，充分发挥不畏艰难、持续作战的精神，经过3天完成积压样品的清理，破解了当地疫情防控的困局。之后，他和队友一起不断刷新着日检测记录，从最初的日均300份，到高峰时的2 000份，做到了日清日结，共完成近34 774份标本的新冠病毒核酸检测，用更快更准确的检测结果，为当地疫情防控和患者救治打下坚实的基础。

在工作间歇，陈敏抓紧时间学习不断更新的防控方案、诊疗方案和检测技术指南，掌握疫情防控的总体布局和技术要求。

陈敏还同时担任工作队临时支部的支部书记。他负责组织支部会议和主题党日活动，及时传达党中央关于疫情防控的重要精神，不断加强党员间的激励和互助，从而充分发挥基层党组织的战斗堡垒作用，以坚决打赢疫情防控阻击战。

（云南省疾病预防控制中心　供稿）

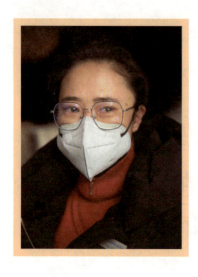

陈静，云南省卫生健康委保健局副局长，中国共产党党员。

陈 静

奋战江汉方舱的抗疫巾帼

作为曾经的军人，陈静一贯以来秉承国家利益高于一切的价值观，把救死扶伤作为自己的人生信念，坚决贯彻落实习近平总书记重要指示精神和党中央决策部署，主动请战到战"疫"最前沿。2020年2月4日，组织任命陈静为云南省第二批援鄂护理医疗队领队，她于当晚带领101人抵达武汉。

作为护理医疗队临时党支部书记，陈静在工作中充分发挥党支部战斗堡垒和共产党员先锋模范作用，率先带领10名队员首次进入江汉方舱医院开展救治工作。通过网络开展每日一学等活动，鼓励有意愿的青年加入中国共产党，最终确定发展对象63人。

陈静快速有效组织开展入舱防疫工作，始终和大家在一起，用专业、朴实、真诚的照护赢得患者的高度信赖和认可。同时，她严格抓好入舱队员安全防护、消毒、保暖等工作，关注他们的身心健康，陪同生病队员到医院看病，耐心细致做好队员心理疏导，赢得了大家的信任，队员们亲切地称她是"妈妈般"的领队。

陈静所在的护理医疗队先后负责管理江汉方舱医院13个病区562例患者，截至3月6日8时累计总护理量达13万例次，累计治愈出院208例，全体队员"零感染"。学习强国、央视新闻、人民日报、云南政府网等媒体相继报道护理队新闻数百篇。

（云南省卫生健康委员会　供稿）

饶 燕

医法联合，
共筑抗疫防线

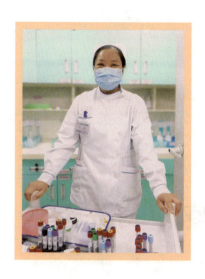

饶燕，昆明医科大学第三附属医院（云南省肿瘤医院）消化肿瘤内科护士，中国共产党党员，主管护师。

饶燕，一个军旅家庭的女儿，一位在护理岗位上坚守了20多年的护士，一名共产党员。面对突发的新冠肺炎疫情，她毫不犹豫报名参加云南省第一批援鄂医疗队，在最关键的时刻赶往最需要的地方。她一直奋战在抗击新冠肺炎的临床一线，践行"健康所系，性命相托"的医者职责，秉承"不计报酬，不论生死"的精神，恪尽职守、不畏艰险、默默奉献。

工作中，饶燕觉察到不少患者对新冠肺炎的恐慌，她发挥出了肿瘤医院医护心理护理的特长，不顾疫情一线所带来的身心重压，坚持在工作之余陪患者聊天，带他们做康复运动，了解他们的心理状况，并及时开解他们心中的郁结。在倾听与陪伴中，她和队员们融化了患者内心的坚冰，驱散了他们的忧虑，点燃了他们对生的希望。她的坚持感动了一名身为病患的资深律师，促成了医患携手，"医法联动"的新尝试。他们从医疗、护理、法律法规方面依据《传染病防治法》及新冠肺炎相关知识，面向患者及咸宁市民进行联合宣讲活动。让更多的人通过视频和共同制作的宣传资料了解疾病相关知识，同时告诫大家非常时期一定要遵纪守法，服从政府号令，共度难关。"云南咸宁一家亲！"这不是一句口号，更是一段医患携手的战友情。

饶燕因在战"疫"期间的突出表现，获得"全国卫生健康系统新冠肺炎疫情防控工作先进个人"荣誉称号。

（昆明医科大学第三附属医院 供稿）

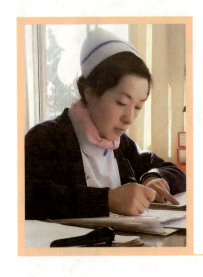

袁丽萍
方舱战"疫"，身先士卒

袁丽萍，云南省第三人民医院耳鼻咽喉头颈外科护士长，中国共产党党员，副主任护师。

2020年初，新冠肺炎疫情突然袭来，身为一名共产党员且有着多年临床护理经验，袁丽萍主动请缨参战，并被推荐为云南省第二批援鄂护理医疗队总护士长，带领医疗队进驻武汉江汉方舱医院开展工作。

在大家对方舱医院都不了解，对未知充满恐慌和感到茫然时，袁丽萍带领医疗队各分队长进舱打头阵，鼓舞士气，摸索经验。她迅速熟悉了方舱医院工作环境，主动与医疗组配合工作，合理分配护理工作，理顺舱内工作流程，制定出各班工作职责和感控管理制度，保证护理工作安全有序开展。

在江汉方舱医院工作期间，袁丽萍以身作则，积极发挥共产党员的先锋模范带头作用，与所有队员一起参加倒班工作。她担心队员们的健康，主动承担起感染风险较大的咽拭子采集工作。在认真完成舱内工作的同时，还要参加方舱工作协调会，完成指挥部的工作安排，开展援鄂医疗队的临时党支部工作，及时协调解决工作中的问题，关注队员们的身心状况，做好医疗队护理管理工作和护理质量监控。

援鄂期间，在袁丽萍的带领下，云南省第二批援鄂护理医疗队团结奋进，先后管理江汉方舱医院13个病区的562例患者，累计总护理数近13万人次，累计治愈出院208例。实现了患者"零死亡"，护理人员"零感染"，安全生产"零事故"。

（云南省第三人民医院　供稿）

陕西省

石志红
与"新冠"正面宣战

石志红，西安交通大学第一附属医院呼吸与危重症医学科副主任，中国共产党党员，中国农工民主党党员，主任医师。

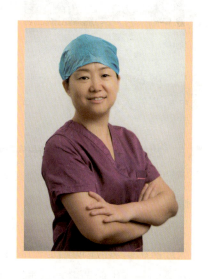

17年前，石志红曾参与"非典"疫情的防控工作；17年后，石志红再次向"新冠"宣战。

"刚接管病区时，病房里的气氛很沉重，患者不看电视也不互相交流，沉浸在自己的世界里，孤单、恐慌、焦虑、安全感缺失……这些情绪不仅不利于病情缓解，还会加重心理负担。"石志红明显感受到了患者的恐惧与压力。

她率领团队迅速重建医疗流程，规范了感染控制策略，制定出了诊疗关口前移和精细化管理的主要方针，落地实施了疾病分层诊疗、精准管理、线上线下、身心同治、治疗与康复同步的管理策略，有效保证了对危重患者的及时、准确诊断和救治。针对患者疾病特点，开展了独具特色的呼吸康复治疗，形成了切合患者情况的评估、处方和康复流程。为了患者能够良好康复，在艰苦的条件下，她带领团队拍摄并制作了"重症新冠肺炎呼吸康复"系列视频；推动呼吸康复治疗在病区快速落地，并作为武汉大学人民医院东院区新冠肺炎诊疗特色进行上报。

面对患者普遍存在的心理问题，石志红组织建立"医护患者群"，邀请医院心理专家加入团队，开展针对性的治疗，有效缓解了患者心理压力，成为医患沟通、患者心理治疗重要的延伸平台，改善了患者的生活质量和疾病预后。为便于患者远期康复和出院随访，她和团队制作完成了"出院患者居家隔离指导""出院后呼吸康复流程""出院纪念卡"等，被医疗队推广使用。

（西安交通大学第一附属医院　供稿）

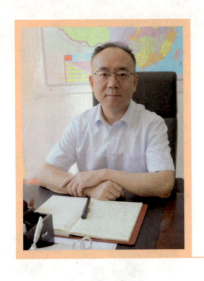

冯占伟
生命至上，抗疫战场践行初心

冯占伟，陕西省西安市第五医院（陕西省中西医结合医院）院长、党委副书记，中国共产党党员，主任医师。

2020 年 2 月 15 日，时任西安市儿童医院副院长的冯占伟临危受命，作为陕西省第三批援鄂医疗队领队，带领来自全省 8 个市（区）49 家医疗单位共 103 名队员紧急驰援湖北武汉。

当日抵达后，冯占伟带领队员克服地域生疏、互不熟悉等诸多困难，迅速完善了医疗队组织架构，明确了各部门负责人及职责，制定了工作制度、流程及各种应急预案，并立即开展进舱前各种培训和准备工作。作为武汉光谷方舱医院班子成员之一，他每天参加班子例会解决医疗运行中的各种问题，还"全副武装"走进所管舱位了解医护人员工作情况、心理动态和患者需求，坚持每天晚上召开队内部门沟通会，了解队伍工作状况并即时解决问题，每天工作长达 16 小时以上。

冯占伟带领的陕西医疗队和其余 5 支医疗团队一起在光谷方舱医院推出了"方舱生日""我的战地日记"等一系列人文关怀举措。至 3 月 6 日休舱，光谷方舱医院共收治 875 例患者，其中陕西队收治 239 例，实现了"医护零感染、患者零死亡、患者零回头"的目标，圆满完成了党和国家交付的重要使命。由于表现突出，冯占伟获得"全国卫生健康系统新冠肺炎疫情防控工作先进个人"荣誉称号。

冯占伟用奉献和汗水践行了"健康所系，性命相托"的崇高誓言，用实际行动诠释了对党和人民的忠诚与担当。

（陕西省西安市第五医院　供稿）

474

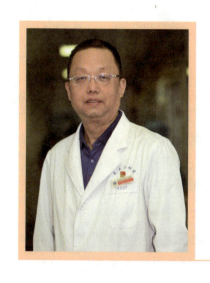

吕建瑞

无畏冲锋的人民卫士

吕建瑞，西安交通大学第二附属医院麻醉科主任、麻醉手术党支部书记，中国共产党党员，主任医师。

2020 年 2 月 8 日，吕建瑞随陕西省西安交通大学第二附属医院援鄂医疗队至华中科技大学医学院附属同济医院中法新城院区参加抗疫工作。

2 月 17 日晚，病区 1 位 85 岁患者的血氧不能维持，危及生命。生死时速，吕建瑞毫不犹豫，第一时间为其成功实施面对面的气管插管，争取了抢救时间。此插管是中法新城院区 C10 西病区自成立以来的首例气管插管，为队员树立了榜样，大大提高了士气。

2 月 26 日下午，医疗队接诊 1 位 73 岁新冠肺炎合并颅内出血并脑疝形成的患者，需要急诊手术。吕建瑞立即组织麻醉人员和手术室护士，配合医疗队长、神经外科巩守平教授主刀完成了双侧额颞顶亚急性硬膜下血肿钻孔引流手术，患者术后康复满意。

吕建瑞通过多次到隔离病房查房，参与患者病情讨论与分析，结合既往死亡病例的经验总结与已有危重患者的治疗难点，很快发现"大白肺"患者在控制肺部炎症同时，改善肺部弥散是有效通气的关键点之一；并根据个人多年积累的经验，提出了盐酸戊乙奎醚改善肺部循环的新观点，通过临床观察，发现盐酸戊乙奎醚可显著改善患者的血氧浓度，为新冠肺炎危重患者的救治提供了新的治疗方案。

吕建瑞本次担任医疗队临时党支部组织委员，在抗疫一线积极主动地考察、识别、培养、吸收先进分子加入党组织，激励广大干部群众英勇奋战、扎实工作，为临时党支部的建设贡献力量。

（西安交通大学第二附属医院　供稿）

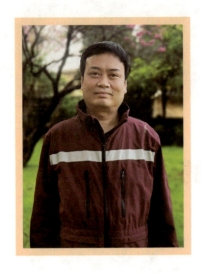

刘东立，陕西省疾病预防控制中心病原微生物所所长，中国共产党党员，主任医师。

刘东立
核酸检测，与时间赛跑

刘东立一直从事传染性疾病预防控制工作，曾参与 2003 年"非典"疫情防控、2008 年汶川地震灾后防疫等重大任务，具有流行病学调查分析、病原实验室检测及生物安全的丰富经验。党中央发出支援湖北号召后，他主动请缨，率领陕西疾控援鄂检测队于 2020 年 1 月 30 日奔赴湖北省潜江市，成为全国较早抵达湖北的检测队伍。他担任疾控系统派驻潜江分队队长，在潜江工作 50 天。他和队员与时间赛跑，完成核酸检测七千余份，为疫情防控决策提供科学依据。

当地检测实验室工作在前期备受质疑时，刘东立力挽狂澜，迅速确认实验室数据，为当地核酸检测做坚强的技术后盾；他制定操作规程，严格要求，确保实验室生物安全；发挥技术专长，克服困难，对实验室检测仪器进行校准维护，提高检测通量；他对实验室人员开展手把手的培训，为当地留下一支技术过硬、带不走的检测队伍；他协调各方支援力量，完成全市医疗机构、医学隔离点、监狱、养老院、儿童福利院、精神病院等特殊场所新冠肺炎防控工作督导与指导；他还注重科普宣传，针对防护及采样中不规范的情况，组织编写相关科普文章，宣传抗疫工作。

身为共产党员，刘东立身先士卒，组织党员冲在前线。在党组织的感召下，潜江市检测队有两名同志光荣地火线入党，检测队成为潜江市抗疫工作最坚强的前线堡垒。

（陕西省疾病预防控制中心　供稿）

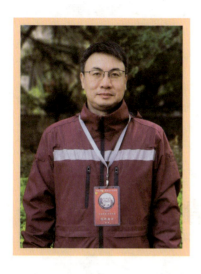

刘昱，西安交通大学第一附属医院重症医学科医生，九三学社社员，副主任医师。

刘　昱

"逆行"不是牺牲，而是能力与责任

刘昱有着 23 年的应急救援经验，是陕西省首批援鄂医疗队医疗专家组成员、危重症组组长。

在武汉的 55 天，刘昱每天参与队内多学科讨论，为危重症患者制定个体化精准治疗方案。医疗队在武汉市第九医院支援，针对医院初期硬件不足、氧源压力不够等问题，刘昱亲自动手改装医院所有呼吸机（8 台）的供氧管道，解决了前期呼吸机的供氧问题。在支援期间，刘昱联合西安交通大学第一附属医院本部心内科团队、武汉当地心内科团队成功救治 1 例新冠肺炎合并急性心肌梗死的患者。

为新冠肺炎危重症患者行气管插管是一个高危的临床操作。医疗队在武汉市第九医院援助初期，气管插管的防护条件不充分，气管插管条件简陋，无可视喉镜、气管插管指引探条、正压全面屏头套，为了将对医务人员的感染风险降到最低，刘昱主动承担了组内绝大多数气管插管任务。

此外，刘昱带领危重症组先行开展重症患者的床边连续性肾脏替代治疗（CRRT）技术，响应了国家提出的尽快满足新冠肺炎透析患者透析需求的要求，减轻了青山区的透析压力。

新冠肺炎患者救治过程中，因为防护的需要，常规听诊器无法正常使用，针对这一问题，刘昱与台湾大学同仁积极讨论并试验，解决了新冠肺炎患者的床边呼吸音听诊问题，并调试安装了一台床边呼吸音可视化监测设备，为临床提供了帮助。

（西安交通大学第一附属医院　供稿）

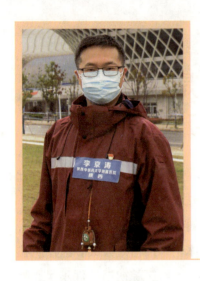

李京涛

逆行武汉，
做抗击疫情的先锋兵

李京涛，陕西中医药大学附属医院感染科主任、内科六支部书记，中国共产党党员，副主任医师。

面对突发的新冠肺炎疫情，身为感染科主任和党支部书记，李京涛勇敢冲在疫情防控最前线。陕西咸阳出现疫情后，他冲在发热门诊第一线，沉着应战；组建国家援鄂中医医疗队时，他主动请缨，隐瞒家人，不讲条件，迎难逆行，奔赴疫情最重的武汉。

作为武汉江夏方舱医院陕西病区主任、第一党小组组长，李京涛克服各种困难，严格考核队员们的院感防控培训掌握情况、穿脱防护服流程等，努力夯实医护人员"零感染"的基础。在开舱首日，他身先士卒、带头进舱，与队友配合收治患者。他坚持一线上班，主动承担任务最重的下午班次，连续7日冲锋陷阵，直至病区患者满负荷运转；在第5天，他因陋就简，利用公告白板手写新冠病毒防控科普知识，为患者贴心宣教，"隔离病毒，不隔离爱"，使整个病区在开舱初期呈现和谐的医患氛围。

临床工作之外，李京涛主导制定病区感控规范、诊疗方案、排班交班流程、接诊流程、各班职责、突发应急等各项核心制度，保障病区工作协调平稳运行。在舱外，他分析整理病例、协调处理困难、录制宣教节目……常常工作至深夜。他负责的陕西病区共收治患者94例，治愈64例，非重症转出30例，最终取得了"零转重、零复阳、零事故、医务人员零感染"的成绩。

疫情就是命令，防控就是责任。他说：战斗不止，我不离开。

（陕西中医药大学附属医院　供稿）

李洁琼

武汉需要，我就去

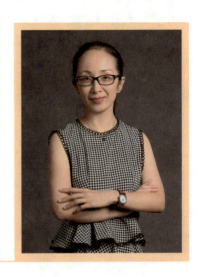

李洁琼，西安交通大学第一附属医院护理部副主任，中国共产党党员，副主任护师。

"我是党员，我是重症监护室（ICU）人，武汉需要，我就去！"西安交通大学第一附属医院护理部副主任、医院援鄂医疗队护理组组长李洁琼平静地说。

她是战"疫"前线的"知心姐姐"。疫情导致患者紧张、焦虑的情绪时有发生，李洁琼带领护理团队与医生共同拍摄心肺康复视频，建立医护患微信群，每日走进病房对患者进行心理减压。某日凌晨2点，1名护士在缓冲间因身体不适呕吐，听到此事，李洁琼立即制定隔离措施，在安排好队员隔离后，已经是凌晨5点。为了减轻这名护士的焦虑，她冒着被感染的风险，经常看望、陪伴，对其进行鼓励支持。"这是我带出去的兵，必须一个不能少。"李洁琼坚定地说。

她是护理战队的"贴心管家"。"保证零感染"不只是一句简单的口号，她规范病区感控流程，制定护理单元工作流程与各班次工作职责，负责护理人员及保洁人员的防护安全，每日现场督促护理人员落实改进，对患者实施分层级管理。她事无巨细，逐一检查护士穿脱隔离服环节。她还亲自给患者进行吸痰、喂饭、洗头、清理大小便……

"你们不愧是精兵强将，护理工作扎实、细致，环境布局合理美化，有许多值得我们学习的地方。""你们是一个榜样的团队，团结的团队，让人尊敬的团队。"这是武汉人民医院东院区的医护和患者对李洁琼团队护理工作的一致好评。

（西安交通大学第一附属医院　供稿）

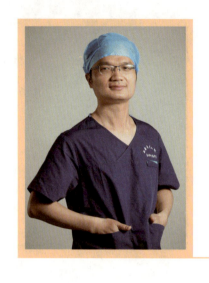

张正良

每个人"抗一点"，就能打赢湖北保卫战

张正良，西安交通大学第二附属医院急诊科副主任，中国共产党党员，副主任医师。

作为西安交通大学第二附属医院急诊科副主任，张正良曾在 2015~2016 年作为陕西省首批"组团式"援藏医疗队的一员支援西藏阿里地区人民医院一年，为阿里地区人民医院重症监护病房的筹建、急诊科的建设及创建"二甲"医院作出了贡献。

2020 年 2 月 2 日，张正良随陕西省援鄂医疗队抵达武汉后，被任命为武汉协和医院西院七楼西病区主任，兼医疗队医疗组长及医疗队副领队，全面负责科室医疗质量与安全。七楼西病区为血液科普通病房改造的危重型新冠肺炎患者收治病区，在院感防控规划、医疗诊治流程、医疗队相应制度与职责等方面，都需要完善。通过查阅文献、实地考察，并与受援医院沟通交流，张正良快速制定了七楼西病区的医师工作流程与职责，以及医生诊疗流程，同时规范特殊时期的交接班制度。他根据现状总结出"一体化、两岗位、三线制、四定床、五补充"的管理理念，并在实施过程中取得了良好效果。

张正良在接受采访时说：这场战"疫"不是武汉人民的战"疫"，也不是湖北人民的战"疫"，这是全中国人民的战"疫"；如果每个人"抗一点"，就能打赢湖北保卫战。在工作中，他时刻践行这一理念，为这场抗击疫情的决胜之战贡献了个人力量。

（西安交通大学第二附属医院　供稿）

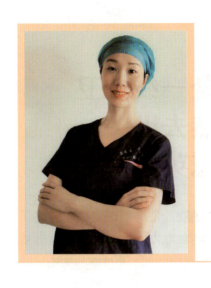

张 丽

那些不平凡的小事

张丽，西安交通大学第二附属医院老年消化外科副护士长，中国共产党党员，护师。

2020年元宵节，本该与家人团圆的日子，西安交通大学第二附属医院的张丽却随着陕西省援鄂医疗队奔赴新冠肺炎疫情肆虐的武汉。

自入病区工作后，当病区有急危重症患者时，张丽总是主动向护士长申请加班。有一天，1名患者需要做床旁连续性肾脏替代治疗（CRRT）＋血液灌流治疗，她凭借在重症监护病房多年的工作经验，上机很顺利，本来晚上9点就可以下班的，她却说这个治疗她很熟悉，还是等患者两小时后灌流下机了，她再下班。就这样她在床旁一直守到深夜11点，下班时还不忘跟下一班同事再三叮嘱，要观察患者血压变化及有无出血等情况。工作时她也总是协助低年资护士完成各项治疗护理工作。

作为一名共产党员，张丽积极响应医疗队临时党支部的各项工作，主动学习政治理论知识，不忘初心，牢记使命。在生活上，她积极主动对需要帮助的队员伸出援手，给大家带来家人一般的氛围，队里的"90后"都亲切地称呼她"丽姐"。

有人称张丽是"逆行者""巾帼英雄"，她却说："其实哪有那么伟大，只是尽了一个医护人员治病救人的职责而已，不过是将工作场所从西安换到了武汉。"她还说："做一支有温度的医疗队伍"是她的初心，在治病救人的同时，将爱心传递下去温暖患者，因为爱是一个轮回，有爱就有曙光，当你认真爱别人的同时，一定会有人默默爱着你。

（西安交通大学第二附属医院　供稿）

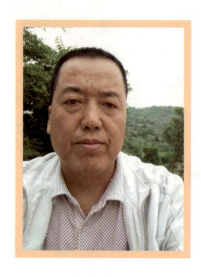

张建华

任劳任怨赴一线护卫乡亲，溘然去世燃烛光告慰英灵

张建华，生前系陕西省咸阳市旬邑县湫坡头镇卫生院防疫专干、公共卫生科科长兼救护车驾驶员。

张建华生前一直在陕西省咸阳市旬邑县湫坡头镇卫生院工作，先后任防疫专干、公共卫生科科长兼救护车驾驶员。多次被旬邑县卫生健康局评为"健康卫士"、全县卫生系统先进工作者。

2020年春节前，病假未满的张建华提前返回工作岗位，面对突如其来的新冠肺炎疫情，主动担负起全镇所有单位的消毒防控工作，以及7个村12个检查点的疫情防控宣传、全镇外来人口及存在风险的统计上报、单位车辆驾驶等工作，连续工作26天。因劳累过度，患有心脏病的他，在2月3日去镇财政所消毒的途中，昏迷在自己驾驶的救护车里。经过1天多的全力抢救，于2月5日不幸去世，终年49岁。

张建华去世后，他的先进事迹先后在《陕西日报》《华商报》《咸阳日报》及陕西电视台、咸阳电视台等16家媒体报道，在社会上引起强烈反响。正如一位网友留言：任劳任怨赴一线护卫乡亲，溘然去世燃烛光告慰英灵，建华一路走好！

张建华虽只是基层卫生院的一名普通职工，但在他的身上始终体现着走在前列、干在实处的实干精神，爱岗敬业、勇挑重担的奉献精神，心系群众、服务至上的忘我精神，胸怀全局、公而忘私的牺牲精神。任镇卫生院防疫专干、公共卫生科科长期间，无论在哪个岗位，他都是既当指挥员，又当战斗员，身先士卒，奋斗在农村公共卫生服务一线，扎扎实实干好每一项工作。

（陕西省咸阳市旬邑县卫生健康局　供稿）

屈小元

用中医药为患者保驾护航

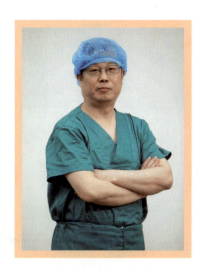

屈小元,陕西省中医医院医疗质量控制办公室主任,九三学社社员,主任医师。

当陕西省第一批援鄂医疗队报名时,屈小元主动向主管院领导请战:"我是急诊、重症中西医结合专业的,那边需要我们这些人。"2020年2月15日,屈小元作为陕西省第三批援鄂医疗队队员奔赴湖北武汉抗疫一线。

2月17日,武汉光谷方舱医院投入使用当天,医疗队就收治患者76人。屈小元作为第一批进舱的医生和医疗组长,迅速进入工作状态,交接患者,熟悉流程,全面了解患者病情,制定中西医诊疗方案,并安排组员有条不紊地开展各项医疗工作。从早上8点进舱,直至当日工作交接结束,连续工作10小时下来,他早已大汗淋漓,全身湿透。在查房时,他常常安慰和鼓励患者树立抗击病毒的信心。他说:"虽然每天工作很辛苦,但看到患者好转了、治愈了,对我们竖起大拇指、点头致谢,感到这一切付出都值了。"

作为中医药专家,屈小元认真查看每一位患者病情,结合国家诊疗方案,为患者制定最佳的中西医结合个体化诊疗方案,运用中西医结合方法积极救治患者,陕西医疗队所收治的患者全部都上了中药,提高了临床疗效。

屈小元在方舱医院连续工作19天,与其他队友密切合作,累计收治新冠肺炎确诊患者239例,治愈出院193例,转院46例。在大家的努力下,陕西医疗队实现了"医护零感染、患者零死亡、出院零回头"的总目标。

（陕西省中医医院　供稿）

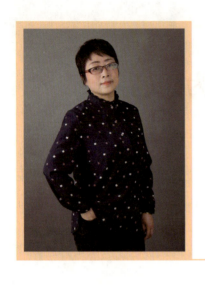

胡 蕤

我不是英雄

胡蕤，陕西省人民医院重症医学科护士，中国共产党预备党员，副主任护师。

2020 年 1 月 26 日，胡蕤成为陕西省首批援鄂医疗队队员，赴武汉参与救治工作。医疗队接管了武汉市第九医院重症病区，她被临时任命为护理组组长，她将护理人员分为 6 个小组，实行三班倒，每班次 8 小时，而她则是 24 小时待命。

医疗队所负责的重症病区有 32 张病床，但是最初每组却只有 8 名护士。看到大家忙得团团转，胡蕤心疼不已，主动变身为机动护士，主班、药疗、感控、责任护士，哪里需要往哪里站。她曾经一个人把病区氧气钢瓶全部检查更换到位，喂患者吃饭、处理大小便等需要密切接触、传染性大的工作也都是留给自己。"没有为什么，我要多尽一份力量，不然我去干什么？"胡蕤说。

为了节省防护资源，为了避免上厕所，胡蕤尽量少吃少喝。忙完一天的工作后，她和队员的脸上都有了深深的压痕，手部皲裂、湿疹，全身的衣服被汗水浸湿……但是，胡蕤根本顾不上身体上的疼痛。由于大多数队员都是"90 后""00 后"，特殊时期的繁重工作，对他们的体力及心理承受能力都是极大的考验。于是，脱下防护服的胡蕤又变身"知心姐姐"，用微信、电话疏导队员们的压力，缓解他们的情绪。她总说："人在一起叫聚会，心在一起叫团队，胜利终将属于我们！"

从事护理工作 20 多年的胡蕤说，武汉战"疫"，自己一辈子都不会忘记，但自己不是英雄，只是做了该做的事情。

（陕西省人民医院　供稿）

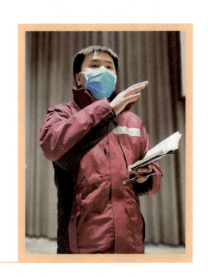

徐战磊

纵有万般不舍，比不过责任在肩

徐战磊，西安交通大学第一附属医院护士，中国共产党预备党员，主管护师。

新冠肺炎疫情暴发后，徐战磊积极请战，并于 2020 年 2 月 2 日随陕西省第二批援鄂医疗队前往武汉一线，被任命为医疗队护理组组长的他，带领队员在武汉协和医院西院区对危重症患者开展临床护理工作。

由于医疗队的护理人员是由陕西省 41 家医院的 100 名队员临时组建的，在管理上难度很大，但徐战磊让这支临时队伍平稳高效、安全有序地运行。到达武汉第 2 天，他便组织全队接受统一规范细致的培训；同时根据实际情况，在 24 小时内带领大家制定出严格的感控制度和流程，包括清洁区及污染区通道的划分、进入污区流程等。在接管病房早期，由于病区保洁员不足，缓冲间的垃圾不能及时处理，他及时发现，并带领队员主动承担了 3 个病区 200 余人的清洁区和缓冲间垃圾清理工作，每个班次都会收集 10 大袋的医疗垃圾，最大限度补齐了感控短板，坚决落实了"感控无小事"的准则，为力争医护"零感染"提供了有力的保障。

徐战磊随医疗队出发时，他的儿子刚 1 岁 5 个月，他一走，家中所有的担子都将压在爱人肩上。他说："高中时，遇上了'非典'，但那时年少不能为国家做点什么。这一次，在从业第 10 个年头遇上新冠疫情，能用自己的专业为国家尽点力，履行一名职业护士的责任和义务，纵有万般不舍，比不过责任在肩，武汉必须去！"

（西安交通大学第一附属医院　供稿）

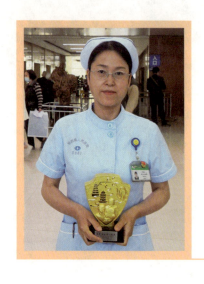

曹钏宏
灿烂银河一点星

曹钏宏，陕西省人民医院急诊内科副护士长，中国共产党党员，副主任护师。

2020年2月4日，曹钏宏作为陕西省国家紧急医学救援队队员奔赴武汉。她临危受命，担任救援队护理组组长和临时党支部副书记，凭借多年急诊科护理经历和丰富的救援经验，和救援队队员一起，以最快的速度制定出一套系统的工作制度。

进入方舱医院前，曹钏宏带头剪去了长发，剃光了鬓角，一遍遍不厌其烦地为队友演示洗手和穿脱防护服的流程，只为确保所有队员安全进舱，平安归来。

方舱医院里大部分老年患者习惯说武汉方言，医患之间交流不畅。曹钏宏通过网络搜索、借鉴兄弟医院经验，整理出一套武汉方言与普通话语言对照版，分享给队员们学习。既突破了语言障碍，又拉近了队员与患者的心理距离。早7点，晚9点，披星戴月已成为她的工作常态。得知负责物资管理工作的人手不足，她与3名队员在夜班后，主动承担起了部分物资管理工作。身材娇小的她们化身"女汉子"，一桶桶水、生活物品、防护服、手套被搬到指定地点。

转战青山方舱医院后，曹钏宏与队员们接管外围工作。为了避免因防护服尺码不合适而无法入舱，她细心记下每位入舱人员的尺码，按人发放。看到队友因没有大号防护服焦急不已，她站出来："我替他上！"

说起在武汉战"疫"的经历，曹钏宏感慨不已："在这场举国战'疫'中，我只想做灿烂银河里的一点星，不求闪耀夺目，但求能驱散黑暗，迎接黎明。"

（陕西省人民医院　供稿）

甘肃省

王 昱

负责到底的甘肃医生

王昱，甘肃中医药大学附属医院重症医学科主任，主任医师。

王昱在中西医结合重症医学领域工作了近20年，身为甘肃中医药大学附属医院重症医学科主任，2020年除夕夜，他第一个带头申请驰援武汉战"疫"前线。在他的倡导下，全院先后有数百名医护人员报名要求支援武汉，在医院里形成了"无畏生死，全员抗疫"的感人局面。

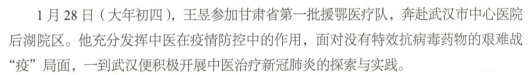

"作为中西医结合重症医生，我急切地想去武汉一线，我就想着救人，尽我所能，这里是我的战场！"王昱这样说。

1月28日（大年初四），王昱参加甘肃省第一批援鄂医疗队，奔赴武汉市中心医院后湖院区。他充分发挥中医在疫情防控中的作用，面对没有特效抗病毒药物的艰难战"疫"局面，一到武汉便积极开展中医治疗新冠肺炎的探索与实践。

作为医疗队中医治疗组组长，王昱充分发挥中医药特色，给患者开具中药处方，协调医院煎药，并加入武汉市中心医院国家医疗队中医专家组，在交流过程中把"甘肃方案"的经验推广到各发热病区的治疗中；对于每个重症病例，他都会与甘肃省新冠肺炎中医防治专家组组长张志明连线，进行远程会诊，制定最佳治疗方案。

在武汉的53天，王昱团队开出中草药处方300余张，发放"甘肃方剂"2 400余剂，藏药400余盒，先后为出院患者快递"甘肃康复方"300余剂，并且通过微信群追踪60多名出院患者，指导患者出院后调整用药及复查与康复锻炼，帮助患者彻底恢复身心健康，被武汉患者称为"负责到底的甘肃医生"。

（甘肃中医药大学附属医院　供稿）

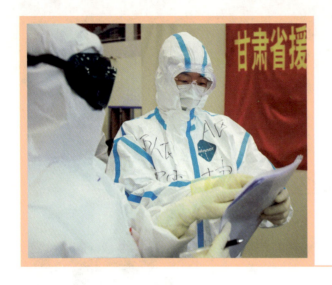

宋霞，甘肃省人民医院急诊科副护士长，中国共产党党员，主管护师。

宋 霞

绽放在荆楚大地上的"陇原玫瑰花"

宋霞从事临床护理工作15年，在全国新冠肺炎疫情防控的关键时刻，她主动请缨，入选甘肃省援鄂护理专业医疗队，并担任队长和临时党支部书记，带领甘肃"娘子军"于2020年2月5日凌晨星夜驰援武汉，投入疫情防控阻击战。

宋霞带领队员负责武汉城市客厅（东西湖方舱医院）A厅中的A区，共计224张床位。为更好地救护患者，确保"零感染""零死亡"的救护目标，她根据每位队员的工作经历、专业能力、年龄情况等进行合理分配，力争做到每个护理小组人员配置最优、专业组合最佳、工作能力最强，并指派富有管理经验的同志担任小组长，协助做好日常管理工作。

刚到武汉的两天，为了尽快开展工作，宋霞每天只休息两个小时，眼睛熬红了，眼圈熬黑了，人也憔悴了。但她知道，作为队长，她肩上扛着组织的重托，要竭尽全力，救治患者；同时肩负着100个家庭的嘱托，完成任务后，要把大家一个不少地带回家。因此，她比其他人干的活多，操的心多，跑的路多。"作为一名党员，我要身先士卒，冲锋在前。"

在坚守武汉客厅东西湖方舱医院连续工作的31天里，面对高负荷、高强度、高风险的工作，宋霞冲锋在前、科学指挥、关心同志、尊重患者，所做的工作得到组织认可、群众公认、患者好评，圆满完了组织交付的任务。

（甘肃省人民医院　供稿）

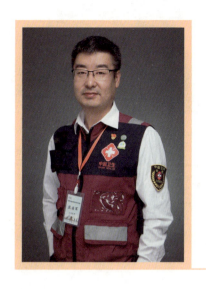

张浩军，甘肃省人民医院公共卫生与医院感染管理处党支部书记、处长，兼任甘肃省医院感染管理质量控制中心主任，中国共产党党员，主任医师。

张浩军

用专业和担当构筑疫情防控"防火墙"

张浩军长期从事感染防控一线工作。新冠肺炎疫情暴发后，张浩军作为国家卫生健康委从全国调派增援武汉的十名感控专家之一，是甘肃省医疗卫生系统"逆行"武汉第一人。他在一线指导并亲自参与新冠肺炎感染防控和医疗救治工作，每天工作十几个小时，与武汉同行并肩战斗近 70 天。协助武汉市第五医院及江西省医疗队新开病区 3 个，增加床位近 100 张；配合汉阳区参与完成 5 个方舱医院和 4 个隔离救治点建设工作；对江西、山东和甘肃等医疗队强化培训 5 次；对武汉市第五医院开展培训 8 场次；共开展病房终末消毒 1 328 间（次），采样 73 份标本进行效果评价。

"这次疫情来得非常突然，发展得也很快，一切都是未知数。就像是突然通知你参加考试，出题的是病毒，我们必须去答题，结果就看你平时的累积。""我知道等待我们的'战争'是什么样的，我们的对手看不见摸不着，而且很狡猾，但是我们必须要打赢这场战役，我们必须义无反顾冲在前线，我们必须守卫好国家和人民的健康，因为我们的名字叫'白衣战士'，这就是使命和职责，必须挺身而出！"

张浩军始终奋战在疫情防控第一线，用专业精神和科学素养练就了服务人民的真本领，以自己的实际行动践行了"医者仁心"的崇高精神，践行了共产党员的初心和使命。

（甘肃省人民医院　供稿）

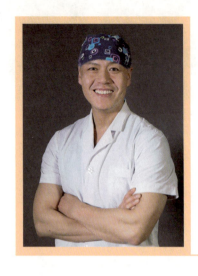

张　蓓

我请战！不计报酬，无论生死

张蓓，兰州大学第二医院急诊重症医学科副主任医师，中国共产党党员。

"我请战！不计报酬，无论生死！"2020年1月28日，张蓓带领兰州大学第二医院第一批援鄂医疗队抵达武汉，被分配到武汉市中心医院。医护人员来自五湖四海，全副武装后往往无法辨认，为了方便他人，张蓓让队员们在防护服背后写上了来源地和姓名，还写满了加油打气的话语。

2月3日，张蓓通过甘肃援鄂医疗队临时党支部申请入党："我们已经到达武汉1周了，大家都积极地奋战在抗疫战线第一线，虽然很辛苦、很累，但是没有一个人抱怨，每个人都充满了战胜疫情的信心和决心。在这场与疫情顽强斗争的阻击战中，很多党员同志不计个人得失，不畏艰难险阻，义不容辞挺身在前，他们的精神深深地感染了我，更坚定了我要加入中国共产党的决心和信念。"

2月8日，当张蓓得知国家卫生健康委需要甘肃援鄂医疗队抽调10名重症专业的队员前往本次防控疫情最前线的医院——武汉协和医院时，他又一次主动请缨："我首当其冲、责无旁贷！""协和医院这边的工作强度更大，要进行有创操作，气管插管等，暴露性更强，风险系数也更高，很容易被感染。住宿条件也没有之前的好，中央空调不能开，武汉是阴雨天，房间很潮湿很冷。""我作为队长，带二院的队员们来到武汉，有任何事情肯定我先上，这也是保护我的队员。"张蓓又一次"逆行"，来到武汉协和医院西院区，立即在九楼病区投入到紧张的疫情救治工作中。九楼病区有50张床，张蓓负责25张，他每天都要进行数次查房。每个班是12个小时，虽然很苦很累，但他从不曾有过任何怨言。

（兰州大学第二医院　供稿）

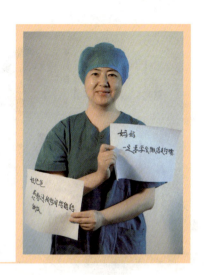

唐 锐
"提灯天使"照亮
战"疫"之路

唐锐，甘肃省中医院护理培训科副主任，中国共产党党员，主任护师。

在甘肃省中医院的护理队伍中有一名美丽的"提灯天使"——有着27年护理工作经历、在护理一线胆大又心细、善打硬仗的唐锐护士长。

2020年1月25日（大年初一），正在单位值班的唐锐听闻甘肃省要组建支援鄂医疗队，作为曾获得甘肃省"抗击非典先进个人""抗击非典优秀共青团员"荣誉称号的护理"老兵"，几乎没有犹豫，主动请战：让我去！

1月28日下午，医疗队抵达武汉便立即展开工作，唐锐被任命为甘肃省首批援鄂医疗队护理组组长。一到武汉市中心医院，她便带领护理人员进行病区整理、接收患者、开展救护工作。为保障组内队员安全、尽快完善工作流程，她连续多天跟班进病区，监督每位队员穿脱防护用品，跟组第一个进，最后一个出，用最短时间完成护理工作梳理。

护理团队的张燕琴在日记中写道："唐锐主任每天都跟班督促，反复优化工作流程，为大家创造整洁、安全、舒适的工作环境。"

她总是停不下来，不在病区时，她有时在驻地协助队长、副队长完成医疗队队员信息采集、院感组工作量汇总统计等工作；有时帮助物资管理同志清点物资、明确物资发放工作；有时配合医疗队院感组做好病区院感用品分区标识、环境物表消毒等工作。

在武汉期间，唐锐克服疲劳、哮喘、右踝关节韧带扭伤等困难，带领护理队员奋战在一线。唐锐说，作为一名共产党员，只要有危险，就应该冲锋在前。

（甘肃省中医院　供稿）

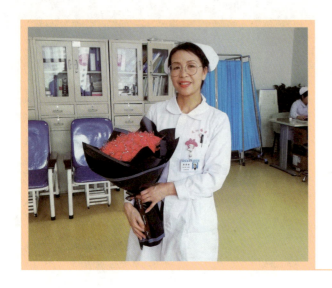

董慧敏

战"疫"一线，
迎接祖国美好
的明天

董慧敏，甘肃省肿瘤医院放疗科主管护师，中国共产党预备党员。

董慧敏，从事护理工作 20 余年，面对新冠肺炎疫情突袭，她挺身而出，无怨无悔地奔赴抗疫最前线——湖北武汉，用血肉之躯与疫魔抗争。战"疫"一线，面对鲜红的党旗，她圆了多年的入党梦，留着热泪许下铮铮誓言："随时准备为党和人民牺牲一切，用行动守护人民健康！"她顾不上自己，更顾不上家人，因为一线有患者等着她，她与时间赛跑，与病毒作斗争，从死神的手中拉回了一个又一个生命。

在一线抗疫中，董慧敏全副武装每天进行长达 10 个小时的高强度工作。2020 年 2 月 7 日入驻武汉东西湖区城市客厅方舱医院的肖阿姨，最让董慧敏记忆犹新。肖阿姨的眼神中充满了无助，因为她的老伴前一天在金银潭医院去世了。肖阿姨一天未进一粒米饭，董慧敏穿着厚重的防护服来来回回六趟，劝说肖阿姨："阿姨您吃点儿吧，哪怕一口，您不吃饭，我就不下班了，一直陪着您……"最终，肖阿姨坐起来，从董慧敏的手里接过碗筷说："你休息吧！"肖阿姨终于肯吃饭了，董慧敏的防护镜起了一层"雾"。

身为一个共产党员、一个医务工作者，疫情时刻，她第一个冲在最前面，在这场战役中，董慧敏表现出了作为一个共产党员应有的责任与担当。在新时代下，她不忘初心，牢记党的使命，给党交了一份满意的答卷。

作为一个护理人员，董慧敏用行动践行了医务工作者的初心和使命！因为有她，因为有千千万万的英雄儿女，祖国的明天将更加美好！

（甘肃省肿瘤医院　供稿）

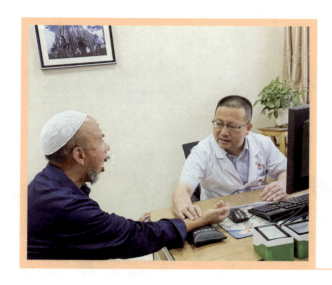

雷作汉
用行动践行
医者仁心

雷作汉，甘肃省中医院老年病科副主任、副主任医师，中国共产党党员。

2020年除夕夜，正在值班的雷作汉看到支援武汉的通知，在没有告知家人的情况下，他当即报名。从那时起，他已做好准备随时奔赴前线。2月15日上午，刚结束发热门诊工作的雷作汉接到医院紧急通知：下午3点集合赴武汉。他这才向家人说明情况，"逆行"武汉。

2月17日抵达武汉后，雷作汉担任沌口方舱医院一病区医疗组组长，负责197张床位。他每天都高度集中精力，定时进舱查看患者，对进舱战友们叮咛嘱咐，做好自我防护，每天晨会参加出舱患者病例会诊讨论，回到驻地还要叮嘱感控医师对队员进行体温检测。

在出发去武汉前，雷作汉就积极收集、整理中医药治疗该类型疾病的相关资料，梳理出自己的诊治思路。在方舱医院，他为病区患者辨证施治，并开出中药处方。他说："只有做到个体施治才会取得更好的临床效果。"

同时，雷作汉又是一位谦和的老大哥，时刻关注着医疗队员的安危，一有时间就给他们讲解加强个人防护的必要性和技巧，并反复叮嘱他们保护好自己，精细规范地工作，平平安安回家。

在这场新冠肺炎疫情的阻击战中，雷作汉和许许多多普通的医务工作者一样，守初心、担使命，用白衣天使的大爱铸就了一道疫情防控的钢铁堡垒。

（甘肃省中医院　供稿）

青海省

王学军
千里驰援，只因是生命"摆渡人"

王学军，青海红十字医院麻醉科主任，中国共产党党员，主任医师。

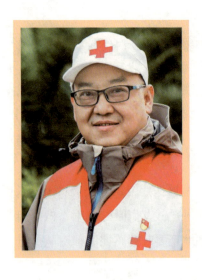

王学军曾先后参加过汶川地震、玉树地震救援工作。新冠肺炎疫情暴发，他再次向组织请战。2020年2月7日，青海省红十字会赴武汉救护转运队出征，王学军担任救护转运队医疗分队队长。

医疗队的工作地点是华中科技大学同济医学院附属同济医院中法新城院区，主要承担病区所有危重症及重症患者院内和少量院区间的转运任务。2月的武汉气候湿冷，恶劣的天气给转运过程带来一定难度，护目镜外时常结冰，防护服外裹上了厚厚的积雪。由于接触的都是重症新冠肺炎患者，转运过程中需要医务人员捏简易呼吸器辅助呼吸，此时队员与患者的头部几乎是零距离接触。纵然有被感染的风险，但王学军不忘入党时的庄严宣誓：随时准备为党和人民牺牲一切！"服从医院工作安排，我能坚持"是他说得最多的一句话。

转运途中一位患者动情地对他说："家人我们都见不上，而你们却把我们拥在怀里。"一位因气管插管无法发声的重症患者在转运途中艰难地向他们竖起了大拇指，他却说："我没做什么惊天动地的大事，只是履行了一名党员和医者的初心和使命。"在武汉期间，他和队友共安全转运重症患者450人次，参与转运体外膜肺氧合（ECMO）患者行CT检查6次，无一人在转运途中发生意外。

王学军只是援鄂"摆渡人"中的一份子，他与全国同道共同书写了救死扶伤的医者仁心、敬畏生命的坚定信仰。

（青海红十字医院　供稿）

494

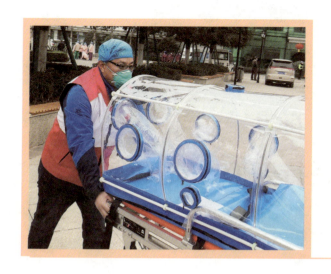

白焕强
让每名党员成为一面旗帜

白焕强，青海省中医院急诊重症监护病房医生，中国共产党党员，主任医师。

白焕强长期从事高原急救工作，参与过甲型流感、"非典"、鼠疫的防控救治和玉树震后救治工作。新冠肺炎疫情发生时，他主动请战去发热门诊。2020年2月7日，在发热门诊坚守半个月后，他接到通知，参加青海省红十字会赴武汉救护转运队。没有迟疑，白焕强星夜兼程，千里驰援。

白焕强和队友先后支援的华中科技大学同济医学院附属同济医院中法新城院区和光谷院区，是第一批新冠肺炎定点治疗医院，确诊患者多且病情危重。无论在病区还是转诊路上，他们都与有高传染风险的患者面对面、零距离接触。白焕强作为共产党员，冲锋在前，不惧危险，直面挑战。在转运气管插管、体外膜肺氧合（ECMO）患者时，一分一秒，一步一步，他都是在与死神赛跑，与病魔抗争。车载急救设备的调试、平车的安全使用、转运患者上下床……白焕强一丝不苟。

让党旗高高飘扬在战"疫"一线，让信念扎根在每一名共产党员心中。白焕强申请成立临时党支部，在危险复杂的疫情面前，书写战"疫"日记，讴歌抗疫精神，让每名党员成为一面镜子，让每名党员成为一面旗帜。在羸弱的患者面前，白焕强义无反顾地伸出双手，用自己的职责与担当搀扶起病榻上的身躯，让那些被病毒侵害的身躯看见希望。

（青海省中医院　供稿）

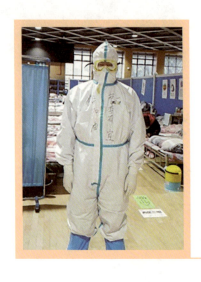

李有宜
逆行无悔，责无旁贷

李有宜，青海省西宁市第一人民医院皮肤科护师，中国共产党预备党员。

看着一名名女护士投入到抗疫一线，李有宜坐不住了。虽然只有 5 年的护理工作经验，也没有参与过重大公共卫生事件救援，他还是主动选择到一线锻炼自己。

2020 年 2 月 8 日，李有宜被分配到武汉市武昌区方舱医院 C 区，和另外两名同事共同负责 82 张床位。一名患者出现药物过敏，全身皮疹，口腔黏膜溃烂严重，眼周黏膜轻度溃烂，在值班医生给予口服药治疗后，李有宜开始每天为患者做全面的皮肤护理、抹药，口腔护理，眼睛护理。期间患者护肤霜不够用，他将个人护肤品及漱口液主动送给患者使用；如果他休班，就用微信询问患者病情，给予护肤指导及药疹注意事项宣教。经过积极有效的治疗护理，患者口腔黏膜、眼周黏膜及全身皮疹得到了恢复。患者出院当天发微信说："李护士，你让我感动，一名男同志干护士，工作中有着女同志的细致、周到和温柔，你了不起！我会终生记得你！"

第一次穿上纸尿裤，这位小伙子不好意思得脸红了。为节省防护服，李有宜每天上班前尽量不喝水。他除了护理好患者，还给患者宣讲护肤知识，教患者了解中医特色，介绍拔罐、穴位、针灸、刮痧等知识，以此转移患者注意力，缓解患者焦虑紧张的情绪。当同事问他疫情结束后最想干什么事，他不假思索地说："最想赶紧回家，见见我那可爱的儿子。"

（青海省西宁市第一人民医院　供稿）

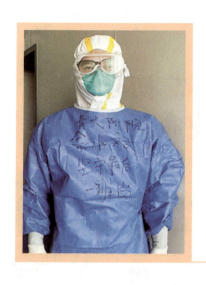

佘小斌

成就得益于被栽培，价值体现于被需要

佘小斌，青海大学附属医院重症医学科呼吸治疗师，中国共产党预备党员，主管护师。

佘小斌，入职 12 年一直工作在青海大学附属医院重症医学科，曾参与玉树抗震救灾任务。早在青海组建援鄂医疗队之前，佘小斌就意识到他所擅长的专业技能正是新冠肺炎危重症患者所急需的，于是他主动请缨赴鄂："如果需要，我第一个上！"收到命令不到半小时，他就背着行囊到达了集结地。

2020 年 1 月 31 日，青海援鄂医疗队正式进驻武汉市新洲区人民医院重症监护病房，佘小斌充分发挥呼吸治疗师的专长，完成高暴露风险的气管插管；得知患者出现肾功能不全，休息中的他借回设备与材料，顾不上片刻休息就冲进病区；看到营养不良的患者，他积极奔波募捐鼻空肠管，为患者置管。当原有支持手段无法维持患者氧合时，他充分挖掘现有物资潜力并改造，为患者提供无创通气和经鼻高流量氧疗。繁重的救治工作让许多人自顾不暇，而他为了更好地干预解决患者的心理焦虑问题，在休息时间在线上学习相关知识。联想到自己申请的发明专利，完全可以杜绝医护人员暴露风险，他当机立断，将专利免费分享捐赠。

党组织综合评定了佘小斌的优异表现，一致通过将他发展为预备党员。他深受鼓舞，更有干劲，在疫情趋于稳定后，应邀举办线上疫情防控与救治培训班，把经验留给当地的医务人员。

想干事，干实事，干好事，这正是对佘小斌工作作风的诠释。

（青海大学附属医院　供稿）

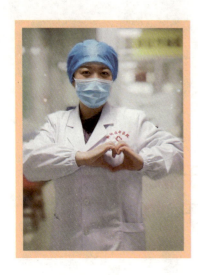

张方，青海省人民医院呼吸与危重症医学科副主任，中国共产党党员，副主任医师。

张 方

战"疫"不忘初心，武汉坚守使命

　　张方是青海省人民医院呼吸与危重症医学科副主任，从事临床工作16年，她把全部精力和满腔热情投入到了医学事业。2020年新冠肺炎疫情发生后，张方主动请缨，承担并负责医院发热留观病房的工作，并多次向院领导主动申请前往湖北支援抗击疫情工作。2020年1月28日，她作为青海省首批支援湖北医疗队临时党支部组织委员、普通救治组医疗组长赴武汉战"疫"。

　　张方带领救治团队积极投入救治工作。没有合适的病房，就带领队员动手改建；没有充足的药物，就合理规划资源，开展中西医联合治疗；没有趁手的仪器，就多观察患者，根据临床经验进行判断；没有足够的防护用品，就精打细算，合理安排进入污染区人次，保障安全。在开病区的第一天，病房收治了40多例患者，极大缓解了当地医院的收治困难。

　　同时，张方还负责新洲区9家医院新冠肺炎患者的巡查、救治方案制定及出院评估工作，并且带领团队对病区医护人员进行培训和监督。她以过硬的医术、强烈的大局意识和积极工作、默契配合的精神风貌，受到了当地医护人员的一致好评。

　　作为临时党支部组织委员，张方认真阅读每一位同志递交的入党申请书，与入党积极分子进行思想交流，与党员同志积极学习习近平总书记关于推进新冠肺炎疫情防控和经济社会发展工作部署会议上的讲话，带领党员同志冲锋在前、顽强拼搏，充分发挥战斗堡垒作用和先锋模范作用。

（青海省人民医院　供稿）

宁夏回族自治区

张志远
立志守护医患安全

张志远，宁夏医科大学总医院院内感染科医生，九三学社社员，公卫医师。

新冠肺炎疫情暴发后，张志远作为宁夏医科大学总医院院感防控专职人员，迅速投身到医院外科大楼20多个科室的新冠肺炎防控知识培训、穿脱防护服操作培训与考核等工作，着重做好发热门诊、感染疾病科等重点科室的消杀工作，参与制定医院《新冠肺炎（疑似）患者手术人员防护流程》《新型冠状病毒污染物品及表面消毒方法》等制度和流程。

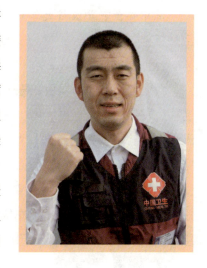

2020年2月4日，张志远作为国家医学紧急救援队队员奔赴武汉。到达武汉后，他参与制定了医疗队驻地与生活区管理制度。他与队友在驻地门口搭设消杀帐篷，安排24小时全天候消杀排班，确保医疗队队员清洁消毒。他组织对全体队员进行院感防控、防护服穿脱、环境物品消毒流程等的培训与考核工作，并将成功的管理经验推广到其他医疗队。

由于东西湖区客厅方舱医院院感专职人员较少，张志远在方舱医院筹建初期做了大量工作，多次进入方舱医院实地查看问题并协商解决，每天协助库管员进行医疗防护物资的识别、分类、管理和配发，负责对其他外来入舱人员进行理论和技能培训，参与制定了方舱医院感控等规章制度。他还负责给其他医疗队进行相关培训，使队员尽快投入到抗疫工作中。

张志远在新冠肺炎战"疫"中，以实际行动践行人生价值，全力做好院感防控工作，为打赢疫情防控阻击战贡献了力量。

（宁夏医科大学总医院　供稿）

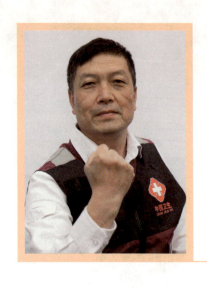

陈中伟
全心全意尽医者之责

陈中伟，宁夏医科大学总医院医务处副处长、急诊科副主任，农工民主党党员，主任医师。

新冠肺炎疫情暴发后，陈中伟积极投身到抗疫一线，在医院门急诊预检分诊关口前移、发热患者流程再优化、组建院内新冠肺炎专家组等方面做出了不懈努力。他在工作期间曾不慎扭伤腰部，为了与时间赛跑，靠服用止疼药、佩戴腰围来缓解疼痛，坚持工作在一线。

陈中伟主动请缨奔赴武汉抗疫一线，作为宁夏国家医学晋级救援队副队长，在短短6个小时内，集结队员及车辆、装载物资，以最快的速度抵达武汉开展救治工作，组织国家紧急救援队进行新冠肺炎防治培训，成立指挥组、医疗救治组等7个工作小组，制定《宁夏第二批支援湖北武汉医疗队工作手册》。同时他被任命为医务部主任，积极投入到武汉东西湖区客厅方舱医院筹备工作中。

为了使方舱医院尽快运行起来，陈中伟经常工作至午夜，每天睡眠不足5小时，在短短两天时间内顺利收治1 400余名患者，制定完善了方舱医院医务工作手册。为了进一步提高东西湖区方舱医院的医疗管理质量，他多次身着防护服进入方舱医院内部实地查看，建立患者分级管理制度，牵头成立方舱医院专家组，制定方舱医院患者治疗方案及出院标准，参与制定20项方舱医院核心制度及6项工作流程，并不断完善。为确保方舱医院患者"零死亡"、医护人员"零感染"、患者出院"零召回"，做出了积极贡献。

（宁夏医科大学总医院　供稿）

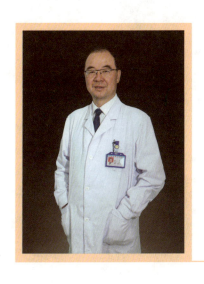

常海强
尽全责抗击疫情

常海强，宁夏回族自治区吴忠市人民医院呼吸与危重症医学Ⅰ科主任，中国农工民主党党员，主任医师。

2020年新春伊始，新冠肺炎疫情来袭，作为宁夏回族自治区吴忠市人民医院疫情防控专家组副组长，常海强迅速带领全科人员投入到疫情防控战斗中。1月27日，医院发出援鄂倡议书时，54岁的常海强率先报了名，成为年龄最大的队员。"我就是呼吸与危重症专业的，我有30多年的专业经验，这就是我的事！"

1月28日，他临危受命担任吴忠市人民医院援鄂医疗队队长，与其他14名医护人员紧急整理行装，出征湖北。在襄阳市中心医院东津分院的发热病房里，常海强和队员每天面对的是新冠肺炎危重患者。他每天早上6点半吃过早餐后，直到下午4点，中间不喝水、不进食，"这样至少可以节约一套防护服。"

刚到湖北不久，常海强带领组员全力抢救1例重症患者后，领教了新冠病毒的可怕，于是对组员提出明确要求，交接班不能像平常那样在办公室完成，要在患者的床头进行。不要因为怕感染就不进或者少进病房，要多问患者的情况，新冠肺炎患者的一切感受和体验都具有参考意义，不要错漏蛛丝马迹。每到一个床位，常海强都会向主管医生和护士提出一连串的问题，督促医护人员注意每一个诊疗细节。

援鄂期间，常海强先后带队查房1 190人次，培训当地医务人员21人，为焦虑患者做心理疏导120人次，操作无创呼吸机22人次，6次及时发现患者病情变化并处理，挽救了患者生命。

（宁夏回族自治区吴忠市人民医院　供稿）

江道斌

大医精诚，用仁心守护健康

江道斌，新疆维吾尔自治区中医医院呼吸与危重症医学三科副主任，中国共产党预备党员，副主任医师。

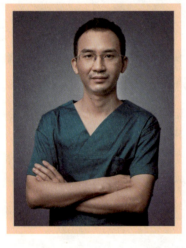

新冠肺炎疫情蔓延，江道斌踏上驰援武汉的"逆行"征程，不仅是医者使命，更是中医人的担当。

到达武汉后，凭借多年临床经验和对中医药的自信，江道斌从中医温病理论出发，对病区每位患者进行中医辨证施治。进入污染区时，他冲在最前，这不仅是强烈的职业使命感，更多的是对患者健康的担忧。因感染防控要求，手套、口罩成了望闻问切的阻碍。若舌脉全无，中医将无从辨证。为精准施治，江道斌戴着手套，苦练切脉手感；不顾被感染的巨大风险，对患者进行察舌，详细记录病症表现，四诊合参，一人一方，辨证论治。为保证用药精炼、配比精准，一张处方他常常要琢磨良久，且每3天根据病情变化调整用药，张张药方凝聚了他诸多心力。

功夫不负有心人，在江道斌的精心施治下，患者病情好转，食欲和睡眠也大为改善，肺部炎症慢慢吸收。仅在武汉，他就开出了300多张中药汤剂处方，全程参与诊治了200多例重症患者，其中包括武汉大学人民医院东院和本部感染的80多名医护人员。这200多例重症患者中只有1例死亡。他的医术获得了患者和当地医护人员的一致好评。

作为中医药深度介入新冠肺炎诊疗全过程的典型实践者，江道斌坚持从医初心，无私无畏，充分发挥了中医药在提高治愈率、缩短住院时间和核酸转阴时间等方面的明显优势，有效降低了病死率。

（新疆维吾尔自治区中医医院　供稿）

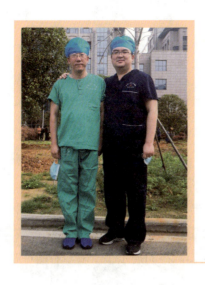

杨建中

死磕病魔，守护生命

杨建中（左一），新疆医科大学第一附属医院急救创伤中心内科主任，中国共产党党员，主任医师，副教授。

2020年1月28日，杨建中主动请缨，赶赴武汉参加新冠肺炎疫情的"武汉保卫战"。通过抗疫，他不仅获得一个情同手足的好兄弟，更是将诗写在了抗疫的战场上。

"……9mm，大瞳孔，生命濒危，倏然而逝，如轰塌的大厦，快得让人来不及反应或者思索，此时，真想让生命多留一会儿；

9mm，死命令，疆鄂联队，彻夜守护，汗湿衣襟，不言疲惫。信念如阳光刺穿严寒，玩命的坚守挡住了死神的召唤……"

这首由杨建中和武汉大学人民医院周晨亮合作完成的诗作《9mm》中所描述的情形，就是他们在战斗中惊心动魄的经历。

杨建中回忆："那天查房的时候，我把手搭在患者脚背上测脉搏，发现上面已布满紫癜，经快速评估后，认为虽然患者血压正常，但实际上已处于休克状态。在立即给予液体复苏等积极治疗后，30分钟后患者突然心率下降、血压下降、瞳孔扩散，护士当时量了一下，9mm，散到边了。"这在临床上非常罕见，好在患者心跳还在。经过长达5个多小时的抢救，患者血压总算稳住了。自那天开始之后近1个月时间，杨建中和周晨亮带领着团队日夜守候，观察患者病情变化，随时调整救治方案，轮流守在患者身边，盯着监护仪器上患者生命体征的细微变化，一点点调着参数，硬是把患者的命"抢了回来"。

（新疆医科大学第一附属医院　供稿）

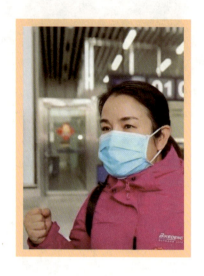

张玉梅,新疆和田地区人民医院护理部科护士长,中国共产党党员,主任护师。

张玉梅

肩负使命,"疫"不容辞

作为一名共产党员及呼吸专科护理人员,张玉梅第一个递交"请战书",并临危受命,有幸成为新疆和田地区第一批援鄂医疗队的队长。在武汉奋战的 43 个日夜里,她用实际行动展示了新疆"石榴籽"与"胡杨树"的坚韧。

2020 年 2 月 21 日,张玉梅和往常一样,经过十几道穿衣程序进入方舱医院的工作区域,完成查房及各病区的护理工作安排后,组织全舱患者一同唱起《我和我的祖国》。在激昂的歌声中,患者和医疗队队员热泪盈眶……她知道,患者的泪水里有对健康的渴望,也有对我们从天山南北远道而来帮助他们的感动,更有对祖国的热爱之情。

歌唱结束后,一位患者代表对医疗队的工作给予了高度认可,他说:"作为一名患者,我很荣幸能够在方舱医院与新疆和田援汉医疗团队的白衣天使们相遇,你们不仅为我们广大患者提供了优质的医疗服务,还及时地疏导我们的紧张心情,让我们树立战胜病魔的信心。你们这种无私的奉献精神,我们永远不会忘记。"

患者的健康与感谢,激励她在每一次面对困难和艰辛时,都能义无反顾地冲锋在前,保证完成每一项护理工作。每一次冲锋,张玉梅都没有犹豫没有后退,这是她肩负的使命,她的心中只有无比坚定的信念和救死扶伤的责任与担当。

(新疆和田地区人民医院　供稿)

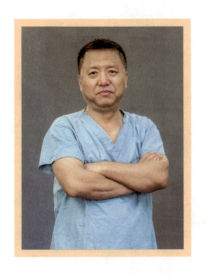

苟安栓

为每一位患者找到
健康回家的路

苟安栓，新疆维吾尔自治区人民医院呼吸内二科副主任，中国共产党党员，主任医师。

苟安栓，从事急救中心重症医学科工作17年，从事呼吸与危重症诊疗中心工作12年。在汶川地震时，他曾作为新疆医疗队的一员参与救援。面对这次具有强传染性且仍有诸多不确定性的新冠肺炎疫情，他主动报名驰援武汉，到一线与疫情"战斗"。

在武汉的日常工作中，苟安栓根据国家诊疗方案，结合患者的实际情况，仔细观察患者生命体征，分析各项检查数据，查阅国内外最新文献，不断优化诊疗、质控流程，有针对性地为每位患者调整治疗方案。

"目前新冠肺炎仍没有特效药，患者每一个细微的改变都有可能是病情变化的信号，或好或坏，我们都不能放过……我们要做的，就是帮他们渡过难关。"面对有肺部病变、免疫功能持续降低的患者，他会使用帮助患者提升免疫力的药物，并根据呼吸困难程度，酌情给予多种治疗方式，因病施治，因人而异；面对并发胃肠道损害的患者，他会即刻着手护胃、养胃，调节肠道菌群，并行中医治疗；面对常规诊疗后病情仍持续加重、有基础疾病的高龄患者，他会给予加温加湿、高流量氧疗、无创呼吸机通气……苟安栓想方设法救治患者，帮他们缓解症状。

"到最危险的地方，去帮助最有需要的人"是他的使命，"为每一位患者找到健康回家的路"是他的责任，"国难当前，党员就是应该冲锋在前"是他的担当。

（新疆维吾尔自治区人民医院　供稿）

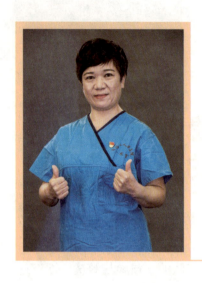

贲艳丽
做好感控监督员

贲艳丽,新疆维吾尔自治区人民医院护理部副主任,中国共产党党员,主任护师。

贲艳丽作为一名资深的护理管理者,在新冠肺炎疫情发生后,义无反顾地披上战袍,奔赴战"疫"一线。作为新疆第三批援鄂医疗队临时党支部行政管理支部书记、护理组领队,她深知在这场战"疫"中,感染防控是重中之重,医护人员只有保证自己不被感染,才能更好地救治患者。为此,她不仅在武汉大学人民医院东院重症病区设立了感控专职护理人员,实行 24 小时无缝隙闭环监管,还亲自深入临床,根据实际情况细化梳理了所有感控流程,对感控防护严格把关,"把和我一起出来的孩子们平平安安地带回去"是她的信念。

贲艳丽要求大家树立"人人都是感控监督员"的理念,不断完善感控相关制度及应急预案,设立专人专岗负责制,落实清洁区、缓冲区、污染区各个区域的消毒要求。同时,严格把控进出污染区医护人员的防护装备穿戴规范及手卫生执行情况,监督及质控每一位医务人员在每一区域的行为是否符合感控要求;甚至连病区保洁人员也被她纳入了培训范畴,要求他们物品归类、擦拭消毒,垃圾处理都要严格按照标准执行。

在贲艳丽与队员们的努力下,医疗队累计收治新冠肺炎重症患者 110 例,实现了患者"全救治"、医护"零感染"的目标,交出了一份令党和人民满意的答卷。

（新疆维吾尔自治区人民医院　供稿）

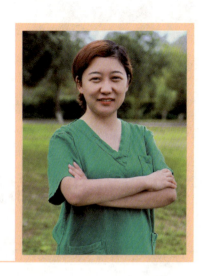

袁 媛

抗疫战场上的知心姐妹

袁媛，新疆医科大学第一附属医院重症医学一科护士长，中国共产党预备党员，主管护师。

2020年1月28日，经过短短不到6小时的仓促准备，看着熟睡中的女儿，带着丈夫的叮咛，"相信你，你是专业的，我和女儿等你平安回家"，袁媛匆匆搭上前往武汉的专机。

在武汉重症病房工作的59个日夜里，袁媛每天都在与死神较量。有一位患者，刚入病房时面色发绀，大口喘着粗气，用尽全身力气抓着她，"我气不够用，快救救我"，血氧饱和度只有78%。"插管，吸痰"一声令下，她冒着近距离被气溶胶感染的风险，迅速清理呼吸道分泌物，"80、85、90"，随着床边监护仪上的血氧饱和度上升，患者生命体征重回平稳。这时她厚重的防护服里早已汗湿，层层叠叠的口罩下早已憋得喘不过气来，但是又发现患者每小时尿量只有5ml，血压忽高忽低。准备中心静脉、连续性肾脏替代治疗（CRRT）置管，调整泵药……，袁媛迅速配合医生留置CRRT通路、连接管路、预冲，置换液、CRRT迅速开始运转，观察尿量。这6小时的抢救她早已忘记护目镜被雾气覆盖，里外三层衣服湿透了无数次，又被无数次烘干。

59天的坚守，作为护士的袁媛是病患24小时的"安全卫士"，是陪在他们身边唯一的"亲人"，作为护理管理者的袁媛是95位队员的知心姐妹，是队长眼中能干的管家。

（新疆医科大学第一附属医院　供稿）

王 玫

只要有我，你便安然

王玫，新疆生产建设兵团第五师医院急诊科护士，中国共青团团员，护师。

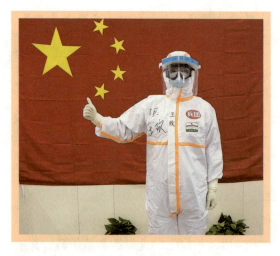

"我报名！我有护理工作经验，家里还没有小孩，我爱人也支持我，我年轻，让我上！"当新疆生产建设兵团第五师医院出征驰援武汉的消息传来时，王玫第一个找到护士长，主动请缨，要求"参战"。

来到东西湖方舱医院后，王玫很快就投入了护理工作中，昼夜奋战，在晚上值班的六个小时里，需要同时护理50多位患者，随时观察他们的生命体征，发药、送饭，一刻不停地穿梭于病床之间。在几个小时的"战斗"之后，汗水浸湿了防护服，口罩在她脸上留下了深深的印痕。在抗疫期间，王玫共进舱11次，护理患者550余人，执行医嘱5 000余条，发药2 000余次，发饭1 000余次，查对医嘱5 000余人次，测量体温、血氧饱和度1 100余次，测量血压200余次，测量血糖30次，注射胰岛素10次，书写护理记录150余次，解决患者提出的问题40余次，打扫、消毒更衣帐篷卫生2次。最长累计工作12个小时，没有喝水和上厕所，为的就是与时间赛跑，同病毒战斗。经过她的精心救治护理，先后有多名患者治愈出院。

在这场没有硝烟的疫情防控阻击战中，王玫和队员们都剪了小平头，在合影中，队员们面对镜头所绽放出的自信笑容和坚定眼神，将成为她青春岁月中一笔最绚丽的财富。

（新疆生产建设兵团第五师医院　供稿）

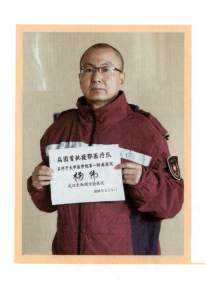

杨 伟

能为武汉做点事，此生无憾

杨伟，新疆石河子大学医学院第一附属医院总务科驾驶员，中国共产党党员。

2020年2月3日，在接到出征的命令时，杨伟没有丝毫犹豫，听到爱人在收拾行李时唠唠叨叨，他略显得不耐烦，说："我们去的是个车队，大家路上都可以相互照顾，你担心个啥！"这支来自边疆最远的车队在连夜奔波了50多个小时、行驶了3 500公里后，13辆满载物资的救援车顺利抵达武汉。在车队进入武汉收费站时，看着道路两侧交警齐刷刷地给他们敬礼，杨伟的眼眶红了，他知道，再辛苦，也要把物资安全送到一线！

57岁的杨伟在整个救援队里是名副其实的老大哥，面对工作他却一点不输给年轻人！按照队伍的安排，上完12个小时班后就可以休息，但看到方舱医院招募志愿者的通知时，他毅然放弃休息又参加到了装卸发放物资的队伍中。笨重的"铁疙瘩"制氧机4个人一口气卸了167台，20公斤一桶的消毒水他们马不停蹄卸了大半个房间，大包大包的防护服等物资他也是扛起就走。这样的活他干了一天又一天，同事们劝他休息一天，他却说："能多干一点就多干一点，我能做的只有这些了！"想着为抗击疫情尽自己所能多做点贡献，他又自愿报名到仓库组，工作时间从每天早上8点到晚上8点，任务是发放武汉客厅方舱医院的各种医疗物资。杨伟说："我没有英勇的事迹，我只会干不会说，我也只有一个信念，不战胜疫情，我们绝不收兵！"

（新疆石河子大学医学院第一附属医院 供稿）

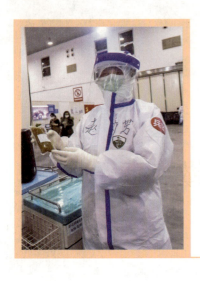

赵新芳
一袭白衣当戎装

赵新芳，新疆石河子大学医学院第一附属医院中医二科副主任，主任医师。

2020年初，祖国大地新冠病毒肆虐，2月3日，赵新芳积极响应新疆石河子大学医学院第一附属医院的号召，自愿加入援鄂医疗队驰援武汉，投身到武汉一线抗疫工作。

2月9日晚是赵新芳第一次进入方舱医院，她不顾天气的寒冷与大家一起完成预检分诊工作。舱内的诊疗工作烦琐而复杂，每次值班都要严格防护，每次都是艰难地透过护目镜去处理医嘱，完成病历书写，一个班6小时下来，早已头晕眼花。她是一名中医人，充分发挥自己的专业特长，积极用自己熟悉的中医药知识救治新冠肺炎患者。

2月16日，根据国家卫生健康委的要求，在武汉市卫生健康委的领导下，东西湖方舱医院全面开展中医药救治新冠肺炎患者。当日下午，召开了院领导参加的中医药工作开展协调会，会议确定成立东西湖方舱医院中医诊疗专家小组，赵新芳任副组长。小组确定了国家中医药救治组专家推荐方"新冠肺炎二号方"为医院患者救治的中药协定方，且以"新冠肺炎二号方"汤剂为主、中成药为辅的治疗方案，还成立了中医药工作宣传组和巡查组，使东西湖方舱医院的中医药救治工作有序进行。每日舱内中药汤剂使用量在1 000剂左右，中药颗粒剂在400余剂，中医药救治新冠肺炎患者的使用率达到100%，中医药诊疗小组的宣传、巡诊活动遍及ABC舱。

在抗疫工作中，赵新芳诠释了一名中医人的使命和责任。

（新疆石河子大学医学院第一附属医院　供稿）

06栏